Praxiswissen Logopädie

Herausgeberinnen
Monika Maria Thiel
Caroline Frauer
Susanne Weber

Das bietet Ihnen *Praxiswissen Logopädie*:

- Interdisziplinäre Ausrichtung: geschrieben für Studierende und Praktiker aller sprach-therapeutischen Berufsgruppen
- Fundierter Überblick über Theorie und Praxis aller Sprach-, Sprech-, Stimm- und Schluckstörungen
- Regelmäßig aktualisiertes, professionell gebündeltes Fach- und Praxiswissen auf hohem Niveau
- Auch komplexe und spezifische Fachinhalte in leicht verständlicher Sprache vermittelt
- Leichte Orientierung durch klare didaktische Struktur
- Einheitlicher Aufbau aller Themenbände:
    - Theorie (Anatomie, Physiologie, Klinik, Ätiologie, Pathologie)
    - Anamnese
    - Diagnostik
    - Kritische Würdigung aller relevanten Therapieansätze
    - Therapeutische Grundhaltung
    - Bausteine für Therapie und Beratung
    - Qualitätssicherung
- Methodenübergreifende Therapiebausteine: Integration von bewährten und neuen An-sätzen für eine flexible und individuelle Kombination in der Praxis
- Geeignet zur umfassenden Prüfungsvorbereitung und als Nachschlagewerk mit neuen Impulsen und Anregungen, auch für den Profi

Weitere Bände in dieser Reihe
http://www.springer.com/series/4445

Claudia Ochsenkühn
Caroline Frauer
Monika M. Thiel

Stottern bei Kindern und Jugendlichen

Bausteine einer mehrdimensionalen Therapie

3. Auflage

Mit 43 Abbildungen und 10 Tabellen
Mit einem Geleitwort von Nitza Katz-Bernstein

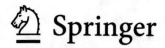 Springer

Claudia Ochsenkühn
Isen
claudia.ochsenkuehn@logo-poing.de

Monika M. Thiel
München
mt@creativedialogue.de

Caroline Frauer
München
caroline@frauer.de

Ergänzendes Material finden Sie unter ▶ http://extras.springer.com/
Bitte im entsprechenden Feld die ISBN eingeben.

ISBN 978-3-662-43649-3
DOI 10.1007/978-3-662-43650-9

ISBN 978-3-662-43650-9 (eBook)

Die Deutsche Nationalbibliothek verzeichnet diese Publikation in der Deutschen Nationalbibliografie;
detaillierte bibliografische Daten sind im Internet über ▶ http://dnb.d-nb.de abrufbar.

SpringerMedizin
© Springer-Verlag Berlin Heidelberg 2005, 2010, 2015

Planung: Barbara Lengricht, Heidelberg
Projektmanagement: Dipl.-Biol. Ute Meyer, Heidelberg
Lektorat: Annette Allée, Dinslaken
Projektkoordination: Heidemarie Wolter, Heidelberg
Neuzeichnung Abb. 8.4: Christine Goerigk, Ludwigshafen
Umschlaggestaltung: deblik, Berlin
Fotonachweis: istock © jzabloski
Herstellung: Crest Premedia Solutions (P) Ltd., Pune, India

Gedruckt auf säurefreiem und chlorfrei gebleichtem Papier

Springer Medizin ist Teil der Fachverlagsgruppe Springer Science+Business Media
www.springer.com

Geleitwort

Ein aktuelles, auf den neuesten Stand überarbeitetes Buch über kindliches Stottern.

Lag das alte etwa falsch? Sind grundlegende Erkenntnisse in den letzten Jahren erzielt worden, die das therapeutische Vorgehen stark zu verändern vermögen? Die erfreuliche Antwort ist: nein und ja... »Nein« meint: Falsch war nichts, was in den letzten Ausgaben berichtet und aufgeführt wurde. Das kindliche Stottern bleibt komplex: Die Hirnforschung belegt, wie vielschichtig der Erwerb von sprachlich-linguistischen Kompetenzen ist – von der Perzeption, kulturell-kontextuell-sozial eingebettet, mit genetischen Dispositionen, mit angeborenen und habituell erworbenen, individuellen Aufmerksamkeits- und Verarbeitungsprozessen bis zu Produktion, Motivation, Übungs- und Habituationsvorgängen von sozial-kommunikativen Sprechhandlungen, sie alle bedingen und ermöglichen den Sprechfluss. Ganz zu schweigen von systemischen, kontextuellen und kulturellen Bedingungsfaktoren. Wer kann es sich noch leisten, das Stottern monokausal erklären zu können und mit einem einzigen Therapieansatz aufzuwarten? »Ja« meint, dass diese integrative, interdisziplinäre, multifaktorielle und idiografische Ausrichtung, die damals ein ausgeprägtes Merkmal des Buches war, sich »longitudinal« als die richtige erwiesen hat. Mit diesem Buch stellen sich die Autorinnen erneut dieser gewachsenen Komplexität.

Auf die Entscheidungsvorgänge, ob und wann beim Auftauchen von unflüssigen Redeanteilen eine Therapie begonnen werden sollte, wird hier vertieft eingegangen. Geleitet durch die Erwägungen und Feststellung von Risikofaktoren, durch den Einbezug von Lebenswelt- und Kontextfaktoren, werden Überlegungen für und wider aufgeführt. Das Thema beschäftigt aktuell Forschende und Fachpersonen, was die Notwendigkeit zur interdisziplinären Vernetzung evident werden lässt.

Nach wie vor wird ein bausteinartiger Vorgang der Therapiegestaltung gewählt, der, idiografisch angelegt, die Möglichkeit gibt, auf den individuellen Bedarf des jeweiligen Kindes einzugehen. Auch dies spiegelt konsequent die Haltung in diesem Buch und bleibt nach wie vor aktuell.

Zu erwähnen ist der Zuwachs an strukturierten Interventionen direktiver und nichtdirektiver Art, welche die Eltern in den Therapieprozess involvieren und damit ihre Kompetenzen stärken. Dieser dualistische Vorgang, der von der Verschränkung strukturierter und vorgegebener Handlungsanleitungen mit dynamischen, prozessual-systemischen Vorgehen lebt, bereichert durch die Einführung eines weiteren Ansatzes (Palin Parent-Child-Interaction) diese Ausgabe.

Ein Sonderkapitel befasst sich mit der Qualitätssicherung, mit Clinical Reasoning, welche die große Verantwortung bei der therapeutischen Begleitung von Kindern und Jugendlichen mit Redeunflüssigkeiten vor Augen führt.

Das Buch lässt staunen, wie der »Problemkreis kindliches Stottern« einen Anlass bildet, um ein gutes Beispiel einer synergetischen Zusammenarbeit eines Autorinnenteams zu zeigen. Gewachsenes Wissen, langjährige Erfahrungen und Reflexionsfähigkeit der Autorinnen bilden eine reich gefüllte Schatzkiste um das kindliche Stottern.

Die gute Nachricht dabei: Das kindliche Stottern bleibt ein Refugium für neugierige, kreative und Komplexität aushaltende Forschende und therapeutisch tätige Fachpersonen.

Nitza Katz-Bernstein
Zürich, Mai 2014

Vorwort

Der Bereich »Kindliches Stottern« ist in Bewegung! Es wird geforscht, Artikel werden verfasst, neue Therapiekonzepte veröffentlicht. Höchste Zeit also, Ihnen, liebe Leserinnen und Leser, unsere 3. vollständig überarbeitete und aktualisierte Auflage zur Verfügung zu stellen. Während der bewährten Konzeption der Reihe »Praxiswissen Logopädie« selbstverständlich weiterhin entsprochen wird, finden sich inhaltlich folgende wichtige Neuerungen:

- Neueste epidemiologische Erkenntnisse sind in ▶ Abschn. 1.2 zusammengestellt.
- Verursachende und aufrechterhaltende Faktoren des Stotterns werden – entsprechend der aktuellen Forschungslage – im umfassend überarbeiteten ▶ Kap. 2 beleuchtet.
- Das Therapieprogramm Palin Parent-Child-Interaction (PPCI) wird Ihnen in ▶ Abschn. 6.3 vorgestellt.
- Das neue ▶ Kap. 10 hält Fallbeispiele für Sie bereit und veranschaulicht, wie die Brücke zwischen Theorie und Praxis (Anwendung der Therapiebausteine) gelingen kann.
- Im ▶ Kap. 12, das die Qualitätssicherung thematisiert, ist das Clinical Reasoning neu hinzugekommen – eine gute Möglichkeit, eigene therapeutische Entscheidungsprozesse fundiert zu gestalten, zu begründen und zu reflektieren.

Darüber hinaus wurden alle weiteren Kapitel aufgefrischt – mit unterschiedlich ausgeprägten strukturellen und inhaltlichen Änderungen und Erweiterungen. Auch mit dieser Auflage stellen wir Ihnen wieder umfangreiches Online-Material zur Verfügung – darunter **Kopiervorlagen** für Untersuchungsbögen zum Ausdrucken, **Therapiematerialien** und unser **PC-Programm »CountBasic«** zur bequemen Messung der Stotterrate per Mouse-Click.

Bedanken möchten wir uns zuallererst bei Monika M. Thiel. Als Mitautorin der 1. Auflage und jahrelange Herausgeberin der Reihe »Praxiswissen Logopädie« hat sie eine wesentliche Grundlage für die Qualität dieses Buches gelegt. Sie entwickelte die didaktische Grundkonzeption und noch immer entstammen viele Abschnitte dieser 3. Auflage ihrer Feder.

Ein großes Dankeschön geht an Susanne Weber, die uns unter anderem durch ihr gutes Gespür für Formulierungen und ihre Genauigkeit in Bezug auf formale Einheitlichkeit eine große Hilfe war!

Schließlich bedanken wir uns herzlich bei Frau Lengricht und Frau Meyer, die uns stets konstruktiv von Verlagsseite zur Seite standen, und bei Frau Allée, die für das Copy-Editing zuständig war.

Es ist doch jedes Mal wieder überraschend, wie viel Arbeits- und damit auch Zeitaufwand eine aktualisierte Neuauflage fordert. Um das in unserem Familien- und Arbeitsleben unterzubringen, waren wir auf Verständnis und Unterstützung vor allem unserer Familien angewiesen. Vielen Dank, dass Ihr uns den Rücken freigehalten und ihn gestärkt habt!

Zu guter Letzt bedanken wir uns bei uns gegenseitig. Die Zusammenarbeit in unserem Autorenteam war auch dieses Mal unkompliziert und bereichernd – hat Spaß gemacht!

Claudia Ochsenkühn, Caroline Frauer
Im Mai 2014

Hinweis zum Text

Im Sinne der Lesbarkeit wird auch in dieser Auflage darauf verzichtet, im Singular beide Geschlechterformen zu nennen, und – aufgrund der Überzahl an Therapeutinnen – die weibliche Variante verwendet. Im Plural wird die genderneutrale Bezeichnung »Therapierende« gewählt.

Hinweis zum Online-Material

Das im Text erwähnte Online-Material können Sie unter folgender Adresse herunterladen und ansehen: ► http://extras.springer.com unter Eingabe der ISBN 978-3-662-43649-3.

Autorinnen

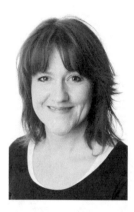

Claudia Ochsenkühn

- Logopädin in eigener Praxis
- Zusatzqualifikation AD(H)S-Therapie (Zertifizierung ITF)
- Dozententätigkeit
- Ausbildung in klientenzentrierter und hypnotherapeutischer Gesprächsführung (C. Rogers, M. Erickson)
- Lehrlogopädin für den Bereich kindliches Stottern und Sprachentwicklungsstörungen, Staatliche Berufsfachschule für Logopädie, LMU München
- Mehrjährige Tätigkeit als klinische Logopädin in Frühfördereinrichtung und Phoniatrie
- Ausbildung zur Logopädin an der Staatlichen Berufsfachschule für Logopädie, LMU München

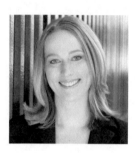

Caroline Frauer, M. A.

- Wissenschaftliche Mitarbeiterin an der LMU München, Bereich Hochschuldidaktik
- Studium der Psycholinguistik, Arbeits- und Organisationspsychologie und spanischer Literaturwissenschaft, LMU München
- Zusatzqualifikation: Kommunikationstechnik
- Trainerin im Bereich Kommunikation und Rhetorik
- Selbstständige Tätigkeit als Logopädin
- Ausbildung zur Logopädin an der Staatlichen Berufsfachschule für Logopädie, LMU München

Vorautorin

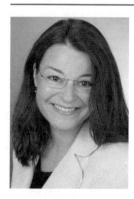

Monika Maria Thiel, M. A.

Herausgeberin seit 2000 und Gesamtkonzeption der Reihe »Praxiswissen Logopädie«

- Inhaberin von Creative Dialogue e.K., München (Konfliktmanagement, HR- und Kommunikationsberatung, Coaching, Training)
- Lehrbeauftragte für Wirtschaftsmediation der LMU München
- »Train-the-Trainer« Qualifizierung
- Ausbildung in Collaborative Practice/Law
- Weiterbildung zur Wirtschaftsmediatorin
- Studium der Psycholinguistik, Arbeits- und Organisationspsychologie und Interkulturellen Kommunikation, LMU München
- Lehrlogopädin und Leitende Lehrlogopädin, Staatliche Berufsfachschule für Logopädie, LMU München
- Ausbildung in Systemischer Supervision/Praxisanleitung für Lehrlogopäden
- Logopädin (Klinik, Forschung, Lehre), Bremerhaven, Frankfurt am Main, New York
- Ausbildung zur Logopädin, Köln
- Studium der Theologie, Tübingen und Münster

Herausgeberinnen

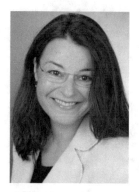

Monika Maria Thiel, M. A.

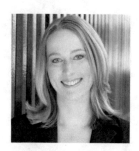

Caroline Frauer, M. A.

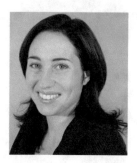

Susanne Weber

Herausgeberin der Reihe »Praxiswissen Logopädie« seit 2013
- Angestellte in einer logopädischen Praxis, Florstadt
- Zusatzqualifikation: Fachtherapeutin für kognitive Störungen
- Freiberufliche Dozentin für Diagnostik und Therapie neurogener Dysphagien
- 2002-2012 Logopädin im klinischen Bereich – Schwerpunkt Neurologie (m&i Fachklinik Bad Heilbrunn, Neurologisches Krankenhaus München)
- Ausbildung zur Logopädin an der Staatlichen Berufsfachschule für Logopädie, LMU München

Inhaltsverzeichnis

Kontaktdaten der Herausgeberinnen

Monika Maria Thiel, M. A.
Creative Dialogue e. K.
Pippinger Straße 137
81247 München
MT@creativedialogue.de

Caroline Frauer, M. A.
Maximilian-Wetzger-Str. 9
80636 München
caroline@frauer.de

Susanne Weber
Friedberger Landstr. 3g
61197 Florstadt
info@logopaedie-weber.de

Klinik des Stotterns

C. Ochsenkühn, C. Frauer, M. M. Thiel

C. Ochsenkühn et al., *Stottern bei Kindern und Jugendlichen*, Praxiswissen Logopädie,
DOI 10.1007/978-3-662-43650-9_1, © Springer-Verlag Berlin Heidelberg 2015

Stottern ist kein einheitliches Krankheitsbild, sondern ein Syndrom, das sich aus individuell sehr unterschiedlichen sprachlichen, motorischen und psychosozialen Symptomen zusammensetzt. Die Redewendung »Wenn zwei das Gleiche tun, ist es noch lange nicht dasselbe« hat für das Störungsbild Stottern große Gültigkeit. Unterschiedliche Lern- und Entwicklungsgeschichten beeinflussen die Ausformung der Symptomatik erheblich. So ist das Erscheinungsbild trotz vieler Gemeinsamkeiten individuell sehr verschieden, da selbst gleiche Symptome verschiedenartige Ursachen haben können. Die folgenden Kapitel bilden mit der Beschreibung von Symptomen und Regelhaftigkeiten des Stotterns sowie der Abgrenzung zu anderen Störungen des Redeflusses die Grundlage der Diagnostik und der am Einzelfall orientierten Therapieplanung.

1.1   Versuch einer Definition

Stottern ist kein einheitliches Krankheitsbild, sondern ein Syndrom, das sich aus individuell sehr unterschiedlichen sprachlichen, motorischen und psychosozialen Symptomen zusammensetzt.

Vielfältige Auffälligkeiten Stottern ist eine intermittierend auftretende Störung des Sprechablaufs, die bei längerem Bestehen die gesamte Kommunikation und Sozialisation der Betroffenen stark beeinträchtigen kann.

Auffälligkeiten im Redefluss Die Rede ist gekennzeichnet von häufigen Unterbrechungen durch Wiederholungen, Dehnungen oder völligen Blockierungen von Lauten, Silben und Wörtern. Die Sprechunflüssigkeiten können in Begleitung anderer Auffälligkeiten auftreten, welche die Kommunikation und die Lebensqualität des Stotternden zusätzlich stören.

Gestörte Kommunikation Dazu gehören sowohl sprachliche Phänomene (z. B. der Einsatz von Füllwörtern, das Weglassen, Ersetzen oder Hinzufügen einzelner Laute und Wörter) als auch nichtsprachliche Erscheinungen wie Mitbewegungen des Gesichts (z. B. Blinzeln, Tremore der Lippen, des

Kiefers und der Wangen) und des Oberkörpers sowie Veränderungen der Atmung. Reduzierte Gestik und Mimik können die nonverbale Kommunikation behindern.

Psychosoziale Einschränkungen Auch im Bereich psychosozialer Fähigkeiten kommt es möglicherweise zu deutlichen Beeinträchtigungen. Eine große Rolle spielt hierbei ein durch spezifische Ängste verursachtes sprachliches und situatives Vermeideverhalten, mit dessen Hilfe unangenehme Momente entweder vermieden oder erträglicher gemacht werden sollen. Diese Verhaltensweisen haben häufig eine zunehmende soziale Isolation des Stotternden zur Folge. In ▸ Übersicht 1.1 sind die möglichen betroffenen Teilbereiche zusammenfassend dargestellt.

Übersicht 1.1
Mögliche Auffälligkeiten innerhalb des Syndroms Stottern
- Störung der Rede
- Sprachliche Phänomene
- Auffälligkeiten im Bereich nonverbaler Kommunikation
- Mitbewegungen
- Psychosoziale Auffälligkeiten

❯❯ Bei länger bestehender und fortgeschrittener Ausformung der Symptomatik gerät bei vielen Stotternden dann im Jugendlichen- und Erwachsenenalter die gesamte Lebensgestaltung zunehmend unter das Diktat des Stotterns, sodass die Auswirkungen des Stotterns oft bedeutsamer sind als die Sprechunflüssigkeiten selbst.

Flüssige und unflüssige Phasen können einander abwechseln. Die Symptomatik ist häufig **von äußeren Faktoren abhängig**. So können sich bestimmte Situationen, wie z. B. Telefonieren oder Hektik, negativ auf den Redefluss auswirken. Auch interne Faktoren wie die subjektiv erlebte oder tatsächliche Kommunikationsverantwortlichkeit haben Einfluss auf das Stottern (▸ Abschn. 1.6.3).

Fazit
- Eine einheitliche Definition des Stotterns ist aufgrund der Komplexität der Störung und ihrer vielfältigen Ursachenkonstellationen erschwert.
- Stottern ist in der Regel kein konstantes Phänomen, sondern tritt situativ in unterschiedlicher Ausprägung auf.
- Betroffen ist die gesamte Kommunikation.

1.2 Verbreitung und Verlauf

Bei aller individuellen Symptomatik existieren für das Syndrom Stottern doch auch statistisch belegte Daten. Diese bestehen aus Kennzahlen bezüglich der Epidemiologie und geben somit Auskunft über die Verbreitung und den Verlauf der Störung. Sie können begleitend zur Elternberatung verwendet werden.

Yairi und Ambrose (2013) haben die neuesten epidemiologischen Daten auf Grundlage einer Auswertung unterschiedlicher Studienergebnisse aus dem 21. Jahrhundert zusammengefasst und diese den konservativen Angaben gegenübergestellt. Unten stehende Informationen beruhen im Wesentlichen auf den von diesen Experten zusammengestellten Ergebnissen.

- **Verbreitung**

Während lange davon ausgegangen wurde, dass etwa 3–5% der Menschen jemals vom Stottern betroffen sind (Inzidenz), werden diese Zahlen inzwischen häufig als zu konservativ beschrieben und nach oben korrigiert. Yairi und Ambrose schlussfolgern, dass eine **Inzidenzrate von etwa 8%** nicht ausgeschlossen werden kann.

Die **Prävalenz**, also die Anzahl der Menschen, die zu einem bestimmten Zeitpunkt gerade aktiv vom Stottern betroffen sind, ist bei Kindern höher als bei Erwachsenen (z. B. Craig u. Tran 2005). Durchschnittlich wird meistens eine Prävalenz von **etwa 1%** angegeben (z. B. Bloodstein u. Ratner 2008). Yairi und Ambrose (2013) hingegen fassen die aktuelle Forschungslage zusammen und kommen auf eine »life-span prevalence« **von 0,72%**. Diese Daten zeigen, dass viele Kinder wieder aufhören zu stottern – sei es spontan oder durch therapeutische Unterstützung.

- **Verlauf und Geschlechterverteilung**

Stottern beginnt in fast 60% der Fälle zwischen dem 3. und 4. Lebensjahr, vor dem 5. Lebensjahr sind es bereits 95%. Dabei gibt es gleichermaßen Kinder, bei denen sich das Stottern graduell entwickelt, wie auch Kinder, bei denen die Eltern berichten, dass sie »plötzlich« anfingen zu stottern.

Geht man von den oben genannten aktuellen Inzidenz- und Prävalenzraten aus, so ergibt sich, dass es bei **bis zu 90%** aller von Stottern Betroffener zu einer **Remission der Störung** kommt. Auch diese hohe Remissionsrate ist ein Ergebnis der Auswertung neuester Studien und bedeutet ein geringeres Risiko für persistierendes Stottern als bisher angenommen (bisherige und noch immer häufig getroffene Angaben liegen oft zwischen 70 und 80%, Bloodstein u. Ratner 2008). Besonders viele Kinder (etwa 80%) verlieren das Stottern innerhalb der ersten 2 Jahre nach dem Auftreten der Störung und vor einem Altern von 7 Jahren wieder.

Das **Verhältnis von männlichen zu weiblichen Stotternden** liegt in der frühen Kindheit bei etwa 1:1 mit der Tendenz zu einem höheren Anteil an Jungen, die beginnendes Stottern zeigen, und verschiebt sich auf mindestens 4:1 im Erwachsenenalter. Die Remissionsrate bei Mädchen ist dementsprechend deutlich höher als bei Jungen.

Unter Berücksichtigung oben beschriebener Daten lassen sich folgende Aussagen zur Prognose festhalten:

> - Jungen tendieren deutlich häufiger zu persistierendem Stottern als Mädchen.
> - Ein Großteil der betroffenen Kinder hört innerhalb von 2 Jahren nach Beginn der Störung auf zu stottern – danach wird eine Remission unwahrscheinlicher.
> - Die meisten Remissionen finden statt, bevor die Kinder 7 Jahre alt sind – daraus lässt sich ableiten, dass ein früher Stotterbeginn vor dem 3. Geburtstag (Yairi u. Ambrose 2005) persistierendes Stottern weniger wahrscheinlich macht.

Welche Risikofaktoren für die Entwicklung von Stottern bestehen und welche weiteren Faktoren von prognostischer Relevanz sind, wird in ▶ Kap. 2 ausgeführt.

■ **Physiologische Unflüssigkeiten**

Etwa 80% aller Kinder (Böhme 2003; Johannsen u. Johannsen 1998) machen eine Phase mehr oder minder ausgeprägter physiologischer Unflüssigkeiten im Rahmen ihrer Sprachentwicklung mit, die sich nach wenigen Wochen bis Monaten wieder legt. (▶ Abschn. 1.4.1)

Fazit

— Stottern entsteht meist in früher Kindheit und damit in der sensiblen Phase des Spracherwerbes.

— In sehr vielen Fällen kommt es zu Spontanremissionen.

— Die Remissionsrate bei Mädchen ist deutlich höher als bei Jungen.

1.3 Unterscheidung und Definition von Kern- und Begleitsymptomen

Die Klassifikation auftretender Symptome ist für Diagnostik, Therapieplanung sowie zur prognostischen Beurteilung gleichermaßen relevant. In diesem Abschnitt ist neben einer Auseinandersetzung mit der Terminologie eine genaue Beschreibung von Kern- und Begleitsymptomen zu finden.

1.3.1 Funktionelle vs. symptomatische Unflüssigkeiten

Nicht jede auftretende Sprechunflüssigkeit ist als Stottersymptom zu bewerten. **Funktionelle Unflüssigkeiten** entstehen meist als Folge von Unregelmäßigkeiten in der Sprach-Handlungs-Planung. Sie dienen dabei dem Zeitgewinn für den Wortabruf, der syntaktischen Planung bzw. der gedanklichen Strukturierung der Aussage und kommen bei allen Sprechern vor. Natürlich können diese Unflüssigkeiten auch bewusst eingesetzt werden, um nicht unterbrochen zu werden. Typische funktionelle Unflüssigkeiten sind Wiederholungen ganzer Phrasen oder die lockere Wiederholung eines ganzen Wortes, der Einschub von Flicklauten wie »ähm«, aber auch Unflüssigkeiten, die in Folge von Umstrukturierungen des Satzes während des Sprechens entstehen. Sie alle sind anstrengungsfrei, **beeinträchtigen das natürliche Zusammenspiel von Prosodie und Sprechrhythmus nicht** und wirken daher auf den Zuhörer auch bei größerer Auftretenshäufigkeit nicht unbedingt störend.

Symptomatische Unflüssigkeiten hingegen betreffen kleinere Einheiten: Es werden Silben und Laute wiederholt, die ursprüngliche Form des Wortes geht zunehmend verloren. Sie sind meist begleitet von mehr oder weniger stark ausgeprägtem Anstrengungsverhalten. Symptomatische Unflüssigkeiten führen zur für das Stottern typischen »Zertrümmerung« der Wortform. Verzögerungen, Dehnungen und Blockierungen stören den Sprechrhythmus und -ablauf. Je nach Ausprägung kann sekundär auch die Sprechatmung mit betroffen sein. Auf quantitativer Beschreibungsebene spricht man erst von Stottern, wenn mehr als 3% der gesprochenen Silben den symptomatischen Unflüssigkeiten zuzuordnen sind (Ambrose u. Yairi 1999).

So lange die auftretenden Unflüssigkeiten weniger als 3% der gesprochenen Silben betragen, sollten der Qualität der Unflüssigkeiten sowie der Dauer der Störung besonders große Aufmerksamkeit hinsichtlich der Differenzialdiagnose »beginnendes Stottern« gewidmet werden (▶ Abschn. 1.4.2).

1.3.2 Kernsymptomatik

Für die Diagnose Stottern relevante Symptome des Redeflusses bezeichnet man als **Kernsymptome** (▶ Übersicht 1.2).

> **Übersicht 1.2**
>
> **Kernsymptome**
>
> — Ganzwortwiederholungen: wenn sie spannungsreich sind und mit schnellen Wiederholungen hervorgebracht werden (vgl. Ambrose u. Yairi 1999).
>
> — Teilwortwiederholungen: »Be-be-be-be-bestimmt gewinne ich wieder!«
>
> — Iterationen von Lauten: »K-k-k-kann ich noch was haben?«
>
> — Lautdehnungen: »Sssssssiehst du das Auto da unten?«

> — Unfreiwilligen Blockierungen: »Ich b- - rauche noch eine Schere.« Sie werden i.d.R. von großem Krafteinsatz begleitet; oft mit sichtbarer Anspannung der an der Artikulation beteiligten Muskulatur.

> ❯ Da das Ausmaß der Beeinträchtigung des Sprechablaufs durch die Kernsymptome sehr unterschiedlich sein kann, sollten sie stets durch Attribute wie »spannungsreich«, »eher locker« o. Ä. und ggf. mit Hinweis auf ihre Häufigkeit näher beschrieben werden (▶ Abschn. 5.5.2).

1.3.3 Begleitsymptomatik und Copingstrategien

Individuelle Symptomatik

Begleitende Auffälligkeiten entstehen aus dem Bedürfnis des von Stottern Betroffenem, die Kontrolle über seinen Sprechablauf wiederzuerlangen und entwickeln sich individuell. Während man die unbewussten Bewältigungsreaktionen als Begleitsymptome bezeichnet, wird jegliches bewusste und absichtliche Bewältigungsverhalten als **Copingstrategie** bezeichnet. Dabei verlaufen nicht alle Bewältigungsversuche gleichermaßen erfolgreich. Einige dieser Kompensationsversuche erscheinen zwar zunächst erfolgreich (z. B. Vermeidung unangenehmer Sprechsituationen), haben jedoch unmittelbar negative Konsequenzen für das Kind (z. B. soziale Isolation oder die Entwicklung von Sprechängsten) und sind dementsprechend auch der Begleitsymptomatik unterzuordnen. **Positive Copingstrategien** hingegen tragen zur Verbesserung des Redeflusses bei, so z. B. die Verlangsamung des Sprechtempos oder weiche Stimmeinsätze. Aus der Beobachtung ist selten erkennbar, ob die Bewältigungsreaktion des Kindes auf seine Unflüssigkeiten bewusst gesteuert oder durch zufällige, unbewusste Lernprozesse entstanden ist. Tragfähige Hinweise auf das Vorhandensein von Copingstrategien sind daher nur über konkrete Aussagen des Kindes, z. B. durch den Fragebogen »Stolperstein« (▶ Abschn. 5.4.5) zu gewinnen.

> ❯ Während vor allem bei motorischen Begleitstörungen noch nicht hinreichend geklärt ist, ob sie unabhängig von der Kernsymptomatik entstehen können, spricht das Vorhandensein von Copingstrategien eindeutig für bewusste Reaktionen auf das Stottern und damit für vorhandenes Störungsbewusstsein.

Zur genauen Erstellung des Befundes sollte nicht nur beschrieben werden, **was** ein Stotternder macht, es müssen auch Hypothesen gebildet und später überprüft werden, **warum** er sich auf diese Weise verhält. Hieraus werden Ansatzpunkte für das therapeutische Vorgehen entwickelt.

Die Beschreibung möglicher Begleitsymptome und Copingstrategien folgt zur besseren Orientierung dem Aufbau des Befundbogens (▶ Serviceteil, Abschn. A2, A3 und in den ▶ Online-Materialien unter http://extras.springer.com).

Sprachliche Ebene

Additionen, Substitutionen und Elisionen Trotz gleicher Terminologie ist die hier beschriebene Veränderung der Aussprache nicht auf eine phonologische Störung zurückzuführen. Vielmehr können sie der Vermeidung schwieriger Laute oder Lautverbindungen dienen und treten normalerweise erst bei älteren Kindern mit ausgeprägter Lautfurcht auf. Bei derartigen Veränderungen muss immer auch differenzialdiagnostisch an Poltern oder eine Polterkomponente gedacht werden. Im Zusammenhang mit Poltern entstehen diese Symptome vor allem durch Flüchtigkeit und durch eine mangelhafte Integration der am Sprechen beteiligten Komponenten (▶ Abschn. 1.5.1).

Auffälliges Sprechverhalten Auffälliges Sprechverhalten kann bedeuten, dass ein Kind begonnen hat, sich zurückzuziehen, und nur noch in bestimmten, besser kontrollierbaren Situationen spricht bzw. dass es Situationen, in denen es wenig sprechen muss, bevorzugt. Andere Kinder hingegen verfallen auf das genaue Gegenteil: Sie werden zu »Dauersprechern« (vgl. Dell 1996), neben denen es schwer ist, sich sprachlich durchzusetzen. Unterschiedliche Gründe können das Kind zu diesem Verhalten veranlassen. Vielleicht glaubt es, nur so die Aufmerksamkeit auf sich lenken zu können, oder es will einer Unterbrechung durch den Zuhörer zuvorkommen, da jeder Neuanfang beim Sprechen ein erhöhtes Risiko zu stottern bedeutet. Auch der Einsatz künstlicher »Denkpausen« dient oft der Vermeidung und wird zum auffälligen Sprechverhalten gezählt.

❯ Veränderungen im Bereich des Sprechverhaltens sind oftmals bewusst gewählte Copingstrategien im Umgang mit auftauchenden Stottersymptomen.

Embolophrasien und Embolophonien Diese sogenannten Flickwörter und Flicklaute werden eingesetzt, um eine spannungsreiche Blockierung so lange zu verzögern, bis das Wort evtl. flüssig oder mit geringerer Anspannung gesprochen werden kann. Sie sind somit ein Symptom des sog. **Aufschubverhaltens**. Beispiel: »hm«, »äh«, »nnnn«, »eben«, »also so«, aber auch sinnlose Lautfolgen wie »anga«, »obba« o. ä. Werden die Füllwörter geschickt gesetzt, fallen sie teilweise erst bei genauerem Hinhören auf. Mitunter ist ihre Abgrenzung von Startern schwierig (s. unten).

Schwa-Laut Der sog. Schwa-Laut (»Halbvokal«) tritt bei Wiederholungen anstelle des Vokals auf. Er ist ein wichtiger differenzialdiagnostischer Hinweis auf Stottern (▶ Abschn. 1.4.2), da nicht nur die Struktur des Wortes zerstört, sondern auch der Vokal selbst in seiner Qualität verändert wird.

Um ein flüssiges Sprechtempo zu gewährleisten, werden die Laute eines Wortes physiologischerweise nicht einzeln realisiert, sondern immer in Bezug auf den Folgelaut. So verändert sich die Einstellung des Ansatzrohrs bei der Bildung des Lautes je nach folgendem Laut zum Teil ganz entschieden (Koartikulation). Als Folge einer missglückten Koartikulation hat das Kind z. B. bei dem gestotterten Wort »Hə-Hə-Hand« das Ansatzrohr während der Bildung des Lautes /h/ noch nicht auf die Vorbereitung des nachfolgenden Vokals /a/ eingestellt. Da der Schwa-Laut mit geringerer Intensität gebildet wird und daher leichter realisierbar ist, belässt das Kind stattdessen die Artikulatoren in relativ neutraler Position (vgl. Randoll u. Jehle 1990).

Starter Als Starter werden Silben, Wörter oder Redewendungen bezeichnet, die vom Stotternden relativ sicher flüssig gesprochen werden. Häufig werden sie in Situationen erhöhten Sprechdrucks eingesetzt und dienen als »Starthilfe« für schwierig empfundene Wörter und Wortanfänge. Beispiel: »also, ich meine«, »ich sag mal«.

Stop-and-go Der Stop-and-go-Mechanismus bezeichnet einen Zyklus von mehrmaligen Anfängen und Abbrüchen des Wortes nach der Blockade. Es kommt dabei zu einem Zurückschnellen mit zum Teil sehr hoher Geschwindigkeit. Ziel dieses Verhaltens ist das Hinauszögern des Weitersprechens, bis die Spannung weitgehend reduziert und damit die eigentliche Blockierung überwunden werden kann, z. B. »mein Lie- mein Lie- mein Liii- mein Lilliliee- mein Liiieblingstier«. Möglich sind auch Neuanfänge mit anderen Wörtern, Beispiel: »Der D-d-d- der D-d-d-d- der Schulleiter«. Eine starke Beschleunigung des Sprechtempos im Satz wird als **Propulsion** bezeichnet.

Verbales Vermeiden Verbales Vermeiden ist das Ergebnis des Versuchs, Blockaden sprachlich zu umgehen. Dazu gehören das Ersetzen von Wörtern oder Satzteilen durch subjektiv einfacher auszusprechende Wörter oder Phrasen, Satzabbrüche mit und ohne Neustrukturierung und Umschreibungen.

❯ Je besser der Wortschatz und die sprachlichen Fähigkeiten entwickelt sind, desto geschickter und unauffälliger kann vermieden werden (z. B. »meine T- die Schwester meiner Mutter«, »der Mann, der die Post bringt«).

Nichtsprachliche Ebene

Mitbewegungen Als Parakinesen bezeichnet man Mitbewegungen der Extremitäten, des Oberkörpers oder des Kopfes. Gestik und Gebärden werden häufig durch Behelfshandlungen wie Fingerschnippen, Auf-die-Oberschenkel-Schlagen oder Ähnliches ersetzt. Bei sehr ausgeformter Symptomatik ergeben sich manchmal ganze Abfolgen verschiedenster Mitbewegungen beim Versuch, Blockaden zu überwinden. Wurde die ursprüngliche Strategie unwirksam, kann eine neue Mitbewegung hinzukommen. Bei Vorschulkindern findet man eher selten Mitbewegungen, da die Redeflussstörung zur Ausformung mehrerer Mitbewegungen oftmals noch nicht lange genug besteht.

Tremore des Kiefers oder der Lippen, die infolge erhöhter körperlicher Anspannung im Block entstehen, sind dagegen auch bereits bei jüngeren stotternden Kindern zu finden. Auch **orale Geräusche** wie Schmatzen oder Schnalzen treten mitunter bei sehr spannungsreichen Blockierungen auf und dienen dem zeitlichen Aufschub oder als Starthilfe.

Stimmstörung Infolge des allgemein erhöhten Körpertonus kann es zu einer hyperfunktionellen Stimmgebung kommen. Der Ventilton (Geräusch, das beim Sprengen der Stimmlippen entsteht) ist bei Blockaden mit deutlich erhöhter Anspannung oft hörbar. Beim Glottisstopp wird die Stimmgebung während der Phonation unvermittelt auf Glottisebene abgeschnürt.

Suprasegmentale Elemente Durch die Zunahme der Anspannung während der Blockade kann es zu einem Anstieg der Lautstärke und/oder der Tonhöhe kommen. Weiter kann es zu Veränderungen des Sprechtempos, des Rhythmus und der Atmung kommen. Bei den Atemauffälligkeiten treten Atemvorschub (spannungsreiche, hörbare Ausatmung vor dem Sprechbeginn), inspiratorisches Sprechen, Sprechen auf Restluft aufgrund der Überziehung der Atemmittellage, Schnappatmung oder paradoxe Atembewegungen auf (▶ Abschn. 1.6.3, »Prosodie und sprachliche Komplexität«).

Veränderung des nonverbalen Kommunikationsverhaltens Mimik und Gestik können als Reaktion auf das Stottern reduziert oder übertrieben beobachtet werden. Die Haltung kann unnatürlich unbewegt und starr wirken. Möglicherweise ist der Blickkontakt nur im Block oder aber allgemein reduziert. Auch dies ist ein Hinweis auf vorhandenes Störungsbewusstsein und hat differenzialdiagnostische Bedeutung.

Vegetative Reaktionen Erröten, Zittern, Schweißausbrüche, erhöhter Puls oder Magenschmerzen können infolge von erhöhtem Stress begleitend auftreten.

Psychische Ebene

Ängste Manche Kinder werden allgemein ängstlich, entwickeln Wort- und Lautängste und/oder neigen zu situativem Vermeideverhalten indem sie z. B. andere für sich sprechen lassen oder bestimmte Situationen und Personen meiden. Sie trauen sich allgemein immer weniger zu und entwickeln infolgedessen ein negatives Selbstkonzept.

Eingeschränkte Frustrationstoleranz Durch fortgesetzte negative Erfahrungen mit dem Redefluss kann es zu einer allgemeinen Einschränkung der Frustrationstoleranz kommen. Die Erwartung von Misserfolgen schwebt über dem Kind in allen anderen Bereichen. Es kann nicht verlieren, kann nicht abwarten oder kann Grenzen nur schlecht akzeptieren.

Störungsbewusstsein und Leidensdruck Das Vorhandensein von Störungsbewusstsein und ggf. von Leidensdruck (▶ Abschn. 4.2.4) ist im Sinne der Differenzialdiagnose bezüglich beginnenden Stotterns und Entwicklungsunflüssigkeiten von großer Bedeutung (s. auch ▶ Abschn. 1.4).

> Störungsbewusstsein zeigt sich auf viele verschiedene Arten und äußert sich gerade bei Vorschulkindern in den seltensten Fällen durch eindeutige Äußerungen über das Stottern (▶ Abschn. 4.2.4, »Reaktion des Kindes: Störungsbewusstsein und Copingstrategien« sowie ▶ Abschn. 5.4.4, »Störungsbewusstsein und Leidensdruck«).

Weitgehende soziale Einschränkungen Bleiben diese Symptome unbehandelt, werden sie sich zunehmend auf die Kontakte und damit auf die soziale Integration des Kindes auswirken. Möglicherweise wählt sich das Kind seine Hobbys oder seinen späteren Beruf allein nach dem Kriterium der sozialen Anforderung aus. Tatsächliche Interessen und Fähigkeiten werden dabei nicht berücksichtigt.

Fazit

- Symptomatische Unflüssigkeiten bestehen im Wesentlichen aus Teilwortwiederholungen, spannungsreichen Blockierungen und

Dehnungen. Sie werden auch als Kernsymptome des Stotterns bezeichnet.

— Die Begleitsymptomatik kann sich auf der sprachlichen, der nichtsprachlichen und/oder der emotionalen Ebene manifestieren und prägt das individuelle Erscheinungsbild des Stotterns.

— Bewusste Versuche, Unflüssigkeiten zu verändern, werden als Copingstrategien bezeichnet. Sie können sich positiv oder negativ auf den Redefluss auswirken.

— Vor allem die psychische Ebene der Begleitsymptomatik sollte wegen ihrer Bedeutung für die Gesamtentwicklung des Kindes mit großer Sorgfalt beurteilt werden.

1.4　Abgrenzung Sprechunflüssigkeiten – beginnendes Stottern – Stottern

Der differenzialdiagnostische Befund zwischen altersgemäßen Unflüssigkeiten, beginnendem und manifestem Stottern bestimmt die Auswahl der therapeutischen Methoden. Im Rahmen der Verlaufskontrollen ist jede Veränderung des Befundes ein möglicher Indikator für die Wirksamkeit der ausgewählten Therapiemethoden (▶ Abschn. 5.6).

1.4.1　Altersgemäße Sprechunflüssigkeiten

■　Terminologie

Synonym verwendet werden physiologische Unflüssigkeit, Entwicklungsunflüssigkeiten, frühkindliche Sprechunflüssigkeiten und frühe Unflüssigkeiten. Von der Verwendung der Begriffe »physiologisches Stottern« oder »Entwicklungsstottern« wird wegen der Implikation eines pathologischen Zustands abgeraten. Gerade in der Elternberatung können derartige Begriffe zu Verwirrung und Verunsicherung führen.

■　Unreifes Sprachsystem

Im Rahmen der kindlichen Sprachentwicklung kommt es im Alter von 2 bis 5 Jahren häufig zu funktionellen Unflüssigkeiten der Rede, die auf die Unreife des gesamten Sprachsystems zurückzuführen sind (▶ Abschn. 1.3.1). Um einen Satz zu sagen, muss das kleine Kind viele, noch nicht gefestigte Einzelleistungen, wie z. B. Wortfindung, Satzplanung, artikulatorische Planung und schließlich die motorische Realisation koordinieren. Daneben wirken auf das Kind unterschiedliche situative Anforderungen ein (▶ Kap. 2). Es ist nahe liegend, dass ein Vorschulkind dabei öfter »ins Stolpern« gerät als ein Kind mit weitgehend abgeschlossener Sprachentwicklung.

■　Symptomatik

Die Form des Wortes bleibt erhalten. Es kommt zu anstrengungsfreien Satzteil-, Wort- und gelegentlichen Silbenwiederholungen. Die wiederholte Einheit ist somit relativ groß. Es treten Pausen, kurze, spannungsfreie Dehnungen (unter 1 Sekunde) und Interjektionen auf, die der Planung dienen und den normalen Sprechfluss in Rhythmus und Prosodie nicht stören. In der Regel dauert diese Verunsicherung des Systems nicht wesentlich länger als ca. 6 Monate.

> **Tipp**
>
> Bei längerem Bestehen der in ▶ Übersicht 1.3 beschriebenen Unflüssigkeiten sollte neben einer sorgfältigen Stotterdiagnostik auch die allgemeine Sprachentwicklung umfassend begutachtet werden, da bestehende sprachliche Defizite für die auftretenden Unflüssigkeiten verantwortlich sein können. Zur genaueren Beschreibung der einzelnen Faktoren vgl. ▶ Abschn. 2.3.3 sowie ▶ Abschn. 5.4.4, »Der Einfluss der Sprachentwicklung«.

■　Konsequenzen der Diagnose

Werden Entwicklungsunflüssigkeiten diagnostiziert, sollte im Rahmen eines Elterngesprächs auf mögliche Verunsicherungen eingegangen werden. Zur Veranschaulichung kann hierbei die ▢ Tab. 1.1 »Gegenüberstellung von altersgemäßen Unflüssigkeiten und beginnendem Stottern« herangezogen werden.

▣ Tab. 1.1 Gegenüberstellung von altersgemäßen Unflüssigkeiten und beginnendem Stottern

Symptomatik	Altersgemäße Unflüssigkeiten	Beginnendes Stottern
Wort- und Silbenwiederholungen	Ja	Ja
Lautwiederholungen	–	Ja
Stumme Blockaden	–	Ja
Dehnungen	Kurz und spannungsfrei	Spannung bemerkbar; Dauer länger als 1 Sek.
Zahl der Unflüssigkeiten/100 Wörter	Symptomatische Unflüssigkeiten: max. 3 und funktionelle Unflüssigkeiten: max. 6	Über 3 symptomatische Unflüssigkeiten
Pausen	Ja, zur linguistischen Planung	Ja, zur linguistischen Planung und als Folge von Blockierungen der Atmung und Artikulation
Atmung	Unauffällig; Schnappatmung bei engagiertem Erzählen	Atemauffälligkeiten vor oder im Wort
Schwa-Laut	–	Ja
Phonationsabbruch	–	Ja
Veränderung des Sprechtempos	–	Ja
Veränderung des Sprechrhythmus	–	Ja
Störungsbewusstsein	–	Unklar
Begleitsymptomatik	–	–

Übersicht 1.3

Kennzeichen funktioneller Unflüssigkeiten

- Maximal 6 Wiederholungen je 100 Wörter[a]
- Wiederholung von Satzteilen und Wörtern (maximal 2-mal): weil, weil, weil ich … [b]
- Gelegentliche Wiederholung von Silben (maximal 3-mal je Teilwortwiederholung): we-we-we-wenn [a]
- Auftreten von Interjektionen (maximal 3 je 100 Wörter)[b]
- Stille Pausen zur Organisation der Äußerung[c]
- Vereinzelt spannungs*freie* Dehnungen, kürzer als 1 Sekunde[c]
- Unvollständige Sätze und Wörter im Sinne einer Revision (maximal 3 je 100 Wörter)[b]
- Vorkommen von maximal 3 verschiedenen Formen der hier genannten Sprechunflüssigkeitstypen[a]

Anmerkungen: Die oben beschriebenen Kriterien sind eine Zusammenstellung praxisrelevanter Beobachtungen folgender Autoren: [a] Johnson 1989; [b] Randoll u. Jehle 1990; [c] Wendlandt 1998. Die hier zusammengetragenen Daten dienen lediglich als Anhaltspunkte zur besseren Einschätzung und stellen keine verbindlichen Schwellenwerte dar.

Tipp

Die Möglichkeit, bei Bedarf erneut Kontakt zur Therapeutin aufnehmen zu können, wirkt sich in den meisten Fällen auf die familiäre Situation entlastend aus und beeinflusst damit die weitere Entwicklung der Sprechunflüssigkeiten indirekt positiv.

❯ Ist der Befund für die Therapeutin nicht eindeutig, muss das Kind in jedem Fall in regelmäßigen Abständen betreut und beobachtet werden, bis eine klare Entscheidung gefällt werden kann. Als Indikatoren für dieses Vorgehen sind die in ▸ Übersicht 1.4 genannten kritischen Signale zu betrachten.

Übersicht 1.4

Kritische Signale, die engere Kontrollen von Entwicklungsunflüssigkeiten oder eine Kurzzeitintervention erfordern

- Die Auftretenshäufigkeit der Symptomatik überschreitet die oben genannten Werte.
- Es sind mehr als 3 Sprechunflüssigkeitstypen zu beobachten (▸ Übersicht 1.3).
- Das Kind zeigt weitere Auffälligkeiten in seiner Sprachentwicklung.
- Es liegt eine familiäre Disposition für Stottern oder Sprachstörungen vor.
- Das Kind befindet sich in einer problematischen familiären Situation (Trennung, Umzug, Tod, finanzielle Sorgen o. Ä.).
- Eltern und/oder Kind sind durch die auftretenden Sprechunflüssigkeiten stark beunruhigt.
- Auf die Familie wird von Personen des näheren Umfelds (Kindergartenpersonal, Großeltern, Freunde etc.) wegen der Unflüssigkeiten Druck ausgeübt.

1.4.2 Beginnendes Stottern

Die Verwendung des Begriffs »beginnendes Stottern« weist auf qualitative Unterschiede zu physiologischen Unflüssigkeiten hin. Die Symptomatik ist in ihrem Erscheinungsbild noch nicht eindeutig festgelegt: Es treten **altersgemäße Unflüssigkeiten** gepaart **mit echten Stottersymptomen** auf. Die Dauer der bestehenden Symptomatik sollte hierbei eine untergeordnete Rolle spielen, da einige Kinder lange Zeit in diesem »Schwebezustand« verharren, während andere sehr schnell eine eindeutige Stottersymptomatik entwickeln.

■ Beginn

Der Beginn des Stotterns ist nicht an einen bestimmten Zeitpunkt innerhalb der Sprachentwicklung gebunden. Zwar zeigen die meisten Kinder eine zunächst unauffällige Entwicklung des Redeflusses, bevor sie zu stottern beginnen; dennoch gibt es immer wieder Kinder, die bereits mit dem ersten Wort stottern. Hier ist mit großer Wahrscheinlichkeit eine **organische Komponente** anzunehmen (▸ Abschn. 2.3.2), die jedoch in dieser Altersgruppe meist nicht eindeutig geklärt werden kann. Je weiter ein Kind in seiner **Sprachentwicklung** fortgeschritten ist und je gefestigter die erworbenen Fähigkeiten sind, desto unwahrscheinlicher ist es, dass das Kind noch zu stottern beginnt. Im späten Jugendlichen- und Erwachsenenalter entstandenes Stottern findet sich häufig in Verbindung mit neurologischen Grunderkrankungen (▸ Abschn. 1.5.3).

■ Symptomatik

Beim beginnenden Stottern dürfen alle Eigenheiten der **normalen Sprechunflüssigkeiten**, jedoch nur wenige des manifesten Stotterns vorkommen. Die Kennzeichen des beginnenden Stotterns sind in ▸ Übersicht 1.5 genau aufgestellt.

Im Gegensatz zu Entwicklungsunflüssigkeiten geht beim Stottern die **natürliche Form** der gesprochenen Wörter **verloren** (▸ Abschn. 1.3.1). Bei funktionellen Unflüssigkeiten werden Wortgrenzen beibehalten, bei beginnendem Stottern kommt es zu symptomatischen Unflüssigkeiten: das Wort wird auch außerhalb seiner natürlichen Grenzen »zertrümmert«. Es kommt zu Lautwiederholungen; bei Silbenwiederholungen kann aufgrund von Problemen der Koartikulation der Schwa-Laut eingeschoben werden. Auch ein Abbruch der Phonation bei Vokalen, der sog. Glottisstopp, gekennzeichnet mit /ʔ/ (z. B. Wiʔ–Wiʔ–Wiese), spricht für beginnendes Stottern.

Übersicht 1.5

Kennzeichen des beginnenden Stotterns

- Es sind mehr als 3 Sprechunflüssigkeitstypen hörbar[a].
- Es treten mehr als 3% symptomatische Unflüssigkeiten auf[b].

- Das Kind zeigt Veränderungen des Sprechrhythmus[c] und des Sprechtempos[a] bei Silben- und Wortwiederholungen.
- Es kommt zu Lautdehnungen (>1 Sekunde)[c,d].
- Bei Wiederholungen wird der Schwa-Laut eingefügt (mə-mə-meine Puppe)[a,c,d].
- Das Kind produziert Glottisstopps (geʔ-geʔ-geʔ-geeestern) und/oder stumme Blockaden[a,c].
- Atemauffälligkeiten vor oder in einem Wort[a,c] sind hörbar.

Anmerkungen: Die oben beschriebenen Kriterien sind eine Zusammenstellung praxisrelevanter Beobachtungen folgender Autoren: [a] Johnson 1989; [b] Ambrose u. Yairi 1999; [c] Randoll u. Jehle 1990; [d] Wendlandt 1998.

Warnsignale

Sowohl die Verwendung des **Schwa-Lautes** (► Abschn. 1.3.3, »Sprachliche Ebene«) als auch des **Glottisstopps** sprechen für den Versuch des Kindes, bestehende Wiederholungen zu überwinden. Diese Bemühungen stellen somit eine ungünstige Copingstrategie für auftretende Unflüssigkeiten dar und müssen unbedingt als **Warnsignal** verstanden werden.

Weiter kann es zu einer Steigerung der **Anspannung** beim Sprechen kommen, die sich in Dehnungen (maximal 1 Sekunde), in stummen Blockaden, in Verspannungen der am Sprechakt beteiligten Muskulatur, in der Veränderung des Sprechtempos und/oder des Rhythmus im Block sowie in Atemauffälligkeiten äußern.

Schnappatmung, die bei kleineren Kindern bei engagiertem Erzählen relativ häufig auftritt, kann in diesem Zusammenhang nicht als Symptom des Stotterns bewertet werden.

Scheinbar fehlender Leidensdruck und Störungsbewusstsein sind kein verlässlicher Parameter in der differenzialdiagnostischen Beurteilung des beginnenden Stotterns.

Differenzialdiagnose: entwicklungsbedingte Unflüssigkeiten – beginnendes Stottern

Die Gefahr, dass beginnendes Stottern irrtümlich als altersgemäße Sprechunflüssigkeiten eingeschätzt wird, ist durchaus gegeben, da es sowohl Anteile funktioneller als auch symptomatischer Unflüssigkeiten aufweist. Dies würde im schlechtesten Falle bedeuten, dass ein Kind **nicht** oder erst **viel zu spät therapeutisch versorgt** wird und sich die Störung u. U. bereits verfestigt hat. Daher kommt der Differenzialdiagnose hier ein besonders hoher Stellenwert zu. Zum besseren Überblick werden in ► Übersicht 1.6 Symptome aufgeführt, die eindeutig für das Vorhandensein von Stottern sprechen und somit physiologische Unflüssigkeiten ausschließen.

Übersicht 1.6

Ausschluss funktioneller Unflüssigkeiten beim Auftreten folgender Symptome

- Spannungsreiche Blockaden (Glottisstopp, stumme Blockaden)
- Spannungsreiche Lautdehnungen
- Schwa-Laut
- Veränderungen des Sprechtempos innerhalb eines Wortes
- (Unklare) Hinweise auf das Störungsbewusstsein
- Mitbewegungen
- Vermeideverhalten

Die beiden zuletzt genannten Symptome sind eindeutige Hinweise auf eine bereits ausgeformte Stottersymptomatik und sprechen somit auch gegen das Vorhandensein von beginnendem Stottern.

Die ◘ Tab. 1.1 stellt altersgemäße Unflüssigkeiten und beginnendes Stottern zusammenfassend gegenüber. Sie dient der Differenzialdiagnose und der Beratung von Eltern altersgemäß unflüssig sprechender Kinder.

Tipp Material

In einer Kopie dieser Tabelle (in den ► Online-Materialien unter http://extras.springer.com) können Symptome angekreuzt und Schwerpunkte der Störung optisch verdeutlicht werden.

■ **Frühzeitiger Therapiebeginn**
Vor allem für Kinder, die ein erhöhtes Risiko für die Entwicklung persistierenden Stotterns aufweisen (▶ Abschn. 2.4) wird eine frühe Intervention als effizient und daher wünschenswert beschrieben (z. B. Reilly et al. 2013). Es muss individuell entschieden werden, ob es sinnvoller ist, nur mit Kind oder Eltern oder aber parallel mit Eltern und Kind zu arbeiten (▶ Abschn. 7.1.1).

❗ In keinem Fall ist Abwarten die Vorgehensweise der Wahl. Warten bedeutet, den Dingen ihren Lauf zu lassen und Kind und Eltern wichtige Hilfestellungen zu verwehren.

1.4.3   Manifestes Stottern

■ **Terminologie**
Synonym werden häufig die Begriffe chronisches Stottern oder Stottern verwendet. Manifestes Stottern unterscheidet sich vom beginnenden Stottern in der **Ausformung** der Kern- und Begleitsymptomatik und dem **Grad der Bewusstheit**. Somit besteht eine schlechtere Prognose hinsichtlich seiner Rückbildungstendenzen.

■ **Symptomatik**
Alle Symptome des beginnenden Stotterns können auch beim manifesten Stottern auftreten. Die Zahl der Silbenwiederholungen nimmt zu, der Kraftaufwand und die Körperspannung während der Blockade als Versuch, diese zu überwinden, steigen. Daher kommt es oft zu einem Anstieg von Tonhöhe und Lautstärke im Block und zu **Tremoren** im Gesichtsbereich. Hinzu kommt eine mehr oder weniger **ausgeformte Begleitsymptomatik** mit **Störungsbewusstsein/Leidensdruck**, **Vermeidungsverhalten** und ggf. emotionaler Beeinträchtigung wie **Angst, Wut, Scham, Laut- und Wortfurcht** sowie **negativer Selbstbewertung**. Die verschiedenen Symptome des manifesten Stotterns sind in ▶ Übersicht 1.7 zusammengefasst.

Übersicht 1.7
Symptomatik des manifesten Stotterns (nach Wendlandt 1998)
- Spannungsreiche Wiederholungen; Dehnung oder Blockierungen >1 Sekunde
- Mit Spannung verbundene Pausen
- Tremore im Mund- und Gesichtsbereich
- Anstieg von Tonhöhe und Lautstärke
- Auffälliger Blickkontakt, symptomunabhängig
- Starre Körperhaltung
- Sprachliches und soziales Vermeidungsverhalten
- Störungsbewusstsein
- Emotionale Beeinträchtigungen

■ **Berücksichtigung der Therapieerfahrung**
Je nach Alter des Kindes hat die Diagnose manifestes Stottern unterschiedliche Folgen. Je älter das Kind ist, desto größer ist die Wahrscheinlichkeit, dass die Eltern bereits intensiv beraten wurden, das Kind schon einige Therapieerfahrungen gesammelt hat und mitunter bereits eine gewisse Ernüchterung bezüglich des Therapieziels eingetreten ist. Dies muss bei Aufnahme der Therapie und in der Beratung berücksichtigt werden.

Fazit
- Die Abgrenzung innerhalb des Stottersyndroms nach Schweregrad hat therapeutische und prognostische Konsequenzen.
- Die Unterscheidung zwischen physiologischen Unflüssigkeiten und beginnendem Stottern hat für die Prävention besondere Bedeutung, ist jedoch mitunter schwierig. Bei Unklarheiten sollte das Kind mehrmals wieder vorgestellt werden.
- Es gibt für jede Form der Unflüssigkeiten sowohl charakteristische Merkmale als auch solche, die in anderen Stufen der Unflüssigkeit vorkommen. Den »kritischen Signalen« sollte die besondere Aufmerksamkeit des Untersuchers gelten.
- Das Alter des Kindes ist kein differenzialdiagnostisches Kriterium.

1.5 Abgrenzung gegen andere Auffälligkeiten des Redeflusses

Stottern ist im Rahmen der Differenzialdiagnostik nicht nur gegen Entwicklungsunflüssigkeiten, sondern auch gegen andere Auffälligkeiten im Redefluss, wie z. B. Poltern, Tachylalie, neurogenes Stottern oder Wortfindungsstörungen abzugrenzen, da sich je nach Diagnose unterschiedliche Vorgehensweisen ergeben.

1.5.1 Poltern (Cluttering)

Neben vielen stotterähnlichen Symptomen kommt es beim Poltern zu ganz spezifischen Symptomen, die auch in der Therapieplanung und -durchführung (▶ Abschn. 8.9) berücksichtigt werden müssen.

▪ **Definition und Ätiologie**
Definiert wird Poltern häufig über die charakteristischen Kernsymptome. So handelt es sich nach Expertenmeinung um eine Sprechstörung, die durch eine **hohe und/oder unregelmäßige Sprechgeschwindigkeit** gekennzeichnet ist. Hinzukommen muss mindestens eines der folgenden Symptome: **überdurchschnittlich viele Unflüssigkeiten**, eine **undeutliche Artikulation, veränderte Prosodie** und eine insgesamt **reduzierte Verständlichkeit** durch **phonetisch-phonologische Auffälligkeiten** (Myers et al. 2012; Van Zaalen et al. 2009).

Beim Poltern handelt es sich um eine Redeflussstörung, bei der bisher keine definitive Aussage über die Ursache getroffen werden kann. Ähnlich wie beim Stottern geht man von einem multifaktoriellen Bedingungsgefüge aus. Nachdem Poltern **familiär gehäuft** auftritt, wird eine genetische Komponente als mitverursachend angenommen (vgl. Braun 2006).

Unklar ist, ob sich Poltern aus Stottern entwickeln kann oder ob es sich um eine vom Stottern unabhängige Symptomatik handelt. Tatsächlich ähneln sich einige Stotter- und Poltersymptome und oft treten diese Redeflussstörungen gemeinsam, also als Mischform, auf. Das macht die Differenzialdiagnostik zwischen Poltern und Stottern manchmal schwierig (vgl. Van Zaalen et al. 2009).

Jedoch hat jedes der beiden Störungsbilder **spezifische und unverwechselbare Symptome**, die entsprechend zur Differenzialdiagnose herangezogen werden können.

▪ **Symptomatik**

Schnelle, undeutliche Sprechweise Das auffälligste Symptom des Polterns ist die hohe und/oder unregelmäßige Sprechgeschwindigkeit mit gleichzeitig **undeutlicher und nachlässiger Artikulation.** Es kommt zu **Wiederholungen, Elisionen** (Auslassungen) und **Kontaminationen** (Zusammenziehen) von Wörtern, Silben und Lauten. Das Verschlucken von Wortendungen und die Reduzierung von Konsonantenclustern tragen oft zu einer **erschwerten Verständlichkeit** bei. Bei der sog. **Antizipation** werden die im Wort später positionierten Laute oder Silben vorgezogen (z. B. felefonieren statt telefonieren). Auch auf Satzebene findet man Umstellungen in der Wort- und Silbenabfolge, wie z. B.: »Das habe ich verlegentlich versehen« statt: »Das habe ich versehentlich verlegt«. Phonetisch-phonologische Auffälligkeiten haben dementsprechend einen hohen Stellenwert im Rahmen des Syndroms.

Sprache in Aufruhr Durch das stark erhöhte Sprechtempo entstehen auf der Ebene der sprachlichen Gestaltung und der Wortfindung weitere Probleme. Flickwörter (Embolophonien) wie »äh« oder »mm« haben hier die Funktion eines »Pausenfüllers« und verhindern eine Unterbrechung durch den Zuhörer. Lockere Dehnungen sind weniger das Zeichen einer Stotterkomponente als ein Hinweis auf strukturelle Schwierigkeiten in der gedanklichen Vorbereitung einer Äußerung. Diese Schwierigkeiten in der sprachlichen Strukturierung werden von polternden Menschen häufig beschrieben und stellen laut Myers et al. (2012) ein wichtiges differenzialdiagnostisches Kriterium zum Stottern dar.

Gestörter Rhythmus Schwankungen im Sprechtempo verursachen Veränderungen im Sprechrhythmus. Dadurch entstehen Stockungen oder starke Beschleunigungen im Sprechablauf (Propulsionen) sowie Auffälligkeiten im Bereich der Sprechatmung.

▫ Tab. 1.2 Relevante Parameter zur Abgrenzung von Stottern und Poltern modifiziert nach Wirth (2000) und Weiss (1967)

	Stottern	Poltern
Symptomatik	Teilwort- und Lautwiederholungen; Blockierungen	Polternde Wiederholungen größerer Einheiten
Sprechtempo	Häufig insgesamt verlangsamt	Meist stark erhöht
Aussprache	In der Regel unauffällig	Nuschelnd, polternd, mit Elisionen und Kontaminationen
Sprechen bei Zuwendung der Aufmerksamkeit auf das Sprechen	Schlechter	Besser
Sprechen bei geringer Kommunikationsverantwortlichkeit	Besser	Schlechter
Strukturierung und Ausformulierung der Gedanken	In der Regel unauffällig bis sehr bewusst	Häufig schwierig
Gestik	Evtl. reduziert	Großzügig, unbehindert, zum Teil überschießend
Adaptationseffekt*	Setzt ein	Bleibt aus
Störungsbewusstsein*	Vorhanden	Fehlt
Lautfurcht*	Meist vorhanden	Fehlt
Verlauf der Störung	Fluktuierend; evtl. schwere sekundäre Symptome	Kontinuierlich; keine sekundären Symptome

* Die markierten Parameter sind nur bei älteren Kindern oder Jugendlichen aussagekräftig, da Vorschulkinder in der Regel noch keine erkennbaren Lautängste oder Störungsbewusstsein entwickelt haben bzw. kleinere Schulkinder über zu schlechte Lesekenntnisse verfügen, als dass man den Adaptationseffekt ausreichend beurteilen könnte.

Auswirkungen auf den nichtsprachlichen Bereich Die Poltersymptomatik erstreckt sich auch auf den nichtsprachlichen Bereich. **Psychomotorik und Gestik** sind möglicherweise ebenso ungesteuert und überschießend wie der Sprechablauf selbst. Im Kommunikationsverhalten fällt häufig eine gewisse **Missachtung von Gesprächsregeln** auf (ins Wort fallen, monologisieren etc.), die bisweilen weitreichende soziale Konsequenzen haben kann.

Begleitstörungen Häufige Begleitstörungen des Polterns sind Sprachentwicklungsstörungen, mangelnde Konzentrationsfähigkeit, Wortfindungsstörungen, Lese-Rechtschreib-Schwäche und auditive Verarbeitungsstörungen (vgl. Sick 2004) sowie Lernstörungen, die nicht mit einer Intelligenzminderung verbunden sind (St. Louis u. Myers 1998).

❯ Ein für Polternde typisches mangelndes Störungsbewusstsein erschwert die Therapie zum Teil erheblich.

❯ Poltern tritt auch in Kombination mit Stottern auf. Im Gegensatz zum Polternden weiß ein Stotternder, was er sagen möchte, auch wenn er vorübergehend nicht dazu in der Lage ist, es zu tun (vgl. St. Louis u. Myers 1998). Bei reinem Poltern ist keine Begleitsymptomatik zu beobachten.

Dennoch fallen die genaue Diagnostik und die Zuordnung der Symptome zu den beiden Syndromen nicht immer leicht. Letzteres kann teilweise erst nach einigen Sitzungen eindeutig vorgenommen werden. Die Kriterien in ▫ Tab. 1.2 erleichtern die Abgrenzung von Poltern und Stottern.

1.5.2 Tachylalie

Unter Tachylalie versteht man eine **sehr schnelle, aber flüssige Sprechweise**. Aufgrund des erhöhten Sprechtempos und der daraus resultierenden verkürzten Planungsphase kann es zum Einsatz von Flicklauten oder Flickwörtern kommen. Ansonsten treten keine für das Poltern oder Stottern typischen Symptome auf. Bei einer reinen Tachylalie (ohne zugrunde liegende Grunderkrankung) ist im Normalfall keine Therapieindikation gegeben.

1.5.3 Neurogenes Stottern

■ **Definition und Ätiologie**
Der Beginn der Störung lässt sich klar mit der Entstehung einer **hirnorganischen Erkrankung** in Beziehung setzen. Eine neurologische Grunderkrankung muss für eine eindeutige Differenzialdiagnose nachgewiesen sein. Störungen des Redeflusses sind nach Hirntraumen und bei chronisch verlaufenden **hirnorganischen Erkrankungen**, wie z. B. bei Epilepsie und Tumoren oder nach Schlaganfällen, bekannt. Für die Diagnostik des kindlichen Stotterns sollte hierfür eine **ausführliche Anamnese** bezüglich des Kommunikationsverhaltens und der allgemeinen Sprachentwicklung **vor** dem Ereignis durchgeführt werden. Früher bestehende Unflüssigkeiten können durch die Erkrankung wieder hervorgetreten sein. In diesem Fall dürfte eine eindeutige Unterscheidung zwischen herkömmlichem Stottern und organisch bedingtem Stottern – auch wegen der Möglichkeit eines Mischbildes – schwierig sein. Die Differenzialdiagnose bei neurologischen Störungen vor Beginn der Sprachentwicklung (z. B. durch Sauerstoffmangel (Asphyxie) vor oder bei der Geburt oder eine Zerebralparese) ist erschwert bzw. oft nicht möglich. Hier kann die Vorgeschichte nur einen möglichen Anhaltspunkt zur Genese des Stotterns liefern (vgl. Johannsen u. Schulze 1992).

■ **Symptomatik**
Im Unterschied zum herkömmlichen Stottern ist die Symptomatik weniger vielfältig und von äußeren Stressoren weitgehend unabhängig. Es kommt kaum zu Schwankungen in der Schwere der Symptome. Die auftretenden Schwierigkeiten sind gleichmäßig verteilt, d. h. alle Wortklassen sind gleichermaßen betroffen, Blockaden können häufiger bei Endsilben auftreten. Auch bei mehrmaligem Lesen eines Textes kommt es zu keiner Adaptation (► Abschn. 1.6.2).

■ **Therapie**
Es muss im Einzelfall entschieden werden, ob eine medizinische, eine sprachtherapeutische Behandlung oder eine Kombination der Verfahren indiziert ist (vgl. Johannsen u. Schulze 1992). Im Rahmen der logopädischen Arbeit stehen dabei überwiegend übende Verfahren im Vordergrund. Mögliche Schwerpunkte sind dabei
- die Reduktion des Sprechtempos,
- Üben weicher Stimmeinsätze,
- Arbeit mit Rhythmus und Betonung,
- Erlernen von Sprechtechniken.

1.5.4 Wortfindungsstörungen

■ **Stottern und Sprachentwicklungsstörung**
Eine besondere Rolle bei der Differenzialdiagnose spielen kindliche Wortfindungsstörungen im Rahmen einer Sprachentwicklungsstörung. Bei dem ursprünglichen Sprachproblem kommt es oft in Folge von **Kompensationsstrategien** zu funktionellen Unflüssigkeiten, wie z. B. Embolophonien, Wortwiederholungen, Satzumstellungen mit und ohne Neukonstruktion, sowie zu stummen, in der Regel spannungsfreien Pausen (vgl. Rupp 2013). Mitunter fallen betroffene Kinder auch bei Wortschatztests (z. B. Aktiver Wortschatztest für drei- bis fünfjährige Kinder – Revision [AWST-R] von Kiese-Himmel [2005]) auf. Hier ist neben einer quantitativen Auswertung vor allem eine qualitative Beschreibung der Ergebnisse relevant. So zeigen die Kinder bei der Untersuchung Umschreibungen und Wortneuschöpfungen, oder sie versuchen, das Zielwort mithilfe von Gesten darzustellen. Wörter, zu denen sie keinen Zugriff finden, können sie sich oft mit semantischen und/oder phonematischen Hilfen erschließen.

■ **Stottern und Mehrsprachigkeit**
Bei mehrsprachig erzogenen Kindern sollte bei frühen kindlichen Unflüssigkeiten immer auch an eine Wortfindungsproblematik gedacht werden.

❯ Durch die besondere Berücksichtigung von Wortfindungsstörungen in der Therapieplanung können die Kapazitäten des Kindes gestärkt und damit der Redefluss oftmals deutlich verbessert werden.

1.5.5 Verbale Entwicklungsdyspraxie

Mitunter kommt es auch bei Kindern mit einer verbalen Entwicklungsdyspraxie (VED) zu stotterähnlichen Unflüssigkeiten aufgrund einer **fehlgesteuerten Bewegungsplanung**. Typischerweise ist jedoch mit der VED eine ausgeprägte und hartnäckige Artikulationsstörung verbunden. Fehler treten wechselhaft und unsystematisch auf. Im Extremfall finden sich bei den betroffenen Kindern Suchbewegungen. Inwieweit eine leichte dyspraktische Störung Einfluss auf die Ausbildung von Redeflussstörungen hat, ist derzeit unklar.

Fazit
— Stottern muss von anderen Störungen der Rede abgegrenzt werden.
— Tritt Stottern in Kombination mit Poltern oder Wortfindungsstörungen auf, kann es zu negativen Wechselwirkungen kommen, die in der Therapieplanung berücksichtigt werden müssen.

1.6 Strukturelle Gemeinsamkeiten des Stotterns

Stottern unterliegt vielen Schwankungen. Nicht immer lassen sich Gründe dafür finden, warum der Stotternde gerade eine flüssige oder unflüssige Phase durchläuft. Einige Abhängigkeiten des Stotterns von inneren und äußeren Faktoren sind bekannt, andere hingegen lassen sich (noch) nicht erklären. Gerade beim kindlichen Stottern kann es zu unklaren Schwankungen mit längeren störungsfreien Intervallen kommen. Im Folgenden werden die Phänomene der Konsistenz und Adaptation, die Kommunikationsverantwortlichkeit sowie der Einfluss motorischer Elemente auf den Redefluss beschrieben und ihre Bedeutung für Diagnostik und Therapie erläutert.

1.6.1 Konsistenzeffekt

▪ Definition
Wird bei mehrmaligem Lesen des gleichen Textes **auffallend häufig an denselben Stellen gestottert**, so spricht man vom sog. Konsistenzeffekt. Für das Vorliegen des Effekts müssen mindestens zwei Drittel der ursprünglichen Blockaden **nach mehreren Durchgängen** erhalten bleiben. Dieses Phänomen kann über einige Wochen hinweg bestehen bleiben (vgl. Fiedler u. Standop 1994).

❯ Bei einer hohen Konsistenz der Blockaden wird eine negative Bewertung des Sprachmaterials durch den Stotternden angenommen.

Allein durch die **Erwartung**, bei bestimmten Wörtern zu stottern, **steigt die innere Anspannung** und damit die Wahrscheinlichkeit, tatsächlich zu stottern. Daneben lässt sich auch am Wort- und Satzanfang sowie bei mehrsilbigen Wörtern und bei Inhaltswörtern eine hohe Konsistenz beobachten. Nach Fiedler u. Standop (1994) wird im Deutschen bei ca. 80% der Wörter die erste Silbe betont. Zudem befinden sich inhaltlich bedeutsame Passagen meist am Satzanfang.

❯ Zur Therapieplanung muss individuell entschieden werden, ob Laut- und Wortängste vorliegen und/oder ob der Konsistenzeffekt an spezifische suprasegmentale Eigenheiten (z. B. Prosodie, Betonung oder Rhythmus der Wörter) gebunden ist.

▪ Relevanz für Diagnostik und Therapie
Im Rahmen der Erstdiagnostik werden unmittelbar hintereinander mindestens 3, besser noch **5 Leseproben** desselben Textes erhoben und wiederkehrende Blockaden auf mögliche Muster oder Regelhaftigkeiten untersucht (zur genauen Durchführung der Untersuchung ▶ Abschn. 5.4.2, »Lesen«). Lässt sich erkennen, dass vorwiegend suprasegmentale Elemente Stottern verursachen, müssen in der Therapie je nach Problemstellung z. B. bestimmte Lautübergänge, Sprechtechniken für den Satzanfang oder die Verbindung von Sprechen mit Rhythmus und Prosodie eingeübt werden. Sind hingegen Laut- und Wortängste die Ursache für eine hohe

Konsistenz des Stotterns, werden entsprechend Vermeideverhalten, Wort- und Lautängste sowie innere Einstellungen bearbeitet (▶ Abschn. 8.5.4, »Absichtliches Stottern des Kindes«).

1.6.2 Adaptationseffekt

- **Definition**

Bei wiederholtem Lesen einer Textstelle zeigt sich eine **Abnahme der Stotterhäufigkeit**. Dieses Phänomen entspricht dem **Adaptationseffekt** und ist ein Hinweis auf eine gewisse »Abhärtung« gegen Stressoren. Je geringer der zeitliche Abstand zwischen den Lesedurchgängen ist, desto stärker stellt sich der Effekt dar. Werden bei weiteren Lesedurchgängen Umweltvariablen verändert (z. B. Zahl oder Art der Zuhörer), ist der Effekt wieder rückläufig, bis sich der Sprecher auf die neuen Stressoren eingestellt hat.

- **Relevanz für Diagnostik und Therapie**

❯ Ein hoher Adaptationseffekt wird im Allgemeinen als ein Hinweis auf die Abhängigkeit des Stotterns von Umweltreizen interpretiert.

Bei älteren Kindern und Jugendlichen mit auffälliger Adaptation ist daher eine **intensive Desensibilisierungsphase** gegen Stressoren sinnvoll. Zur Ermittlung und Auswertung des Adaptationseffektes (▶ Abschn. 5.4.2, »Lesen«).

❯ Bei einem völligen Ausbleiben des Adaptationseffekts ist differenzialdiagnostisch abzuklären, ob stark ausgeprägte Ängste oder eine zugrunde liegende organische Störung die fehlende Anpassung an situative Stressreize verursachen (▶ Abschn. 1.5.3).

Mit einer **Umkehrung** des beschriebenen Effekts ist bei **Poltern** oder einer Polterkomponente zu rechnen, da die Unflüssigkeiten bei wachsender Vertrautheit mit Umgebung und Text zunehmen. Bei Veränderung der Umweltbedingungen ist eher eine Verbesserung zu erwarten (▶ Abschn. 1.5.1).

❯ Hohe Werte bei Konsistenz oder Adaptation beschreiben die Wirksamkeit stotterverstärkender oder -hemmender Faktoren. Sie treffen jedoch keine Aussage bezüglich Prognose oder Schweregrad der Störung.

1.6.3 Kommunikationsverantwortlichkeit

Je bedeutsamer eine Sprechsituation aufgrund ihrer **inhaltlichen oder sozialen Anforderungen** wahrgenommen wird, desto größer ist in der Regel der Druck auf den Sprecher, flüssig zu sprechen. Die **tatsächliche oder vermeintliche Anforderung**, sich inhaltlich und formal korrekt zu äußern, wird Kommunikationsverantwortlichkeit genannt. Große Kommunikationsverantwortlichkeit löst bei nahezu allen Sprechern **Sprechdruck** und infolgedessen eine **Zunahme der Eigenkontrolle** aus. Für Stotternde sind die Folgen denkbar ungünstig: Die Aufmerksamkeit wird auf den Redefluss und die Verhinderung von Unflüssigkeiten gelenkt. Durch verstärktes Anstrengungsverhalten nimmt die Zahl der Blockaden zu. Die einzelnen Aspekte der Kommunikationsverantwortlichkeit werden im Folgenden genauer beschrieben und in ▶ Übersicht 1.8 zusammenfassend dargestellt.

Übersicht 1.8

Zunahme der Kommunikationsverantwortlichkeit durch

- Interne Faktoren
  - Erwartung bestimmter Reaktionen
  - Erwartung eines bestimmten Verlaufs einer Situation
  - Laut- und Wortängste
- Umweltfaktoren
  - Zahl der Zuhörer
  - Art der Zuhörer
  - Zuhörerverhalten
  - Sprechen auf Verlangen
  - Beantworten von (unangenehmen) Fragen
  - Telefonieren

- Inhaltliche Anforderungen
  - Komplexität des Sprachmaterials
  - Bedeutungsgehalt der Aussage
- Prosodie und sprachliche Komplexität
  - Wort- und Satzakzent
  - Wortlänge
  - Betonung von bedeutungtragenden Wörtern
  - Wechsel zwischen Stimmlosigkeit und Stimmhaftigkeit

Interne Anforderungen

Allein die Erwartung einer möglichen Situation oder Reaktion, die sog. **Erwartungsangst**, kann Sprechdruck und damit Stottern erzeugen. Sie tritt bei frühem kindlichen Stottern seltener auf, da die Störung zur Entwicklung spezifischer Ängste meist noch nicht lange genug besteht. Jugendliche hingegen berichten häufig von einer Zunahme der inneren Anspannung und einem Anstieg der Stotterstärke in einer von ihnen negativ bewerteten Situation. Aber auch Laut- und Wortängste erhöhen die innere Spannung und damit die Auftretenswahrscheinlichkeit des Stotterns.

▪ Relevanz für Diagnostik und Therapie
Im Rahmen der Diagnostik sollten Laut- und Wortängste, ebenso wie **negative Selbstbewertungen und Einstellungen** mit den Eltern und älteren Schulkindern besprochen werden. In der Therapie wird am Vermeideverhalten, an der Desensibilisierung gegen Wort- und Lautängsteund an negativen inneren Einstellungen gearbeitet (▶ Abschn. 8.5.4–8.5.6).

Anforderungen durch die Umwelt

Art und Zahl der Zuhörer   Die Art und Zahl der Zuhörer sind die auffälligsten Einflussgrößen auf den Redefluss. Der Sprechdruck ist meist bei (vermeintlichen) Autoritäten, z. B. bei Erwachsenen, Lehrern oder Ärzten, wesentlich höher als beispielsweise bei Gleichaltrigen. In Gesprächen mit sehr kleinen Kindern, mit Tieren oder in Selbstgesprächen hingegen wird häufig kein oder nur geringer Druck empfunden. Viele Stotternde sind in diesen Situationen nahezu völlig flüssig. Mit zunehmender Zahl der Zuhörer steigt in der Regel die Kommunikationsverantwortlichkeit und damit der Sprechdruck.

Zuhörerverhalten   Auch das Zuhörerverhalten wirkt sich sehr deutlich auf den Redefluss aus. So sind alle eher aversiven Verhaltensweisen dazu geeignet, den Redefluss zu hemmen, während empathisches Zuhörerverhalten meist eine Stabilisierung oder eine Verbesserung mit sich bringt.

Sprechen auf Verlangen   Das Einfordern sprachlicher Leistungen (»Erzähl doch mal der Oma, was du heute im Kindergarten gemacht hast!« oder aber: »Sag's noch mal schön!«) erzeugt ebenso Druck wie das Stellen vieler Fragen. In beiden Fällen kann das Kind nicht selbst entscheiden, wann es zu sprechen beginnt und was es erzählen möchte. Telefonieren verschärft diesen Effekt noch, da das Kind auf ein Signal hin (Telefonklingeln) zu einem festgelegten Zeitpunkt sprechen muss bzw. es mit einem zunächst unbekannten Gesprächspartner zu tun hat, dessen nonverbale Reaktionen nicht zu beobachten sind.

▪ Bedeutung für Diagnostik und Therapie
In der Anamnese sollten **situative Veränderungen** des Stotterns sehr detailliert erfragt werden (▶ Abschn. 4.2, ▶ Serviceteil, Abschn. A1 und in den ▶ Online-Materialien unter http://extras.springer.com) sowie der Fragebogen »Stolperstein – Fragebogen zu den Auswirkungen des Stotterns für Schulkinder und Jugendliche« (▶ Abschn. 5.4.5, ▶ Serviceteil, Abschn. A9 und in den ▶ Online-Materialien unter http://extras.springer.com). Ein eindeutiger Hinweis auf das Wirken von Stressoren liegt vor, wenn bei bestimmten Personen und Situationen Stottern verstärkt auftritt. Im Laufe von Diagnostik und Therapie erhält man durch die Beobachtung des kindlichen Verhaltens und die Beobachtung verschiedener Stressoren weitere wertvolle Informationen über die Abhängigkeit des Stotterns von äußeren Faktoren. Je nach Alter und Störungsgrad werden in der Therapie Erwartungsängste und innere Einstellungen bearbeitet. Überwiegend bei älteren Kindern und Jugendlichen findet eine intensive Phase der Desensibilisierung gegen kommunikativen Stress statt.

Inhaltliche Anforderungen

Gerade Kinder, die sich noch in der **Phase der Sprachentwicklung** befinden, werden durch **sprachliche Anforderungen** schnell überfordert (► Abschn. 1.4.1). Bei großer Vertrautheit mit dem »Sprachmaterial« oder bei auswendig gelerntem Text fällt die inhaltliche Kommunikationsverantwortlichkeit dagegen weitgehend weg. Der Redefluss verbessert sich. Die Länge der Äußerung hat einen ebenso deutlichen Einfluss auf die Stotterwahrscheinlichkeit. Mit steigenden Anforderungen an sprachliche Kodierungsprozesse nimmt die Zahl der Stotterereignisse zu.

■ Relevanz für Diagnostik und Therapie

Mit der Überprüfung der verschiedenen Sprechleistungsstufen ergeben sich erste Hinweise auf eine **mögliche Abhängigkeit des Redeflusses von inhaltlichen Anforderungen**. Eine inhaltliche und formale Reduktion des Sprachmaterials (starke Verkürzung der Äußerungslänge, Nonsens-Sprache) bringt hier meist eine deutliche Verbesserung des Redeflusses mit sich. Dieser Effekt ist spielerisch gut anzubahnen und daher bereits für die Behandlung sehr junger Stotternder gut geeignet (► Abschn. 8.3 sowie ► Abschn. 8.5.1).

Prosodie und sprachliche Komplexität

Zahlreiche Untersuchungen zu prosodischen Merkmalen der Sprache und ihre Beziehung zu Stotterereignissen belegen einen engen Zusammenhang zwischen Stottern und Prosodie, Rhythmus sowie zum Satz- und Wortakzent (vgl. Fiedler u. Standop 1994, S. 11–13). Die hier beschriebenen Phänomene sind auch bei kleinen Kindern häufig zu beobachten.

Wortposition im Satz Zu Beginn der sprachlichen Äußerung ist die Wahrscheinlichkeit zu stottern erheblich größer als am Ende eines Satzes. Ebenso gefährdete Positionen im Satz sind Phrasenanfänge, da es an diesen exponierten Stellen häufig zu Betonungen im Satzakzent kommt.

Wortakzent Da die Betonung normalerweise auf der ersten Silbe des Wortes liegt, ist die Wahr-

scheinlichkeit viel größer, zu Beginn statt in der Mitte oder im Auslaut zu stottern.

Länge des Wortes Stottern tritt eher bei längeren als bei kurzen Wörtern auf. Auch dies hängt mit den oben beschriebenen rhythmisch-prosodischen Elementen zusammen. Bei jüngeren Kindern sollten Schwierigkeiten bei der phonologischen Planung und Realisierung eines Wortes nicht vernachlässigt werden.

Inhaltswörter vor Funktionswörtern Bedeutungstragende Wörter (Substantive, Verben, Adverbien und Adjektive) werden im Satz betont. Bei diesen Wörtern kommt es wesentlich öfter zu Stottersymptomen als bei Funktionswörtern.

Lautübergänge Für von Stottern Betroffene ist in der Regel nicht die Realisation einzelner Laute als vielmehr der Übergang zwischen den Lauten problematisch (► Abschn. 2.3.3). Besondere Schwierigkeiten scheint der Wechsel zwischen stimmloser und stimmhafter Lautbildung am Wortanfang bzw. das Halten des stimmhaften Anteils zu bereiten.

❯ Je mehr der beschriebenen Elemente auf ein Wort zutreffen, umso größer ist das Stotterrisiko.

■ Relevanz für Diagnostik und Therapie

So weit es möglich ist, sollten in der Differenzialdiagnostik Schwierigkeiten in den einzelnen Bereichen der Prosodie von Schwierigkeiten mit sprachlich-inhaltlichen Anforderungen abgegrenzt werden. Je nach **Störungsschwerpunkt** erhalten schließlich im Therapieplan der Baustein »Körpersprache und rhythmisch-melodischer Ausdruck« (► Abschn. 8.3) und »Förderung der Eigen- und Symptomwahrnehmung« (► Abschn. 8.6) eine größere Bedeutung. Zum Trainieren der Lautübergänge eignen sich besonders die Übungen »Spürendes Sprechen« und »Lokalisation der Anspannung«.

Ist eine eindeutige Zuordnung des Störungsschwerpunkts nicht möglich, müssen erste **Arbeitshypothesen** erstellt werden, die dann im Laufe der Verlaufsdiagnostik erneut überprüft werden.

1.6.4 Einfluss motorischer Elemente auf den Redefluss

Die **Kombination von Sprechen und Bewegung** findet man bei vielen Sprechtechniken wieder (z. B. Metronomsprechen, Gehen und Sprechen, Fingerschnippen und Sprechen). Vermutlich strukturiert und rhythmisiert die Bewegung den häufig unrhythmischen Redefluss und trägt so zur Verbesserung bei (van Riper 1986, S. 216).

> Viele Mitbewegungen sind durch die zunächst positive Wirkung von Bewegungen auf den Redefluss entstanden. Da Mitbewegungen, die ursprünglich zur Kompensation eingesetzt wurden, dazu neigen, sich der Kontrolle des Sprechers zu entziehen, und selbst Teil der Stottersymptomatik werden, sind sie als dauerhafte Sprechtechniken nicht geeignet (▶ Abschn. 1.3.3, **Abschn.** »Nichtsprachliche Ebene«).

Möglicherweise ist der Effekt auf die Ablenkung vom Sprechablauf selbst und auf die Reduzierung der auditiven Eigenkontrolle zurückzuführen.

▪ **Relevanz für die Therapie**
Gerade bei indirekten Therapieansätzen finden sich neben psychomotorischen Elementen immer wieder Spiele, die **Rhythmus**, **Bewegung** und **Sprechen** miteinander **verbinden**. Da jedoch überwiegend bei jüngeren Kindern Unflüssigkeiten durch ungeeignete Bewegungen verstärkt werden können (z. B. durch Bewegungsabläufe, die ein erhöhtes Maß an Koordination und Konzentration erfordern), sollte genau beobachtet werden, welche Art von Bewegung dem Redefluss förderlich ist.

Fazit
— Das Auftreten von Stottern unterliegt in unterschiedlicher Gewichtung den Einflüssen äußerer und innerer Stressoren, sprachlicher und nichtsprachlicher Anforderungen sowie der Funktion und Position des Wortes im Satz.
— Die genaue Analyse wirksamer Faktoren ist sinnvoll, da sie eine effiziente Auswahl therapeutischer Methoden und eine Schwerpunktsetzung in der Beratung der Eltern ermöglicht.

Literatur

Ambrose NG, Yairi E (1999) Normative disfluency data for early childhood stuttering. J Speech Language Hearing Res 42: 895–909

Bloodstein O, Ratner NB (2008) A handbook on stuttering. Thomson Delmar Learning, Clifton Park, NY

Böhme G (2003) Sprach-, Sprech-, Stimm- und Schluckstörungen. Bd. 1: Klinik, 4. Aufl. Urban & Fischer, München

Braun O (2006) Sprachstörungen bei Kindern und Jugendlichen: Diagnostik – Therapie – Förderung. Kohlhammer, Stuttgart

Craig A, Tran Y (2005) Epidemiology of stuttering. In: Lees R, Stark C (eds) The treatment of stuttering in the young school-aged child. Whurr, London, pp 1–19

Dell CW (1996) Treating the school age stutterer. A guide for clinicians, Publication No. 14, 7th edn. Stuttering Foundation of America, Memphis, Tennessee

Fiedler P, Standop R (1994) Stottern: Ätiologie – Diagnose – Behandlung, 4. Aufl. Beltz, Psychologie Verlags Union, Weinheim

Johannsen HS, Johannsen C (1998) Differentialdiagnose bei Redeflussstörungen. In: Pascher W, Bauer H (Hrsg) Differentialdiagnose von Sprach-, Stimm- und Hörstörungen, 2. Aufl. Edition Wötzel, Frankfurt am Main

Johannsen HS, Schulze H (1992) Abgrenzungsphänomene: Prävention und Prognose. In: Grohnfeldt M (Hrsg) Handbuch der Sprachtherapie. Bd.5 Störungen der Redefähigkeit. Marhold, Berlin

Johnson LJ (1989) Facilitating parental involvement in therapy of the disfluent child. Sem Speech Language Hearing 301–309

Kiese-Himmel C (2005) AWST-R. Aktiver Wortschatztest für 3 bis 5-jährige Kinder – Revision. Beltz Test, Göttingen

Myers FL, Bakker K, St. Louis, Kenneth O, Raphael LJ (2012) Disfluencies in cluttered speech. J Fluency Diss 37: 9

Randoll D, Jehle P (1990) Therapeutische Interventionen bei beginnendem Stottern. Elternberatung und direkte Sprachförderung beim Kind, Borgmann, Dortmund

Reilly S, Onslow M, Packman A et al. (2013) Natural history of stuttering to 4 years of age: A prospective community-based Study. Pediatrics 132: 460–467

Rupp S (2013) Semantisch-lexikalische Störungen bei Kindern. Sprachentwicklung: Blickrichtung Wortschatz. Springer, Berlin

Sick U (2004) Poltern: theoretische Grundlagen, Diagnostik, Therapie. Thieme, Stuttgart

St. Louis KO, Myers FL (1998) A synopsis of cluttering and its treatment. Stand: Sept. 2009. ▶ http://www.mnsu.edu/comdis/isad/papers/stlouis.html. Zugegriffen: 13. Juni 2014

van Riper C (1986) Die Behandlung des Stotterns. Bundesvereinigung Stotterer-Selbsthilfe, Solingen

Van Zaalen-op't Hof Y, Wijnen F, Jonckere PH de (2009) Differential diagnostic characteristics between cluttering and stuttering – Part 1. J Fluency Disord 34: 137–154

Weiss DA (1967) Cluttering. Folia Phoniatrica 19: 233–263
Wendlandt W (1998) Sprachstörungen im Kindesalter, 3. Aufl.
    Thieme, Stuttgart
Wirth G (2000) Sprachstörungen, Sprechstörungen, kindli-
    che Hörstörungen. Lehrbuch für Ärzte, Logopäden und
    Sprachheilpädagogen, 5. Aufl. Deutscher Ärzte-Verlag,
    Köln
Yairi E, Ambrose NG (2005) Early childhood stuttering for
    clinicians by clinicians. Pro-ed, Austin, Tx
Yairi E, Ambrose N (2013) Epidemiology of stuttering: 21st
    century advances. J Fluency Disord 38: 6638–6666

Ursache und Verlauf: Welche Risikofaktoren gibt es?

C. Frauer, M. M. Thiel, C. Ochsenkühn

C. Ochsenkühn et al., *Stottern bei Kindern und Jugendlichen*, Praxiswissen Logopädie,
DOI 10.1007/978-3-662-43650-9_2, © Springer-Verlag Berlin Heidelberg 2015

Ein Thema, das sowohl Wissenschaftler und Therapeuten als auch die Eltern stotternder Kinder sehr beschäftigt, ist die Frage nach der Ätiologie, der Ursache für die Entstehung von Stottern. Gleichzeitig ist von großem Interesse, ob es Kriterien oder Faktoren gibt, die darüber entscheiden, wie sich das Stottern bei den individuell betroffenen Kindern entwickeln wird, die also von prognostischer Relevanz sind. Erkenntnisse bezüglich dieser Fragen können sich auf die Entwicklung neuer Therapieverfahren, auf das Bestimmen des individuell besten Zeitpunkts des Therapiebeginns und auch auf die Auswahl der Therapieinhalte und -methoden und damit die notwendige Qualifikation von Stottertherapierenden auswirken.

2.1 Wie entsteht Stottern? – Aktueller Forschungsstand

Nach einem kurzen Überblick über Trends und Ergebnisse der bisherigen Stotterforschung werden die verschiedenen ätiologischen Faktoren beschrieben, die heute in der Diskussion sind. Welches Bündel unterschiedlicher Komponenten an der Entstehung des Stotterns beteiligt ist, kann nur individuell für jedes einzelne Kind festgestellt und teilweise nicht mehr als vermutet werden. Ausgegangen wird von einem Zusammenspiel von genetischen sowie personenbezogenen Faktoren und Umwelteinflüssen.

Obwohl es inzwischen eine Vielzahl von Studien gibt, deren Untersuchungsgegenstand mögliche verursachende Faktoren des Stotterns sind, bleibt es unbefriedigend: Alle bisherigen Untersuchungen zur Entstehung des Stotterns konnten **keine eindeutige Ursache** aufzeigen. Vielmehr muss man von einer Vielzahl von Faktoren ausgehen, die bei der Entstehung und Aufrechterhaltung des Stotterns möglicherweise eine Rolle spielen und sich gegenseitig beeinflussen.

2.1.1 Entstehungstheorien im Spiegel ihrer Zeit

Wissenschaftliche Hypothesen werden bekanntlich vom Kontext, d. h. gesellschaftlichen Strömungen und allgemein favorisierten Denkmodellen geprägt. Auch die **Theorien** zur Entstehung des Stotterns haben sich mit dem **gesellschaftlichen Wandel** verändert. War man noch bis Anfang der 1970er-Jahre davon überzeugt, dass die Ursachen von Redeflussstörungen maßgeblich im Elternverhalten und bei sozialen Faktoren zu suchen seien, so entsprach das durchaus der zu dieser Zeit eher sozialpsychologisch und systemisch orientierten Krankheitsauffassung. Diese Denkweise deutete sich bereits in der sog. diagnosogenen Theorie von Johnson an (Johnson 1959), die inzwischen vielfach widerlegt wurde.

Die diagnosogene und symptomatogene Theorie (Johnson 1959) ging davon aus, dass das Stottern quasi im Ohr der Eltern entstehe. Dies stellte sich Johnson folgendermaßen vor: Sind die Eltern erst einmal zu ihrer Diagnose Stottern gelangt, verändert sich ihr Verhalten bei auftretenden Sprechunflüssigkeiten des Kindes. Die so verursachten Negativreaktionen auf die Sprechweise des Kindes verursachen letztlich die Ausprägung und Aufrechterhaltung des Stotterns.

Die darauf aufbauenden Therapieansätze konzentrierten sich folgerichtig auf die Beeinflussung der Umweltvariablen: Vorrangiges Ziel war lange Zeit die Veränderung von Einstellungen und Verhaltensmustern der Eltern gegenüber dem Kind.

Es kam zu einem **Paradigmenwechsel** (Kuhn 1984), als neuere Untersuchungen (z. B. Cooper 1979; Jehle u. Randoll 1984) zeigten, dass Eltern stotternder Kinder sich nicht anders verhalten als andere Eltern. Die Forschung konzentrierte sich dann auf den Zusammenhang von Stottern und linguistischen Fähigkeiten und auf die neuromotorischen Abläufe und eventuelle Besonderheiten oder Abweichungen bei Stotternden. Hier werden also Faktoren, die gemeinsam mit Stottern zu beobachten sind, als Hauptursache definiert – die entsprechenden Faktoren werden in ▶ Abschn. 2.3 beschrieben.

Nach wie vor gängige Theorien zur Pathogenese des Stotterns sind solche, die Stottern als Resultat des Versuchs, Fehler im Sprechfluss zu vermeiden (sog. Fehlervermeidungs-Hypothesen, engl. »error avoidance hypotheses«) oder vorhandene Verarbeitungsfehler zu reparieren (Fehlerkorrektur-Hypothesen, engl. »error repair hypotheses«), beschreiben (▶ Exkurs »Stottern – Fehlervermeidung oder Fehlerkorrektur«).

Stottern – Fehlervermeidung oder Fehlerkorrektur

Nach dem lerntheoretischen Ansatz entstehen Stottersymptome aus dem Versuch heraus, fehlerfrei zu kommunizieren (sog. Fehlervermeidungs-Hypothesen, engl. »error avoidance hypotheses«): das Kind bemüht sich bewusst, flüssig zu sprechen, dieser Versuch misslingt. Passend hierzu vergleicht Fiedler (1993) das Stottern mit dem Stolpern des Tausendfüßlers (◘ Abb. 2.1), das eintritt, wenn er besonders darauf bedacht ist, nicht zu stolpern. Das Kind wird sich nun bemühen, das Stottern zu überwinden und entwickelt Anstrengungsverhalten. Häufig schafft es das Kind dadurch, weiterzusprechen, wodurch das Anstrengungsverhalten belohnt wurde; lernpsychologisch kann hier also ein Konditionierungsprozess beobachtet werden, der das zukünftige Auftreten von Anstrengungsverhalten – und damit Begleitsymptomatik – begünstigt. Gleichzeitig wurde das Kind in seiner Vermutung, dass es möglicherweise nicht flüssig sprechen kann, bestätigt. Das wiederum kann dazu führen, dass es zukünftig erwartet, beim Sprechen Fehler zu machen. Der Gedanke, dass eine solche Erwartungshaltung eine zentrale Rolle in der Entwicklung von Stottern einnimmt, wurde unter anderem von Bloodstein (1995) in der »anticipatory struggle hypothesis« vertreten und ist nach wie vor (zumindest in Teilen) ein wichtiger Erklärungsansatz. Da Stottern nach diesen Theorien ein gelerntes Verhalten ist, kann es auch wieder verlernt werden.
Allerdings wird inzwischen davon ausgegangen, dass darüber hinaus weitere Prozesse oder Voraussetzungen zutreffen müssen, welche die Entstehung von Stottern begünstigen – z. B. Fehler in Verarbeitungsprozessen im Sinne einer Timing-Störung, gestörtem auditiven Feedback etc. (► Abschn. 2.3.2 und ► Abschn. 2.3.3). Vertreter der sog. »error repair hypotheses« gehen davon aus, dass das Stottern das Ergebnis des Versuchs ist, diese Fehler zu reparieren. Kombinationen dieser beiden Entstehungshypothesen sind durchaus denkbar und schlüssig (Brocklehurst et al. 2013).

2.1.2 Aktuelle Forschungsschwerpunkte und -ergebnisse

Mit den neu gewonnenen Erkenntnissen über humangenetische, neurophysiologische, neuroanatomische und neuropsychologische Zusammenhänge haben in den letzten 20 Jahren Erklärungsansätze zunehmend an Bedeutung gewonnen, die von einer genetischen und körperlichen Veranlagung zum Stottern ausgehen. So konnte die **Humangenetik** in den letzten Jahren vermehrt **Chromosomen** isolieren, die als Dispositionsort für Stottern in Frage kommen (Kraft u. Yairi 2012; Nouri et al. 2012; Suresh et al. 2006) (► Abschn. 2.3.1). Die **Neurowissenschaftler** fanden bei stotternden Erwachsenen Aktivierungen und Deaktivierungen von Gehirnregionen, die bei nichtstotternden Personen in dieser Form nicht auftreten (► Abschn. 2.3.2, »**Hemisphärenambivalenzen** und Lateralität«). Zusätzlich konnten strukturelle Abweichungen im Gehirn stotternder Personen nachgewiesen werden. Auch die Reihenfolge der Aktivierung der zu Sprechplanung und Sprechen notwendigen Gehirnareale scheint bei Stotternden gestört zu sein, was eine Störung der Sprechmotorikkontrolle bzw. ein Timing-Problem im Zusammenhang mit der Sprechplanung und -ausführung bewirken kann (► Abschn. 2.3.3, »Gestörte Sprachverarbeitungsprozesse«). All diesen Erkenntnissen ist gemeinsam, dass nicht mit Sicherheit bekannt ist, ob es sich bei den Unterschieden zwischen stotternden und nichtstotternden Personen um Ursachen oder Folgen des Stotterns handelt (von Tilling 2012).

Im Einzelfall muss bei jedem stotternden Kind genau geprüft werden, welche ungünstigen und günstigen (!) Umweltfaktoren und personenbezogene Faktoren (► Abschn. 3.2.2, »Kontextfaktoren«) eine Rolle spielen. Es geht also auch um eine **Individualisierung** der ätiologischen Theorie und infolgedessen der Therapieplanung. Nachfolgend werden die Faktoren, die nach heutigem Kenntnisstand für die Entwicklung des Stotterns in Frage kommen, im Detail erläutert.

❯ Die Entstehung von Stottern ist ein komplexes, multifaktorielles Geschehen. Für eine monokausale Betrachtungsweise gibt es keinerlei wissenschaftliche Grundlage.

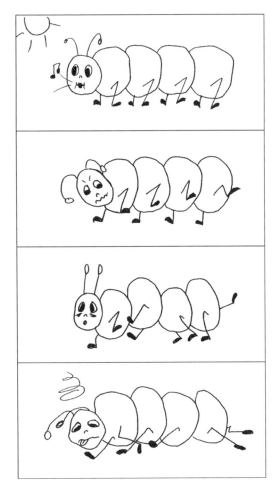

◘ Abb. 2.1 Grafik von C. Ochsenkühn. Fiedler (1993) vergleicht den Entstehungsmechanismus beim Auftreten von Stottern mit einem Tausendfüßler: Der Tausendfüßler gerät gerade dann ins Stolpern, wenn er besonders darauf achtet, nicht zu stolpern.

Fazit
— Die Auseinandersetzung mit der Ätiologie des Stotterns ist sowohl für die Diagnosestellung als auch im Hinblick auf die Therapieplanung von Bedeutung.
— Aus der jeweiligen Hypothese zu den verursachenden Faktoren des Stotterns ergeben sich der Therapieansatz und die individuell angepasste Auswahl der Therapiebausteine.

2.2   Modell zur multifaktoriellen Verursachung

Nach einführenden Gedanken zum Begriff der Disposition wird ein multifaktorieller Erklärungsansatz für die Entstehung des Stotterns beschrieben, der durch das »Anforderungs- und Kapazitäten-Modell« nach Starkweather praxistauglich veranschaulicht werden kann.

Allgemein wird heute davon ausgegangen, dass zur Entstehung und Aufrechterhaltung des Stotterns immer **mehrere Faktoren** zusammentreffen müssen. Die verschiedenen Modelle unterscheiden meist Ursachen, die beim Kind selbst liegen (personenbezogene Faktoren), und umweltbedingte Faktoren (Umweltfaktoren). Letztlich ist diese Unterscheidung interner und externer Faktoren stark vereinfachend, da in der kindlichen Entwicklung immer beide Aspekte ineinander fließen. Ursache und Reaktion, genau wie angeboren und gelernt, lassen sich hier nicht klar abgrenzen.

2.2.1   Was soll man sich unter der Disposition vorstellen?

Es ist mittlerweile wohl unumstritten, dass es so etwas wie eine Veranlagung, also eine **Disposition zum Stottern** gibt. Disposition bedeutet hier die »erhöhte körperliche Bereitschaft (…) Stottern (…) auszubilden« (Weikert 2000, S. 39). Inhaltlich kann diese Disposition jedoch noch nicht genau beschrieben werden. Es gibt keine eindeutige genetische oder körperliche Ursache, die allein für das Entstehen des Stotterns verantwortlich gemacht werden kann (nur in ganz vereinzelten Fällen des neurogenen Stotterns konnte die Ursache eindeutig nachgewiesen werden). Die Forschung beschäftigt sich allerdings intensiv damit, entsprechende Komponenten zu isolieren und hat bereits erste Erfolge in diese Richtung zu verzeichnen (► Abschn. 2.1.2).

Im Bereich Stottern wird der Begriff »Disposition« in der Literatur meist in einer erweiterten Form benutzt und beschreibt nicht nur die **Anlagen**, mit denen das Kind auf die Welt kommt. Stattdessen umfasst er neben den vermuteten genetischen Faktoren (► Abschn. 2.3.1) einzelne **beobachtbare**

Ausprägungen in der kindlichen Entwicklung, die als »mögliche Verursachungsmomente« (Hansen u. Iven 1992, S. 243) angesehen werden. Im Einzelnen sind das:

- neurophysiologische/-anatomische oder -psychologische Defizite (► Abschn. 2.3.2),
- linguistische Besonderheiten (mangelnde oder besonders gute Fähigkeiten) und gestörte Sprachverarbeitungsprozesse (► Abschn. 2.3.3) oder auch
- bestimmte psychosoziale Voraussetzungen (► Abschn. 2.3.4).

Vieles deutet also darauf hin, dass die so verstandene »Disposition« ein multifaktorielles Phänomen ist (vgl. Weikert 2000). Allerdings scheint diese Verwendung des Begriffs verwirrend. Treffender wäre es, statt von Disposition hier von verschiedenen Faktoren zu sprechen, die **zusammen mit Stottern beobachtet** werden können und **als Ursachen diskutiert** werden.

Die Unterscheidung zwischen hereditären (ererbten), organischen und erworbenen Faktoren bleibt zwangsläufig spekulativ, vor allem solange keine eindeutige genetische Ursache nachgewiesen werden kann. In der kindlichen Entwicklung beeinflussen sich diese verschiedenen Faktoren gegenseitig. Es lässt sich nicht mit Gewissheit feststellen, was das Kind an Anlagen hatte, was es schon früh erworben bzw. gelernt hat und in welchem Zusammenhang damit eventuelle organische Besonderheiten stehen.

Entsprechend sind die organischen Zeichen nicht zwangsläufig als Ursache zu betrachten. Vielmehr sind auch sie als Ausdruck und Ergebnis einer **interaktiven Störung** in einem **multifaktoriellen Bedingungsgefüge** anzusehen.

Ähnlich problematisch, weil spekulativ, ist die traditionell vorgenommene Unterscheidung von verursachenden und aufrechterhaltenden Faktoren.

Der verwirrende Dispositionsbegriff wird daher im Folgenden durch die inhaltliche Beschreibung von **Faktoren, die zusammen mit Stottern auftreten**, ersetzt. In diesen fließen Anlagen, erworbene Fähigkeiten und Umwelteinflüsse stets zusammen und können nicht definitiv getrennt werden. Die Faktoren sind konkret und praxistauglich (z. B. hinsichtlich der Aufklärung der Eltern).

> **Tipp**
>
> Für die Elternberatung ist es irrelevant, welche Faktoren evtl. verursachenden oder aufrechterhaltenden Charakter haben. Wichtigster Bezugspunkt und von vorrangiger Bedeutung sind der Ist-Zustand und die Möglichkeiten, die die Eltern haben, flüssiges Sprechen zu fördern.

2.2.2 Modell zum Zusammenwirken der verschiedenen Faktoren

Die Sprachentwicklung ist ein komplexer Prozess, während dessen es zu vielfältigen Störungen kommen kann. Diese können vom einen Kind mehr, vom anderen weniger kompensiert werden.

Bei einem hohen Prozentsatz der Kinder treten im Rahmen des Spracherwerbs **physiologische Unflüssigkeiten** auf. Diese bilden die Basis für die Entwicklung des primären Stotterns: Kommen in dieser Phase entwicklungsbedingter Unflüssigkeiten bestimmte Faktoren über einen längeren Zeitraum hinzu, ist die Wahrscheinlichkeit groß, dass sich Stottern entwickelt und festigt.

So kann im Zusammenhang mit manifestem Stottern in der Regel immer das **Zusammentreffen mehrerer Faktoren** beobachtet werden. Die Vermutung liegt daher nahe, dass die beschriebenen Faktoren das Entstehen von Stottern in einem – wie auch immer gearteten – komplexen Wechselspiel begünstigen.

Ressourcen und Defizite in (Dys-)Balance

Entsprechend einer ICF-orientierten Sichtweise (► Kap. 3) hat jedes Kind ein ganz individuelles Bündel an Voraussetzungen, das bezüglich der Entwicklung und der Aufrechterhaltung einer »Störung« relevant ist. So gibt es Faktoren, die das Kind eher abhärten und widerstandsfähig machen (Ressourcen), andere hingegen stellen ein Defizit für das Kind dar und machen es in seiner Entwicklung störanfälliger. Welche Faktoren nun bei der Entstehung und Aufrechterhaltung von Stottern beteiligt sind und welches Gewicht sie im Einzelnen haben, ist bei Weitem nicht endgültig geklärt. Die wichtigsten Faktoren, die in der Forschung diskutiert werden, sind in ▶ Abschn. 2.3 aufgeführt und erläutert.

❯❯ Ist ein Kind mit stotterspezifischen Risikofaktoren stark belastet, kann eine Dysbalance bezüglich seiner stotterspezifischen Ressourcen entstehen, was – im Sinne eines multifaktoriellen Erklärungsansatzes – zur Entstehung von Stottern führen kann.

Das Anforderungs- und Kapazitäten-Modell

Ein bekanntes und sehr anschauliches Modell, das dem oben ausgeführten Gedanken der Dysbalance entspricht, entwickelte Starkweather (Starkweather 1987; Starkweather et al. 1990): Er stellt in seinem **Anforderungs- und Kapazitäten-Modell** die Anforderungen (der Umwelt und des Kindes an sich selbst) den kindlichen Fähigkeiten gegenüber. Sind Anforderungen und Kapazitäten ausgeglichen, kommt es – diesem Modell entsprechend – nicht zur Entwicklung von Stottern. Starkweather vertritt die Auffassung, dass Stottern unter prinzipiell zwei verschiedenen Voraussetzungen des Ungleichgewichts entstehen kann: zum einen bei einem **Untergewicht an Kapazitäten** des Kindes in Bezug auf

- »emotionale Stabilität,
- Sprechmotorikkontrolle,
- kognitive Fähigkeiten,
- linguistische Fähigkeiten« (Johannsen u. Johannsen 1998, S. 483)

und zum andern bei einem über längere Zeit anhaltenden **Übergewicht an Anforderungen**, wie z. B.:

- »hohe Erwartungen der Bezugspersonen,
- hohes Anspruchsniveau des Kindes,
- ungünstige Kommunikationsbedingungen« (Johannsen u. Johannsen 1998, S. 483).

Beide Formen des Ungleichgewichts bringen die kindliche Entwicklung aus dem Lot (◘ Abb. 2.2). Ist das Verhältnis zwischen Kapazitäten (diese umfassen Anlagen genauso wie erworbene Fähigkeiten) und Anforderungen über längere Zeit unausgewogen, wird die Ausprägung von Stottern begünstigt.

Inzwischen ist die aktuelle Forschungslage selbstverständlich vorangeschritten, weshalb weitere Risikofaktoren, die zu einem Untergewicht an Kapazitäten bzw. einem Übergewicht an Anforderungen führen können, beachtet werden müssen (▶ Abschn. 2.3). Nachdem sich das Anforderungs- und Kapazitätenmodell wegen seiner hohen Anschaulichkeit sehr gut für die praktische, therapeutische (Eltern-)Arbeit eignet und zudem den noch immer aktuellen multifaktoriellen Entstehungsgedanken des Stotterns beschreibt, kann es – inhaltlich bezüglich der Risikofaktoren aufgefrischt und mit aktuellen Forschungsergebnissen angereichert – nach wie vor verwendet werden.

❯❯ Im Sinne Starkweathers ist Stottern das Symptom eines kritischen Ungleichgewichts von Kapazitäten des Kindes oder Anforderungen an das Kind und damit Ausdruck einer kindlichen Entwicklungskrise.

Tipp Material

Eine Blanko-Vorlage des Anforderungs- und Kapazitätenmodells zur Veranschaulichung der individuellen Faktoren, die zur Entstehung und Aufrechterhaltung von Stottern beitragen können, steht im ▶ Serviceteil, Abschn. A7 und in den ▶ Online-Materialien unter http://extras.springer.com zur Verfügung. Sie lässt sich besonders gut in der Elternarbeit verwenden (▶ Abschn. 5.7, ▶ Abschn. 9.2).

Fazit

- Die inhaltliche Beschreibung von Faktoren, die mit Stottern gemeinsam auftreten, erscheint sinnvoll und wird der Rede von der Disposition hier vorgezogen.
- Ein interaktives Bedingungsgefüge bietet ein praxistaugliches und anschauliches Erklärungsmodell für die Entstehung und Aufrechterhaltung des Stotterns.
- Modell für das Entstehen von Stottern ist das »Anforderungs- und Kapazitäten-Modell«.

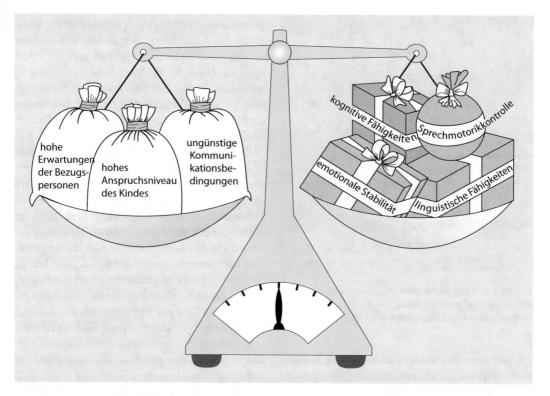

■ **Abb. 2.2** Anforderungen und Kapazitäten für flüssiges Sprechen sind ausgeglichen. Besteht ein Übergewicht an Anforderungen gegenüber vorhandener Kapazitäten kommt die Waage aus dem Gleichgewicht und Stottern kann entstehen. (Grafik von S. Hammer, Bad Vilbel, in Anlehnung an Johannsen u. Johannsen 1998)

2.3 Faktoren, die zusammen mit Stottern beobachtet werden können

Auf den Begriff »verursachende Faktoren« wird bewusst verzichtet. Dies hat verschiedene Gründe: Alle »Ursachen« des Stotterns sind dies nur aufgrund von Theorien. Viele Untersuchungen belegen, dass bestimmte Störungen, Besonderheiten oder hirnorganische Aktivitäten im Zusammenhang mit dem Stottern gehäuft auftreten. (Zu fast jedem Studienergebnis gibt es andere Untersuchungen, die das Ergebnis bezweifeln lassen oder widerlegen.) Ursache-Wirkungs-Zusammenhänge, die daraus abgeleitet wurden, sind rein spekulativer Natur. Über die Ursachen des Stotterns ist bis heute kaum etwas bekannt.

Beim Kind ist es im Einzelnen schwierig festzustellen, **was Ursache und was Folge des Stotterns** ist. Manche Beobachtungen können auch im Sinne von spontanen oder erlernten **Copingstrategien** interpretiert werden oder treten vielleicht einfach nur zufällig mit dem Stottern auf. Dies gilt gleichermaßen für innerpsychische Konflikte wie für organische bzw. neurophysiologische Parameter.

❯ Die Vielfalt der Theorien zur Entstehung von Stottern und möglichen Ursachen ist groß. Das tatsächlich gesicherte Wissen darüber ist dagegen vergleichsweise gering. Ein kausaler oder wechselseitiger Zusammenhang der beschriebenen Faktoren zum Stottern ist letztlich nicht bewiesen. Belegt ist nur, dass die beschriebenen Faktoren häufig bei stotternden Kindern beobachtet werden können.

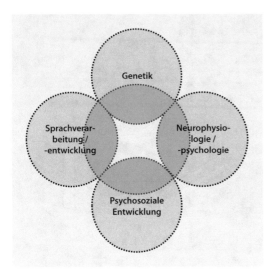

◘ Abb. 2.3   Ätiologische Faktoren. Zusammenspiel und wechselseitige Beeinflussung der Faktoren, die mit Stottern gemeinsam beobachtet werden können.

Die Faktoren, die häufig zusammen mit Stottern beobachtet werden können und deren Einfluss auf die Entstehung des Stotterns diskutiert wird, entstammen den Bereichen

- Genetik,
- Neurophysiologie und -psychologie,
- Sprachentwicklung und Sprachverarbeitung sowie
- psychosoziale Entwicklung.

Diese Bereiche sind meistens nicht klar voneinander abzugrenzen (◘ Abb. 2.3) und stehen in wechselseitigem Zusammenhang. So lassen sich beispielsweise Sprachverarbeitungsstörungen teilweise in die Neurophysiologie einordnen (da es nachweisbare funktionale oder organische Auffälligkeiten gibt), die wiederum ihre Wurzel in der genetischen Veranlagung haben können. Welchen Bereich man wählt, ist demnach abhängig davon, welche Betrachtungsebene man einnimmt. Die im Folgenden vorgenommene Strukturierung ist dementsprechend durchlässig zu verstehen.

2.3.1   Genetische Komponente

Schon lange wird davon ausgegangen, dass bestimmte genetische Voraussetzungen zum Stottern

wahrscheinlich sind. Früher wurde dies vor allem durch die Beobachtung begründet, dass Stottern in vielen Fällen **familiär gehäuft** auftritt. Wichtiges Argument für die genetische Beteiligung ist außerdem die **Geschlechterverteilung beim Stottern**: in allen Kulturen tritt Stottern bei Jungen etwas häufiger auf und bleibt vor allem deutlich häufiger bestehen als bei Mädchen (▶ Abschn. 1.2). Gleichzeitig besteht bei Jungen generell eine höhere Anfälligkeit für Sprach- und Sprechstörungen. Die These einer biologischen (Mit-)Ursache wird zudem durch **Zwillingsstudien** gestützt (z. B. van Beijsterveldt et al. 2010; Rautakoski et al. 2012). Inzwischen kann durch die neuesten Techniken der Genforschung bestätigt werden, dass es eine genetische Komponente beim Stottern gibt. Zwar konnte bisher noch kein Gen eindeutig isoliert werden, das für das Stottern verantwortlich ist. Allerdings gelingt es Forschern der Humangenetik zunehmend, **Chromosomen** zu identifizieren, die **Dispositionsorte für Stottern** sein können – wahrscheinlich ist, dass es sich um eine polygene Störung handelt und dementsprechend mehrere Gene eine Anfälligkeit für das Stottern begünstigen (Rautakoski et al. 2012; Nouri et al. 2012).

Zukünftig könnten die Genforschung und daraus resultierende Ergebnisse für Veränderungen bezüglich der Diagnose, der Prognose und der Behandlung von Stottern sorgen (Kraft u. Yairi 2012).

> ❯ Obwohl noch nicht mit Sicherheit feststeht, welche genetischen Besonderheiten genau für die Entstehung und Aufrechterhaltung des Stotterns von Relevanz sind, wird die genetische Komponente inzwischen nahezu zweifelsfrei als Risikofaktor anerkannt.

■ **Relevanz für die Therapie**
Diese Erkenntnisse sind derzeit primär für die Elternberatung von Relevanz. So erleichtert eine nachvollziehbare, genetische Ursache des Stotterns es den Eltern, die Störung zu akzeptieren. Die Eltern sind nicht so stark verunsichert durch Schuldgefühle im Hinblick auf mögliches eigenes Fehlverhalten. Gleichzeitig ist die Hoffnung auf völlige »Heilung« von vornherein eingeschränkt, da sich an Erbfaktoren nichts ändern lässt. Diese Erkenntnis führt häufig zu einer »Entspannung«

der Eltern, was indirekt Veränderungen und Fortschritte unterstützt.

❗ Übertriebene Betonung der Erblichkeit lenkt ab von den veränderbaren Faktoren und kann zu einer Art Schicksalsergebenheit führen. Die Therapeutin sollte aufzeigen, was mit welchen Methoden durch die Therapie konkret verändert werden kann.

Fazit
— Für eine genetische Komponente beim Stottern sprechen folgende Fakten: familiär gehäuftes Auftreten, Ergebnisse von Zwillingsstudien, Verhältnis männliche – weibliche Stotternde und Ergebnisse der aktuellsten, humangenetischen Forschung.
— Die Tatsache, dass die Gene bei der Entwicklung von Stottern eine Rolle spielen, ist für viele Eltern entlastend und kann die Akzeptanz gegenüber der Störung erhöhen.

2.3.2 Neurophysiologische und -psychologische Störungen

Das auditive Feedback

■ Umstellung von auditivem auf kinästhetisches Feedback
Zunächst **kontrolliert** das Kind sein Sprechen **auditiv**. Im Laufe der Sprachentwicklung erfolgt dann natürlicherweise die Umstellung zur Kontrolle über das **kinästhetische Feedback**, das ökonomischer funktioniert. Möglicherweise kommt es bei stotternden Kindern im Prozess dieser Anpassung der Feedbacksysteme zu einer Desynchronisation. In der Übergangszeit muss das Kind lernen, die im Gehirn zeitlich versetzt einlaufenden Reize (Feedbackinterferenzen) zu integrieren. Schafft das Kind diese Integration nicht, dann ist auch eine geordnete Koordination der am Sprechakt beteiligten Muskelgruppen erschwert.

Laut Fiedler (1993) treten viele entwicklungsbedingte Redeunflüssigkeiten genau in dieser **Phase der Feedbackumstellung** auf. Solange das Kind auf beide Rückmeldesysteme zur Sprechkoordination zugleich zurückgreift, kommt es sporadisch zu

Sprechunflüssigkeiten (Entwicklungsunflüssigkeiten). Bereits van Riper (1986) brachte diese Theorie der konkurrierenden Feedbackkreise mit der Entwicklung des Stotterns in Verbindung. Auf Basis dieser Theorie kann Stottern als unzureichende Autoregulation des Sprechens betrachtet werden.

■ Der Lee-Effekt
Dass das auditive Feedback für das Stottern eine Rolle spielt, wird durch den **Lee-Effekt** (benannt nach Bernard S. Lee, der den Effekt 1950 erstmals beschrieb) nahe gelegt: Wird die akustische Rückkopplung verzögert dargeboten (dt.: verzögerte akustische Rückmeldung – VAR, engl.: »delayed auditory feedback« – DAF), führt dies bei sehr vielen Stotternden zu einem veränderten, deutlich flüssigeren Sprechmuster (Reduktion der Stotterrate zwischen 40 und 85% [Lincoln et al. 2006]). Parameter, die dabei variiert werden, sind die Dauer der Verzögerung und die Tonhöhe (engl.: »frequency altered feedback«, FAF) Es wurden bereits Geräte entwickelt, die diese Effekte für die Patienten (vor allem Erwachsene) nutzbar machen wollen (z. B. SpeechEasy). Untersuchungen zum Nutzen solcher Geräte deuten bisher daraufhin, dass nur kurzfristig positive Effekte erzielt werden können(z. B. Armson u. Kiefte 2008; Pollard et al. 2009). Gleichzeitig wird versucht zu erforschen, in welchem Zusammenhang der Lee-Effekt mit anatomischen und funktionellen Gegebenheiten im Gehirn (insbesondere im auditorischen Kortex) steht (Foundas u. Conture 2007). Über den Effekt der verzögerten Rückkopplung bei Kindern ist noch sehr wenig bekannt, weshalb ein Einsatz entsprechender Geräte im Kindesalter bisher ethisch nicht vertretbar ist – es ist beispielsweise nicht abschätzbar, welche Wirkung auf die Sprachentwicklung erzeugt würde (Lincoln et al. 2006).

Hemisphärenambivalenzen und Lateralität
Durch bildgebende Verfahren (z. B. die funktionelle Magnetresonanztomographie, fMRT) können Aktivierungen im Gehirn sichtbar gemacht werden. Solche Untersuchungen an erwachsenen Stotternden haben ergeben, dass es sowohl Unterschiede in der Aktivierung sprachlich relevanter Gehirnregionen (funktional) als auch damit einhergehend in

der neuroanatomischen Entwicklung entsprechender Regionen (strukturell) gibt (Loucks et al. 2011). Die Ergebnisse sprechen dafür, dass Stottern mit »einer unzureichenden Lateralisation sprachlicher Funktionen« (Johannsen 2001a) zusammenhängt, die zu **Hemisphärenambivalenzen** und daraus resultierend Irritationen in der Steuerung des Redeflusses führt (vgl. Fiedler u. Standop 1994).

Forschungsergebnisse zeigen, dass bei Stotternden eine höhere Aktivierung vor allem frontaler Gebiete der rechten Hemisphäre besteht als bei Nichtstotternden. Gleichzeitig konnte eine Minderaktivierung »(…) in linksfrontalen Sprachregionen, in denen [zusätzlich] strukturelle Abnormitäten gefunden worden waren« (Neumann 2007) nachgewiesen werden. Es wird angenommen), dass rechtshemisphärische Regionen bei stotternden Erwachsenen spontan kompensatorische Aufgaben übernehmen (Kell et al. 2009; Neumann 2007). Allerdings ist diese Kompensation oft unzureichend, was das bestehende Stottern zeigt. Bisherige Untersuchungen legen nahe, dass der Einsatz von Fluency-Shaping-Methoden (▶ Abschn. 6.5) bzw. von Sprechtechniken (z. B. Prolongationen, ▶ Abschn. 6.6) eine effektivere Kompensation in Form von Mehraktivierung in linkshemisphärischen Regionen zur Folge hat (z. B. De Nil et al. 2008; Neumann 2007). Inzwischen wurde jedoch gezeigt, dass die positiven Effekte häufig nicht von Dauer sind (vgl. Kell et al. 2009).

Nachdem es bisher kaum Studien gibt, die funktionale und strukturelle Besonderheiten des Gehirns bei stotternden Kindern als Untersuchungsgegenstand haben, ist nach wie vor nicht geklärt, ob es sich bei den Unterschieden, die bei stotternden Erwachsenen nachgewiesen werden können, um verursachende Faktoren des Stotterns handelt oder ob es kompensatorische Folgeerscheinungen sind, die durch die Plastizität des Gehirns erklärbar wären. Die notwendigen Untersuchungen sind mit Kindern häufig nur sehr schwer durchzuführen. An entsprechenden kindgerechten Verfahren wird gearbeitet (z. B. Loucks et al. 2011), sodass sich die Forschungslage in diesem Bereich zukünftig wohl verbessern wird.

> **❯** Nach aktueller Forschungslage ist die Annahme, die mit der Lateralisation

zusammenhängende Händigkeitsentwicklung spiele eine Rolle im Zusammenhang mit dem Auftreten und dem Verlauf von Stottern, nicht mehr haltbar (Foundas o.J.).

■　Relevanz für die Therapie

Hilfreich kann eine allgemeine Förderung der (auditiven und taktil-kinästhetischen) Wahrnehmung und Wahrnehmungsintegration sein. Zusätzlich scheinen Fluency-Shaping-Programme (▶ Abschn. 6.5) sowie der Einsatz von Sprechtechniken (▶ Abschn. 6.6) hilfreich zu sein. Sinnvoll ist zudem die Schulung der motorischen Kontrolle beim Sprechablauf (Baustein Modifikation, ▶ Abschn. 8.7).

Aufmerksamkeitsstörungen

Viele Therapierende beobachten in der Praxis, dass stotternde Kinder häufig Schwierigkeiten haben, die Aufmerksamkeit zu halten, zu regulieren oder/und zu fokussieren. Teilweise sind die Probleme so offensichtlich und ausgeprägt, dass eine Zusatzdiagnose, wie die **Aufmerksamkeitsdefizitstörung (ADS)** oder die **Aufmerksamkeitsdefizit-Hyperaktivitätsstörung (ADHS)** im Raum steht, teilweise handelt es sich um Auffälligkeiten, die als nicht pathologisch anzusehen, aber dennoch vorhanden sind. Auch in der Forschung sind Aufmerksamkeitsprozesse bei stotternden Kindern von Interesse und sind Untersuchungsgegenstand verschiedener Studien (z. B. Eggers et al. 2013, 2012; Donaher u. Richels 2012; Johnson et al. 2012; Felsenfeld et al. 2010). Besonders relevant im Zusammenhang mit der Entwicklung und Aufrechterhaltung des Stotterns scheint dabei die kontrollierte Aufmerksamkeit zu sein (▶ Exkurs »Die Aufmerksamkeit«). Johnson et al. (2012) fassen in ihrem Artikel die Forschungslage zusammen und zeigen auf, dass es Studienergebnisse gibt, die besagen, dass sowohl Erwachsene als auch Kinder, die stottern, eine schlechter ausgebildete Fähigkeit zur Aufmerksamkeitsregulation aufweisen als Nichtstotternde. Die Forschungsgruppe um Johnson jedoch konnte diese Ergebnisse nicht bestätigen – sie wählten die Methode der direkten Verhaltensbeobachtung der Kinder während spezieller Aufgaben. Dies ist nur ein Beispiel dafür, dass die **Forschungslage nicht eindeutig** ist und dass die Verbindung

Die Aufmerksamkeit

Bei der Aufmerksamkeit handelt es sich um ein relativ komplexes neurophysiologisches Konstrukt, das sich in verschiedene Untersysteme aufteilen lässt.

Für die Behandlung des kindlichen Stotterns ist vor allem der Aspekt der kontrollierten Aufmerksamkeit relevant. Darunter versteht man die Fähigkeit zur willentlichen Kontrolle und Steuerung der Aufmerksamkeit (Heidler 2013). Sie ist je nach Alter in ihrer Kapazität beschränkt und unterliegt Schwankungen, die z. B. durch die Tagesform, aber auch durch emotionale Faktoren wie Impulsivität oder die Empfindung von Stress sowie die Fähigkeit zur Selbststeuerung beeinflusst wird.

Diese kontrollierte Aufmerksamkeit steht im Zusammenhang mit dem kindlichen Stottern in besonderem Fokus, da von Wechselwirkungen ausgegangen werden kann. Nach Studien von Eggers et al. (2013) zeigten stotternde Kinder z. B. eine schlechtere Impulskontrolle und schlechtere Orientierungsleistungen (Eggers et al. 2012) als Kinder ohne Stottern.

Das Temperament, das Verhalten und der emotionale Umgang mit bestimmten (schwierigen) Situationen sind Faktoren, von denen immer wieder vermutet wird, dass sie bei der Entstehung oder/und Aufrechterhaltung von Stottern eine Rolle spielen (▶ Abschn. 2.3.4). Die Forscher arbeiten hier an Schnittstellen vermuteter stotterrelevanter Faktoren, und es wird versucht, Zusammenhänge aufzudecken, um die Störung immer besser zu verstehen.

Stimulanzien, die bei manchen Kindern zur Behandlung des AD(H)S verabreicht werden, scheinen sich unterschiedlich auf den Redefluss des Kindes auszuwirken (Healey u. Reid 2003). Während manche stotternde Kinder mit AD(H)S unter der Wirkung der Medikation etwas flüssiger werden, scheint sich bei anderen Kindern der Redefluss dadurch eher zu verschlechtern. In jedem Fall ist zu beachten: sobald der Spiegel des verabreichten Medikaments absinkt, ändert sich auch seine Wirkung auf den Redefluss. Die Gabe einer Medikation kann daher weder im Falle eines AD(H)S noch des Stotterns die Alleinlösung sein. In beiden Fällen müssen das betroffene Kind und sein Umfeld lernen, mit der Symptomatik umzugehen.

---

zwischen Aufmerksamkeitsstörungen und Stottern noch spekulativ ist. Auch ist nicht klar, ob es sich beim Stottern und bei einer Aufmerksamkeitsbeeinträchtigung um zwei Störungen mit gleicher Wurzel (z. B. genetischer Art) handelt oder ob ein wechselseitiger Zusammenhang besteht. Bei einem solchen Wechselspiel wäre die eine Störung die Folge der anderen (Aufmerksamkeitsstörung begünstigt Stottern oder Stottern begünstigt z. B. durch erhöhtes Stresserleben gestörte Aufmerksamkeit).

Festzuhalten ist jedoch, dass viele empirische Ergebnisse auf einen Zusammenhang zwischen Stottern und Aufmerksamkeitsbeeinträchtigungen hinweisen. Wie genau dieser Zusammenhang aussieht und welche Umstände dabei von Relevanz sind, ist jedoch noch unklar (Felsenfeld et al. 2010). Nachdem die Regulation der Aufmerksamkeit – auch unabhängig vom Stottern – eine wichtige Fähigkeit und von Bedeutung für weitere selbstregulative Prozesse (z. B. der Emotionen) ist, ist zu hoffen, dass es in diesem Bereich künftig weitere Forschungsergebnisse gibt.

■ Relevanz für die Therapie

Wichtig in der Therapie ist es, zu erkennen, wenn ein Kind über das Stottern hinaus Schwierigkeiten im Bereich der Aufmerksamkeit hat. So betonen Donaher und Richels (2012), dass **betroffene Kinder** eine andere Therapie bzw. **andere Strategien** benötigen. Therapierende sollten in der Lage sein, die Therapie für solche Kinder adäquat anzupassen. Bestenfalls sollten sie über Zusatzqualifikationen im Bereich von Aufmerksamkeitsstörungen verfügen. Zudem kann die Therapieprognose bei stotternden, aufmerksamkeitsgestörten Kindern ungünstiger ausfallen (▶ Abschn. 2.4) – ein Aspekt, der z. B. in der Elternberatung thematisiert werden sollte, um Erwartungen zu regulieren und evtl. bestehenden Erwartungsdruck abzubauen. Von Bedeutung ist zusätzlich, dass die Therapierenden ihre Kompetenzen nicht überschreiten, die Formulierung von Diagnosen – wie AD(H)S – muss entsprechenden Fachleuten (Kinder- und Jugendpsychiatern) überlassen und ein interdisziplinärer Austausch angestrebt werden.

2.3.3 Zusammenhang mit psycholinguistischen Fähigkeiten

Linguistische Faktoren beeinflussen das Stottern. Das lässt sie durch verschiedene Untersuchungsergebnisse stützen. So konnte beispielsweise nachgewiesen werden, dass bei langen, syntaktisch komplexen Sätzen vermehrt gestottert wird, genauso bei niederfrequenten Wörtern, bei Funktionswörtern, am Äußerungsanfang und bei Äußerungen, deren Umfang die durchschnittliche Äußerungslänge (engl.: »mean length of utterance«, MLU) übersteigen (Ntourou et al. 2011). Dies zeigt, dass es einen Zusammenhang zwischen psycholinguistischen Faktoren und dem Stottern gibt. Allerdings lässt sich daraus nicht der Rückschluss ziehen, dass alle stotternden Kinder gleichzeitig in ihren sprachlichen Fähigkeiten eingeschränkt sind oder häufiger von Sprachentwicklungsverzögerungen betroffen sind als Nichtstotternde.

Prinzipiell muss man **zwei Kategorien** stotternder Kinder unterscheiden:
- Die erste Kategorie hat bis zum Auftreten des Stotterns eine unauffällige bis rasante Sprachentwicklung durchlaufen.
- Die zweite Gruppe ist in der Sprachentwicklung verzögert.

Das Auftreten von Stottern kann in beiden Fällen am ehesten mit einer **Überlastung des linguistischen Systems** und der Konkurrenz automatisierter und willkürlicher Abläufe um Ressourcen des Gehirns (vgl. Hansen u. Iven 2002), vor allem im Zusammenhang mit neuen Entwicklungsschritten, erklärt werden.

> Wie Stottern und (reduzierte) psycholinguistische Fähigkeiten zusammenhängen, ist bis heute unklar. Sicher ist nur, dass Stottern und Sprachentwicklungsverzögerungen bei einer relativ großen Gruppe stotternder Kinder gemeinsam auftreten.

Denkbar sind neben einem Kausalzusammenhang verschiedene Erklärungen: Beide Störungen könnten von einer dritten Grundstörung herrühren, sie bilden ein komplexes wechselseitiges Bedingungsgefüge, oder sie treten einfach nur häufig gemeinsam auf, ohne dass ein Zusammenhang besteht. Letztere Sichtweise favorisiert z. B. Ryan und hält sich damit an das, was die Datenlage hergibt:

> » Offensichtlich existieren die Probleme von Stottern, Sprache und Artikulation/Phonologie nebeneinander, aber diese Verhaltensweisen scheinen sich auf keine bekannte oder klinisch brauchbare Art gegenseitig zu bedingen [engl.: »covary«] oder zu verursachen. Die Beobachtungen, die in der Literatur berichtet werden, weisen nur darauf hin, dass komplexere linguistische Äußerungen mit mehr Stottern verbunden sind. (Ryan 2001, S. 122, Übersetzung durch die Autorinnen)

- **Mehrsprachigkeit**

Nachdem mehrsprachig aufwachsende Kinder linguistisch zusätzlich gefordert werden, liegt die Vermutung nahe, dass sie eine höhere »Anfälligkeit« für Stottern haben als einsprachige Kinder. Die Mehrsprachigkeit als Risikofaktor für die Entwicklung von Stottern kann bisher von wissenschaftlicher Seite jedoch nicht bestätigt werden (Shenker 2011).

Im Folgenden werden nun die Störungen von Sprachverarbeitungsprozessen von den auftretenden Auffälligkeiten in den linguistischen Ebenen (Semantik, Syntax, Phonetik/Phonologie, Pragmatik) unterschieden. Hierbei handelt es sich um eine der Struktur dienenden Unterscheidung. So ist davon auszugehen, dass eine gestörte Sprachverarbeitung häufig (mit-)verantwortlich für Symptome auf den linguistischen Ebenen ist.

Gestörte Sprachverarbeitungsprozesse

Die Sprachproduktion und -verarbeitung ist ein äußerst komplexes Geschehen. Viele Verarbeitungsprozesse müssen geleistet werden, bis es zu einer Äußerung kommt. Die Terminologie von Levelt (1989) nutzend beschreibt Pechmann (1994, S. 11) die 3 Stufen, die beim **Sprachproduktionsprozess** durchlaufen werden müssen:

1. **Konzeptualisierung**: Entscheidung über den Inhalt der späteren Äußerung.
2. **Formulierung**: Überführung der konzeptuellen Struktur in eine sprachliche. Hier sind die

Teilprozesse der semantischen, syntaktischen und phonologischen Enkodierung (Verschlüsselung) einzuordnen.

3. **Artikulation**: Umsetzung des enkodierten Sprachmaterials in neuromuskuläre Aktivität.

Diese Komplexität vor Augen scheint es nicht verwunderlich, dass es zu Störungen kommen kann, die sich in unterschiedlichen Sprach- und Sprechstörungen manifestieren. So gibt es Hinweise darauf, dass Sprechunflüssigkeiten das Resultat einer gestörten Sprachverarbeitung sein können. Möglicherweise ist die zeitliche Abfolge bzw. die Koordination aller oder einiger benötigter Prozesse gestört – also das Timing. Oder einer der vielen notwendigen Verarbeitungsschritte bei der Sprachplanung und -produktion funktioniert nicht fehlerfrei. So gibt es einige Modelle, die den Zusammenbruch (»breakdown«) des Sprachflusses durch fehlerhafte Enkodierungsprozesse begründen – sie stützen sich auf diverse Untersuchungsergebnisse bezüglich linguistischer Fähigkeiten (eine Zusammenfassung dazu findet sich im Artikel von Ntourou et al. 2011). Im Folgenden wird auf die gestörten Timing-Prozesse näher eingegangen. Erkenntnisse bezüglich der Fähigkeiten in den Bereichen der Syntax, der Semantik, der Phonetik und Phonologie sowie der Pragmatik (linguistische Ebenen) werden im ▶ Abschn.»Linguistische Ebenen der mit Stottern auftretenden Sprachstörungen« beschrieben.

■ **Gestörte Timing-Prozesse**
Sprechen erfordert eine präzise motorische Koordination von Atmung, Stimmgebung und Artikulationsbewegungen. Dieser Prozess wird neuronal gesteuert. Bei Stotternden konnten strukturelle Abnormitäten im Gehirn festgestellt werden, die für »(…) eine gestörte neuronale Kommunikation zwischen linksseitigen Sprechmotorikplanungs- und Ausführungsregionen sowie auditorischen Regionen (…)« (Neumann 2007, S. 7) verantwortlich sein könnten. Zusätzlich konnte gezeigt werden, dass die Reihenfolge der Aktivierung von Arealen, die für die Artikulationsplanung zuständig sind, bei Stotternden gegenüber Nichtstotternden abweicht.

■ **Messbare Unterschiede**
Untersuchungsmethoden wie die Elektromyographie (gibt Auskunft über die Spannungsverhältnisse einzelner, am Sprechakt beteiligter Muskelgruppen) oder die Untersuchung des VOT (Voice-Onset-Time, ▶ Exkurs) ermöglichen detaillierte Aussagen zu Ähnlichkeiten und Unterschieden im Sprechen stotternder und nichtstotternder Kinder. Bei diesen Untersuchungen zeigten sich einige messbare Unterschiede im Sprechablauf Stotternder und Nichtstotternder (vgl. Kuckenberg u. Zückner 2006).

Diese Untersuchungsergebnisse könnten die Tatsache erklären, dass stotternde Menschen langsamer sind als Nichtstotternde, wenn sie möglichst schnell beginnen sollen zu phonieren. Dies betrifft VC- (Vokal-Konsonant-), VCV- und CV-Übergänge. (z. B. Bloodstein 1995; Caruso et al. 1999). Studien mit **Reaktionszeiten** bei Erwachsenen zeigen, dass diese bei Stotternden länger sind, genauso wie die Vokaldauer und Pausen, was die These, dass es sich beim Stottern vorrangig um eine **Timing-Störung** handelt, unterstützt. Conture et al. fassen zusammen:

》 Stotterer – Kinder, Jugendliche und Erwachsene – weisen im Vergleich zu Flüssigsprechern feine Schwierigkeiten oder Normabweichungen in ihrer Sprechmotoriksteuerung und -ausführung auf. Insbesondere setzen Stotterer ihre Sprechvorgänge langsamer in Gang, produzieren weniger korrekte Lautübergänge und zeigen eine geringere Stabilität in ihrer Sprechproduktion. (Conture et al. 2001, S. 2)

Zunehmend werden hierzu auch Untersuchungen mit Kindern durchgeführt, mit ähnlichen Ergebnissen: »Kinder, die stottern, neigen dazu, in Bezug auf Phonationsbeginn und -ende langsamer zu sein als ihre normalflüssigen Altersgenossen« (Caruso et al. 1999, S. 326).

❯ Es ist noch nicht abschließend geklärt, auf welcher Ebene die Timing-Störung angesiedelt werden soll. Die oben dargestellten Untersuchungsergebnisse lassen jedoch vermuten, dass das Timing-Problem auf neuroanatomische Abweichungen sowie auf eine

Exkurs

Voice-Onset-Time

Voice-Onset-Time misst die Dauer der Übergänge von stimmlosen zu stimmhaften Lauten und beschreibt somit das Gelingen eines wichtigen Aspekts der Koartikulation.

Beim Stottern wird i.d.R. innerhalb der ersten Silbe eines Wortes die Stimmlippenschwingung zur Bildung des Vokalkerns der Silbe nicht in Gang gesetzt oder mit der nötigen zeitlichen Dauer aufrecht erhalten (Kuckenberg u. Zückner 2006, S. 10). Es kommt zu Verzögerungen, Dehnungen oder Blockierungen. Beispiel /kind/: Durch die Schwierigkeit, den Stimmeinsatz (Übergang von Stimmlosigkeit zu Stimmhaftigkeit) zwischen den Lauten /k/ und /i/

zeitgerecht zu organisieren, kommt es z. B. zu einer vollständigen Blockierung (K--- ind) oder zu einer Lautwiederholung (K-K-K-Kind). Denkbar wäre auch die Realisation K-hhhind. Dies würde für eine unvollständige Annäherung der Stimmlippen sprechen.

Beispiel /onkel/: Der Stimmeinsatz (Onset) gelingt nicht mit dem Sprechbeginn, es kommt zu einem (möglicherweise intermittierenden) glottalen Verschluss oder aber zur Vorschaltung eines spannungsreichen Hauchlauts: Hhhonkel.

Beispiel /material/: Hier sind die meisten Varianten denkbar: Gelingt der Stimmeinsatz (Onset) bei

dem stimmhaften Konsonanten gar nicht, kommt es zu stummen Pressversuchen. Gelingt er, reißt jedoch wieder ab, kann es zur Silbenwiederholung (Ma-ma-material), zur stimmhaften spannungsreichen Dehnung (Mmmaterial) oder zur Lautwiederholung (M-m-m-material) kommen.

Die Sprechtechnik der Prolongation (▶ Kap. 8.7.1, »Die Prolongation – Sprechtechnik und Vorübung zum Pull-out«) setzt mit der bewussten Steuerung des Stimmeinsatzes innerhalb der Silbe genau an diesem Aspekt an.

gestörte Reihenfolge der Aktivierung der zur Sprechplanung notwendigen Gehirnareale zurückzuführen ist (Sommer et al. 2002; Chang et al. 2008).

❶ Eine Schwierigkeit an diesen Befunden ist, dass nicht mit Sicherheit gesagt werden kann, ob es sich um eine wirkliche Störung in der zeitlichen Organisation der Sprechbewegungen handelt oder um erlernte Copingstrategien, da noch nicht hinreichend geklärt ist, ob erkennbare neuroanatomische Abweichungen die Folge oder die Ursache der bestehenden Redeflussstörung sind. Bisherige Ergebnisse wurden überwiegend durch Untersuchungen Erwachsener gewonnen. Daten von Kindern, die erst seit Kurzem stottern, liegen nur in sehr geringem Umfang vor, legen aber die Vermutung nahe, dass zum Zeitpunkt der Entstehung des Stotterns noch keine signifikanten neuroanatomischen Unterschiede zu nichtstotternden Kindern bestehen (Sommer et al. 2009).

■ Relevanz für die Therapie

Vorhandene Sprachverarbeitungsstörungen sprechen für den Einsatz direkter Verfahren. Zielführend sind in diesem Zusammenhang sowohl das Erlernen von Sprechtechniken (z. B. Prolongationen, rhythmisches Sprechen) bzw. Fluency-Shaping-Therapie (▶ Abschn. 6.5 und 6.6) sowie Maßnahmen des Therapiebausteins »Modifikation des Stotterns« (▶ Abschn. 8.7) mit Fokus auf motorischem Umlernen.

Linguistische Ebenen der mit Stottern auftretenden Sprachstörungen

Die Forschungslage bezüglich des Zusammenhangs der Sprachentwicklung mit der Entwicklung von Stottern ist uneindeutig. So kommen Forschende immer wieder zu dem Ergebnis, dass stotternde Kinder die gleiche Spannweite an sprachlichen Fähigkeiten aufweisen wie Nichtstotternde (z. B. Nippold 2012) oder sogar sprachlich weiter entwickelt sind (z. B. Reilly et al. 2013). Andere hingegen, wie beispielsweise Ntourou et al. (2011) zeigen auf, dass die Sprachfähigkeiten stotternder Kinder insgesamt etwas schlechter ausgeprägt sind als die ihrer nichtstotternden Altersgenossen. Die Meta-Analyse von Ntourou et al (2011) umfasst 22 Studien, welche die sprachlichen Fähigkeiten von stotternden und nichtstotternden Kindern zwischen 2 und 8 Jahren ohne Sprachentwicklungsstörung zum Untersuchungsgegenstand hatten. Auf die Ergebnisse dieser Analyse stützen sich die folgenden Ausführungen zur Syntax und zur Semantik:

Syntax Während die syntaktische Komplexität zwischen stotternden und nichtstotternden Kindern keine statistisch relevanten Unterschiede aufweist, scheint die durchschnittliche Äußerungslänge (MLU) der flüssig Sprechenden die der Stotternden zu übertreffen. Hierbei ist allerdings nicht geklärt, ob die kürzere MLU als Zeichen schlechterer syntaktischer Fähigkeiten zu interpretieren ist oder ob Stotternde unabhängig von ihren zugrunde liegenden sprachlichen Fähigkeiten kürzere Sätze produzieren – möglicherweise als Versuch, Stottern zu vermeiden oder zu reduzieren, also im Sinne einer Copingstrategie.

Semantik Untersucht wurde sowohl der rezeptive als auch der expressive Wortschatz. In beiden Bereichen erzielten die nichtstotternden Kinder statistisch relevante, bessere Ergebnisse als ihre stotternde Vergleichsgruppe. In diesem Zusammenhang stellten Conture et al. (2001) fest:

» Aus all diesen Untersuchungen folgt natürlich, dass eine Beziehung zwischen semantischen oder Wortschatzfähigkeiten und Sprechunflüssigkeiten besteht, die Natur der Beziehung aber ziemlich komplex ist. Darüber hinaus sind semantische und syntaktische Fähigkeiten miteinander verknüpft. (Conture et al. 2001, S. 4)

❶ Auch diese dargestellten leichten Differenzen zwischen Stotternden und Nichtstotternden werden in der Fachwelt nicht flächendeckend als erwiesen angesehen (z. B. Nippold 2012) und sind damit mit Vorsicht zu interpretieren!

Artikulation – Phonetik und Phonologie Einige Autoren berichten, dass **Lautbildungsfehler** bei stotternden Kindern häufiger und länger bestehen (z. B. Schulze u. Johannsen 1986). Diese These stützen könnten Daten, die darauf hinweisen, dass **mundmotorische Fähigkeiten** stotternder Kinder schlechter ausgeprägt sind als die ihrer flüssig sprechenden Altersgenossen (z.B. Cook et al. 2011). Jedoch können die schlechteren, phonetischen

Fähigkeiten durch eine neue, relativ große Studie mit Vorschulkindern (Clark et al. 2013) nicht bestätigt werden. Bei den dort verglichenen Gruppen waren keine Unterschiede in den artikulatorischen Fähigkeiten auszumachen. Auch war kein Zusammenhang zwischen artikulatorischen Fähigkeiten und der Ausprägung des Stotterns auszumachen.

Dagegen wird weithin als erwiesen angesehen, dass Stottern überdurchschnittlich häufig gemeinsam mit **phonologischen Schwierigkeiten** auftritt. Wie genau jedoch die Beziehung zwischen dem Stottern und der Phonologie beschaffen ist, bleibt nach wie vor spekulativ (vgl. z. B. Gregg u. Yairi 2012).

Pragmatisch-kommunikative Ebene Es liegt auf der Hand, dass die Redeflussstörung mit zunehmendem Schweregrad immer auch eine Beeinträchtigung der pragmatischen und kommunikativen Fähigkeiten bedeutet.

▪ **Relevanz für die Therapie**
Wenn möglich, sollten stotternde Kinder hinsichtlich ihres Sprachentwicklungsstands möglichst umfassend untersucht werden. **Häufig überdecken nämlich die offensichtlichen Unflüssigkeiten gleichzeitig bestehende sprachliche Defizite**, die jedoch in einem sorgfältigen Therapieplan unbedingt berücksichtigt werden müssen. Grundsätzlich sollte die Sprachentwicklung sowie die Sprechfreude allgemein gefördert werden. An »unflüssigen« Tagen können nicht nur weniger Sprechanlässe geschaffen werden (▶ Abschn. 7.3.3, ▶ Abschn. 9.6), sondern es kann auch darauf geachtet werden, bezüglich der linguistischen Komplexität geringere Anforderungen zu stellen. Um dieses Verhalten auch den Eltern zugänglich zu machen und so den Transfer in den Alltag des Kindes zu unterstützen, sind Elterntrainings zum sprachlichen Kommunikationsverhalten (▶ Abschn. 9.6) sinnvoll.

2.3.4 Störungen der psychosozialen Entwicklung

Fest steht: Es gibt sie nicht, die typische Persönlichkeit des stotternden Kindes oder die typische Familie mit stotterndem Kind. Wie bei einem hohen Anteil sprachentwicklungsgestörter Kinder lassen sich in der Praxis jedoch bestimmte Thematiken besonders häufig im Zusammenhang mit dem kindlichen Stottern beobachten. Konstatiert wird lediglich das häufige **gemeinsame Auftreten**. Nachdem bekannt ist, dass das individuelle Temperament sowohl von biologischen als auch von Umweltfaktoren (z. B. Erfahrungen) abhängt, bleibt – wie bei den vorangegangenen Aspekten – letztlich unklar, ob es sich um Mitursachen oder um Folgen des Stotterns und der Erfahrungen damit handelt (z. B. Kefalianos et al. 2012).

Persönlichkeitsmerkmale

Einige Untersuchungen haben sich mit den Persönlichkeitsmerkmalen von stotternden Kindern beschäftigt. Die Ergebnisse (meist auf Elternbefragungen basierend) zeigen teilweise signifikante Unterschiede zwischen stotternden und nichtstotternden Kindern auf. So fassen Arnold und Kollegen (2011) die Studienergebnisse zusammen und beschreiben, dass stotternde Kinder häufig sehr sensibel sind, sich weniger anpassungsfähig zeigen, stärker auf Veränderungen reagieren, dass sie impulsiver sind und eher dazu tendieren, mit negativen Emotionen auf bestimmte Situationen zu reagieren, bzw. ihre Emotionen oft schlechter regulieren können als die flüssig sprechenden Altersgenossen. Sie betonen gleichzeitig, dass andere Studien keine signifikanten Unterschiede finden. Einige Autoren bestehen zu Recht darauf, dass Stottern nicht auf einer Persönlichkeitsstörung basiere (Hansen u. Iven 2002; Bloodstein 1995). Beides muss sich nicht widersprechen: Es geht nicht um eine pathologische Entwicklung im Sinne einer Persönlichkeitsstörung, sondern um einige wenige Persönlichkeits- und Verhaltensmerkmale, die im Zusammenhang mit Stottern besonders häufig auftreten.

In der Praxis ist zu beobachten, dass viele stotternde Kinder einen hohen bis perfektionistischen Anspruch an ihre eigenen Leistungen haben. Auch die von Conture et al. (2001) beschriebene Neigung zu verhaltensmäßigen Hemmungen bestätigen sich im sprachtherapeutischen Alltag: Nicht alle, aber viele der betroffenen Kinder können Wut nur schwer äußern, wirken latent aggressiv und haben **Schwierigkeiten beim offenen Umgang mit Konflikten** (was jedoch genauso aus einem familiären

Umgangsstil wie aus einer Persönlichkeitsveranlagung resultieren kann). Als Kompensationsversuch für die empfundene eigene Ohnmacht werden Größenfantasien oft stellvertretend mit Tier- oder Puppenfiguren ausagiert.

Dafür sind verschiedene Erklärungen denkbar: Geht man davon aus, dass die Persönlichkeitsmerkmale vom Kind mit auf die Welt gebracht werden, liegt nahe, dass sie den Umgang mit eigenen Sprechunflüssigkeiten erschweren und so eine Chronifizierung begünstigen. Umgekehrt ist aber genauso denkbar, dass es sich um eine Folge des Stotterns handelt: Das Kind erlebt sich als dem Stottern hilflos ausgeliefert, Sprechen wird zur frustrierenden Erfahrung. Aufgrund dieser Verunsicherung durch die eigenen Unflüssigkeiten, und evtl. verstärkt durch Umweltreaktionen, könnten sich eine **größere Sensibilität** und ein **hoher Leistungsanspruch** etc. im Sinne spezifischer Persönlichkeitsmerkmale auf der emotional-affektiven Ebene wie im Verhalten entwickeln.

> ❯ Unabhängig davon, ob der Charakter die Entstehung des Stotterns begünstigt oder nicht, ist davon auszugehen, dass manche Persönlichkeitsmerkmale Einfluss darauf haben, wie gut eine Person mit dem Stottern zurechtkommt und wie sehr sie sich durch das Stottern in ihrer Lebensqualität beeinflusst fühlt. Ist ein Kind eher scheu, ängstlich und emotional instabil, so ist zu vermuten, dass es mehr unter dem Stottern leidet als Kinder, die diese Eigenschaften nicht aufweisen. Gleichzeitig entwickelt es häufig ungünstigere Copingstrategien (z. B. Vermeidung und Rückzugsverhalten) (Bleek et al. 2012).

An dieser Stelle sei auf einen möglichen Zusammenhang zu oben beschriebenen Aufmerksamkeitsprozessen (▶ Abschn. 2.3.2) verwiesen: So vermuten Arnold et al. (2011), dass eine herabgesetzte Fähigkeit, Emotionen adäquat zu regulieren, bedeuten kann, dass mehr Aufmerksamkeitsressourcen gebunden werden. Dies wiederum könnte sich negativ auf den komplexen Sprechplanungs- und -ausführungsprozess auswirken und unflüssiges Sprechen begünstigen.

■ **Relevanz für die Therapie**

Schon in der Diagnostik ist eine ganzheitliche Erfassung des stotternden Kindes unter Einbezug seiner individuellen Persönlichkeitsmerkmale und seiner empfundenen Lebensqualität anzustreben. Dies entspricht der Philosophie der ICF (▶ Kap. 3) und wird beispielsweise durch den Einsatz von Fragebögen (▶ Abschn. 5.4.5) unterstützt. In der Therapie schließlich sollten vorhandenen Emotionen Raum gegeben und eine positive emotionale Regulation unterstützt werden (▶ Abschn. 8.4).

Psychosoziale Interaktionsstörung

Beeinträchtigungen bzw. Störungen der Interaktion haben einen emotionalen, einen sprachlichen und einen zeitlichen Aspekt.

■ **Emotionaler Stress – Systemischer Ansatz**

Eine emotionale Überforderung des Kindes, die über einen längeren Zeitraum bestehen bleibt oder regelmäßig wiederkehrt, führt zu Verunsicherung. Sie wirkt sich immer auf das Empfinden und Verhalten und damit auf die Kommunikation aus. Es geht nicht um einmalige oder gelegentliche Erlebnisse, sondern um »eingefahrene« Interaktionsmuster.

In Familien mit stotternden Kindern kann eine emotionale Überforderung des betroffenen Kindes nicht immer, aber durchaus häufig beobachtet werden. Studien wie die von Cooper (1979) und Jehle und Randoll (1984) ergaben, dass auf der reinen Verhaltensebene Eltern stotternder Kinder nicht signifikant von anderen Eltern abweichen.

Dennoch: In der Arbeit mit stotternden Vorschulkindern ist immer wieder zu beobachten, dass das Kind innerhalb des Familiensystems als **Symptomträger** funktioniert. In diesen Fällen (sicher nicht bei allen stotternden Kindern!) kann das Stottern dann auch als Ausdruck eines ungelösten familiären Konflikts betrachtet werden (▶ Abschn. 7.2.1). Fragen wie beispielsweise »Was würde passieren, wenn das Kind nicht mehr stotterte?«, »Wem oder was würde sich die Aufmerksamkeit zuwenden?« können u. U. hilfreich sein, wenn es um die Klärung der Funktion des Stotterns in der Familie geht.

Will man sich dieser eher systemischen Sichtweise nicht anschließen, so bleibt zumindest die Tatsache, dass durch familiäre Konflikte der kommunikative Stress zunimmt und sich entsprechend destabilisierend auf das Kind und sein Kommunikationsverhalten auswirkt.

■ **Wie sieht die Überforderung konkret aus?**

Kommunikativer Stress Gemäß Hansen und Iven (1992, S. 242 f.) kann »… sprachliche Überforderung dazu führen, dass für das Kind ein kommunikativer Stress entsteht, welcher die Steuerung des Sprechablaufs beeinträchtigen kann (…).«

Die sprachliche Überforderung kann viele Bereiche betreffen (▶ Abschn. 9.6). Im Folgenden seien nur die gängigsten genannt:

- Konkurrenz zu (sprechgewandten) Geschwisterkindern,
- erhöhte Erwartungen an die Ausdrucksmöglichkeiten des Kindes,
- sehr hohes Sprachniveau,
- fehlende Sprechregeln,
- Hänseleien,
- übermäßiger Gebrauch von Zynismus und Ironie.

Laut Rommel (2001) sind verbale Anforderungen von außen vor allem auch prognostisch relevant.

Zeitlicher Stress Zeitdruck kann in der Kommunikation oder durch Lebensgewohnheiten entstehen. Einige zeitliche Faktoren gelten als Risikofaktoren, die Unflüssigkeiten eher provozieren. Ungünstige Einflussfaktoren sind z. B. Sprechdruck, erhöhtes Sprechtempo, häufige Unterbrechungen und ein ungeregelter, hektischer Tagesablauf (mehr dazu in Stuttering Foundation of America 1998, S. 41 ff.).

❶ Emotionaler, kommunikativer und zeitlicher Stress führen natürlich nicht zwangsläufig zum Stottern! Sie tragen unter Umständen allerdings zur linguistischen oder emotionalen Überlastung des Kindes bei.

Kommen im Prozess der Sprachentwicklung, vor allem während der Phase der physiologischen Unflüssigkeiten, zu viele Faktoren zusammen, so kann die psychosoziale Überlastung – genauso wie andere genannte Faktoren – vielleicht das »Fass zum Überlaufen« bringen.

> ❯❯ Unabhängig von der ungeklärten Rolle der Eltern-Kind-Interaktion bei der Entwicklung von Stottern haben die Eltern viele Möglichkeiten, wie sie dem Kind den Umgang mit der Symptomatik erleichtern können!

Eine Beeinflussung des Sprachmodells kann das Kind dann entlasten und ihm so die Möglichkeit geben, selbst Lösungen im Umgang mit seinen Redeunflüssigkeiten zu finden. Daher wird in ▶ Abschn. 9.6 ausführlich auf die Faktoren und ihre Beeinflussungsmöglichkeiten eingegangen.

Zudem ist **zu beachten**: Machen sich Eltern bei entwicklungsbedingten Unflüssigkeiten große Sorgen, wirkt sich das wahrscheinlich ungünstig auf ihr Kommunikationsverhalten aus. Darum kann u. U. eine logopädische Beratung indiziert sein, wenn noch kein manifestes Stottern vorliegt (▶ Abschn. 7.1)! Leider stellen Entwicklungsunflüssigkeiten nach den Heilmittel-Richtlinien keine Indikation zur Therapie dar (Gemeinsamer Bundesausschuss 2011)! Damit besteht **kein Anspruch auf Kostenübernahme** durch die Krankenkassen.

■ **Relevanz für die Therapieplanung**
Die psychosoziale Interaktion beachtend ist ein ganzheitlicher Therapieansatz zu favorisieren. Dabei sollte das Familiensystem berücksichtigt und die Bezugspersonen mit einbezogen werden. Sehr zielführend sind häufig Elterntrainings zum Abbau von sozialem Stress (▶ Abschn. 9.5) und zum Kommunikationsverhalten (▶ Abschn. 9.6). Wenn notwendig, sollten weitergehende Interventionen (Spieltherapie, Familientherapie o. Ä.) angeregt werden. Eine Zusatzausbildung (Gesprächsführung, familientherapeutische Weiterbildung etc.) für Therapeuten, die sich auf Stottertherapie spezialisieren, ist zu empfehlen.

2.3.5 Resultierende Risikofaktoren

Aus den beschriebenen Faktoren, die zusammen mit Stottern beobachtet werden können, ergeben sich mögliche Risikofaktoren. In den ▶ Übersichten 2.1 und 2.2 werden die Faktoren nochmal zusammenfassend aufgeführt, die im normalen klinischen Setting beurteilbar sind. Auch wenn häufig nicht klar ist, ob

es sich tatsächlich um auslösende oder um aufrechterhaltende Faktoren handelt bzw. ob der vermutete Zusammenhang überhaupt besteht, bieten sie dennoch die Möglichkeit, Vermutungen über die individuelle »Befüllung der Waagschalen« eines jeden Therapiekindes anzustellen. Dadurch lassen sich Ansatzpunkte für Diagnostik und Therapie ableiten und Elternberatung thematisch individuell gestalten. Entsprechende Hinweise in der kindlichen Entwicklung sollten daher unbedingt beachtet werden.

Übersicht 2.1
Mögliche (beurteilbare) Risikofaktoren
- Familiäre Häufung, männliches Geschlecht
- Hinweise auf (auditive) Wahrnehmungsstörungen
- Aufmerksamkeitsschwierigkeiten
- Auffälligkeiten in der Sprach- oder Sprechentwicklung
- Erkennbar hoher Leistungsdruck, Perfektionismusstreben
- Hinweise auf Störungen des emotionalen Ausdrucks, Zeichen emotionaler Überforderung

Übersicht 2.2
Mögliche Risikofaktoren in der Umgebung des Kindes
- Negative Reaktionen auf Sprechfehler wie übertriebenes Korrigieren
- Emotionale Überlastung
- Kommunikativer Stress

Fazit
- Verschiedene Faktoren können im Zusammenhang mit dem Stottern beobachtet werden. Wie ihr Bezug zur Entwicklung des Stotterns ist, ist meist nur ansatzweise geklärt.
- Es bleibt offen, ob die das Stottern begleitenden Befunde als ursächlich für das Stottern betrachtet werden dürfen oder ob sie ausschließlich begleitende Symptome sind.
- Man geht aktuell davon aus, dass Stottern entsteht, wenn zu einer Veranlagung zum Stottern zu viele ungünstige Faktoren hinzukommen.

2.4 Prognosefaktoren

Der Anteil an stotternden Kindern, die ihr Stottern wieder verlieren (Remissionsrate) liegt bei über 75% (▶ Abschn. 1.2). Welche Faktoren die Gefahr, persistierendes Stottern zu entwickeln, erhöhen und inwiefern eine Therapie Einfluss auf die Prognose haben kann, interessiert die Fachwelt und Betroffene gleichermaßen.

Eine Klärung der Frage, welche Faktoren ausschlaggebend dafür sind, ob ein Kind spontan bzw. unterstützt durch eine Therapie aufhört zu stottern oder nicht, hätte weitreichende Folgen. Betroffen wäre davon unter anderem die Entscheidung, ob und wie dringend ein Kind eine Stottertherapie beginnen sollte und welche Faktoren zuerst in den Therapievordergrund gehören. Selbstverständlich böte diese Kenntnis auch die Möglichkeit einer sehr konkreten Elternberatung mit prognostisch klaren Aussagen. Untersuchungen zu diesem Thema gibt es viele. Durch die Ergebnisse entsprechender Studien lassen sich im Folgenden aufgeführte **Prognosefaktoren für persistierendes Stottern bzw. für eine Verminderung von Therapieerfolgen** nennen.

Allerdings sollte dieses Wissen nicht falsch verstanden werden: Es ist selbstverständlich möglich, dass auch Kinder, die einen oder mehrere dieser Faktoren aufweisen, dennoch ihr Stottern wieder verlieren oder es durch therapeutische Maßnahmen sehr verbessern können, es ist lediglich weniger wahrscheinlich. Auch der Rückschluss, dass Kinder, die diese Faktoren nicht aufweisen, in jedem Fall aufhören werden zu stottern, ist nicht möglich. Gleichzeitig ist und bleibt es oft nicht möglich, zu entscheiden, ob es sich bei einem Kind um eine natürliche Remission oder Besserung der Störung oder um eine, die durch therapeutische Maßnahmen unterstützt wurde, handelt (Ward 2013).

Geschlecht des Kindes, Beginn und Verlauf der Störung Wie in ▶ Abschn. 1.2 dargestellt, lassen sich aus den Daten zur Verbreitung und zum Verlauf des Stotterns folgende Faktoren ableiten, die persistierendes Stottern begünstigen:

- Männliches Geschlecht
- Später Beginn der Redeflussstörung (nach dem 3.–4. Lebensjahr)
- Stottern besteht länger als 2 Jahre

Darüber hinaus beschreiben Yairi und Ambrose (2005), dass eine abnehmende Symptomatik im Laufe des ersten Jahres nach Stotterbeginn (ohne Therapie) die Chancen auf eine spontane Remission – im Vergleich zu gleich bleibender oder sich verstärkender Symptomatik – erhöhen.

Stottern in der Familie Gibt oder gab es Familienmitglieder, die stotterten und das Stottern nicht überwunden haben, so ist das Risiko für persistierendes Stottern beim Kind erhöht (z. B. Nouri et al. 2012).

Schweregrad des Stotterns Als Prädiktor dafür, in welchem Maße Stottertherapie bei der Überwindung bzw. Besserung des Stotterns hilft, ist der Schweregrad des Stotterns zu berücksichtigen. Bei leichterem Stottern ist der Therapieeffekt häufig besser als bei schwerem Stottern (z. B. Cook et al. 2013).

Howell und Davis (2011) weisen aufgrund ihrer Studienergebnisse daraufhin, dass der Schweregrad des Stotterns bei **8-jährigen Kindern** der einzige signifikante Faktor ist, der eine Remission bzw. ein Bestehenbleiben der Redeflussstörung mit etwa 80% Wahrscheinlichkeit vorhersagen kann. Alle weiteren von ihnen geprüften Faktoren (Geschlecht, Händigkeit, Kopfverletzung, Alter bei Beginn des Stotterns, familiäre Disposition und Mehrsprachigkeit) waren statistisch nicht aussagekräftig.

Vor dem Hintergrund, dass der Schweregrad des Stotterns von prognostischer Relevanz ist, ist zu beachten, welche **personenbezogenen Faktoren** und welche Umweltfaktoren diesen beeinflussen können – diese wären damit **indirekt prognostisch relevant**. Viele dieser Faktoren wurden bereits im vorigen Kapitel beleuchtet. Aufgrund von Studienergebnissen **vermutete Zusammenhänge** bestehen z. B.

- zur Fähigkeit der **emotionalen Regulation** (z. B. Arnold et al. 2011),
- zum **Temperament/Charakter**, insofern als möglicherweise die Belastbarkeit gegenüber negativen oder bedrohlichen Einflüssen herabgesetzt ist und besonders stark auf die Unflüssigkeiten reagiert wird (z. B. Eggers et al. 2010; Craig et al. 2011),

— zum Ausmaß und zur Art der **Unterstützung durch das soziale Umfeld** (z. B. Craig et al. 2011). Hierbei sind bei Kindern die Einstellung gegenüber der Redeflussstörung und das (daraus resultierende) Verhalten der Eltern sehr relevant. (z. B. Lutz 2009).

Therapie des kindlichen Stotterns Ward (2013) fasst diesbezüglich den aktuellen Erkenntnisstand prägnant zusammen und betont, dass nach wie vor nicht klar sei, welche Rolle Sprachtherapie in Bezug auf eine **vollständige Remission** kindlichen Stotterns spielt. Als **erwiesen** gälte nur, dass **Stottertherapie** für (vor allem junge) Kinder **effektiv** ist (Ward 2013, S. 136).

▶ Somit ist das frühzeitige Aufnehmen und Durchführen einer Stottertherapie von prognostischer Relevanz und zeigt positive Effekte auf die Entwicklung des Stotterns.

Sprachentwicklung Überdurchschnittlich gut entwickelte Sprachfähigkeiten scheinen das Risiko für persistierendes Stottern zu erhöhen (z. B. Yairi u. Ambrose 2005).

Phonologische Entwicklung Paden et al. (1999) stützen durch ihre Untersuchungsergebnisse die These, dass phonologisch gut entwickelte Fähigkeiten zu einer günstigeren Prognose führen – Remissionen sind häufiger.

Oralmotorische Fähigkeiten Cook et al. (2011) konnten in einer Studie zeigen, dass stotternde Kinder mit weniger guten oralmotorischen Fähigkeiten eine schlechtere Therapieprognose aufweisen, als mundmotorisch starke Kinder.

Aufmerksamkeitsstörungen Es wird vermutet, dass die Prognose (vor allem bezüglich des Therapieeffekts – nicht unbedingt bezüglich einer Remission) bei Kindern, die Stottern und gleichzeitig eine Aufmerksamkeitsstörung haben, schlechter ist als bei Kindern, die keine Schwierigkeiten mit Aufmerksamkeitsprozessen haben (z. B. Donaher u. Richels 2012).

▶ Es ist zu berücksichtigen, dass es sich sowohl bei den oben aufgeführten Faktoren, die gemeinsam mit Stottern beobachtet werden können (▶ Abschn. 2.3) als auch bei den Prognosefaktoren um eine Zusammenfassung aktueller Erkenntnisse aus einem sehr »bewegten« Forschungsbereich handelt. Gleichzeitig wurden viele Untersuchungen mit einer nur geringen Zahl an Probanden durchgeführt oder weisen andere methodische Mängel auf. Änderungen bis hin zur Widerlegung bisheriger Ergebnisse sind daher durchaus möglich.

■ **Relevanz für die Therapie**
Als Fazit aus dem beschriebenen multifaktoriellen Bedingungsgefüge und den Prognosefaktoren ergibt sich für die Therapieplanung ein **symptomorientiertes Vorgehen**, das die individuellen Faktoren, die beim jeweiligen Kind zusammen mit dem Stottern auftreten, berücksichtigt und gewichtet.

Aus Mangel an eindeutig erwiesenen Ursachen ist es in der Arbeit mit dem stotternden Kind oder Jugendlichen und mit den Eltern günstig, sich auf die Faktoren, die flüssiges Sprechen fördern, zu konzentrieren (vgl. ▶ Abschn. 9.4). Diese sind zumindest teilweise bekannt! Ein weiterer Vorteil des Fokussierens auf eine positive Perspektive liegt in **der Motivationssteigerung**, die man damit im Sinne der Psychologie des lösungsorientierten Ansatzes erreicht (vgl. de Jong u. Berg 2008; de Shazer 1997).

Fazit
— Einige Faktoren sind bekannt, die Aussagen über die Verlaufs- und/oder Therapieprognose beim kindlichen Stottern ermöglichen.
— Diese Faktoren sind mit Vorsicht zu interpretieren, sie geben lediglich Hinweise auf mehr oder weniger wahrscheinliche Verlaufsformen des Stotterns – sichere Vorhersagen hinsichtlich einer Remission oder des Therapieeffekts sind nicht möglich und unseriös.
— Für die Therapieplanung sollten die individuelle Symptomatik sowie personen- und umweltbezogene Faktoren des Kindes ausschlaggebend sein. Die Prognose sollte in Entscheidungsprozesse lediglich mit einfließen.

Literatur

Armson J, Kiefte M (2008) The effect of SpeechEasy on stuttering frequency, speech rate, and speech naturalness. J Fluency Disord 33: 120–134

Arnold HS, Conture EG, Key AP, Walden T (2011) Emotional reactivity, regulation and childhood stuttering: A behavioral and electrophysiological study. J Communication Disord 44:276

Beijsterveldt CEM van, Felsenfeld S, Boomsma DI (2010) Bivariate genetic analyses of stuttering and nonfluency in a large sample of 5-year-old twins. J Speech Language Hearing Res 53: 609

Bleek B, Reuter M, Yaruss JS, Cook S, Faber J, Montag C (2012) Relationships between personality characteristics of people who stutter and the impact of stuttering on everyday life. J Fluency Disord 37: 325

Bloodstein O (1995) A handbook on Stuttering. 5th edn. Singular Publishing, San Diego

Brocklehurst PH, Lickley RJ, Corley M (2013) Revisiting Bloodstein's anticipatory struggle hypothesis from a psycholinguistic perspective: A variable release threshold hypothesis of stuttering. J Communication Disord 46: 217

Caruso AJ, Max L, McClowry MT (1999) Perspectives on stuttering as a motor Speech Disorder. In: Caruso AJ, Strand EA (Eds) Clinical management of motor speech disorders in children. Thieme, New York

Chang S, Erickson KI, Ambrose NG, Hasegawa-Johnson MA, Ludlow CL (2008) Brain anatomy differences in childhood stuttering. Neuroimage 39(3): 1333–1334

Clark CE, Conture EG, Walden TA, Lambert WE (2013) Speech sound articulation abilities of preschool-age children who stutter. J Fluency Disord 38:325–341

Conture EG, Anderson JD, Pellowski MW (2001) Stottern in Theorie und Forschung. Träume der Theoriebildung treffen auf die empirische Wirklichkeit des Forschungsalltags. Sprache Stimme Gehör 25: 1–9

Cook S, Rieger M, Donlan C, Howell P (2011) Testing orofacial abilities of children who stutter: The Movement, Articulation, Mandibular and Sensory awareness (MAMS) assessment procedure. J Fluency Disord 36: 27–40

Cooper EB (1979) Intervention procedures for the young stutterer. In: Gregory HH (Ed) Controversies about stuttering therapy. University Park Press, Baltimore

Craig A, Blumgart E, Tran Y (2011) Resilience and stuttering: Factors that protect people from the adversity of chronic stuttering. J Speech Language Hearing Res 54: 1485

Donaher J, Richels C (2012) Traits of attention deficit/hyperactivity disorder in school-age children who stutter. J Fluency Disord 37: 242–252

Eggers K, De Nil LF, Van den Bergh, BRH (2010) Temperament dimensions in stuttering and typically developing children. J Fluency Disord 35: 355

Eggers K, De Nil LF, Van den Bergh BRH (2012) The efficiency of attentional networks in children who stutter. J Speech Language Hearing Res 55: 946

Eggers K, De Nil LF, Van den Bergh BRH (2013) Inhibitory control in childhood stuttering. J Fluency Disord 38: 1

Felsenfeld S, van Beijsterveldt CEM, Boomsma DI (2010) Attentional regulation in young twins with probable stuttering, high nonfluency, and typical fluency. J Speech Language Hearing Res 53: 1147

Fiedler P (1993) Über das Stottern. In: Kieselstein 15(1): 18–22

Fiedler P, Standop R (1994) Stottern: Ätiologie – Diagnose – Behandlung, 4. Aufl. Beltz, Psychologie Verlags Union, Weinheim

Foundas AL (o.J.) Hand preference and footedness: Atypical handedness in developmental stuttering. ► http://www.stutteringhelp.org/hand-preference-and-footedeness-atypical-handedness-developmental-stuttering. Zugegriffen: 07. Juli 2014

Foundas AL, Conture EG (2007) Auditory cortex, altered auditory feedback and developmental stuttering: Initial studies of speech easy. The Stuttering Foundation's Fall 2007 Newsletter. ► http://www.stutteringhelp.org/default. Zugegriffen: Sept. 2009

Gemeinsamer Bundesausschuss (2011) Heilmittel-Richtlinie. ► https://www.g-ba.de/informationen/richtlinien/12/. Zugegriffen: 11. Juni 2014

Gregg BA, Yairi E (2012) Disfluency patterns and phonological skills near stuttering onset. J Communication Disord 45: 426

Hansen B, Iven C (1992) Stottern bei Kindern im (Vor-) Schulalter. Dynamische Prozesse und individualisierte Sichtweisen in Diagnostik und Therapie. Sprachheilarbeit 37(5): 240–246, 263–267

Hansen B, Iven C (2002) Stottern und Sprechunflüssigkeit. Sprach- und Kommunikationstherapie mit unflüssig sprechenden (Vor-)Schulkindern. Urban & Fischer, München

Healey EC, Reid R (2003) ADHD and stuttering: A tutorial. J Fluency Disord 28(2): 79–94

Heidler M (2013) Das Arbeitsgedächtnis – Ein Überblick für Sprachtherapeuten, Linguisten und Pädagogen. Hippocampus, Bad Honnef

Howell P, Davis S (2011) Predicting persistence of and recovery from stuttering by the teenage years based on information gathered at age 8 years. J Dev Behav Pediatr 32: 196

Jehle P, Randoll D (1984) Elternberatung bei Kindern mit beginnendem Stottern. Entwicklung und Erprobung eines Beratungsprogamms. Z Erziehung Sozialwiss Forsch 1: 141–167

Johannsen HS (2001a) Stottern bei Kindern. In: Grohnfeldt M (Hrsg) Lehrbuch der Sprachheilpädagogik und Logopädie. Bd. 2 Erscheinungsformen und Störungsbilder. Kohlhammer, Stuttgart

Johannsen HS, Johannsen C (1998) Differentialdiagnose bei Redeflussstörungen. In: Pascher W, Bauer H (Hrsg) Differentialdiagnose von Sprach-, Stimm- und Hörstörungen, 2. Aufl. Edition Wötzel, Frankfurt am Main

Johnson KN, Conture EG, Walden TA (2012) Efficacy of attention regulation in preschool-age children who stutter:

A preliminary investigation. J Communication Disord 45: 263–278

Johnson W (1959) The onset of stuttering. University of Minnesota Press, Minneapolis

Jong P de, Berg IK (2008) Lösungen (er)finden. Das Werkstattbuch der lösungsorientierten Kurztherapie. Modernes Lernen, Dortmund

Kefalianos E, Onslow M, Block S, Menzies R, Reilly S (2012) Early stuttering, temperament and anxiety: Two hypotheses. J Fluency Disord 37:151–163

Kell CA, Neumann K, Kriegstein K von, Posenenske C, von Gudenberg AW, Euler H, Giraud A (2009) How the brain repairs stuttering. Brain 132: 2747

Kraft SJ, Yairi E (2012) Genetic bases of stuttering: the state of the art, 2011. Folia Phoniatrica et Logopaedica 64:34

Kuckenberg S, Zückner H (2006) Intensiv-Modifikation Stottern für Kinder. Natke, Neuss

Kuhn TS (1984) Die Struktur wissenschaftlicher Revolutionen, 2. rev. Aufl. Suhrkamp, Frankfurt am Main

Levelt WJM (1989) Speaking. From intention to articulation. MIT Press, Cambridge, Ma

Lincoln M, Packman A, Onslow M (2006) Altered auditory feedback and the treatment of stuttering: A review. J Fluency Disord 31: 71–89

Loucks T, Kraft SJ, Choo AL, Sharma H, Ambrose NG (2011) Functional brain activation differences in stuttering identified with a rapid fMRI sequence. J Fluency Disord 36: 302

Lutz C (2009) Hamburger Workshop für Eltern stotternder Kinder. Ein Gruppenkonzept zur Änderung der elterlichen Einstellung zum Stottern ihrer Kinder. Hintergründe und erste orientierende Ergebnisse. Forum Logopädie 23: 6

Neumann K (2007) Stottern im Gehirn: Neue Erkenntnisse aus Humangenetik und Neurowissenschaften. Forum Logopädie 2(21): 6–13

Nippold MA (2012) Stuttering and language ability in children: Questioning the connection. Am J Speech-Language Pathol 21: 183

Nouri N, Abdali H, Shafie M, Karimi H (2012) Stuttering: Genetic updates and a case report. Adv Biomed Res 1: 14

Ntourou K, Conture EG, Lipsey MW (2011) Language abilities of children who stutter: A meta-analytical review. Am J Speech-Language Pathol 20: 163

Paden EP, Yairi E, Ambrose NG (1999) Early childhood stuttering II. Initial status of phonological abilities. J Speech Language Hearing Res 42: 1113

Pechmann T (1994) Sprachproduktion; Zur Generierung komplexer Nominalphrasen. Westdeutscher Verlag, Opladen

Pollard R, Ellis JB, Finan D, Ramig PR (2009) Effects of the SpeechEasy on objective and perceived aspects of stuttering: A 6-month, phase I clinical trial in naturalistic environments. J Speech Language Hearing Res 52: 516–533

Rautakoski P, Hannus T, Simberg S, Sandnabba NK, Santtila P (2012) Genetic and environmental effects on stuttering: A twin study from Finland. J Fluency Disord 37: 202

Reilly S, Onslow M, Packman A et al. (2013) Natural history of stuttering to 4 years of age: A prospective community-based Study. Pediatrics 132: 460

Rommel D (2001) Die Bedeutung der Sprache für den Verlauf des Stotterns im Kindesalter. Sprache Stimme Gehör 25: 25–33

van Riper C (1986) Die Behandlung des Stotterns. Bundesvereinigung Stotterer-Selbsthilfe, Solingen

Ryan BP (2001) A longitudinal study of articulation, language, rate, and fluency of 22 preschool children who stutter. J Fluency Disord 26: 107–127

Schulze H, Johannsen HS (1986) Stottern bei Kindern im Vorschulalter. Theorie – Diagnostik – Therapie. Phoniatrische Ambulanz der Universität Ulm, Ulm

Shenker RC (2011) Multilingual children who stutter: Clinical issues. J Fluency Disord 36: 186

Sommer M, Koch MA, Paulus W, Weiller C, Büchel C (2002) Disconnecting of speech-relevant brain areas in persistant developmental stuttering. Lancet 360: 380–383

Sommer M, Kanppmeyer K, Hunter EJ, Gudenberg AW, Neef N, Paulus W (2009) Normal interhemispheric inhibition in persistent developmental stuttering. Movement Disord 24(5):769–773. doi: 10.1002/mds.22383

Starkweather CW (1987) Fluency and stuttering. Prentice-Hall, Englewood Cliffs, NJ

Starkweather CW, Gottwald SR, Halfond MM (1990) Stuttering prevention. A clinical method. Prentice-Hall, Englewood Cliffs, NJ

Stuttering Foundation of America (Ed) (1996) Therapy for stutterers, Publication No. 10, 5th printing. Stuttering Foundation of America, Memphis, Tennessee

Suresh R, Ambrose N, Roe C et al. (2006) New complexities in the genetics of stuttering: Significant sex-specific linkage signals. Am J Human Genet 4/78: 554–563

Tilling Jv (2012) Stottern; Symptome, mptome, Diagnose und Therapie. Psychotherapeut 6:537–551.

Ward D (2013) Risk factors and stuttering: Evaluating the evidence for clinicians. J Fluency Disord 38: 134–140

Weikert K (2000) Bedingungshintergründe und Entwicklungsverlauf. Warum stottert mein Kind? In: Heap R (Hrsg) Wenn mein Kind stottert. Ein Ratgeber für Eltern, 3. Aufl. Demosthenes, Köln

ICF – Ein Denkmodell mit System

C. Frauer, C. Ochsenkühn

C. Ochsenkühn et al., *Stottern bei Kindern und Jugendlichen*, Praxiswissen Logopädie,
DOI 10.1007/978-3-662-43650-9_3, © Springer-Verlag Berlin Heidelberg 2015

Stottertherapierende wissen: Ein Kind mit geringem Ausmaß an Grundsymptomatik ist nicht unbedingt »gesünder« als ein Kind mit stärker ausgeprägtem Stottern. So ist vorstellbar, dass das stärker stotternde Kind keine kommunikative Situation scheut, da es sehr selbstbewusst ist. Dieses vorhandene Selbstbewusstsein könnte ein Charakterzug des Kindes sein, der durch sein Umfeld – z. B. durch die Reaktionen der Eltern auf das Stottern – begünstigt wird. Das andere Kind hingegen ist stark verunsichert und traut sich weitaus weniger zu. Um beurteilen zu können, wie es den jeweiligen Kindern geht, wie gesund sie sind, müssen also nicht nur quantifizierbare Befunde und die genaue Beschreibung der Symptomatik berücksichtigt werden. Es ist vielmehr wichtig, auch zu erfassen, inwieweit diese Befunde **alle Bereiche des sozialen Lebens** des Kindes und seiner Familie beeinträchtigen. Zusätzlich muss beurteilt werden, ob es Faktoren beim Kind selbst (z. B. bestimmte Eigenschaften) oder in seiner Umwelt (z. B. die Unterstützung der Familie) gibt, die förderlichen bzw. hemmenden Einfluss auf das Wohlbefinden haben. Nur so entsteht ein aussagekräftiges Bild über die funktionale Gesundheit einer Person. Die Internationale Klassifikation der Funktionsfähigkeit, Behinderung und Gesundheit (engl.: International Classification of Functioning, Disability and Health, ICF) verfolgt diesen mehrdimensionalen Ansatz.

3.1 Vorteile und Ziele der ICF-basierten Stottertherapie

Die Auseinandersetzung mit der ICF lohnt sich. Zum einen werden in einem ICF-basierten Vorgehen Therapieinhalte und Therapieziele optimal auf die Bedürfnisse des Patienten zugeschnitten. Des Weiteren wird die fachliche Auseinandersetzung mit dem Thema »Stottern« fachübergreifend, international und auf wissenschaftlicher Ebene vereinfacht.

3.1.1 Ressourcenorientierung

Bereits in der Anamnese und der Diagnostik sollte eine Stottertherapeutin, die ICF-basiert arbeitet, ihr Augenmerk gezielt darauf richten, die **Kapazitäten** des stotternden Kindes zu erfragen und zu diagnostizieren (▶ Abschn. 5.2.1). Einer rein defizitorientierten Blickrichtung (»was macht dem Kind alles Schwierigkeiten«) wird demnach entgegengewirkt. Verinnerlicht und vermittelt eine Therapeutin diese positive, ressourcenorientierte Haltung, so wird dies auch die Einstellung des Kindes und seiner Bezugspersonen günstig beeinflussen.

3.1.2 Gemeinsame Sprache

Die Begrifflichkeiten zur Beschreibung der funktionalen Gesundheit werden – nach der von der WHO geplanten weitreichenden Einführung der ICF im Gesundheits- und Sozialwesen – fachübergreifend und international verwendet und verstanden. Dadurch verbessert sich die Qualität der **interdisziplinären Zusammenarbeit** (Kommunikation zwischen Stottertherapeutin und beispielsweise dem Arzt, der Psychologin oder der Ergotherapeutin). Auch die Kommunikation mit den Leistungsträgern wird erleichtert.

3.1.3 Übergreifende Zielsetzung

Die ICF kann dazu beitragen, übergreifende Ziele zu erkennen und zu verfolgen (Allan et al. 2006). Dies hängt unter anderem mit dem verbesserten interdisziplinären Austausch zusammen (▶ Abschn. 3.1.2). Zudem ist ein grundlegender Gedanke der ICF, dass allein die Beachtung der medizinischen Verfassung eines Menschen mit seinen Symptomen (Schweregrad des Stotterns) nicht ausreicht, um darauf zu schließen, wie stark er in seiner funktionalen Gesundheit beeinträchtigt ist. Diese umfasst weit mehr als die offensichtlichen Krankheitssymptome (▶ Abschn. 3.2.2). Übergeordnetes Ziel ist demnach, die individuelle Funktionsfähigkeit des Menschen bezüglich verschiedener Aspekte zu erfassen und zu verbessern. Konkret hat dies zur Folge, dass das Ziel, die Stotterrate zu senken, nur eines von vielen wichtigen Zielen in der Stottertherapie ist. So sind z. B. auch Maßnahmen, welche keinen positiven Einfluss auf den Schweregrad des Stotterns haben, aber dem Kind helfen, besser mit seiner Sprechstörung umgehen zu können (beispielsweise »Selbstbewusstsein stärken«) legitime, wichtige Therapieinhalte. Therapiekonzepte, die nur einzelne Komponenten der ICF berücksichtigen, sind dementsprechend häufig nicht ausreichend, um der Komplexität und der Bedeutung des Störungsbildes für die Betroffenen gerecht zu werden (z. B. Hansen et al. 2013). Eine individuelle Zusammensetzung wichtiger Therapiebausteine (► Kap. 8–10) entspricht also dem ICF-Gedanken (z. B. Hansen 2010).

3.1.4 Standardisierte Beschreibungen

Die ICF liefert einen Rahmen für therapeutische Denkprozesse (vgl. Clinical Reasoning, ► Kap. 12) und ermöglicht das systematische Beschreiben des Stotterns und seiner Begleitstörungen. Das sind wichtige Bestandteile der Qualitätssicherung (► Kap. 12). Neu ist, dass dabei **Faktoren** aus dem Lebenskontext des stotternden Kindes berücksichtigt werden, die sich **förderlich** bzw. **hemmend** auf das Störungsbild sowie auf das Handeln und das Teilhaben an wichtigen Lebensbereichen auswirken (Yaruss u. Quesal 2004). Das ermöglicht der Therapeutin, nicht nur das Stottern objektiv zu dokumentieren, sondern auch wichtige individuelle Bedingungen und Voraussetzungen aus dem Lebensalltag des Kindes festzuhalten und fachlich gut begründet zu vermitteln.

Fazit

– Die ICF zu kennen und an ihren Grundsätzen orientiert zu arbeiten bietet für die Stottertherapeutin und die Qualität ihrer Therapie verschiedene Vorteile.
– Um die funktionale Gesundheit einschätzen und fördern zu können, ist es notwendig, die Kapazitäten des stotternden Kindes und nicht nur die Defizite im Auge zu behalten. Eine ressourcenorientierte Vorgehensweise wird demnach unterstützt.
– Die ICF strebt einen umfassenden, mehrdimensionalen Blick auf den Menschen an.
– Durch die ICF stehen standardisierte Beschreibungen des Stotterns mit seinen Begleitstörungen und Kontextfaktoren zur Verfügung. Die dabei verwendeten Begrifflichkeiten sind nicht fachspezifisch und somit fachübergreifend und international verständlich.

3.2 Was ist die ICF?

Beschäftigt man sich als Einsteiger mit der ICF, so fallen vor allem die vielen Begrifflichkeiten auf, die auf den ersten Blick kompliziert erscheinen. Davon sollte man sich jedoch nicht abschrecken lassen! Der Nutzen dieses Klassifikationssystems für eine Stottertherapeutin, für die Qualität ihrer Therapie und damit auch für ihre Patienten ist hoch. Dieses Kapitel erklärt die ICF in ihren Grundzügen. Beispiele aus dem Bereich des Stotterns veranschaulichen die Theorie und erleichtern die Anwendung in der Praxis.

3.2.1 ICF, ICF-CY, ICD und ICIDH – den Durchblick behalten

Die ICF, die Internationale Klassifikation der Funktionsfähigkeit, Behinderung und Gesundheit (engl.: International Classification of Functioning, Disability and Health), ist ein Modell, mit welchem die funktionale Gesundheit und ihre Beeinträchtigungen systematisch klassifiziert werden können. Mit der ICF-CY (engl.: International Classification of Functioning, Disability and Health – Children and Youth; WHO 2007/2011) stellt die World Health Organization (WHO) inzwischen einen von der ICF abgeleiteten Klassifikationsrahmen für Kinder und Jugendliche zur Verfügung, der die Besonderheiten dieser Altersgruppen (Funktionen noch in Entwicklung, andere Lebenswelt als Erwachsene etc.) berücksichtigt (vgl. Kraus de Camargo u. Simon 2013). (Hinweis: Die Ausführungen in diesem Kapitel treffen für die ICF und die ICF-CY zu. Das Kürzel ICF umfasst dabei beide Versionen)

Die ICF stellt das **Nachfolgemodell der ICIDH** (International Classification of Impairments, Disabilities and Handicaps; dt.:Internationale Klassifikation der Schädigungen, Fähigkeitsstörungen und Beeinträchtigungen, 1980) dar, welche sie verändert und erweitert. Die ICIDH klassifizierte ausschließlich Behinderungen und war demnach defizitorientiert. Diese Defizitorientierung ist auch

Merkmal der **ICD** (International Classification of Diseases; dt.: Internationale Klassifikation von Krankheiten; aktuelle Version: ICD-10-GM 2014 [DIMDI 2013]). Die ICD ist ein biomedizinisches Modell und stellt ein System zur Verschlüsselung medizinischer Diagnosen im ambulanten und stationären Bereich zur Verfügung. Es wird bereits seit dem Jahr 2000 flächendeckend eingesetzt. Dieses Modell konzentriert sich stark auf Körperstrukturen, ohne dabei Hinweise auf die Funktionen zu geben. Die ICD-10 ist inzwischen Bestandteil der Heilmittelverordnung: Wird zum Indikationsschlüssel der ICD-10-Code hinzugefügt, besteht bei besonderen Fällen die Möglichkeit zur sog. Langfristverordnung. Diese ermöglicht dem Arzt nach Genehmigung durch die Krankenkassen extrabudgetär zu verordnen. Für den Indikationsschlüssel RE 1 (Stottern) betrifft dies allerdings nur Kinder mit Down-Syndrom (ICD-10-Code Q90) und mit den ICD-10-Codes Q71 und Q72 Kinder mit sog. Reduktionsdefekten der oberen und unteren Extremitäten (angeborenen Fehlbildungen der Arme und Beine).

Die **ICF** klassifiziert demgegenüber die funktionale Gesundheit, die sich aus der Wechselwirkung zwischen der Gesundheitsbeeinträchtigung (biologische Perspektive), der vorhandenen Funktion und den Kontextfaktoren der jeweiligen Person (individuelle und soziale Perspektive) zusammensetzt. Zudem erfasst die ICF neben den Defiziten auch die individuellen Ressourcen. Diese Aspekte stellen eine wichtige und notwendige Ergänzung der ICD dar und waren mit ausschlaggebend für die Ablösung der ICIDH-Klassifizierung.

> Ziel der ICF ist, neutral zu beschreiben, welche Auswirkungen die Krankheit auf die individuelle Situation des Betroffenen hat (Schliehe 2006). Somit handelt es sich bei der ICF um ein biopsychosoziales Modell.

Tipp Material

Unter ▶ http://www.dimdi.de lassen sich die vollständige und aktuelle Version
- der ICF,
- der ICF-CY in englischer Sprache sowie
- der ICD-10-GM

herunterladen.

3.2.2 Wichtige Begrifflichkeiten und Zusammenhänge

Die ICF beschreibt die **funktionale Gesundheit (Funktionsfähigkeit)**. Diese wird folgendermaßen definiert:

> Eine Person ist funktional gesund, »(…) wenn
> 1. ihre körperlichen Funktionen (…) und ihre Körperstrukturen allgemein anerkannten Normen (…) entsprechen (Konzepte der Körperfunktionen und -strukturen),
> 2. sie all das tut oder tun kann, was von einem Menschen ohne Gesundheitsprobleme (…) erwartet wird (Konzept der Aktivitäten), und
> 3. sie zu allen Lebensbereichen, die ihr wichtig sind, Zugang hat und sich in diesen Lebensbereichen in der Weise und dem Umfang entfalten kann, wie es von einem Menschen ohne Beeinträchtigung der Körperfunktionen oder -strukturen oder der Aktivitäten erwartet wird (Konzept der Teilhabe an Lebensbereichen).« (Schuntermann 2007, S. 19)

Die funktionale Gesundheit wird unter Einbeziehung aller **Kontextfaktoren** der jeweiligen Person beurteilt. Das Konzept der Kontextfaktoren setzt sich zusammen aus den **Umweltfaktoren** und den **personenbezogenen Faktoren**.

Die 6 Komponenten (Körperstrukturen, Körperfunktionen, Aktivitäten, Teilhabe, Umweltfaktoren und personenbezogene Faktoren) stehen in einer dynamischen, interaktiven Beziehung zueinander (Allan et al. 2006). Sie sind demnach nicht isoliert zu betrachten. Dies veranschaulicht ◘ Abb. 3.1 der WHO.

▪ Aufbau des Klassifikationssystems
Die ICF umfasst die oben genannten Komponenten. Jede Komponente besteht aus verschiedenen Gesundheits- und mit Gesundheit zusammenhängenden Domänen. Innerhalb dieser sog. Domänen bestehen Kategorien auf unterschiedlicher Detaillierungsebene. Die **Kategorien** bilden die **Klassifikationseinheiten**, nach denen kodiert werden kann (▶ Abschn. 3.3.2).

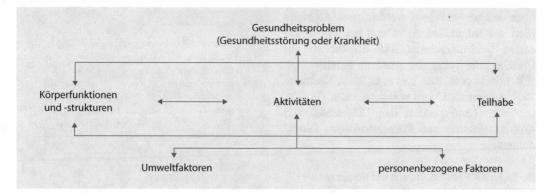

Abb. 3.1 Die Komponenten der ICF und ihre Wechselbeziehungen (WHO 2005, S. 23, ► Abb. 1). Mit freundlicher Genehmigung der World Health Organisation (WHO). Alle Rechte liegen bei der WHO

Komponente	Domäne (Kapitel)	Kategorie
Tab. 3.1 Körperfunktionen und -strukturen: Klassifikationseinheiten		
Körperfunktionen	Stimm- und Sprechfunktionen	Funktionen des Redeflusses und Sprechrhythmus: – Sprechflüssigkeit – Sprechrhythmus – Sprechtempo – Melodik des Sprechens
	Mentale Funktionen	Globale mentale Funktionen
		Funktionen von Temperament und Persönlichkeit
		Emotionale Funktionen
Körperstrukturen	Strukturen des Nervensystems	Strukturen des Gehirns

Im Folgenden werden die einzelnen Komponenten näher erläutert und mit Beispielen aus dem stottertherapeutischen Bereich veranschaulicht. Zusätzlich werden alle Komponenten in Form von Tabellen (❏ Tab. 3.1 bis ❏ Tab. 3.3) bezüglich stotterrelevanter Domänen und der jeweilig untergeordneten Kategorien dargestellt. Diese Auflistungen sind nicht als wissenschaftlich fundierte Core Sets (► Abschn. 3.2.3) zu begreifen, erheben demnach auch keinen Anspruch auf Vollständigkeit. Sie bieten lediglich einen Einblick, welche Kategorien beim kindlichen Stottern von Relevanz sein könnten.

Konzepte der Körperfunktionen und -strukturen

Alle physiologischen Funktionen von Körpersystemen werden als **Körperfunktionen** beschrieben.

Hierbei sind auch die psychologischen Funktionen gemeint. Der Redefluss, die Prosodie (Sprechmelodie) oder der Sprechrhythmus sind in diesem Konzept einzuordnen. Zudem ist die Domäne »Mentale Funktionen« zu berücksichtigen, wenn ein Kind eindeutig in Folge des Stotterns emotional oder/und psychisch so auffällig ist, dass dies explizit von einem Arzt diagnostiziert wird.

Unter den **Körperstrukturen** versteht man die anatomischen Teile des Körpers. Darunter fallen unter anderem Gliedmaßen und Organe, wie beispielsweise die Lungen oder das Gehirn. Wie Forschungsergebnisse zeigen, weist das Gehirn chronisch stotternder Erwachsener leichte Unterschiede zu dem eines sprechgesunden Menschen auf. Auch bei stotternden Kindern konnten bereits strukturelle Anomalien gefunden werden (Chang et al. 2008), auch wenn die Forschungslage hier noch deutlich verbessert werden muss. So bleibt nach wie vor unklar, ob es sich bei den veränderten Gehirnstrukturen und -funktionen um Ursache oder Folge des Stotterns handelt. (vgl. z. B. Loucks et al. 2011, Kell et al. 2009, Neumann 2007, ► Abschn. 2.1.2 und ► Abschn. 2.3.2).

Yaruss (2007) erklärt den Unterschied von Körperfunktionen und Körperstrukturen folgendermaßen:

» (…) die ICF beschreibt, was der Körper hat (Struktur) und was der Körper tut (Funktion) (…). (Yaruss 2007, S. 314, Übersetzung durch die Autorinnen).

❯ Beeinträchtigungen der Körperfunktionen und -strukturen werden als Schädigungen bezeichnet.

In ❒ Tab. 3.1 sind mögliche Kategorien der Komponenten »Körperfunktionen und -strukturen« der ICF bzw. ICF-CY aufgelistet, die im Bereich des kindlichen Stotterns relevant sein können.

Konzept der Aktivitäten

Die Aktivität ist das Durchführen einer Handlung oder einer Aufgabe durch eine Person. Liegt eine Beeinträchtigung im Bereich der Aktivitäten vor, so bedeutet dies, dass die jeweilige Person Schwierigkeiten bei der Durchführung einer Handlung oder Umsetzung einer Aufgabe hat.

Typische Aktivitäten, bei denen stotternde Kinder Auffälligkeiten zeigen, sind im Bereich der Kommunikation zu finden (Sprechen im Allgemeinen, sich mit Personen unterhalten, diskutieren etc.). Wichtig ist zudem, wie ein Kind mit anderen Personen interagiert und in Beziehung tritt. Auch dies stellt für viele stotternde Kinder eine Schwierigkeit dar und wirkt sich häufig stark auf die empfunden Lebensqualität aus. Eine überblicksartige Darstellung möglicher Aktivitäten ist ❒ Tab. 3.2 zu entnehmen.

Der ► Exkurs »Handlungstheorie nach Nordenfelt (2003)« versucht zu erklären, warum es bei stotternden Kindern zu Beeinträchtigungen in der Aktivität kommen kann, obwohl die notwendigen Fähigkeiten eigentlich vorhanden sind.

Exkurs

Handlungstheorie nach Nordenfelt (2003)
Handlungstheorien versuchen zu erklären, welche Voraussetzungen erfüllt sein müssen, damit ein Mensch aktiv handelt. Um zu verstehen, warum es bei stotternden Kindern – trotz der vorhandenen Fähigkeit – teilweise nicht zur Durchführung bestimmter Aktivitäten (► Abschn. »Leistungsfähigkeit vs. Leistung«) kommt (vgl. auch ► Abschn. 3.3.3, Beispiel), ist es hilfreich, die grundlegende Handlungstheorie nach Nordenfelt zu kennen. Diese besagt Folgendes (vgl. Nordenfelt 2003):
- Die Person muss die Handlung ausführen wollen (Wille).
- Sie muss körperlich (Konzept der Körperfunktionen und -strukturen) und bezüglich ihrer Fähigkeiten (z. B. durch Training, Therapie oder Ausbildung) dazu in der Lage sein.
- Die äußeren Umstände müssen die Handlungsdurchführung möglich machen.

Nur wenn diese drei Bedingungen erfüllt sind, kann es zu einer Handlung kommen.

▪ **Leistungsfähigkeit vs. Leistung**
Zentral im Konzept der Aktivitäten ist die Unterscheidung zwischen der Leistungsfähigkeit und der tatsächlichen Leistung. Die **Leistungsfähigkeit** ist die maximale Leistung, die jemand unter optimalen Bedingungen erbringen kann. Im Falle eines stotternden Kindes kann es sein, dass diese maximale Leistung am ehesten im Therapiesetting abzurufen ist. Häufig zeigt ein Kind jedoch auch im vertrauten Umfeld – bei den Eltern oder sehr guten Freunden – seine höchste Leistung beim Sprechen, Interagieren, Diskutieren etc. Demgegenüber muss die tatsächliche **Leistung** betrachtet werden. Hierbei handelt es sich um die Leistung, die unter realen Alltagsbedingungen in den verschiedensten Situationen abgerufen wird. Die tatsächliche Leistung kann gerade beim Stottern stark variieren und hängt davon ab, welche Faktoren bei dem jeweiligen Kind das flüssige Sprechen unterstützen bzw. beeinträchtigen (► Abschn. »Kontextfaktoren«). Größere Differenzen zwischen der Leistungsfähigkeit und der tatsächlich erbrachten Leistung geben wichtige Hinweise für die Therapiegestaltung (► Abschn. 3.3.3).

◻ Tab. 3.2 Aktivitäten und Teilhabe (Partizipation): Domänen und Kategorien

Domäne (Kapitel)	Kategorie
Kommunikation	– Sprechen – Nonverbale Mitteilungen produzieren, z. B. Körpersprache einsetzen – Konversation, z. B. Eine Unterhaltung beginnen, sich mit einer Person unterhalten, eine Unterhaltung mit mehreren Personen führen – Diskussion – Kommunikationsgeräte und -techniken benutzen
Häusliches Leben	– Waren und Dienstleistungen des täglichen Bedarfs beschaffen, z. B. Einkaufen
Interpersonelle Interaktion und Beziehungen	– Komplexe interpersonelle Interaktion, z. B. Beziehungen eingehen – Mit Fremden umgehen – Formelle Beziehungen, z. B. mit Autoritätspersonen umgehen – Informelle soziale Beziehungen, z. B. informelle Beziehungen zu Freunden, Bekannten, Peers – Familienbeziehungen
Bedeutende Lebensbereiche	– Erziehung und Bildung, z. B. Schulbildung
Gemeinschafts-, soziales und staatsbürgerliches Leben	– Gemeinschaftsleben – Erholung und Freizeit, z. B. Spiel, Sport – Menschenrechte

> — Beim Beschreiben der Leistung (z. B. Anzahl der Stottereignisse) nach dem Aktivitätenkonzept der ICF muss angegeben werden, unter welchen Bedingungen diese Leistung erbracht wird (z. B. welche Stressoren eingesetzt wurden, ▶ Abschn. 5.4.2).
> — Unterschied zwischen Leistungs*fähigkeit* und Leistung spiegelt den Einfluss der Umweltfaktoren und der personenbezogenen Faktoren wider.

Konzept der Teilhabe

Eng verbunden mit dem Konzept der Aktivitäten ist das **Konzept der Teilhabe** (Partizipation). Daher besteht auch eine gemeinsame Liste an Bereichen (Domänen) für beide Konzepte. Bei der Teilhabe geht es darum, inwieweit eine Person in eine Lebenssituation oder einen Lebensbereich einbezogen ist (WHO 2005). Relevante und oft beeinträchtigte Lebensbereiche und -situationen stotternder Kindern sind wie bei den Aktivitäten vor allem das Kommunizieren (Sprechen, Konversation, Diskussion etc.) und die interpersonellen Beziehungen (mit Fremden umgehen, informelle soziale Beziehungen). Zudem sind Lebensbereiche, wie die Schule, aber auch Erholung und Freizeit, bei stotternden Kindern unbedingt zu beachten. Weitere Bereiche sind der ◻ Tab. 3.2 zu entnehmen.

In diesem Konzept wird beurteilt, ob und inwieweit das stotternde Kind bzw. der stotternde Jugendliche gleichberechtigt und unabhängig von anderen am Leben partizipiert. Traut ein Kind sich aufgrund seines Stotterns nicht, beim Bäcker nach einer Brezel zu fragen, oder beteiligt es sich im Schulunterricht nicht mündlich aus Angst zu stottern, so sind dies eindeutig Einschränkungen der Teilhabe an Lebensbereichen (und gleichzeitig der Aktivität). Ein stotterndes Kind, das sich im Chor und im Fußballverein hervorragend integriert und akzeptiert fühlt, zeigt in diesem Lebensbereich (Erholung und Freizeit) keine Auffälligkeiten.

Tipp Material

Die zu diesem Buch gehörenden Fragebögen tragen dazu bei, die individuelle Situation des Kindes in den Bereichen Aktivität und Teilhabe zu erfassen (▶ Abschn. 5.4.5, ▶ Serviceteil A2, A3 und in den ▶ Online-Materialien unter http://extras.springer.com).

◘ Tab. 3.3   Umweltfaktoren: Klassifikationseinheiten

Domäne (Kapitel)	Kategorie
Produkte und Technologien	– Produkte und Technologien zum persönlichen Gebrauch im täglichen Leben Beispiel: Metronom oder »Klick-Gerät« für Sprechtechnik, Gerät zur auditiven Rückkopplung, PC-Programme zur Übungsunterstützung
Unterstützung und Beziehungen	– Engster Familienkreis – Erweiterter Familienkreis – Freunde – Bekannte, Seinesgleichen (Peers), Kollegen, Nachbarn und andere Gemeindemitglieder – Autoritätspersonen – Fremde – Domestizierte (gezähmte) Tiere – Fachleute der Gesundheitsberufe – Andere Fachleute
Einstellungen	– Individuelle Einstellungen der oben genannten Familienmitglieder, Freunde, Bekannte etc. – Gesellschaftliche Einstellungen – Gesellschaftliche Normen, Konventionen und Weltanschauungen
Dienste, Systeme und Handlungsgrundsätze	– Dienste des Kommunikationswesens Beispiele: Telefon, E-Mail und andere computergestützte Systeme – Dienste, Systeme und Handlungsgrundsätze von Vereinigungen und Organisationen – Dienste, Systeme und Handlungsgrundsätze des Gesundheitswesens

Kontextfaktoren

Die Kontextfaktoren setzen sich aus den Umweltfaktoren und den personenbezogenen Faktoren zusammen und stehen in Wechselwirkung mit allen anderen Komponenten (◘ Abb. 3.1).

- **Umweltfaktoren**

Sie bestehen aus materiellen, sozialen und einstellungsbezogenen Gegebenheiten der Umwelt, in der die jeweilige Person lebt (Schuntermann 2007). Relevante Umweltfaktoren beim Stottern können unter anderem die Unterstützung sein, die ein Kind durch seine Eltern erfährt, oder die Einstellungen und Überzeugungen des Bekanntenkreises gegenüber dem Stottern. ◘ Tab. 3.3 zeigt weitere mögliche Umweltfaktoren, welche nach der ICF bzw. der ICF-CY klassifizierbar sind, auf.

- **Personenbezogene Faktoren**

Sie beziehen sich auf die Persönlichkeit und Eigenschaften der betroffenen Person. Es wird dabei berücksichtigt, welche Reaktionen im emotionalen und kognitiven Bereich sowie im Verhalten gezeigt werden (Yaruss 2007). Für Stotternde sind hier beispielsweise Eigenschaften wie Schüchternheit, Mut oder Extroversion von Relevanz. Wichtig ist zudem, auf welche Bewältigungsstrategien (Copingstrategien) die stotternde Person zugreift, um mit der Sprechstörung umzugehen (Rapp 2007). Auch das Alter und das Geschlecht werden berücksichtigt. Die personenbezogenen Faktoren sind Bestandteil der ICF, klassifiziert sind sie aber noch nicht. Der Therapeutin bleibt es demnach selbst überlassen, welche Aspekte sie in ihrer Arbeit und Dokumentation berücksichtigen möchte. In ► Übersicht 3.1 sind Beispiele für stotterrelevante personenbezogene Faktoren zu finden. Einige davon sind auch als Körperfunktion (Kategorie »Mentale Funktionen«) aufgeführt, werden dort aber nur berücksichtigt, wenn sie als pathologisch eingestuft werden können (► Abschn. »Konzepte der Körperfunktionen und -strukturen«). Da es aber auch Eigenschaften in physiologischer Ausprägung gibt, die sich förderlich bzw. hemmend auf die funktionale Gesundheit des stotternden Kindes auswirken können, sind sie hier als personenbezogene Faktoren mit aufgenommen worden.

Alle Kontextfaktoren können sich positiv wie auch negativ auf die Körperfunktionen (Sprechflüssigkeit und -rhythmus) sowie die Aktivitäten und die Partizipation und damit die Funktionsfähigkeit des Kindes auswirken.

> **Übersicht 3.1**
> **Beispiele für** stotterrelevante **personenbezogene Faktoren**
> - Frustrationstoleranz
> - Störungsbewusstsein
> - Scham
> - Mut vs. Angst
> - Extroversion vs. Introversion
> - Copingstrategien, Bewältigungsstil
> - Selbstsicherheit, Selbstbewusstsein und Selbstvertrauen
> - Selbstwertgefühl
> - Leistungsorientierung, Ehrgeiz
> - Motivation zur Veränderung, Handlungswille
> - Vertrauen vs. Misstrauen gegenüber anderen Menschen
> - Alter, Geschlecht, sozialer Hintergrund, Bildung
> - Vergangene oder gegenwärtige Erfahrungen

> ⊙ Je nach Einfluss werden die Kontextfaktoren als **Förderfaktor** und/oder als **Barriere** bezeichnet (manche Kontextfaktoren können sowohl das eine als auch das andere sein, wie z. B. Ehrgeiz oder Sensibilität).

> **Tipp**
>
> Viele der individuellen Kontextfaktoren können bereits in der Anamnese (▶ Abschn. 4.2) erfragt werden. Zusätzlich bieten sich während der Therapie, sowohl in der Arbeit mit dem Kind als auch bei der Beratung der Eltern, viele Möglichkeiten, das individuelle »Kon-

textfaktoren-Profil« des Kindes zu erweitern. Hilfreich ist dies für den eigenen Überblick der Therapeutin (z. B. in Form eines Mindmap, vgl. ◻ Abb. 3.2), für die Therapieplanung oder auch für die Erstellung des individuellen Anforderungs- und Kapazitäten-Modells in der Elternarbeit (▶ Abschn. 2.2.2, ▶ Serviceteil A7 und ▶ online unter http://extras.springer.com).

3.2.3 Aktuelle Bedeutung und Schwächen

Aktuelle Bedeutung der ICF im sprachtherapeutischen Kontext

Im sprachtherapeutischen Kontext hat die ICF in den letzten Jahren stark an Bedeutung gewonnen. Dies zeigt sich unter anderem an der inzwischen selbstverständlich gewordenen Integration dieses Themas in Lehrbüchern (z. B. Schneider et al. 2014; Guitar 2014; Rupp 2013; Natke 2012). Die »Philosophie« der ICF, also die biopsychosozialen Grundsätze sowie die wichtigsten Begrifflichkeiten sollten dementsprechend Berufseinsteigenden ebenso wie erfahreneren Therapierenden geläufig sein.

Schwächen der ICF

Die konsequente Anwendung der ICF ist nicht einfach. Das lässt sich – zumindest teilweise – durch noch bestehende **Schwächen** dieses Klassifizierungssystems erklären, die der Vollständigkeit wegen an dieser Stelle kurz dargestellt werden. Sie sollten jedoch in keinem Fall von einem ICF-orientierten Vorgehen in Therapie und Diagnostik abschrecken, da der Nutzen deutlich überwiegt:

- Die vielen Begrifflichkeiten sind nicht unbedingt intuitiv verständlich (Frommelt u. Grötzbach 2005).
- Die Kodierung ist aufwendig und kompliziert (Beispiel in den ▶ Online-Materialien unter http://extras.springer.com).
- Um die ICF in der Praxis besser anwenden zu können, müsste das komplexe System vereinfacht werden. Die von der WHO angestrebte

Variante ist das Herausfiltern der relevanten Kategorien für das jeweilige Störungsbild und das Zusammenfassen in sog. **Core Sets** (Schliehe 2006, ▸ http://www.icf-research-branch.org). Ein solches Core Set besteht für das kindliche Stottern noch nicht. Die »Deutsche interdisziplinäre Arbeitsgruppe zur ICF-Adaptation für den Kinder- und Jugendbereich« stellt inzwischen **Checklisten**, die die Komplexität der ICF-CY reduzieren und somit die Anwendung erleichtern, für **definierte Altersbereiche** (0–3 Jahre, 3–6 Jahre, 6–12 Jahre und 12–18 Jahre) online zur Verfügung (herunterladbar z. B. unter ▸ http://www.fruehfoerderung-viff.de/aktuelles/bundesvereinigung/detail/checklisten-aus-der-icf-cy/). Diese Checklisten werden in weiteren Projektphasen zukünftig noch (aufgrund von Erfahrungen und Rückmeldungen) angepasst.

— Nicht alle Symptome lassen sich eindeutig ICF-Kategorien zuordnen (Beispiel aus dem Stotterbereich: sprachliche Begleitsymptomatik wie Embolophonien, Starter etc.).

❯❯ Trotz der vorhandenen Schwächen ist die ICF äußerst gewinnbringend in der Praxis einsetzbar (▸ Abschn. 3.3). Sie lenkt den Blick der Therapeutin systematisch (durch die 6 Komponenten, ▸ Abschn. 3.2.2) auf den Menschen als Ganzen und verfolgt das Ziel einer Optimierung der funktionalen Gesundheit (▸ Abschn. 3.1).

Fazit
— Die ICF ist ein biopsychosoziales Modell zur systematischen Einteilung der funktionalen Gesundheit und ihrer Beeinträchtigungen.
— Körperstrukturen und -funktionen, die Aktivitäten, die Teilhabe sowie Umweltfaktoren und personenbezogene Faktoren sind die Komponenten, welche die funktionale Gesundheit eines Menschen ausmachen. Sie beeinflussen sich gegenseitig.
— Die Schädigung der Körperfunktion betrifft bei stotternden Kindern Funktionen des Redeflusses und des Sprechrhythmus.
— Die Aktivitäten und die Partizipation (Teilhabe) umfassen wichtige Lebensbereiche und

Situationen. Schwierigkeiten haben stotternde Kinder hier vor allem in den Domänen »Kommunikation« und »Interpersonelle Interaktion und Beziehungen«.
— Die Kontextfaktoren, die sich aus den Umweltfaktoren und den personenbezogenen Faktoren zusammensetzen, sind bei stotternden Kindern von besonderer Bedeutung.
— Kontextfaktoren mit günstigem Einfluss werden als Förderfaktoren bezeichnet, solche mit hemmender Wirkung als Barrieren.
— Die Begrifflichkeiten sowie die »Philosophie« der ICF haben sich im sprachtherapeutischen Bereich inzwischen gut etabliert, was durch den hohen Praxisbezug und den weitreichenden Nutzen zu erklären ist.

3.3   Anwendung der ICF in Diagnostik und Therapie

Im Folgenden werden Hinweise auf die konkrete ICF-orientierte Arbeit in der Stottertherapie gegeben. Dabei steht im Vordergrund, nach den Grundsätzen der ICF zu therapieren, also mit dem Verständnis für die funktionale Gesundheit, den darin enthaltenen Komponenten und damit der ganzheitlichen Betrachtung des Kindes. Weniger zentral sind derzeit noch die genaue Einteilung nach Domänen und Kategorien, da die Implementierung der ICF im deutschen Gesundheitswesen dafür noch zu wenig vorangeschritten ist und noch kein allgemein gültiges Core Set für das kindliche Stottern entworfen wurde (▸ Abschn. 3.2.3).

3.3.1   ICF-orientierte Anamnese

Eine Anamnese, die an den grundsätzlichen Inhalten der ICF orientiert ist, stellt neben der üblichen Erfassung der Grund- und Begleitsymptomatik, der allgemeinen Entwicklung und der Familienanamnese folgende Aspekte in den Vordergrund:
— Fragen nach Aktivitäten und Teilhabe (▸ Abschn. 4.2.6)
— Fragen nach Kontextfaktoren – im Unterschied zur herkömmlichen Anamnese werden dabei nicht nur die Barrieren, sondern auch

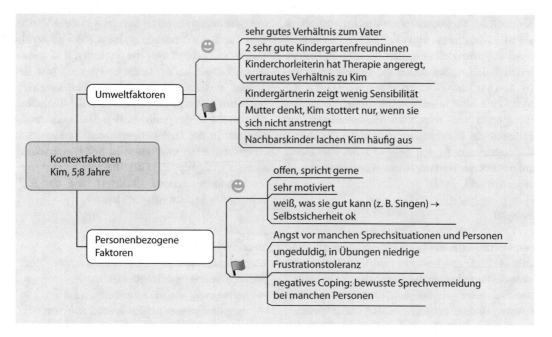

Abb. 3.2   Beispiel eines »Kontextfaktoren-Profils« in Form eines Mindmap

die Förderfaktoren ganz bewusst berücksichtigt (▶ Abschn. 4.2.4 und 4.2.5)
— Fragen nach der Leistungsfähigkeit und nach den Bedingungen, in welchen diese abrufbar ist (▶ Abschn. 4.2.3)
— Dokumentation aller sich daraus ergebenden Aspekte (vgl. Anamnesebogen, ▣ Abb. 3.2, ▶ Serviceteil, Abschn. A1 und in den ▶ Online-Materialien unter http://extras.springer.com)

Die detaillierte Ausführung der Inhalte und der Durchführung einer Anamnese im Sinne der ICF findet sich im ▶ Kap. 4.

❯ Neu ist vor allem das starke Gewicht auf den Komponenten Aktivität und Teilhabe. Diese sollten auch in die Formulierung des Befundes mit aufgenommen werden (▶ Abschn. 3.3.2, 5.5.2, ▶ Serviceteil A1, A2 und in den ▶ Online-Materialien unter http://extras.springer.com).

3.3.2 ICF-orientierte Erstellung des Befundes

▪ **Ziele**
Die ICF-orientierte Befunderhebung soll ein möglichst objektives Bild der funktionalen Gesundheit des stotternden Kindes ergeben. Hierzu ist die herkömmliche Ermittlung der Kernsymptomatik sowie der Begleitsymptomatik notwendig (▶ Kap. 5). Hinzu kommt das **Erfassen der individuellen Situation** des Kindes bezüglich wesentlicher Kontextfaktoren (Förderfaktoren und Barrieren) sowie bezüglich der Komponenten Aktivität und Teilhabe. Dies geschieht vornehmlich über die Anamnese (▶ Abschn. 3.3.1 und ▶ Kap. 4) und über Fragebögen (vgl. z. B. Yaruss 2010, ▶ Abschn. 5.4.5).

▪ **Kern- und Begleitsymptome in der ICF**
Die Kernsymptomatik und Teile der Begleitsymptomatik (z. B. Atmung, Stimme, Prosodie, Satzabbrüche) sind der Komponente »Körperfunktionen« zuzuordnen (▶ Abschn. 3.2.2, »Konzepte der Körperfunktionen und -strukturen«). Die sonstigen Begleitsymptome sind Bestandteile der Konzepte Aktivitäten und Partizipation (z. B. Mitbewegungen,

Abbruch des Blickkontakts) (▶ Abschn. 3.2.2, »Konzept der Aktivitäten« und »Konzept der Teilhabe«), sowie der personenbezogenen Faktoren (z. B. Frustrationstoleranz, Selbstkonzept, Copingstrategien) (▶ Abschn. 3.2.2, »Kontextfaktoren«). Da die ICF hier keine Kategorien vorgibt, muss die Stottertherapeutin die relevanten personenbezogenen Faktoren im Blick haben (▶ Abschn. 5.4.4) und dokumentieren. In den Befund sollte dabei auch aufgenommen werden, wenn Förderfaktoren zu erkennen sind.

Beispiel
Ein Kind reduziert bewusst sein Sprechtempo bei vermehrt auftretender Kernsymptomatik und findet so in ein flüssigeres Sprechen zurück. In diesem Fall wäre die Verringerung des Sprechtempos nicht als Bestandteil der geschädigten Stimm- und Sprechfunktion einzustufen, sondern als funktionierende Bewältigungsstrategie (Copingstrategie), die entsprechend als personenbezogener Förderfaktor in den Befund Eingang findet.

> **Tipp**
>
> Vor allem im Bereich »Psychische Ebene« ist Raum dafür, ermittelte Barrieren und Förderfaktoren der Komponente »personenbezogene Faktoren« zu dokumentieren (▶ Abschn. 5.4.4, ▶ Serviceteil A2, A3 sowie in den ▶ Online-Materialien unter http://extras.springer.com). Häufig ist dies erst im Therapieverlauf richtig einschätzbar und gegebenenfalls anzupassen.

■   **Formulierung des Befundes**
Derzeit ist es noch nicht praktikabel, einen Stotterbefund ausschließlich im Sinne der ICF zu formulieren. Ein Nachteil ist zum einen, dass noch kein Core Set besteht, das allgemein gültige Aussagen darüber trifft, unter welche Kategorie welches Symptom fällt. Das erschwert teilweise die Zuordnung vor allem der Begleitsymptomatik (▶ Abschn. 3.2.3). Des Weiteren würde ein sehr ausführlicher Befund entstehen, der den Umfang eines normalen Berichts an den Arzt wohl überschreitet. **Dennoch bietet es sich aus verschiedenen Gründen an, die ICF bei**

der Befunderstellung zu nutzen. So ist ein Vorteil, dass durch die Anwendung der ICF ein gut strukturierter Überblick über das Stottern mit all seinen Auswirkungen auf das Leben und das Befinden des Kindes entsteht. Die so dokumentierte multidimensionale Perspektive unterstützt die Therapeutin sowohl in der individuellen Therapieplanung als auch in der fachübergreifenden, kompetenten Kommunikation und damit in der Einbeziehung anderer Fachgruppen in die Therapie.

Folgendes Beispiel illustriert, wie ein ICF-orientierter Befund aussehen könnte.

Beispiel
Susanne, 5;4 Jahre
Körperfunktionen: Eingeschränkte Funktionen des Redeflusses und Sprechrhythmus
- Mittelgradig ausgeprägtes Stottern mit vorwiegend spannungsreichen Blockaden und Dehnungen
- Häufige Satzabbrüche ohne Neustrukturierung
- Auffälliges Atemmuster i. S. einer Schnappatmung, während der Blockaden gepresste Stimmgebung

Aktivität und Teilhabe
Ressourcen
- Gute Kommunikation und Interaktion mit der Familie
- Interaktion und Beziehungen: Im familiären Bereich und mit der Therapeutin positiv
- Gute Integration im Kinderchor und im Kinderturnen

Beeinträchtigungen
- Reduzierte Kommunikation und Interaktion mit Freunden, Peers (Gleichaltrige), Fremden und Autoritätspersonen
- Angespannte Mimik mit Verlust des Blickkontakts im Block
- Vermeidung des Telefonierens
- Interaktion und Beziehungen: zurückhaltend bis isoliert (exkl. Familie und Therapeutin)
- Integration im Kindergarten und Mitarbeit in Vorschule schwierig

Kontextfaktoren
Förderfaktoren

- Gute Unterstützung und Beziehungen im Familienkreis
- Einstellung der Familienmitglieder zum Stottern akzeptierend
- Gute Beziehung/Vertrauen zur Therapeutin
- Bezüglich des Stotterns gut informierte und kompetente Erzieherinnen im Kindergarten
- Hohe Motivation in der Therapie
- Positiver Ehrgeiz

Barrieren
- Wenig Unterstützung durch Freunde oder Bekannte, da Kind sehr zurückhaltend
- Negative Einstellung einiger Peers im Kindergarten → hänseln
- Introvertiert, ängstlich, misstrauisch
- Rückzug als Bewältigungsstrategie
- Störungsbewusstsein

Sonstiges
- Vermehrte Symptomatik bei Sprechdruck

In den ▶ Online-Materialien unter http://extras.springer.com findet sich eine exemplarische Darstellung des Codierens nach ICF am Beispiel des Befundes von »Susanne, 5;4 Jahre«.

3.3.3 ICF-orientierte Therapie

Entsprechend der ICF ist es nicht nur wichtig, das medizinisch auffällige Stottern, also die Körperfunktion, zu therapieren. Vielmehr rückt das Ziel, die allgemeine Funktionsfähigkeit zu verbessern, in den Vordergrund (▶ Abschn. 3.1.2). Dieses Ziel beinhaltet neben einer Verbesserung der Körperfunktionen auch die Optimierung der Aktivitäten und der Partizipation des Kindes im Alltag. Unterscheiden kann man dementsprechend die Funktionsziele von den Alltagszielen (Prosiegel u. Weber 2013).

Funktionsziele sind im Bereich des Stotterns
- eine Reduktion der Symptomatik und somit
- die Steigerung der Sprechflüssigkeit,
- die Normalisierung des Sprechrhythmus,
- der Sprechmelodie und
- der Atmung.

Alltagsziele beziehen sich auf eine Stärkung des Kindes im Alltag. Es geht dabei darum, die Kontextfaktoren zu optimieren, indem Barrieren abgebaut und Förderfaktoren gestärkt und vermehrt werden. Selbstverständlich bedeutet das Arbeiten an dem Sprechfluss (Funktionsziel) meistens zugleich eine Verbesserung im Bereich der Alltagsziele.

Konkret bedeutet das für die Therapeutin, dass sie verschiedene Wege gehen kann und sollte, um die funktionale Gesundheit des stotternden Kindes zu fördern. Sowohl Bausteine, die das Stottern direkt betreffen, als auch solche, die emotionale Komponenten des Kindes oder seine Umwelt umfassen, haben der ICF zufolge ihre Berechtigung. Diese mehrdimensionale Herangehensweise ist der erfahrenen Stottertherapeutin längst bekannt und ein wichtiger Therapiegrundsatz. Das Bausteinprinzip dieses Buches ist aus diesem Gedanken entstanden (▶ Kap. 8–10).

> ❯ Die ICF stellt für die Therapie ein Modell zur Verfügung, durch das wichtige Therapiegrundsätze, die bisher nur schwer darstellbar waren, systematisch und begrifflich formulierbar werden. Das unterstützt die Therapeutin in der Therapieplanung, in der Dokumentation und in der Kommunikation. So wird beispielsweise das Verfolgen und Erreichen von Alltagszielen durch die ICF messbar und damit auch objektiver vermittelbar.

Tipp

Gute Hinweise auf Ansatzpunkte in der Therapie ergeben sich aus der Analyse von Diskrepanzen zwischen der Leistungsfähigkeit und der tatsächlich abgerufenen Leistung (▶ Abschn. 3.2.2, »Konzept der Aktivitäten«).

Dies soll folgendes Beispiel illustrieren:

Beispiel
Leon, 12 Jahre, diskutiert in Rollenspielen mit der Therapeutin und wendet bei Blockierungen den zuvor erlernten Pull-out (▶ Abschn. 8.7.1, »Der Pull-out – Die Befreiung aus der Klemme«) bereits gekonnt an. In einer Diskussion mit Schulfreunden in der darauffolgenden Woche, scheut er sich, das

Gelernte anzuwenden und schweigt, statt seine Meinung zu sagen. Leon erzählt der Therapeutin, dass ihn das sehr geärgert hat und er vermehrt daran üben möchte, solche Situationen zu meistern. **Erläuterung:** Obwohl die Fähigkeit, den Pull-out in Diskussionen anzuwenden, grundsätzlich vorhanden ist, kann sie nicht umgesetzt werden. Die Leistungsfähigkeit ist im Therapieraum höher als die tatsächliche Leistung vor Schulfreunden. Es kommt nicht zu der Sprechhandlung (Aktivität), da die äußeren Umstände noch eine zu hohe Barriere darstellen und der Wille noch nicht über die Angst gesiegt hat. Es gilt nun, in der Therapie gemeinsam zu analysieren, welche Kontextfaktoren Leon davon abhalten, sein modifiziertes Sprechen auch bei seinen Freunden anzuwenden. Im Gespräch wird deutlich, dass bei der Diskussion zwei Mädchen dabei waren, vor denen Leon sich nicht durch unflüssiges Sprechen blamieren wollte (personenbezogene Faktoren, die Barrieren darstellen, z. B.: Scham, geringes Selbstvertrauen, Perfektionismus). Zudem war ein Junge dabei, der ihn schon einige Male nachgeäfft hat (Umweltfaktoren, die als Barriere wirken, z. B.: zweifelhafte Beziehung zu einem Peer, negative Einstellung von anderen gegenüber dem Stottern). Wichtig ist nun, die Ressourcen nicht aus dem Blick zu verlieren. Beispielsweise zeigt Leon eine gute Auffassungsgabe und Selbstwahrnehmung sowie gesunden Ehrgeiz (personenbezogene Faktoren, die Förderfaktoren darstellen). Außerdem wendet er den Pull-out in Gesprächen mit seiner Mutter, zu der er ein positives Verhältnis hat (umweltbezogener Faktor, der als Förderfaktor wirkt), bereits gut an. Aus diesen nun bekannten Faktoren lässt sich das weitere Vorgehen jetzt genau auf Leon ausrichten (z. B. ihn stärken, indem man aufzeigt, welche Kapazitäten er hat, dann gemeinsam eine »Diskussionsbewältigungshierarchie« erstellen, die schrittweise und mit guter Vorbereitung angegangen wird, begleitend Desensibilisierung).

Fazit
- Die ICF ermöglicht eine konkrete Formulierung auch der Befundergebnisse und Therapieinhalte, die bisher eher intuitiv berücksichtigt wurden und in vielen Berichten keinen Platz fanden.
- In der ICF-orientierten Anamnese kommt den Fragen nach den Aktivitäten und der Teilhabe besonderes Gewicht zu, um die komplexen Auswirkungen des Stotterns auf den Lebensalltag des Kindes zu erfassen.
- Insgesamt wird in der Diagnostik ein starker Fokus auf die Förderfaktoren des Kindes gelegt.
- Die Befunderstellung ist durch die Aufnahme der Aktivitäten und der Teilhabe (durch anamnestische Fragen) zu erweitern. Diese sollten auch in die Formulierung des Befundes Eingang finden.
- Ein ausführlich formulierter Befund mit der Systematik und den Begrifflichkeiten der ICF ist für die Therapieplanung, die Dokumentation und die interdisziplinäre Kommunikation sinnvoll.
- Die ICF-orientierte Therapie sollte sowohl Funktions- als auch Alltagsziele verfolgen und somit mehrdimensional ausgerichtet sein.

Literatur

Allan CM, Campbell WN, Guptill CA, Stephenson FF, Campbell KE (2006) A conceptual model for interprofessional education: The International Classification of Functioning, Disability and Health (ICF). J Interprof Care 20(3): 235–245

Chang S, Erickson KI, Ambrose NG, Hasegawa-Johnson MA, Ludlow CL (2008) Brain anatomy differences in childhood stuttering. Neuroimage 39(3): 1333–1334

DIMDI (2013) ICD-10-GM Version 2014 – Internationale statistische Klassifikation der Krankheiten und verwandter Gesundheitsprobleme, Institut für Medizinische Dokumentation und Information DIMDI (Hrsg), 10. Revision. German Modification. ► http://www.dimdi.de, Zugegriffen: 13 Juni 2014

Frommelt P, Grötzbach H (2005) Einführung der ICF in die Neurorehabilitation. Neurol Rehab 11(4): 171–178

Guitar B (2014) Stuttering; An integrated approach to its nature and treatment. Wolters Kluwer Health/Lippincott Williams & Wilkins, Philadelphia, PA

Hansen B (2010) ICF-basierte Therapiegestaltung mit stotternden Menschen: Partizipation statt Funktion? In: Iven C, Kleissendorf B (Hrsg) St-t-tt-ttotttern. Schulz-Kirchner, Idstein

Hansen B, Iven C, Rapp M (2013) Redefluss-Störungen als bio-psycho-soziales Geschehen. In: Iven C, Grötzbach H, Hollenweger Haskell J (Hrsg) ICF und ICF-CY in der Sprachtherapie. Schulz-Kirchner, Idstein

Kell CA, Neumann K, Kriegstein K von, Posenenske C, Gudenberg AW von, Euler H, Giraud A (2009) How the brain repairs stuttering. Brain 132: 2747–2760. doi:10.1093/brain/awp185

Kraus de Camargo O, Simon L (2013) ICF-CY in der Praxis. Huber, Bern

Loucks T, Kraft SJ, Choo AL, Sharma H, Ambrose NG (2011) Functional brain activation differences in stuttering identified with a rapid fMRI sequence. J Fluency Disord 36: 302–307. doi:10.1016/j.jfludis.2011.04.004

Natke U (Hrsg) (2012) Wissen über Stottern; Aktuelle Informationen für Laien und angehende Fachleute. Natke, Neuss

Neumann K (2007) Stottern im Gehirn: Neue Erkenntnisse aus Humangenetik und Neurowissenschaften. Forum Logopädie 2(21): 6–13

Nordenfelt L (2003) Action theory, disability and ICF. Disability Rehab 25(18): 1075–1079

Prosiegel M, Weber S (2013) Dysphagie: Diagnostik und Therapie. Ein Wegweiser für kompetentes Handeln. Springer, Berlin

Rapp M (2007) Stottern im Spiegel der ICF: ein neuer Rahmen für Diagnostik, Therapie und Evaluation. Forum Logopädie 21(2): 14–19

Rupp S (2013) Semantisch-lexikalische Störungen bei Kindern; Sprachentwicklung: Blickrichtung Wortschatz. Springer, Berlin

Schliehe F (2006) Das Klassifikationssystem der ICF: Eine problemorientierte Bestandsaufnahme im Auftrag de Deutschen Gesellschaft für Rehabilitationswissenschaften. Rehabilitation 45: 258–271

Schneider B, Wehmeyer M, Grötzbach H (2014) Aphasie: Wege aus dem Sprachdschungel. Springer, Berlin

Schuntermann MF (2007) Einführung in die ICF: Grundkurs, Übungen, offene Fragen, 2. Aufl. Ecomed Medizin, Landsberg/Lech

Yaruss JS (2007) Application of the ICF in Fluency Disorders. Sem Speech Language 4/28: 312–322

Yaruss JS (2010) Assessing quality of life in stuttering treatment outcomes research. J Fluency Disord 35: 190–202. doi:10.1016/j.jfludis.2010.05.010

Yaruss JS, Quesal RW (2004) Stuttering and the International Classification of Functioning, Disability, and Health (ICF): An Update. J Communication Disord 37: 35–52

WHO (2005) International Classification of Functioning, Disability and Health (ICF); deutschsprachige Übersetzung (Internationale Klassifikation der Funktionsfähigkeit, Behinderung und Gesundheit, Stand Oktober 2005). ► http://dimdi.de. Zugegriffen: 13. Juni 2014

WHO (2007/2011) ICF-CY Internationale Klassifikation der Funktionsfähigkeit, Behinderung und Gesundheit bei Kindern und Jugendlichen. Huber, Bern

Anamneseerhebung

M. M. Thiel, C. Frauer, C. Ochsenkühn

C. Ochsenkühn et al., *Stottern bei Kindern und Jugendlichen,* Praxiswissen Logopädie,
DOI 10.1007/978-3-662-43650-9_4, © Springer-Verlag Berlin Heidelberg 2015

Die Trennung von Anamnese und Befunderhebung ist oft künstlich, da bei jeder Aussage der Betroffenen auch der eigene Eindruck der Therapeutin als diagnostisches Kriterium hinzugezogen wird. Erst die Summe aus beidem ergibt einen ersten Überblick über die Problematik. Die **Aufteilung in Anamnese und Befunderhebung** ist daher der Versuch, die Diagnostik zu strukturieren und inhaltliche Schwerpunkte zu setzen. Daher wurden Unterpunkte jeweils dem Bereich zugeordnet, zu dem sie inhaltlich besser zu passen scheinen. Mithilfe der beigefügten Querverweise können so einzelne verwandte oder überlappende Themen vertieft werden.

4.1 Situation des Erstgesprächs

Die Bedeutung des Erstgesprächs geht weit über das Erheben bloßer anamnestischer Daten hinaus. Das Anamnesegespräch ist zugleich der Erstkontakt und damit grundlegend für den weiteren Therapieverlauf. Der Beginn der therapeutischen Beziehung zu Eltern und Kind verlangt besondere Sensibilität. Der folgende Abschnitt beleuchtet die verschiedenen Funktionen und Ebenen dieses Gesprächs. Neben den Äußerungen der Bezugspersonen bzw. des Kindes selbst fließen natürlich implizite Beobachtungen der Therapeutin in die Anamneseerhebung mit ein.

4.1.1 Elemente und Funktionen des Erstgesprächs

Das Anamnesegespräch ist in den meisten Fällen zugleich der erste Kontakt zu Kind und Eltern. Hier werden die Weichen für die weitere Zusammenarbeit gestellt. Die ◻ Abb. 4.1 veranschaulicht, welche Aspekte im Anamnesegespräch zum Tragen kommen können. Sie zeigt, auf welchen Ebenen bereits Signale gesetzt und Informationen ausgetauscht werden. Es wird deutlich, dass die eigentliche Anamneseerhebung nur einen kleinen Teil davon ausmacht.

4.1.2 Mit welchen Gefühlen und Fragen kommen die Eltern zum Erstgespräch?

Besteht der Verdacht, dass ein Kind stottert, reagieren die meisten Eltern mit **Schuldgefühlen oder Ängsten** und fragen sich, was sie falsch gemacht haben. Andere wehren solche Gefühle ab und spielen die Unflüssigkeiten herunter oder vermuten gar, dass ihr Kind absichtlich stottere, um mehr Aufmerksamkeit zu bekommen.

Die im Folgenden zusammengestellten Fragen (vgl. Perkins 1999; Weikert 2000) werden nicht von allen Eltern gestellt. Sie geben aber einen Überblick über mögliche Themen, die im Erstgespräch aufkommen können. Die am häufigsten gestellten Fragen betreffen die Verursachung, die Prognose und die Therapie.

> ❯ Im Erstgespräch fragen die Bezugspersonen so gut wie immer nach den Ursachen des Stotterns.

Fragen zur Ursache
- Warum stottert unser Kind? Woher kommt das Stottern?
- Beginnt Stottern nach einem Trauma?
- Wird Stottern verursacht durch …?
- Stottert unser Kind aus Nervosität?
- Stottern Kinder absichtlich?
- Haben wir etwas falsch gemacht?
- Braucht unser Kind mehr Aufmerksamkeit?
- Im Kindergarten bzw. in der Schule stottert ein anderes Kind. Kann unser Kind dadurch, dass es dieses Kind imitiert, selbst zu stottern beginnen? Ist Stottern ansteckend?

Fragen zur Prognose
- Hört das Stottern wieder auf?
- Wird unser Kind ein Leben lang stottern?
- Wie können wir das Stottern beeinflussen?
- Was können wir tun, um unserem Kind jetzt zu helfen?

Fragen zur Therapie
- Wird eine Therapie unser Kind nicht eher auf sein Stottern aufmerksam machen und damit sein Problem noch vergrößern?

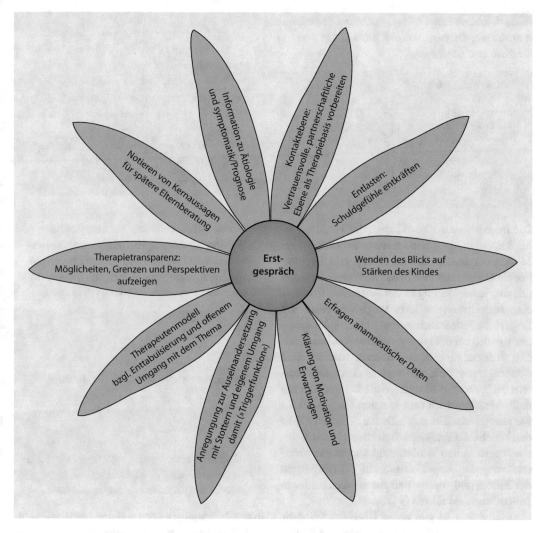

Abb. 4.1 Zehn Funktionen des Erstgesprächs

The flower petals in the figure read:

- Information zu Ätiologie und symptomatik/Prognose
- Kontaktebene: Vertrauensvolle, partnerschaftliche Ebene als Therapiebasis vorbereiten
- Notieren von Kernaussagen für spätere Elternberatung
- Entlasten: Schuldgefühle entkräften
- Therapietransparenz: Möglichkeiten, Grenzen und Perspektiven aufzeigen
- Erstgespräch
- Wenden des Blicks auf Stärken des Kindes
- Therapeutenmodell bzgl. Enttabuisierung und offenem Umgang mit dem Thema
- Erfragen anamnestischer Daten
- Anregung zur Auseinandersetzung mit Stottern und eigenem Umgang damit (»Triggerfunktion«)
- Klärung von Motivation und Erwartungen

— Wird das Stottern geheilt werden?

— Wann und woran werden wir merken, dass die Therapie hilft? Worauf sollen wir achten?

— Von anderen haben wir gehört, dass das Stottern sich auswachsen bzw. zurückbilden wird. Welchem Rat sollen wir folgen?

Fazit

— Das Anamnesegespräch ist von grundlegender Bedeutung für den Aufbau einer guten Beziehungsebene und die Therapieplanung und verlangt einfühlsames Vorgehen.

— Die häufigsten Fragen der Bezugspersonen betreffen die Themen Verursachung und Prognose des Stotterns sowie die Therapie.

4.2 Anamnesefragebogen

Im Einzelnen werden die zur Anamneseerhebung relevanten Themenkomplexe beschrieben. Berücksichtigt werden dabei die ICF-Komponenten »Körperfunktionen«, »Aktivität«, »Teilhabe« sowie die »Kontextfaktoren« (▶ Abschn. 3.2.2). Die

Reihenfolge beinhaltet keine Gewichtung. Es bleibt Aufgabe der Therapeutin, die Themen für jedes Kind neu zu organisieren.

> **Tipp**
>
> Während des Gesprächs sollten prägnante Äußerungen der Bezugspersonen und ggf. des Kindes möglichst wörtlich mitprotokolliert werden, da sie häufig Kernaussagen und Themen enthalten, die für die spätere Therapie und Beratung eine Schlüsselfunktion haben.

Die Internationale Klassifikation der Funktionsfähigkeit, Behinderung und Gesundheit (**ICF**) ist ein Modell, mit dessen Hilfe die Therapeutin die funktionale Gesundheit und deren Beeinträchtigungen erfassen kann. Wichtig in der Anamnese ist daher eine **ressourcenorientierte Vorgehensweise** mit Fragen, die – zusätzlich zu den Einschränkungen – immer auch auf das Funktionierende und das Positive abzielen. Ziel ist, zu erfahren, wie das Kind sich insgesamt fühlt, wie stark es durch sein Stottern beeinträchtigt ist und welche Kontextfaktoren dafür verantwortlich sein könnten (in fördernder wie hemmender Hinsicht). Dadurch rücken neben den klassischen Fragen nach der Symptomatik solche Fragen in den Vordergrund, die zu einer Einschätzung der Auswirkungen auf die Aktivitäten des Kindes und auf die Teilhabe an verschiedenen Lebensbereichen führen (▸ Kap. 3).

▸ Übersicht 4.1 gibt einen Überblick über die anamnestisch relevanten Daten. Nicht alle Punkte sind gleich wichtig und müssen schon bei dieser Gelegenheit erfragt werden. Manche Fragen haben vielleicht eher eine impulsgebende Funktion und können erst später im Laufe der Therapie beantwortet werden.

> **Übersicht 4.1**
>
> **Anamnesefragebogen – Überblick**
> - Beschreibung des Kindes, seiner Stärken und Schwächen
> - Beschreibung der aktuellen Stottersymptomatik, Variabilität und Verlauf
> - Umgang des Kindes und der Umwelt mit dem Stottern
> - Eindruck zu Störungsbewusstsein und Leidensdruck
> - Reaktionen anderer auf das Stottern
> - Emotionale Konstitution und Verhalten
> - Beschreibung der Aktivitäten und Teilhabe
> - Kindliche Allgemeinentwicklung
> - Familienanamnese
> - Fragen, die der Differenzialdiagnose zum Poltern dienen (▸ Abschn. 5.4.3)
> - Fragen zur Therapiemotivation

❯ Der Gesprächscharakter hat in jedem Fall Vorrang vor der Anamneseerhebung. Bei vielen Themen bietet es sich auch an, gleich auf die Äußerungen einzugehen und beratende Elemente einfließen zu lassen (Thiel 2000).

> **Tipp**
>
> Die Art der Frage beeinflusst die Wahrnehmung und damit auch die Antwort. Lenkt die Therapeutin die Aufmerksamkeit mit ihren Fragen auf die Stärken und Kapazitäten des Kindes und der Eltern, so werden die Faktoren, die flüssiges Sprechen begünstigen, bereits durch dieses Lenken der Blickrichtung verstärkt! Dies entspricht einer Gesprächsführung im Sinne der ICF (▸ Abschn. 3.1.1).

In der Reihenfolge an den von den Autorinnen entwickelten Anamnesebogen angepasst, werden im Folgenden wichtige Elemente der anamnestischen Befragung ausgeführt.

Eine Kopiervorlage des ausführlichen Anamnesefragebogens findet sich im ▸ Serviceteil, Abschn. A1 und in den ▸ Online-Materialien unter http://extras.springer.com.

4.2.1 Vorstellungsgrund, Beschreibung der Entwicklung und des Verlaufs

Zu Beginn der Anamnese ist es wichtig, dass die Bezugspersonen die Möglichkeit haben, möglichst zwanglos ins Erzählen zu kommen. Dazu eignet es sich, nach dem Grund für die Vorstellung zu fragen, ohne hierbei eine detaillierte Beschreibung und Demonstration der Symptomatik einzufordern. Danach können konkretere Fragen zum Stotterbeginn, zu möglichen Schwankungen im Verlauf sowie zu vermuteten Zusammenhängen einen strukturierten Anfang darstellen. Dennoch bietet dieser »Gesprächsrahmen« Eltern mit großen Sorgen oder Schuldgefühlen die Möglichkeit, bereits zu diesem frühen Zeitpunkt entsprechende Äußerungen zu treffen, auf die die Therapeutin dann reagieren kann und sollte. ▶ Übersicht 4.2 fasst die Fragen des Anamneseeinstiegs zusammen.

Übersicht 4.2

Grund der Vorstellung, Entwicklung und Verlauf

- **Beschreibung des Problems:** Warum sind Sie mit ihrem Kind zur Sprachtherapie gekommen? Wer hat das Stottern »diagnostiziert«?
- **Beginn der Unflüssigkeiten:** Wann hat das Stottern begonnen? Können Sie beschreiben, wie das anfing? Gab es irgendwelche besonderen Vorkommnisse zu der Zeit?
- **Schwankungen im Verlauf:** Gibt es Phasen, in denen das Sprechen besser/ schlechter ist?
- **Vermutete Zusammenhänge:** Welche Ursachen für das Stottern vermuten Sie?
- **Bisherige Therapien:** Welche bisherigen Therapien wurden evtl. durchgeführt? Wann fanden sie statt und wie lange dauerten sie? Wie/durch wen/warum sind sie beendet worden?

4.2.2 Familienanamnese

Die Familienanamnese dient dem besseren Einblick, in welcher familiären Situation und Konstellation das Kind lebt und aufwächst. Des Weiteren ist sie im Hinblick auf evtl. gehäuft auftretendes Stottern, also eine mögliche erbliche Komponente, von Belang. Die Fragen sind in ▶ Übersicht 4.3 zusammengestellt.

Übersicht 4.3

Fragen zur Familienanamnese

- **Familienkonstellation:** Welche Mitglieder gehören zur Familie? Geschwisterzahl, Geschwisterreihe und -position? Alter der Geschwister? Verhältnis der Geschwister untereinander? Evtl. frühere Ehen/Beziehungen, die das Kind miterlebte oder mit denen das Kind jetzt noch zu tun hat?
- **Kontakt zu beiden Elternteilen:** Wie ist die Qualität der Beziehung und Bindung zu beiden Elternteilen? Wie verlässlich, regelmäßig und einschätzbar ist der Kontakt zu den Elternteilen für das Kind?
- **Disposition:** Stottert bzw. stotterte ein Elternteil, einer der Großeltern oder andere Verwandte im erweiterten Familienkreis? Wenn ja, wie war der Verlauf? Besteht das Stottern noch oder wurde es überwunden? Was hat der Person damals geholfen? Gab es Auffälligkeiten in der Sprachentwicklung bei anderen Familienmitgliedern, z. B. verspäteter Sprechbeginn etc.?
- **Erziehungsstile der Eltern:** Gelten klare/ einheitliche Regeln oder haben verschiedene Bezugspersonen unterschiedliche Regeln? Welche Konsequenzen erfährt das Kind bei positivem/negativem Verhalten? Wie wird grundsätzlich mit Gefühlen und Konflikten in der Familie umgegangen?

4.2.3 Beschreibung der Symptomatik

Die Therapeutin versucht vorerst zu erfahren, wie die Funktionen des Redeflusses und des Sprechrhythmus aussehen und eingeschätzt werden (»Beschreibung/Demonstration«). Zusätzlich wird erfragt, inwieweit Schwankungen in der Symptomatik auch bedingt durch die Variation von Kontextfaktoren auftreten (»Auftreten und Häufigkeit«, »Abhängigkeit der Symptomatik«). Mögliche Fragen finden sich in ▶ Übersicht 4.4.

Übersicht 4.4

Beschreibung der Symptomatik

- **Beschreibung/Demonstration:** Wie zeigt sich das Stottern? Ausführliche Beschreibung und möglichst Demonstration durch die Eltern
- **Auftreten und Häufigkeit:** Wann, in welcher Situation und mit welchen Personen ist das Stottern am geringsten/am stärksten? Gibt es periodische Schwankungen? Welche Ursachen vermuten die Bezugspersonen für die Schwankungen?
- **Abhängigkeit der Symptomatik:** Zunahme/Abnahme der Symptomatik situativ/personenbedingt? Einfluss von körperlicher und psychischer Verfassung? Einfluss von Medienkonsum?
- **Schweregrad:** Einschätzung durch Bezugspersonen z. B. mit Hilfe einer Skala von 1–10

4.2.4 Umgang des Kindes und der Umwelt mit dem Stottern

Wichtig ist, sich ein genaues Bild über die individuellen Kontextfaktoren zu machen (▶ Abschn. 3.2.2, »Kontextfaktoren«). Hierunter fallen die Formen, in denen das Kind auf seine Redeflussstörung **emotional und auf der Verhaltensebene** reagiert (personenbezogene Faktoren). Genauso umfasst dieser Punkt die Reaktionen, die das Kind von außen auf sein Stottern erlebt (umweltbezogene Faktoren).

Reaktion des Kindes: Störungsbewusstsein und Copingstrategien

- Störungsbewusstsein – Missverständliche Terminologie

Die Verwendung des Begriffs »Störungsbewusstsein« ist unglücklich gewählt und trifft nicht das ganze Ausmaß des Gemeinten. Zunächst einmal bedeutet Störungsbewusstsein nur, dass beim Kind ein mehr oder weniger deutliches Bewusstsein dafür vorhanden ist, dass mit seinem Sprechen etwas anders ist als bei den anderen, also »nicht stimmt«. Parallel zu diesem Bewusstsein

entwickelt sich beim Kind ein Leidensdruck. Beide Aspekte sind untrennbar miteinander verbunden, werden durch den Begriff »Störungsbewusstsein« jedoch nur unzulänglich wiedergegeben. Die Feststellung, dass ein Störungsbewusstsein vorhanden ist, ist deshalb wenig aussagekräftig. Sie sagt nichts über den Grad des Leidensdrucks aus, den das Kind erlebt.

> In der Praxis bringt es wenig, nur zu unterscheiden, ob Störungsbewusstsein vorliegt oder nicht. Für das Eingehen auf das Kind ist eine differenziertere Betrachtung dessen, wie sehr das Kind im Einzelnen unter seinem Stottern leidet, unerlässlich.

- Allmähliche Entwicklung

Lange bevor das Kind sich explizit dazu äußert, hat es bemerkt, dass etwas mit seinem Sprechen anders ist, ihm das Sprechen manchmal schwer fällt. Vielleicht hat das Kind bereits registriert, dass andere darauf reagieren, vielleicht hat es auch nur ein diffuses Gefühl davon, dass etwas mit seinem Sprechen nicht stimmt. Dies genügt bereits, damit es sein Verhalten und den Umgang mit seinem Sprechen verändert.

In einer Studie kamen Boey und Kollegen (2009) zu dem Ergebnis, dass bereits über 50% der Zweijährigen sich des Stotterns bewusst waren. Mit 7 Jahren ist das Bewusstsein bereits bei knapp 90% der Kinder vorhanden. Bei allen Altersgruppen hängt das Störungsbewusstsein dabei mit dem Schweregrad des Stotterns zusammen – je ausgeprägter das Stottern, desto wahrscheinlicher ist das Bestehen von Störungsbewusstsein.

> Störungsbewusstsein liegt nicht erst dann vor, wenn das Kind über seine Schwierigkeiten beim Sprechen spricht!

- Indirektes Erschließen

Ob das Bewusstsein einer Störung des eigenen Sprechens vorhanden ist, kann vor allem bei kleinen Kindern nur indirekt aus dem Verhalten abgeleitet werden. Manche Kinder, auch jüngere, äußern zwar von sich aus, dass sie etwas nicht sagen können, oder fragen, warum sie nicht sprechen können. Oft ist es jedoch schwierig, mit Gewissheit zu sagen, ob ein kleines Kind explizit weiß, dass es stottert oder nicht. In der Regel hat das Kind immer eine Ahnung davon (▶ Abschn. 5.2.2). Spätestens bei Kindern ab dem Schulalter ist davon auszugehen, dass sie genau wissen, **dass** sie stottern und eine mehr oder minder klare Vorstellung davon haben, **was** sie dabei tun.

> ❯ Das Störungsbewusstsein kann bei Vorschulkindern häufig nur an indirekten Zeichen, also diskreten Verhaltensänderungen beobachtet werden.

▪ **Leidensdruck**

Zunächst ist es dem Kind unangenehm, wenn es etwas z. B. nicht so schnell herausbringen kann, wie es will. Das negative Erleben von solchen Situationen kann durch die Reaktionen der Umwelt erheblich verstärkt werden. Dies führt zu Verunsicherung und wirkt sich negativ auf das Selbstvertrauen aus. Auf der sprachlichen Ebene kommt es zu Erwartungsängsten und in der Konsequenz zu Vermeidereaktionen und/oder verstärktem Stottern. Diese Reaktionskette veranschaulicht die Interaktion der Komponenten der funktionalen Gesundheit (▶ Abschn. 3.2.2, ▶ Abb. 3.1).

▪ **Copingstrategien**

Störungsbewusstsein kann dazu führen, dass das Kind bewusst versucht, etwas an seinem Sprechverhalten zu verändern, um weniger Schwierigkeiten zu haben bzw. diesen aus dem Weg zu gehen (▶ Abschn. 1.3.3). Zeigen kann sich dies beispielsweise in Form von Sprechvermeidung oder durch Veränderung der (Sprech-)Parameter »Tempo«, »Lautstärke« und »Tonhöhe« (▶ Abschn. 5.4.4, ▶ Übersicht 5.10). Wichtig ist nicht nur zu erfragen, ob die Copingstrategie positive oder negative Konsequenzen zeigt, sondern diese Aussagen auch im Rahmen der diagnostischen Einschätzung zu überprüfen.

> ❯ Das Vorhandensein von Störungsbewusstsein allein ist noch nicht unbedingt negativ. Die Auswirkung hängt stark von sonstigen personenbezogenen Faktoren und Umweltfaktoren ab (▶ Abschn. 3.2.2.).

Gravierendere Folgen hat der aus dem Stottern resultierende Leidensdruck, wenn Stottern als eigenes Versagen interpretiert wird und dieses Gefühl ins Selbstkonzept übernommen wird (▶ Abschn. 5.4.4, »Selbstkonzept«).

Nicht zuletzt ist die Abklärung des Störungsbewusstseins auch im Hinblick auf die Differenzialdiagnose Poltern (▶ Abschn. 1.5.1 und ▶ Abschn. 5.4.3) von Bedeutung.

▶ Übersicht 4.5 enthält Beispiele, wie man die Bezugspersonen nach dem Störungsbewusstsein und nach Copingstrategien des Kindes fragen kann. Diese Fragen überschneiden sich teilweise mit dem Themenbereich emotionale Konstitution und Verhalten (▶ Abschn. 4.2.5) sowie mit den Fragen nach Aktivitäten und Teilhabe (▶ Abschn. 4.2.6).

Übersicht 4.5

Mögliche Fragen nach dem Störungsbewusstsein und Copingstrategien

— Wie geht das Kind mit dem Stottern um? Hat es besondere Strategien entwickelt?

— Fragt das Kind mehrfach »Warum kann ich nicht sprechen?« oder »Ich kann das nicht sagen.«? Reagiert Ihr Kind mit »Manno« o. ä., wenn es hängen bleibt?

— Äußert sich Ihr Kind explizit dazu, dass es anders spricht als andere Kinder?

— Wie häufig spricht das Kind so über sein Stottern?

— Nimmt sich das Kind zu Herzen, dass es beim Sprechen hängen bleibt?

— Vermeidet das Kind in bestimmten Situationen das Sprechen? Welchen? Gegenüber bestimmten Personen? Welchen?

— Hört das Kind auf zu sprechen, wenn es hängen bleibt, oder verändert es sein Sprechen durch beispielsweise Flüstern?

— Ist das Kind leicht frustriert oder gibt auf, wenn es hängen geblieben ist?

— Zieht sich das Kind in Gruppen eher zurück?

— Wendet das Kind den Blickkontakt allgemein oder beim Hängenbleiben ab?

— Werden andere Verhaltensauffälligkeiten beobachtet, wie z. B. (unbestimmte) Aggressionen?

Reaktionen der Umwelt

Die Verarbeitungsstrategien des Kindes stehen natürlich in enger Wechselwirkung mit den Reaktionen anderer, die das Kind auf sein Stottern erlebt. ▶ Übersicht 4.6 nennt einige mögliche Punkte, mit denen nach Umweltreaktionen gefragt werden kann.

Es ist nahezu unmöglich, nicht zu reagieren, wenn das Kind im Redefluss auffällig stockt und hängen bleibt. **Jeder reagiert auf irgendeine Art** auf das Stottern, wenn nicht verbal, dann doch nonverbal. Dies sollte den Eltern zur Entlastung vermittelt werden, denn oft ist ihnen das nicht bewusst oder sie befürchten, dass ihre Reaktion unangebracht ist und verschweigen sie deshalb. Genauso sollte deutlich werden, dass manches Verhalten mehr, manches weniger dazu geeignet ist, den Kommunikationsstress für das Kind zu reduzieren. Im Laufe der Therapie können eher ungünstige Reaktionsmuster der Bezugspersonen modifiziert werden.

> **Übersicht 4.6**
>
> **Mögliche Fragen nach Umweltreaktionen auf das Stottern**
>
> — **Erfahrungen/Erlebnisse:** Verknüpft das Kind positive oder negative Erfahrungen und Erlebnisse mit seinem Sprechen? Welche?
> — **Einstellung und Gefühle der Bezugspersonen gegenüber dem Stottern:** Wie geht es Ihnen, wenn das Kind hängen bleibt? Welche Gedanken/Gefühle gehen Ihnen durch den Kopf? Wirkt sich das Stottern des Kindes auf die Beziehung aus? Wie würden Sie Ihre Beziehung zu Ihrem Kind beschreiben? Bestehen unterschiedliche Einstellungen innerhalb der Familie zum Stottern und im Umgang mit dem Stottern?
> — **Reaktionen der Bezugspersonen auf das Stottern:** Was tun Sie, um Ihrem Kind zu helfen, wenn es hängen bleibt oder ein Wort nicht herausbringt? Was tun Sie, wenn das Kind stottert? (Mutter, Vater, andere Familienmitglieder und Bezugspersonen)
> — **Reaktionen von Kindern/Betreuern/ Lehrern:** Wird das Kind von anderen im Kindergarten/in der Schule gehänselt? Eventuell sogar wegen des Stotterns ausgegrenzt? Hat das Kind Freunde, mit denen es über das Stottern spricht und bei denen es voll akzeptiert ist? Ist bekannt, wie die Erzieher/Lehrer mit dem Stottern umgehen?

4.2.5 Fragen zur emotionalen Konstitution und zum Verhalten

Je größer der Druck für das Kind wird, desto wahrscheinlicher ist es, dass sich die emotionale Verunsicherung im Verhalten zeigt. Dieser Themenkomplex ist gerade im Erstgespräch schwierig, da er gelegentlich mit großen Schamgefühlen behaftet ist. Dennoch empfiehlt es sich, die in ▶ Übersicht 4.7 genannten Fragen bald anzusprechen, da es im Laufe der Therapie kaum leichter wird, über solch sensible Themen zu reden. Gleichzeitig bietet dieser anamnestische Bereich die Möglichkeit, die Eltern explizit um eine Beschreibung des Kindes mit seinen Stärken (und Schwächen) zu bitten. Es empfiehlt sich, diesen Aspekt möglichst früh ins Gespräch einzubringen. So wird der Blick der Bezugspersonen von Anfang an weg von den Defiziten des Kindes auf seine Stärken gelenkt.

Nicht zuletzt sind diese Informationen für die Auswahl der Therapiebausteine maßgeblich. Die Terminologie der ICF verwendend geht es hierbei um **personenbezogene Kontextfaktoren** (▶ Abschn. 3.2.2).

> **Übersicht 4.7**
>
> **Emotionaler Stress und Besonderheiten im kindlichen Verhalten**
>
> — **Selbstsicherheit:** Ist das Kind selbstsicher oder leicht zu verunsichern? Was muss geschehen, damit das Kind verunsicht reagiert?
> — **Essverhalten:** Gibt es Besonderheiten oder Schwierigkeiten im Essverhalten?

- **Schlafverhalten:** Wann geht das Kind schlafen? Schläft das Kind gut, hat es Albträume oder spricht es im Schlaf?
- **Sauberkeit:** Ist das Kind sauber, nässt es ein oder kotet es ein? Nachts oder tagsüber?
- **Sicherheit und Ängste:** Bei wem und wobei fühlt sich das Kind sicher? Zeigt das Kind Ängste gegenüber bestimmten Anforderungen, Situationen, Tieren, Personen etc.? Geht das Kind gerne zum Kindergarten bzw. zur Schule?
- **Allgemeine Frustrationstoleranz:** Wie geht das Kind mit Frustration um? Was macht es, wenn es seinen Willen nicht bekommt? (Rückzug oder Aggression?)
- **Umgang mit Neuem:** Wie reagiert das Kind auf neue Situationen/Orte/Abläufe/ Erfahrungen? Fällt es dem Kind leicht/ schwer, sich auf Neues einzustellen?
- **Habits:** Beißt das Kind Nägel, lutscht es Daumen? Andere Habits (schädliche Gewohnheiten)?
- **Besonderheiten im Verhalten:** Ist es eher ruhig und zurückhaltend oder temperamentvoll, lebhaft und impulsiv? Kann es sich gut konzentrieren? Gibt es Besonderheiten wie Hyperaktivität, Tics oder autoaggressives (selbstschädigendes) Verhalten?
- **Stärken des Kindes:** Was kann das Kind besonders gut? Was ist das Besondere/Einzigartige an dem Kind? Was gefällt Ihnen besonders gut?
- **Akzeptanz von Grenzen:** Beachtet das Kind Grenzen und Regeln? (z. B. Zubettgehen)

Gibt es Hinweise darauf, dass **ausgeprägte begleitende Auffälligkeiten** vorliegen, sollte in jedem Fall – mit der gebotenen Feinfühligkeit – die **Konsultation einer Psychologin oder Psychotherapeutin** empfohlen werden. Da viele Eltern durch derartige Empfehlungen sehr verunsichert werden und mit den unterschiedlichsten Abwehrmecha-

nismen (Abwehr, Zweifel an der Kompetenz der Therapeutin, Bagatellisieren etc.) reagieren und auch der eigene Eindruck nach der ersten Stunde oft noch nicht mit Argumenten untermauert werden kann, ist es hilfreich, die **kritischen Beobachtungen zu beschreiben** und zunächst nur die **Möglichkeit einer anderen Zuständigkeit anzuführen**. Wenn man dann das Kind besser kennt, ist es leichter, fundiert zu argumentieren, und die Eltern haben sich bereits im Vorfeld mit dieser Option auseinander gesetzt.

Tipp		

Wenn es um die Fragen zum Verhalten geht, bietet es sich an, die Bezugspersonen darauf vorzubereiten, dass unter der Therapie möglicherweise mit Verhaltensänderungen des Kindes zu rechnen ist. Mit zunehmendem Selbstvertrauen werden viele Kinder selbstbewusster, frecher und »wilder«.

Die Grenzen zwischen Anamnese und Diagnostik sind besonders im Bereich des kindlichen Verhaltens fließend. Eine genauere Beschreibung beobachtbarer Einflussfaktoren auf das Stottern im Rahmen der Diagnostik findet sich im ▶ Abschn. 5.4.4, »Verhaltensauffälligkeiten«.

4.2.6 Fragen zu Aktivität und Teilhabe

Es ist von großer Bedeutung für die Lebensqualität des Kindes, inwiefern es das Stottern beim Handeln und beim Teilhaben an verschiedenen Lebensbereichen einschränkt (▶ Abschn. 3.2.2, »Konzept der Aktivitäten«, »Konzept der Teilhabe«). Dazu zählen unter anderem das Kommunikationsverhalten des Kindes, die interpersonellen Beziehungen sowie die Alltags- und Freizeitgestaltung.

> Die Einschränkung, die ein Kind in den unterschiedlichen Lebensbereichen in Folge seines Stotterns erfährt, ist nicht immer abhängig vom Schweregrad des Stotterns und daher in jedem Fall sorgfältig zu erfragen.

Fragen zu diesem Bereich sind in ▶ Übersicht 4.8 zusammengefasst.

Übersicht 4.8

Fragen zu Aktivität und Teilhabe

- **Kommunikation:** Wie beurteilen Sie die Sprechfreude Ihres Kindes? Inwiefern sagt es seine Meinung und diskutiert mit anderen? Wann, mit welchen Personen, in welchen Situationen? Kauft Ihr Kind gelegentlich allein etwas ein oder bestellt sich selbst etwas?
- **Familiäre und soziale Beziehungen:** Wie kommen die Geschwister miteinander aus? Besteht eine besondere Verbundenheit zu einem Geschwisterkind? Gibt es eine besondere Rivalität? Entsteht durch evtl. geringen Altersabstand ein besonderer Konkurrenzdruck in einzelnen Entwicklungsbereichen? Eifersucht? Streit?
- **Kontakte, Beziehungsqualität, soziale Integration:** Hat Ihr Kind viele Freunde? Findet es leicht Anschluss zu Altersgenossen? Spielt es eher allein oder mit anderen zusammen? Wie verhält sich Ihr Kind in Gruppen?
  Geht Ihr Kind offen auf Erwachsene zu? Fällt ihm der Kontakt zu Erwachsenen oder zu anderen Kindern leichter?
  Kindergarten/Schule: Wie kommt Ihr Kind im Kindergarten/in der Schule zurecht, was macht es dort gern und was fällt ihm schwer?
- **Freizeitgestaltung des Kindes/Hobbys:** Wie sieht die Freizeitgestaltung Ihres Kindes aus? Was macht es gern, was ist ihm lästig, wo bzw. wobei fühlt es sich wohl/unwohl?
- **Gleichberechtigung:** Gibt oder gab es Situationen, in denen das Kind aufgrund des Stotterns benachteiligt oder anders behandelt wird/wurde als andere Kinder? Welche?

4.2.7 Fragen zur kindlichen Allgemeinentwicklung

Themen, die bezüglich der Allgemeinentwicklung des Kindes abzufragen sind, fasst ▶ Übersicht 4.9 zusammen.

Übersicht 4.9

Fragen zur Allgemeinentwicklung

- **Frühe Entwicklung:** Wie sind Schwangerschaft und Geburt verlaufen? Wie ging es Ihnen (der Mutter) während der Schwangerschaft? Gab es besondere Vorkommnisse?
- **Sprachentwicklung:** Wie verlief die Sprachentwicklung? Wann äußerte das Kind erste Wörter, erste Mehrwortsätze? Wie beurteilen Sie die Sprache Ihres Kindes im Vergleich zu gleich alten Kindern? Gibt es Laute, die Ihr Kind durch andere Laute ersetzt oder nicht korrekt ausspricht? Hat Ihr Kind Schwierigkeiten, die richtigen Worte zu finden? Wie äußert sich das? Wird Ihr Kind mehrsprachig erzogen?
- **Krankheiten und kritische Ereignisse:** Welche Krankheiten hatte Ihr Kind? Gab es andere einschneidende/besondere, evtl. traumatische Ereignisse, wie z. B. Trennung von der gewohnten Umgebung?

Spätestens an dieser Stelle ist es sinnvoll, erste **Informationen zum multifaktoriellen Bedingungsgefüge** zu geben. Dabei ist das Anforderungs- und Kapazitäten-Modell (▶ Abschn. 2.2.2) besonders hilfreich. Anhand des Modells kann mit den Eltern zusammen überlegt werden, welche Anforderungen und Kapazitäten speziell bei ihrem Kind vermutlich zusammenkommen (Blanko-Vorlage zur individuellen Anpassung durch Eltern und Therapeutin im ▶ Serviceteil, Abschn. A7 und in den ▶ Online-Materialien unter http://extras.springer.com).

Bereits beim Erstgespräch sollte deutlich werden: Der Wunsch der Bezugspersonen, die Ursache zu erfahren, ist verständlich. In der Therapie kann es aber nur darum gehen, Faktoren, die mit dem Stottern zusammen beobachtet werden können, zu erkennen und in der Absicht einzubeziehen, das Stottern günstig zu beeinflussen.

> ❯ Es geht nicht um Ursachenforschung, sondern um Beeinflussung der veränderbaren Parameter.

4.2.8 Klärung der Therapiemotivation mit Eltern und Kind

Besondere Aufmerksamkeit verlangt die Klärung der Motivation und der Erwartungen an die Therapie. Dieser Punkt dient verschiedenen Zielen:

■ **Vorbeugen von Missverständnissen**
Die Motivationsklärung ist entscheidend für den Verlauf und den Erfolg der Therapie. Sie dient dazu, Missverständnissen zum konkreten Therapieauftrag und zum erforderlichen Arbeitsaufwand von Anfang an vorzubeugen.

■ **Klären unrealistischer Erwartungen**
Es muss deutlich werden, dass eine Stottertherapie nicht automatisch zum Erfolg führt, sondern ein Prozess ist, dessen Verlauf von vielen Faktoren abhängt und daher nicht 100%ig vorhersagbar ist. Dies zerstört zwar die Hoffnung auf eine einfache »Heilung«, eröffnet dann jedoch die Möglichkeit einer aktiven und individuellen Gestaltung.

■ **Realistische Einschätzung des Arbeitsaufwands**
In vielen Fällen bietet es sich an, auf die Äußerungen gleich einzugehen und unrealistische Erwartungen zu besprechen. Soll die Therapie erfolgreich verlaufen, so fordert sie ein gutes Maß an Kooperation – sowohl vom Jugendlichen wie bei jüngeren Kindern von den Eltern. Ohne ein gewisses Maß an Mitarbeit und häuslichen Übungen oder Beobachtungen hat die Therapie keine Erfolgsaussichten. Der zeitliche Aufwand, den eine Therapie mit sich bringt, sowie der voraussichtliche Einsatz für Transferaufgaben müssen daher realistisch besprochen werden. Ist eine minimale Kooperation nicht gewährleistet, kann der Therapiebeginn evtl. verschoben werden, bis mehr Zeit für die mit der Therapie verbundenen Aufgaben zur Verfügung steht.

■ **Arbeitsbündnis**
Nicht zuletzt geht es darum, möglichst bald eine Arbeitshaltung beim Jugendlichen bzw. bei den Eltern zu schaffen. Diese ist die Voraussetzung für das Arbeitsbündnis bzw. den Therapieauftrag, der im Verlauf der nächsten Therapiestunden verhandelt und vereinbart werden sollte. Die Familie lernt, dass sie zum Gelingen der Therapie entscheidend selbst beitragen kann. So werden Kind und Eltern optimal respektiert und gestalten die Therapie von Anfang an aktiv mit.

Beispiele für Fragen zur Motivationsklärung finden sich in ▶ Übersicht 4.10. Ob das Kind bereits zu diesem Zeitpunkt mit all diesen Fragen konfrontiert werden kann, ist individuell zu entscheiden und vor allem altersabhängig.

Übersicht 4.10

Fragen an Kind und Eltern zur Klärung der Motivation

— Eltern:
  – Wie wichtig ist Ihnen das Stottern Ihres Kindes, und wie viel Energie würden Sie in die Therapie investieren, um Ihrem Kind zu helfen?
  – Glauben Sie, dass Sie etwas für das Stottern Ihres Kindes tun können?
  – Wie sieht Ihr persönliches Therapieziel aus?
  – Woran erkennen Sie, dass die Therapie erfolgreich ist/war?
— Kind:
  – Weißt du, warum du hier bist?
  – Wie findest du dein Sprechen? (Bei jüngeren Kindern abfragbar durch Vorlage verschiedener Smiley-Gesichter, die Gefühle abbilden; ▶ Online-Material unter http://extras.springer.com)
  – Was möchtest du dafür tun, dass es mit deinem Sprechen besser wird? Hast du dafür Zeit? Hast du Lust, dafür neue Ideen mit mir auszuprobieren?

Fazit
Neben den üblichen Fragen zur Anamnese ist vor Beginn der Therapie die genaue Abklärung der Therapiemotivation unbedingt erforderlich.

4.3   Die Anamnese bei unterschiedlichen Altersstufen

Es gibt verschiedene Settings und Möglichkeiten der Durchführung einer Anamnese. Welches Vorgehen sich am besten eignet, muss individuell entschieden und dem Gesprächsverlauf angepasst werden.

4.3.1   Anwesenheit des Kindes – ja oder nein?

❱ Es hat wenig Zweck, Widerstände der Eltern bezüglich der Anwesenheit des Kindes und des therapeutischen Vorgehens zu übergehen (► Abschn. 5.2.2).

Eine allgemein gültige Antwort auf die Frage, ob das Kind beim Erstgespräch anwesend sein sollte oder nicht, gibt es nicht. Aus Zeitgründen oder wenn die Eltern bereits bei der Anmeldung einen entsprechenden Wunsch geäußert haben, können Anamnese und Befunderhebung im Vorschulalter an zwei verschiedenen Terminen durchgeführt werden. Dies erlaubt dem Untersucher, ein **möglicherweise vorhandenes Tabu** mit den Eltern zu thematisieren und zunächst allein mit ihnen nach einer Lösung für das weitere Vorgehen zu suchen.

Die Alternative ist eine Anamnese, die im Idealfall im Beisein aller im Haushalt lebenden Familienmitglieder stattfindet. Auf diese Weise lassen sich wertvolle Beobachtungen zur Interaktion aller Familienmitglieder und zu ihrem Umgang mit dem Stottern machen. Dieses von systemischer Sichtweise geprägte Vorgehen ermöglicht viele Ansätze zur Intervention und kann gerade bei Familien mit negativer oder ambivalenter Einstellung zum Stottern des Kindes sowie bei starken innerfamiliären Verquickungen sehr bereichernd sein. Mit dieser Vorgehensweise wird zugleich von Beginn an der Grundstein für die direkte Behandlung des Stotterns gelegt. Hiervon können das Kind und die Eltern profitieren. Zudem lernen die Bezugspersonen, wenn sie bisher unsicher mit dem Thema umgegangen sind, am Modell der Therapeutin, wie ein offenes Gespräch über das Stottern möglich ist.

❱ Über die Art des Vorgehens in der Diagnostik entscheiden die individuellen Voraussetzungen des Kindes sowie die Fähigkeiten, Interessen und Einstellungen der Therapeutin.

Bei jugendlichen Stotternden reicht ein Gespräch alleine mit den Bezugspersonen in keinem Fall aus. Auch hier sind ein gemeinsames Gespräch sowie die Aufteilung in zwei getrennte Settings möglich.

4.3.2   Themen des Erstgesprächs mit dem stotternden Kind

► Übersicht 4.11 gibt einen Überblick über mögliche zusätzliche Fragen, die mit dem betroffenen Kind oder Jugendlichen besprochen werden können. Diese drehen sich vor allem um Umweltreaktionen und die eigene Wahrnehmung des Stotterns. Damit weisen die Themen schon in den Bereich der Therapie hinein und bereiten spätere Therapieinhalte vor. Natürlich ist die Aufzählung unvollständig und muss im Gespräch ergänzt bzw. modifiziert werden.

> **Tipp**
>
> Ältere Kinder können zusätzlich durch die Beantwortung des Fragebogens »Stolperstein« selbst differenziert Auskunft über die Bedeutung des Stotterns bezüglich ihrer Lebensqualität geben (► Abschn. 5.4.5). Durch eine spätere, erneute Befragung können im Rahmen der Verlaufsdiagnostik (► Abschn. 5.6) mögliche Therapiefortschritte im Bereich der Einstellungen und der Lebensqualität sichtbar gemacht werden.

❶ Im Erstgespräch mit dem betroffenen Kind ist besonders aufmerksam auf Reaktionen zu achten, die anzeigen, dass das Kind beginnt, sich unwohl zu fühlen. Sind die Fragen dem Kind unangenehm, muss dies – je nach Situation – angesprochen oder die Gesprächsrichtung geändert werden (► Abschn. 8.5.2)!

> **Übersicht 4.11**
>
> **Mögliche Fragen an das Kind**
> - Weißt du, warum du hier bist?
> - Du bleibst manchmal beim Sprechen sssso hängen, merkst du das?
> - Was machst du, wenn du hängen bleibst? (► Abschn. 8.6, »Förderung der Eigen- und Symptomwahrnehmung«)
> - Was machst du, damit du nicht mehr hängen bleibst?
> - Gibt es etwas, was du nicht machen magst, weil du stotterst?
> - Gibt es jemanden, der blöd/gut auf dein Sprechen reagiert?
> - Hänseln dich andere Kinder/Jugendliche wegen des Stotterns? Wie reagierst du darauf?
> - Wie gehen deine Lehrer/Erzieher mit dem Stottern um? Wie findest du das?
> - Wen stört dein Sprechen am meisten? Stört es dich?
> - Was hilft dir beim Sprechen?
> - Was wäre anders, wenn du nicht stottern würdest?

Fazit
- In welchem Setting und mit welchen Gesprächspartnern das Anamnesegespräch geführt wird, ist von Fall zu Fall zu entscheiden.
- Fragen an das Kind oder den stotternden Jugendlichen betreffen vor allem die eigene Wahrnehmung des Stotterns und Umweltreaktionen.

Literatur

Boey RA, Van de Heyning PH, Wuyts FL, Heylen L, Stoop R, De Bodt, Marc S (2009) Awareness and reactions of young stuttering children aged 2–7 years old towards their speech disfluency. J Communication Disord 42:334–346

Perkins WH (1999) Should we seek help? In: Stuttering Foundation of America (Ed) Stuttering and your child: Questions and answers. Stuttering Foundation of America, Memphis, Tn

Thiel MM (2000) Logopädie bei kindlichen Hörstörungen. Ein mehrdimensionales Konzept für Therapie und Beratung. Springer, Berlin

Befunderhebung

C. Ochsenkühn, C. Frauer, M. M. Thiel

C. Ochsenkühn et al., *Stottern bei Kindern und Jugendlichen,* Praxiswissen Logopädie,
DOI 10.1007/978-3-662-43650-9_5, © Springer-Verlag Berlin Heidelberg 2015

Die Diagnostik des kindlichen Stotterns ist im Wesentlichen ein beschreibendes Verfahren, das die Aufgabe hat, die Störung durch qualitative und quantitative Kriterien zu erfassen. Neben der genauen Beschreibung der hör- und sichtbaren Symptomatik geht es vor allem darum, zu erfassen, was das Kind beschäftigt und belastet. Es ist also (im Sinne der ICF, ▶ Kap. 3), von großer Bedeutung, die Auswirkungen zu erfassen, die das Stottern auf die individuelle Lebenssituation und damit auf die Lebensqualität des Kindes hat. Dabei sollten auch die Faktoren ermittelt werden, welche den Redefluss positiv wie negativ beeinflussen. **Ziel ist, ein möglichst objektives Bild der funktionalen Gesundheit zu erhalten.** Diese funktionale Gesundheit umfasst die Kern- und Begleitsymptomatik genauso wie die individuellen Kontextfaktoren des Kindes und seine Teilhabe an den unterschiedlichen Lebensbereichen. Es gibt keine standardisierten Tests, die eine umfassende Aussage über das Stottersyndrom treffen könnten, da das Störungsbild zu komplex ist und zu vielen beeinflussenden Faktoren unterliegt. Für ein individuell zugeschnittenes Therapieprogramm müssen daher alle möglicherweise auf das Stottern einwirkenden Parameter überprüft und auf ihre Relevanz für das Kind untersucht werden. Im folgenden Kapitel werden der Befundbogen sowie die einzelnen Untersuchungsparameter dargestellt und ihre Beziehung zur Therapie verdeutlicht. Die Beschreibung der z. T. unterschiedlichen Vorgehensweisen bei Vorschul- und Schulkindern und evtl. auftretender Schwierigkeiten bei der Durchführung unterstützen die am Einzelfall orientierte Diagnostik. Eine Aufstellung differenzialdiagnostischer Hinweise auf Poltern erleichtert die Auswertung der Befunderhebung sowie die Therapieplanung.

5.1 Erstdiagnostik als Grundlage der Therapieplanung

Stottern ist stets eine die gesamte Kommunikation betreffende Störung. Sie steht immer mit anderen, sich gegenseitig beeinflussenden Bereichen in enger Verbindung.

❯ Auffälligkeiten des Redeflusses müssen mit der Sprachentwicklung, der psychosozialen und der kognitiven Entwicklung sowie mit situativen Besonderheiten in Beziehung gesetzt werden.

Aus der Kombination eigener Beobachtungen und anamnestischer Daten entsteht ein **Profil der Störung und begleitender Auffälligkeiten**. Die Therapeutin entwickelt auf der Basis des erstellten Profils zunächst **Hypothesen über beeinflussende Faktoren** (▶ Abschn. 2.2.2, ▶ Abschn. 3.2.2, »Kontextfaktoren«). Diese müssen im Rahmen der Arbeit mit dem Kind und den Eltern kritisch mit den Methoden der Verlaufsdiagnostik überprüft und ggf. korrigiert werden. Die Analyse der Stottersymptomatik und ihrer Begleitstörung dient weiterhin der Abgrenzung zu anderen Störungsgebieten (Differenzialdiagnose).

5.2 Arbeitsprinzipien

Die Untersuchung wird von verschiedenen therapeutischen Überlegungen maßgeblich beeinflusst. Sie werden im Folgenden kurz erläutert, und ihre Auswirkungen auf die Durchführung der Untersuchung und auf die Gestaltung der therapeutischen Beziehung werden diskutiert.

5.2.1 Ressourcenorientierte Diagnostik und Therapie

Untersuchende nehmen sich normalerweise viel Zeit, um herauszufinden, was das Kind **nicht** kann, und warum dies so ist. Die Stärken des Kindes bleiben dabei oft unbeachtet. Dadurch wird dem Kind häufig ungewollt vermittelt, dass mit ihm etwas nicht stimmt. Auch die Eltern nehmen die Defizite ihres Kindes nach der Diagnostik oft verstärkt wahr.

▪ **Der Blick auf die Stärken**
Die ressourcenorientierte Vorgehensweise (auch ▶ Abschn. 3.1.1) ist zunächst vor allem eine Frage der therapeutischen Einstellung. Ist die Therapeu-

tin bereit, sich die Zeit zu nehmen, ihren Patienten außerhalb seiner Störung wahrzunehmen, eröffnet sich ihr ein großer Spielraum bezüglich des Kontakts, der Therapieplanung und der Durchführung. Der Kontakt wird durch die Begegnung zweier Menschen belebt, die beide **Fähigkeiten und Defizite** mit sich bringen. Den Eltern wird es dadurch oft ermöglicht, ihr Kind zunehmend wieder als Ganzes wahrzunehmen. Nicht als »Stotterer«, sondern als ihr Kind, das zwar stottert, daneben aber noch viele andere Eigenschaften besitzt. Die Eltern-Kind-Beziehung erfährt dadurch meist eine große Entlastung, Stressoren können reduziert werden (Thiel 2000).

▪ **Stärken im Erstkontakt herausfinden**
Schwierigen Therapieinhalten kann sich häufig gut angenähert werden, wenn man von den Stärken des Kindes ausgeht. Daher wird bereits im Erstkontakt gezielt nach den Stärken des Kindes, der Eltern und den positiven Elementen der Eltern-Kind-Beziehung gesucht. Auch sonstige Förderfaktoren aus dem Umfeld des Kindes (Kindergarten/Schule, Freunde, Freizeitaktivitäten) werden gemeinsam ermittelt. Sowohl eigene Eindrücke (vgl. Befundbogen, »Psychische Ebene«, ▶ Serviceteil, Abschn. A2 und A3, in den ▶ Online-Materialien unter http:// extras.springer.com) als auch die Sichtweise der Eltern und ggf. die Eigenwahrnehmung des Kindes (▶ Abschn. 5.4.5 und Fragebogen »Stolperstein-E« im ▶ Serviceteil, Abschn. A11 und in den ▶ Online-Materialien unter http://extras.springer.com) spielen dabei eine Rolle. Bei der Besprechung des Befundes und der anschließenden Therapieplanung finden Fähigkeiten und Defizite des Kindes gleichermaßen Beachtung (▶ Abschn. 5.7).

5.2.2 Der Umgang mit dem Tabu Stottern

▪ **Die Verschwörung des Schweigens**
Familien stotternder Vorschulkinder werden häufig von Erziehern, Ärzten und Logopäden gebeten, nicht mit ihrem Kind über das Stottern zu sprechen. Für die Eltern ist es jedoch schwer, etwas zu ignorieren, was für alle sehr deutlich hör- und sichtbar ist. Oft belastet das »Unsagbare« (Rustin u. Cook 1995:

»conspiracy of silence«) das Kind und die ganze Familie sehr. Schuldgefühle machen sich bei den Eltern breit, wenn sie es zum wiederholten Male nicht geschafft haben, ihr Kind vor unangenehmen Reaktionen zu schützen, oder die eigene Besorgnis zu vertuschen. Oft fragen die Eltern bereits beim telefonischen Erstkontakt, wie sie den Besuch bei der Sprachtherapeutin erklären sollen. Da am Telefon nicht abzusehen ist, welcher Therapieansatz für das angemeldete Kind sinnvoll ist und es kaum möglich ist, den Grad des Störungsbewusstseins und der Frustrationstoleranz des Kindes einzuschätzen, liegt die Vorbereitung auf die Untersuchung ganz bei den Eltern. Die Bitte, so ehrlich wie möglich und so vorsichtig wie nötig zu sein, mag den Eltern nur eine kleine Hilfe sein, betont jedoch andererseits zugleich die Verantwortlichkeit der Eltern im therapeutischen Prozess (▶ Abschn. 4.3.1).

> ❯ Verunsicherte Eltern von Schulkindern sollten ermutigt werden, die nahende Vorstellung bei der Sprachtherapeutin zu nutzen, offen über das Stottern zu sprechen.

▪ **Die Therapeutin im Spannungsfeld unterschiedlicher Bedürfnisse**
Das eigentliche Dilemma wird schließlich in der Untersuchung deutlich. Die Entscheidung, das Kind auf eine »Spielstunde« vorzubereiten, muss erst einmal akzeptiert werden. Sehr wahrscheinlich spürt das Kind jedoch die Heimlichkeiten der Eltern oder gar der gesamten Familie. Vielleicht nimmt es die Diskrepanz zwischen dem scheinbar zwanglosen Besuch und dem unterschwelligen Anspruch der Eltern und der Logopädin, bestimmte Parameter zu überprüfen, wahr. Man muss davon ausgehen, dass ein Kind mit beginnendem oder manifestem Stottern (▶ Abschn. 1.4) zumindest im Ansatz eine Vorstellung davon hat, dass etwas mit seinem Sprechen nicht in Ordnung ist (▶ Abschn. 4.2.4), und es ahnt, dass es deshalb bei der Sprachtherapeutin ist. Es besteht die Gefahr, dass sich das Kind nicht ernst genommen fühlt und eine unbeschwerte und von Offenheit geprägte Kontaktaufnahme gefährdet ist. Auch im Rahmen der Therapie kann es schwierig werden, dem Kind begreiflich zu machen, warum man in einer reinen »Spielstunde« klar umrissene Ziele verfolgt und möchte, dass es bestimmte Aufgaben durchführt.

> Soll sich eine von Echtheit und positiver
> Wertschätzung geprägte therapeutische Be-
> ziehung entwickeln, muss die Sprachthera-
> peutin dem Kind zumindest im Ansatz erklä-
> ren können, worum es in der Untersuchung
> geht. Eine befriedigende und allgemein
> gültige Antwort auf die Frage, wie direkt man
> auf das Stottern des Vorschulkindes einge-
> hen kann, gibt es nicht.

Unterschiedliche therapeutische Schulen schlagen
z. T. völlig gegensätzliche Vorgehensweisen vor. Solange es so viele Unklarheiten über das Stottern gibt,
bleibt dem Untersucher nichts anderes übrig, als das
Spannungsfeld zwischen den Bedürfnissen des Kindes und seiner Familie sowie den eigenen Einstellungen und Fähigkeiten vorsichtig auszuloten.

5.2.3   Die enge Orientierung am Kind

Klarheit schafft Vertrauen. Ein transparenter Einstieg in die Diagnostik ist für verunsicherte Kinder jeden Alters besonders wichtig. Ein Kind, das
die Erlaubnis oder sogar den Auftrag erhält, erst
einmal nicht zu sprechen, sondern sich zunächst
im Raum zu orientieren und zu überlegen, was es
denn gerne spielen möchte, wird sich wesentlich
schneller von den Eltern lösen können und für den
Kontakt mit der Therapeutin zugänglich werden als
ein bedrängtes Kind, dessen Widerstand geradezu
heraufbeschworen wurde.

Tipp

Sollte das Kind die Mitarbeit dennoch zunächst ganz verweigern, werden die Eltern als
Spielpartner eingeschaltet. Die Sprachtherapeutin sieht deren Spiel zu und beobachtet
die Eltern-Kind-Interaktion. Nach einer Weile
kann sie sich dann vorsichtig in das Spiel
mit einschalten. Die Eltern sollten hinterher
die Möglichkeit erhalten, die Spielsituation
zu kommentieren, da sie sich unter Beobachtung oft gehemmt fühlen und anfangs
nur bedingt zu einer natürlichen Spielweise
finden.

Bei älteren Kindern wird eine offene Diskussion
über das Stottern mit allen Anwesenden vorsichtig angeregt (▶ Abschn. 4.3.2). Negative Reaktionen,
wie z. B. Abwertungen, Schuldzuweisungen oder
Rückzug einzelner Gesprächsteilnehmer, sollten
hierbei abgefangen und zu einem späteren Zeitpunkt eingehender behandelt werden.

> Die Maske älterer Kinder aus »Coolness« und
> Überlegenheit ist meistens ein Signal grö-
> ßerer Verunsicherung und Versagensangst.
> Der unausgesprochene Wunsch nach Distanz
> sollte daher ebenso respektiert werden wie
> bei kleinen Kindern.

Fazit
Das Vorgehen in Diagnostik und Therapie orientiert
sich an den Fähigkeiten und Defiziten des Kindes
und der Familie. Den Fähigkeiten sollte dabei eine
besondere Bedeutung zugemessen werden.

5.2.4   Durchführung und Dokumentation der Untersuchung

- Entlastung der Therapeutin durch gezielten Einsatz von Medien

Die gesamte Untersuchungs- und Spielsituation sollte
mit Audio- und/oder Videoaufnahmen festgehalten
und anschließend ausgewertet werden. Eltern und
Kind werden kurz auf die Aufnahme hingewiesen.
Oft entspannt eine kleine, sofort wiedergegebene
Demoaufnahme die gesamte Situation und fördert
zugleich den Kontakt. Beobachtete Auffälligkeiten
werden im Befundbogen (Kopiervorlage im ▶ Serviceteil, Abschn. A2 und A3 und in den ▶ Online-Materialien unter http://extras.springer.com) angekreuzt
und ggf. genauer beschrieben. Wenn es nötig ist,
kann der Untersucher so den Schwerpunkt seiner
Aufmerksamkeit ganz auf die Kontaktaufnahme
legen. Zugleich dient die Aufnahme der Erstuntersuchung dem Vergleich mit späteren Stichproben
und damit der Verlaufsdiagnostik.

- Bedeutung der Spontansprache

Die Beobachtung der Spontansprache ist zugleich
die Grundlage zur Beschreibung des Kommu-

nikationsverhaltens. Da sie wichtige Anhaltspunkte zur Auswahl weiterer Untersuchungsmethoden liefert (z. B. detailliertere Untersuchung von Wortschatz, Grammatik, Artikulation oder Mundmotorik), sollte der Untersuchung der Spontansprache neben dem Kontaktaufbau vor Einzeluntersuchungen immer der Vorzug gegeben werden. Während bei Vorschulkindern Spontansprache zunächst über das Spiel provoziert wird, kann bei älteren Kindern zumeist direkt das Gespräch gesucht werden.

Fazit
- Die Diagnostik verläuft so indirekt wie nötig und so direkt wie möglich.
- Die Audio- und/oder Videodokumentation der Untersuchung entlastet nicht nur den Untersucher während der Diagnostik, sondern erlaubt auch eine gründliche und reproduzierbare Auswertung der Untersuchungsergebnisse.
- Die Untersuchung der Spontansprache ist in der Erstuntersuchung vorrangig.

5.3 Befundbogen

Wegen der Komplexität des Störungsbildes können in der Diagnostik viele Einzelaspekte berücksichtigt werden. Um die Therapie individuell an die Fähigkeiten und Defizite des Kindes anzupassen, sollte allerdings für alle im Untersuchungsbogen aufgeführten Parameter individuell abgewogen werden, ob eine Untersuchung der betreffenden Einflussgröße sinnvoll ist oder nicht.

Die Einzelergebnisse werden im Diagnostikbogen eingetragen und evtl. vorhandene weitere Testprotokolle beigefügt. Ein Diagnostikprotokoll steht sowohl für Klein- und Vorschulkinder als auch für Schulkinder und Jugendliche als Kopiervorlage im ▶ Serviceteil (▶ Abschn. A2 und A3) sowie in den ▶ Online-Materialien unter http://extras.springer.com zur Verfügung.

Zur Erleichterung der Auswertung können vorgegebene Möglichkeiten unterstrichen, ergänzt oder genauer beschrieben werden. Am Ende der jeweiligen Bögen besteht die Möglichkeit, die Untersuchungsergebnisse in einer Tabelle übersichtlich

zusammenzufassen. ▶ Übersicht 5.1 stellt die Kurzversion des Bogens vor.

> **Übersicht 5.1**
> **Kurzversion des Diagnostikprotokolls**
> 1. Beschreibung der Kernsymptomatik
>   - Qualitative Beschreibung
>   - Quantitative Auswertung der Symptomatik
> 2. Beschreibung der Begleitsymptomatik
>   - Sprachliche Ebene
>   - Nichtsprachliche Ebene
>   - Atmung, Haltung, Stimme, Tonus
>   - Reaktionen auf Sprechdruck
> 3. Psychosoziale Aspekte
> 4. Verhaltensbeobachtungen
>   - Interaktion mit Eltern/Therapeutin
>   - Spielverhalten
>   - Umgang mit Anforderungen
> 5. Kommunikationsverhalten der Eltern
> 6. Ergebnisse des Fragebogens zu den Auswirkungen des Stotterns
> 7. Sprachentwicklung
> 8. Motorik und Koordination
>   - Fein-, Grob- und Mundmotorik
>   - Sensomotorische Entwicklung

Fazit
- Der Befundbogen dient der Erfassung der Kern- und Begleitsymptomatik sowie weiterer Auffälligkeiten des Kindes und seiner familiären Situation.
- Er wird flexibel gehandhabt und an die aktuelle Untersuchungssituation angepasst.

5.4 Untersuchungsparameter und ihre Relevanz für die Therapie

Die Vielzahl möglicher, aber nicht immer obligatorischer Komponenten der Diagnostik des kindlichen Stotterns wirkt zunächst etwas unübersichtlich und auf unerfahrene Untersuchende bisweilen abschreckend. Deshalb werden an dieser Stelle zur besseren Transparenz die einzelnen Untersuchungsparameter und deren Praxisrelevanz genauer beschrieben sowie die Querverbindungen zu anderen sprach-, sprech- und stimmtherapeutischen Fachgebieten und benachbarten Disziplinen dargestellt.

5.4.1   Von der Diagnostik zur Therapieplanung

- **Screening**

Nach der Kontaktaufnahme werden zunächst im Rahmen einer möglichst natürlichen Kommunikations- und Spielsituation Redefluss, Sprachentwicklung und motorische Fähigkeiten erfasst. Aus der Beobachtung der Interaktion ergeben sich Anhaltspunkte zur Beschreibung der sozialen Entwicklung, des Selbstkonzepts und der Eigenwahrnehmung. So entstehen erste Hinweise darauf, welche vertiefenden Untersuchungen der Sprache und möglicher begleitender Auffälligkeiten sinnvoll sind.

- **Einführen verschiedener sprachlicher Anforderungen**

Ist der Kontakt gefestigt, werden unterschiedliche sprachliche Anforderungen (▶ Abschn. 5.4.2) eingesetzt und die Veränderung des Redeflusses dabei beobachtet und notiert. Je nach Belastbarkeit des Kindes werden bereits Stressoren vorsichtig eingeführt und die Reaktionen darauf überprüft. Zeigt das Kind in der ersten Sitzung keine oder kaum Symptomatik, kann die Untersuchung der Sprechleistungsstufen möglicherweise weitere Aufschlüsse über Art und Qualität der Störung geben. In ▶ Übersicht 5.2 sind obligatorische und vertiefende Elemente der Untersuchung aufgelistet.

> ❯ Häufig hat der Erstbefund die Funktion eines Screenings. Auffällige Bereiche werden in den folgenden Sitzungen detaillierter untersucht.

- **Erste Hypothesen**

Am Ende der Erstdiagnostik sollte es der Therapeutin möglich sein, aus den verschiedenen Beobachtungen und anamnestischen Angaben erste Hypothesen zur Verursachung und/oder Aufrechterhaltung des Stotterns zu formulieren. Diese müssen in den folgenden Stunden überprüft und ggf. korri-

giert werden. Die Beobachtungen aus der Diagnostiksitzung, die Schilderungen der Eltern und älterer Kinder fließen in die Therapieplanung mit ein. Für eine qualitativ hochwertige Hypothesenbildung als Grundlage für Therapieentscheidungen stellt ein fundiertes Clinical Reasoning (▶ Kap. 12) eine gute Basis dar.

Übersicht 5.2

Bereiche der Untersuchung

- Obligatorische Elemente der logopädischen Diagnostik
  - Untersuchung des Redeflusses auf den unterschiedlichen Sprechleistungsstufen mit qualitativer und quantitativer Beschreibung der Symptomatik
  - Hypothesenbildung über mit Stottern in Zusammenhang stehende Faktoren
  - Beobachtung von Strategien im Umgang mit dem Stottern
  - Beschreibung der Kommunikation von Kind und Umwelt
  - Verhaltensbeobachtung
  - Screening-Untersuchung der Sprachentwicklung sowie der grob-, fein- und mundmotorischen Entwicklung
- Vertiefende logopädische Untersuchungen und Zusammenarbeit mit anderen Fachrichtungen
  - Sprachentwicklungsdiagnostik mit Untersuchung von Semantik, Syntax, Morphologie, Artikulation und Mundmotorik
  - Untersuchung der Atem- und Stimmfunktion
  - Beobachtung der motorischen und sensomotorischen Entwicklung; ggf. Zusammenarbeit mit Ergo- oder Physiotherapeuten
  - Einschätzung des allgemeinen Entwicklungsstands; ggf. entwicklungsneurologische oder entwicklungspsychologische Abklärung
  - Beobachtung der sozialen Entwicklung und Situation; ggf. psychologische Diagnostik

5.4.2 Untersuchung der verschiedenen Sprechleistungsstufen

Aus den Aufgaben Spontansprache, gelenkte Rede, Nachsprechen und Lesen (▶ Übersicht 5.3) ergeben sich für den Sprecher unterschiedliche Anforderungen an die sprachlichen Kapazitäten und die subjektiv erlebte Kommunikationsverantwortlichkeit. Diese unterschiedlichen Anforderungsebenen bezeichnet man als Sprechleistungsstufen. Mit ihrer Hilfe werden die Auswirkungen sprachlicher und psychischer Anforderungen auf den Redefluss überprüft. Eine Zunahme der Grund- und Begleitsymptomatik gilt als Indikator für erhöhte interne oder sprachliche Anforderungen und wird im Befundbogen notiert. Die Einzelergebnisse werden ausgewertet und miteinander in Beziehung gesetzt. Daraus entsteht ein erstes Bild über die Wirksamkeit einiger Stressoren. Zudem ergeben sich häufig weitere differenzialdiagnostische Schritte. Zum Einsatz von Stressoren bietet die ▶ Übersicht 5.4 einige Anhaltspunkte.

Übersicht 5.3

Sprechleistungsstufen in der Stotterdiagnostik

- Spontansprache:
    - Entspannte Spielsituation
    - Sprechen unter erhöhten Anforderungen (Fragen, Zeitdruck, negative Zuhörerreaktionen etc.)
- Gelenkte Rede (Bildergeschichte, Nacherzählen)
- Lesen (ab 3. Klasse)
- Nachsprechen

> Alle Sprechleistungsstufen werden qualitativ und quantitativ ausgewertet.

Übersicht 5.4

Therapeutenverhalten bei derÜberprüfung der Wirksamkeit von Stressoren

- Veränderung des Sprechverhaltens
    - Erhöhen des Sprechtempos
    - Zunahme der Äußerungslänge
    - Vermehrtes Fragen
    - Fragestellungen, die komplexere Antworten erfordern (z. B. »Wie spielt man Memory?«, »Was ist der Unterschied zwischen Pokemon und Digimon?«, Fragen nach Freunden und Interessen)
    - Stellen evtl. unangenehmer Fragen (z. B. »Streitest du manchmal mit anderen Kindern? Worüber?« oder: »Stört dich dein Sprechen?«).
- Veränderung des Kommunikationsverhaltens
    - Zuwendung reduzieren (Körperhaltung, Prosodie, Unaufmerksamkeit)
    - Blickkontakt abbrechen
    - Ins Wort fallen
    - Ungeduldig nachfragen (»Wie meinst du das?«, »Erkläre mir das mal genauer, so verstehe ich das nicht«)
    - Zeitdruck erzeugen (verbal: »Jetzt mach mal schnell, wir wollen noch Ball spielen«; nonverbal: hektische Spielhandlung, Wippen mit dem Fuß oder Blick auf die Uhr etc.; vgl. Innerhofer 1977)
    - Negative Kommentare geben (»Wenn du den Turm so schief baust, brauchst du dich nicht zu wundern, dass er einstürzt«)
- Provokation von Frustration beim Kind
    - Das Kind ermahnen, Grenzen setzen
    - Das Kind im Spiel verlieren lassen (erst nach ausreichender Festigung des Kontakts überprüfen)

Qualitative Untersuchung der Sprechleistungsstufen

Im Rahmen der qualitativen Auswertung werden sowohl die Kern- als auch die Begleitsymptomatik auf allen sprachlichen Anforderungsebenen beschrieben und Veränderungen notiert. Die Beschreibung der **Schwere und Länge der Blockaden** sowie möglicherweise bereits vorhandene Formen von sog. flüssigem Stottern schaffen direkte Ansatzpunkte für das therapeutische Vorgehen (▶ Abschn. 6.6 und 6.8).

Als **flüssiges Stottern** werden jene Blockaden bezeichnet, die den Redefluss nicht weiter beeinträchtigen. Dell (1996) bezeichnet diese Art zu stottern als »easy stuttering«, mit dessen Hilfe Blockaden an Schwere verlieren: »(…) this will help him to be more aware of the positive things he is already doing and it might encourage him to do more easy stuttering words …« (Dell 1996, S. 68).

Möglicherweise vorhandene Ansätze zu flüssigem Stottern oder anderen positiven Copingstrategien können im Befundbogen (► Serviceteil, Abschn. A2 und A3 und in den ► Online-Materialien unter http://extras.springer.com) unter »Zielform des leichten Stotterns bereits vorhanden« bzw. unter »Erkennbare Strategien im Umgang mit dem Stottern« vermerkt werden.

Die beobachtete Begleitsymptomatik wird ebenfalls im Protokoll festgehalten und ggf. genauer beschrieben sowie bezüglich ihrer Funktion für den Sprechablauf (Vermeidung, Starter, Fluchtverhalten) analysiert (► Abschn. 1.3.3).

- Qualitative Auswertung der Spontansprache unter Einsatz von Stressoren

Echte Kommunikation und sprachlicher Austausch finden erst auf der Ebene der Spontansprache statt. Das Kind zeigt sich auf dieser Ebene mit seinen ganzen sprachlichen und kommunikativen Stärken und Defiziten. Nach einer ausreichenden Stärkung des Kontakts zum Kind werden vorsichtig mögliche Stressoren eingesetzt (► Übersicht 5.4) und die Reaktionen darauf beobachtet. Unter Umständen reagiert das Kind auf Stressoren nicht nur mit einer Zunahme und **Verschärfung der Stottersymptomatik**, sondern auch mit **Verhaltensänderungen**. Die Beobachtung von Reaktionen auf Sprechdruck dienen als Grundlage der Elternberatung und zur Planung einer möglichen Desensibilisierungsphase (► Abschn. 8.5.2, »Prinzipien der Desensibilisierung«).

❯❯ Mögliche Stressreaktionen sind z. B. der Abbruch des Blickkontakts, motorische Unruhe, Rückzugsverhalten, aggressives Verhalten, Kaspern oder Ablenkungsmanöver.

❶ Wird das Kind während der Untersuchung stärker unflüssig oder zeigt es deutliche nonverbale Reaktionen auf eingesetzte Stresso-

ren, muss sofort auf eine niedrigere Anforderungsstufe zurückgekehrt werden, bis sich der Redefluss wieder ausreichend stabilisiert hat. Erst danach können weitere Stressoren überprüft werden. Das Kind darf auf keinen Fall übermäßig belastet werden oder gar schwerer stotternd die Untersuchung verlassen. Gegebenenfalls wird die Überprüfung der einzelnen Anforderungsebenen der Spontansprache über mehrere Sitzungen hinweg durchgeführt.

Beispiel
Daniel, 4;4 Jahre – Überprüfung von Stressoren
Daniel wird von seiner Mutter zur Diagnostiksitzung gebracht. Nachdem ihm kurz der Rahmen der Stunde erklärt wurde, erhält er viel Zeit, um sich im Zimmer zu orientieren und sich ein Spiel auszusuchen. Zunächst wählt er sich ein Puzzle, das er alleine und schweigend zusammenbaut. Er akzeptiert die zunehmenden Kommentare der Therapeutin und fragt sie schließlich, ob sie ihm helfen könne, »die Luft« zu legen. Er sieht die Kiste mit den Autos und leert sie aus. Therapeutin und Kind spielen eine Weile ruhig miteinander, sie haben mittlerweile guten Blickkontakt und einen der Spielsituation angemessenen sprachlichen Austausch. Die Sprachtherapeutin schlägt unvermittelt vor, Bausteine aufzuladen. Daniel scheint dieses Angebot abzulehnen, denn er fährt mit dem Kipper sehr laut brummend davon. Er wird zunehmend unflüssig. Daraufhin stoppt sie ihre Intervention und geht wieder auf die Spielimpulse des Kindes ein, bis die Unflüssigkeiten weniger werden und der Kontakt wieder tragfähig ist. Sie versucht, ähnliche Situationen erneut zu provozieren, um ihre Beobachtung zu überprüfen. Schließlich beginnt sie dem Kind vermehrt Fragen zu stellen. »Was ist denn das für ein Auto?«, »Hast du auch so eines?« usw. und beurteilt wieder die Reaktionen des Kindes auf ihre Interventionen. Als Daniel ihr etwas erzählen will, fällt sie ihm kurz mit Zwischenfragen ins Wort. Auch hier wird er wieder etwas unflüssiger und erhöht das Sprechtempo. Daraufhin hört sie ihm wieder zugewandt zu und ermutigt ihn nun positiv, mehr zu erzählen. Er entspannt sich dabei merklich und wird wieder flüssiger. Als Daniel um weiteres Spielmaterial bittet, ist er sehr unflüssig. Die Therapeutin

wird diese Beobachtungen im Gespräch mit den Eltern zur Diskussion stellen und in der weiteren Therapie überprüfen. Beim gemeinsamen Aufräumen will Daniel nicht helfen. Es können ebenfalls Reaktionen auf Grenzen, Lob und Zuwendung beobachtet werden.

- **Im Spannungsfeld zwischen Theorie und Praxis**

Der »Vorführeffekt« Häufig zeigen Kinder während der Erstdiagnostik keine Symptomatik oder nur einen Teil möglicher Stotterereignisse. Schulze und Johannsen (1986, S. 221) geben zu bedenken, dass »eine Einschätzung der Effektivität einer Behandlung (...) ohne Kenntnis der natürlichen Variabilität des Stotterns nicht sinnvoll (ist), da Veränderungen des Stottermusters als Folge einer Therapieintervention nicht von Veränderungen unterschieden werden können, die Ausdruck der natürlichen Variabilität des Stotterns sind«. Daher sollten die Unflüssigkeiten des Kindes in möglichst vielen verschiedenen Situationen beobachtet werden. Leider setzen Faktoren wie Zeit und Kosten mittlerweile enge Spielräume und fordern die Kreativität der Therapierenden.

Der Kompromiss Ein praktikabler Kompromiss könnte so aussehen: Neben den bereits beschriebenen Situationen wird das Kind von der Sprachtherapeutin im Wartezimmer, mit anderen Kindern, im Rahmen einer Gruppentherapie oder mit anderen Erwachsenen beobachtet. Kollegen sprechen das Kind an und schildern seine Reaktionen darauf. Weiter können die Eltern Beobachtungsaufgaben übernehmen oder häusliche Audio- und Videoaufzeichnungen anfertigen. Diese werden von der Sprachtherapeutin oder besser gemeinsam mit den Eltern ausgewertet und besprochen.

Fazit
- Bei der qualitativen Auswertung der Spontansprache werden mehrere, situativ unterschiedliche Stichproben ausgewertet.
- Durch den gezielten Einsatz von Stressoren und die Beobachtung der Reaktionen des Kindes darauf lässt sich eine Art Stressprofil des Stotterns erstellen.

- Bei der Überprüfung möglicher Stressoren muss sehr behutsam vorgegangen werden. Die positiven Erlebnisse des Kindes müssen immer überwiegen.

Quantitative Auswertung der Sprechproben: CountBasic

Die Kernsymptome werden auf den unterschiedlichen Sprechleistungsstufen zahlenmäßig erfasst und miteinander verglichen. Dies ist durch den Einsatz des PC-Programmes »CountBasic« ohne großen Aufwand möglich. CountBasic ist Bestandteil dieses Buches (► Online-Material unter http://extras.springer.com). Aber auch ohne Hilfe dieses Programms können Symptome quantitativ erfasst werden. Anhand der Auswertung ergeben sich Vergleichswerte, die in Verbindung mit der qualitativen Beschreibungsebene die Variabilität des Stotterns veranschaulichen.

- **CountBasic – einfache Quantitätserfassung und Auswertung**

CountBasic ist ein Programm, das die Erfassung der **Stotterrate** und die Bestimmung der **Länge von Stotterereignissen** ermöglicht. Hierzu sind lediglich »Mausklicks« notwendig, die auf jede gesprochene Silbe gesetzt werden. Dabei werden durch Rechts- bzw. Linksklicks gestotterte von flüssigen Silben unterschieden. Das Programm zählt dabei die Gesamtsilbenzahl sowie die Anzahl der gestotterten und der flüssigen Silben und bestimmt automatisch das Verhältnis zwischen ihnen. Zusätzlich wird durch die anhaltend gedrückte Maustaste die Länge eines Stotterereignisses gemessen. **CountBasic dokumentiert die durchschnittliche, die längste sowie die zuletzt gemessene Länge der Stotterereignisse (**◻ Abb. 5.1**).**

> **Tipp**
>
> Eine Sprechprobe sollte – damit sie als repräsentativ betrachtet werden kann – ca. 250–300 Silben umfassen.

❯ **Die Anwendung von CountBasic während der Anwesenheit des Kindes kann ein zusätzlicher Stressfaktor sein. Soweit dieser nicht**

Click Counter

Anzahl der Linksklicks (flüssig)	Anzahl der Rechtsklicks (gestottert)	Gesamtzahl der Klicks (flüssig + gestottert)
273	20	293

Verhältnis gestottert zu Gesamt   6.83 %

Verhältnis flüssig zu Gesamt   93.17 %

Verhältnis gestottert zu flüssig   20 : 273

Dauer des letzten Stotterereignisses   0.83 s

Dauer des längsten Stotterereignisses   0.94 s

Durchschnittliche Dauer der Stotterereignisse 0.74 s

Damit die Klicks gezählt werden können, muß sich der Mauszeiger innerhalb des Dialograhmens befinden, d.h. das Programm muß aktiv ausgewählt sein. Damit das Programmfester den ganzen Desktop einnimmt, bitte das Maximieren-Feld anklicken.

Für Stotterereignisse die rechte Maustaste für die Dauer des Ereignisses gedrückt halten.

manfred@mscmaurer.de

Speichern...   Reset   Beenden

❑ **Abb. 5.1**   Screenshot des PC-Programms »CountBasic«

bewusst eingesetzt werden soll, empfiehlt sich, die Messung anhand von Aufnahmen (s. unten) durchzuführen.

Tipp	

CountBasic ist ein sehr leicht zu bedienendes Programm, das sich auch gut in der Therapie (z. B. in der Identifikationsphase, ▶ Abschn. 8.6) einsetzen lässt. Hier können die

Kinder die Messungen ihrer Stotterrate selbst durchführen. Sie finden das meist reizvoll und häufig schafft die quantitative Auseinandersetzung mit dem eigenen Stottern die Motivation, sich weiter zu verbessern.

Auswertung von Audio- oder Videoaufnahmen Die im Rahmen der Diagnostik angefertigten Aufnahmen werden auch zur quantitativen Auswertung der Kernsymptomatik verwendet. Für die Auswertung der Spontansprache werden **mindestens** zwei Passagen von jeweils ca. 100 Wörtern ausgewählt, in denen das Kind einen größeren Sprechanteil hat: einmal in entspannter Atmosphäre und einmal unter Sprechdruck. Da es sinnvoll ist, zwischen den verschiedenen Stressoren zu differenzieren, ist es zweckmäßig, mehrere Sprechdrucksituationen auszuwerten. Zur quantitativen Beurteilung der anderen erhobenen Sprechleistungsstufen genügt jeweils **eine** Stichprobe von 100 Wörtern.

■ **Erhebung der mittleren Sprechgeschwindigkeit pro Minute**
Eine repräsentative Stichprobe wird mit der Stoppuhr gemessen und die Sprechgeschwindigkeit mithilfe der Formel (Zahl der Silben × 60 Sekunden): ermittelte Sprechzeit errechnet. Da eine Stichprobe von 100 Wörtern bei Kindern ohne Zwischenfragen schwer zu erheben ist, werden die Sprecheranteile des Untersuchers nicht mitgezählt. Für seine Sprecheranteile muss also die Stoppuhr angehalten werden.

Beispiel
153 Silben in 65 Sekunden
(153 Silben × 60 Sekunden): 65 Sekunden = 141 Silben/Minute

Die verwendete Formel wurde Ham 2000, S. 37 entnommen und modifiziert. Ham errechnet die mittlere Sprechzeit nicht in Silben/Minute, sondern in Wörtern/Minute. Dieser Wert ist zwar schneller zu ermitteln, verhindert jedoch den direkten Vergleich zwischen den Patienten untereinander.

Der ermittelte Wert wird zur Beurteilung des Sprechtempos herangezogen. Leider liegen keine Zahlen für die durchschnittliche mittlere Artikulationsrate bei Kindern vor. Zur groben Orientierung kann die mittlere Artikulationsrate bei Erwachsenen herangezogen werden. Sie beläuft sich auf ca. 340 Silben/Minute (Sick 2000). Je nach Sprachentwicklungsstand dürfte jedoch das mittlere Sprechtempo von Kindern sehr weit darunter liegen. Auch wenn für sie keine Vergleichszahlen vorliegen, ist eine **Veränderung** der durchschnittlichen Artikulationsrate im Rahmen der Verlaufsdiagnostik dennoch aufschlussreich.

■ **Ermittlung der Dauer der längsten Blockaden**
Die einfachste Möglichkeit zur Bestimmung der Länge von Stottereignissen bzw. Blockaden ist die Nutzung von CountBasic. Sollte kein PC zur Verfügung stehen, kann folgendes Vorgehen gewählt werden: Lange Blockaden können innerlich mitgezählt werden. Es bietet sich an, bei der (viersilbigen) Zahl 21 zu beginnen und innerlich mitzusprechen: ein-und-zwan-zig, zwei-und-zwan-zig usw. Die Zählzeit pro Viersilber kann anhand einer Uhr mit Sekundenzeiger geübt werden. Im Allgemeinen entspricht sie relativ genau einer Sekunde und genügt zur Beurteilung völlig. Sollen die Blockaden dennoch mit der Uhr gestoppt werden, empfiehlt es sich, die Messung anhand der angelegten Aufnahmen vorzunehmen, damit der Kontakt nicht unnötig belastet wird.

■ **Erfassen der Stotterrate**
Das Verhältnis von gestotterten zu flüssig gesprochenen Silben entspricht der Stotterrate und ist schnell und einfach durch CountBasic zu messen. Bei Messung ohne Zuhilfenahme dieses Programms dient das unten angefügte Formular »Protokoll zur quantitativen Auswertung von Sprechproben« (in Anlehnung an Randoll u. Jehle 1990, S. 154) der Auswertung der erhobenen Daten. Eine erweiterte Kopiervorlage zum Einsatz in der Praxis steht auch im ► Online-Material unter http://extras.springer.de zur Verfügung.

■ *Sonderfall Ganzwortwiederholungen*
Einsilbige Ganzwortwiederholungen treten vor allem bei jüngeren Kindern häufig auf und sind oft als physiologisch einzustufen. Um zu erkennen, ob es sich um symptomatische Unflüssigkeiten handelt, sollten sie sehr sorgfältig beobachtet werden. Sie gelten dann als symptomatische Unflüssigkeiten, wenn sie mit **erhöhtem Tonus und unter Beschleunigung des Sprechtempos** produziert werden (► Abschn. 1.3.2). Fehlen diese Kriterien, gelten Ganzwortwiederholungen als funktionelle Unflüssigkeiten und werden bei der Ermittlung der Stotterrate nicht mitgezählt (Ambrose u. Yairi 1999).

■ **Protokoll zur quantitativen Auswertung von Sprechproben**

In dem Raster des Protokolls (◘ Abb. 5.2) ist pro Silbe ein Kästchen vorgesehen. Für jede flüssig gesprochene Silbe wird ein Punkt, für jede gestotterte Silbe ein Strich je Kästchen notiert. Das Auszählen der Blockaden wird durch die Anwendung des Rasters wesentlich vereinfacht, da bei vollständig ausgefülltem Raster die Zahl der Striche zugleich die Stotterrate in Prozent ergibt. Einfache Wortwiederholungen ohne Spannung und Erhöhung des Sprechtempos werden nicht als Stottersymptom gezählt, jede Wiederholung wird somit als eigenes Wort gezählt. Zur praktischen Anwendung vgl. auch ► Abschn. 5.5.

❯❯ Soll ein Wert erhoben werden, mit dem z. B. mehrere Kinder miteinander verglichen werden können, müssen flüssige und gestotterte Silben, nicht jedoch Wörter ermittelt werden. Bei der Auszählung ist strikt darauf zu achten, dass entweder nur Wörter oder nur Silben ausgezählt werden, da sonst das Ergebnis verfälscht wird.

Tipp

Viele Eltern stotternder Vorschulkinder sind von den Blockaden ihres Kindes derart beeindruckt, dass sie nur noch die Blockaden, nicht jedoch die zahlenmäßig überwiegenden flüssigen Anteile im Sprechen ihres Kindes wahrnehmen. Hier kann es auch sinnvoll sein, die Erhebung der Stotterrate den Eltern zu übertragen, um eine Auseinandersetzung mit dem Stottern des Kindes zu provozieren.

Die grafische Veranschaulichung des positiven Verhältnisses von flüssig gesprochenen zur Gesamtmenge der gesprochenen Wörter (◘ Abb. 5.2) bietet gute Ansatzpunkte zur Diskussion und Bearbeitung elterlicher Einstellungen und Bewertungen.

Fazit

— In der Erstdiagnostik steht die Beurteilung der Spontansprache im Vordergrund. Sie schafft die Grundlage zur Auswahl weiterer diagnostischer und therapeutischer Schritte.

— Die Spontansprache wird qualitativ und quantitativ ausgewertet. Die Aussagen der Erstdiagnostik schaffen Vergleichswerte für die Verlaufsdiagnostik.

— Bei der Beurteilung der Spontansprache muss immer berücksichtigt werden, dass es sich zunächst nur um eine Momentaufnahme handelt, die erweitert und ggf. korrigiert werden muss.

Methodisches Vorgehen bei der Untersuchung der Sprechleistungsstufen

Neben der Beobachtung der kindlichen Interaktion und Kommunikation stellt die genaue Erfassung der Kern- und Begleitsymptomatik den wichtigsten Aspekt der Untersuchung dar. Eine detaillierte Beschreibung der Symptomatik ist in ► Abschn. 1.3 zu finden, sodass an dieser Stelle die Erläuterung der Untersuchungsdurchführung im Vordergrund steht.

■ **Spontansprache**

Für die Beurteilung kommunikativer Fähigkeiten hat die **Auswertung der Spontansprache** vor allen anderen Untersuchungen **Vorrang**.

Oft ist es sinnvoll, eher schüchterne Kinder im Rahmen der Spielhandlung zu längeren Äußerungen zu animieren, z. B. indem man das Kind zum Rollenspiel anregt oder es etwas erklären lässt. Eine repräsentative Spontansprachprobe von ca. 100 Wörtern wird anhand einer vorher angelegten Aufnahme protokolliert. Symptome werden mit Hilfe von Symbolen (► Übersicht 5.5) schnell und unkompliziert im Protokoll aufgeführt. Dadurch sind eine gründliche Analyse auftretender Symptome sowie eine Untersuchung möglicher wiederkehrender Muster im Erscheinungsbild des Stotterns möglich.

❯❯ Verzichtet man auf die Anfertigung des Protokolls und werden nur die Symptome notiert, müssen sie immer auch in ihrem sprachlichen und situativen Kontext wahrgenommen werden.

☐ Erstuntersuchung   ☐ Folgeuntersuchung Nr.:

Name des Kindes: Geb.:

Datum/Uhrzeit der Aufnahme: Untersucher:

Tagesform nach eigener Einschätzung/Einschätzung der Mutter:

1. Sprechprobe

Situation/Beobachtungen: Anforderung: niedrig/mittel/hoch

                                            Mittlere Sprechgeschwindigkeit
                                                            Silben/Minuten

                                            Dauer der längsten Blockade (geschätzt):

                                            Stotterrate: /100 Silben

2. Sprechprobe:

Situation/Beobachtungen: Anforderung: niedrig/mittel/hoch

                                            Mittlere Sprechgeschwindigkeit
                                                            Silben/Minuten

                                            Dauer der längsten Blockade (geschätzt):

                                            Stotterrate: /100 Silben

◘ **Abb. 5.2**   Protokoll zur quantitativen Auswertung von Sprechproben ohne CountBasic

Den Therapierenden sollte bewusst sein, dass auch eine mit Bedacht ausgewählte Stichprobe immer nur einen Teilaspekt der gesamten Spontansprache abbildet. Daher sollte die Untersuchung der Spontansprache regelmäßig etwa alle 4–10 Stunden (► Abschn. 5.6) wiederholt werden, und die Ergebnisse der Einzeluntersuchungen sollten mit dem Gesamteindruck in Beziehung gesetzt und ggf. ergänzt oder korrigiert werden.

Übersicht 5.5

Mögliche Zeichen zur Protokollierung

Äußerungen der Therapeutin werden nur bei erkennbaren Auswirkungen auf den Redefluss wörtlich protokolliert. Sonstige Bemerkungen werden mit einem »!« markiert, Fragen mit einem »?«.

- |mein Hund| Markierung der betroffenen Einheit
- Wie-Wie-Wie-Wiederholung (Notierung der Spontansprache)
- ~3~ Wiederholungen inklusive Anzahl der wiederholten Einheiten (Notierung im Text)
- Deeeehnung (Notierung der Spontansprache)
- ↔ Dehnung (Notierung im Text)
- aaangespannte/spannungsreiche Blockade (Notierung der Spontansprache)
- x spannungsreiche Blockade (Notierung im Text)
- ? Glottisstopp
- · Atemstopp
- ∩ Stop-and-go-Mechanismus
- ∂ Schwa-Laut
- ↑ Zunahme der Tonhöhe
- < Zunahme der Lautstärke
- > Abnahme der Lautstärke
- → Zunahme des Sprechtempos
- ← Abnahme des Sprechtempos
- – – Pause
- –.| Satzabbruch (Spontansprache)

■ **Gelenkte Rede**

Diese Ebene wird bei Kindern bis zur 3., mit Einschränkungen auch zur 4. Klasse anstelle des Lesens überprüft. Mit kleinen Kindern wird ein aussagekräftiges Bilderbuch oder eine einfache Bildergeschichte angesehen. Die Anforderung kann erhöht werden, indem das Kind das Ende der Geschichte ohne Bildmaterial vervollständigen muss. Vorschul- und Schulkinder erhalten eine Bildergeschichte, die nicht nur eine Handlungsabfolge, sondern nach Möglichkeit kausale Zusammenhänge darstellen sollte. So lassen sich neben der Beurteilung des Redeflusses auch diagnostisch wertvolle Eindrücke über den Entwicklungsstand von Sprache und Kognition gewinnen.

❶ Bei zusätzlichen Störungen des Kindes in anderen sprachlichen Bereichen muss differenziert werden: Wortfindungsstörungen, eingeschränkter Wortschatz oder eine ausgeprägte morphologisch-syntaktische Störung können eine verkürzte Äußerungslänge, inadäquate Pausen und Wiederholungen zur Pausenfüllung verursachen.

■ Lesen (ab 3. Klasse)

Das Kind liest einen Text vor, die Therapeutin protokolliert die Zahl und Art der Blockaden mit (▶ Übersicht 5.5).

Tipp

Es ist zweckmäßig, einen Text von ca. 120 Wörtern zu wählen, wobei die ersten 20 Wörter als Vorlauf dienen und nicht zur quantitativen Auswertung herangezogen werden.

Die hier verwendete Textvorlage ist in ganzer Länge (120 Wörter plus Überschrift) als Kopiervorlage mit entsprechendem Zeilenabstand zum Protokollieren auftretender Blockierungen im ▶ Online-Material unter http://extras.springer.com verfügbar.

Beispiel

Protokoll (Zeichenerklärung ▶ Übersicht 5.5)

   ?<
Ein |a|usgeschlafener Schüler
?
|E|in Zeitungsträger brachte am frühen
~3~   ?<
|Mor|gen |ei|nen siebenjährigen Jungen
↔
|m|it Schultasche in Mainz zur Polizei.
?<
|E|r hatte den Jungen gegen 3 Uhr auf
   ~2~
|der Stra|ße getroffen.

❶ Dehnungen, Wiederholungen, inadäquate Pausen und Auslassungen können bei ungeübten oder leseschwachen Kindern auftreten und somit Fehleinschätzungen verursachen.

Überprüfung von Konsistenz und Adaptation

Der selbe Text wird mindestens 3-mal, besser bis zu 5-mal, laut vorgelesen (▶ Abschn. 1.6.1 und 1.6.2).

❗ Keiner der Durchgänge sollte in irgendeiner Form kommentiert werden, da sich dadurch das Ergebnis bei den folgenden Durchgängen verändern könnte.

Alle Stottereignisse werden jeweils in der Textvorlage mitprotokolliert. Dazu wird für jeden neuen Lesedurchgang eine unterschiedliche Farbe oder Ziffer zur Markierung gewählt, damit hinterher Veränderungen bei mehrmaligem Lesen genau nachzuvollziehen und den einzelnen Durchgängen zuzuordnen sind. Für jeden Durchgang (D1, D2, D3…) wird nun die Gesamtzahl und die Zahl der übereinstimmenden Stottereignisse der einzelnen Durchgänge notiert. Diese Zahlen sind die Ausgangswerte zur Bewertung von Konsistenz und Adaptation.

⊘ Werden 2/3 (ca. 66 %) der ursprünglichen Blockaden auch in weiteren Durchgängen wiederholt, kann man von einer therapeutisch relevanten Konsistenz des Stotterns sprechen (Fiedler u. Standop 1994).

Zur Therapieplanung werden dann konsistente Stottereignisse auf Muster und Regelhaftigkeiten untersucht und die Ergebnisse für die Konstruktion entsprechender Übungssettings genutzt.

Eine sehr ausführliche Berechnung von Adaptation und Konsistenz ist bei Ham (2000, S. 48–50) beschrieben.

Beispiel

Maxi, 6;4 Jahre, zeigt besonders hohes konsistentes Stotterverhalten bei allen Wörtern, die mit /sch/ beginnen. Auch der Laut /f/ führt sehr oft zu Stottereignissen. Differenzialdiagnostisch wurde eine phonetisch-phonologische Störung ausgeschlossen. Da beide Laute stimmlos sind und Maxi offenbar der Übergang von stimmloser zu stimmhafter Lautbildung schwer fällt (▶ Abschn. 2.3.2) übt die Therapeutin deshalb mit dem Kind nicht nur den Stimmeinsatz nach stimmlosen Lauten,

sondern sie verstärkt auch das phonetische Training (▶ Abschn. 8.6, z. B. Übungen »Phono-school«, »Stimmsurfer« o. ä.).

Nimmt die Zahl der Stottereignisse im Laufe der Wiederholungen ab, spricht man vom Adaptationseffekt (▶ Abschn. 1.6.2). Ist dieser stark ausgeprägt, so spricht das für eine schnelle Anpassung an mögliche Stresssituationen.

Bei einer **negativen Adaptation** (Zunahme der Blockaden bei der Wiederholung) bestehen möglicherweise ausgeprägte Sorgen und Ängste bezüglich des Stotterns (Ham 2000), Poltern oder eine Polterkomponente. Weitere Untersuchungsergebnisse und anamnestische Hinweise können zur Klärung des Effekts hinzugezogen werden.

▶ Übersicht 5.6 stellt die Ermittlung von Konsistenz- und Adaptationseffekten nochmals zusammen.

> **Übersicht 5.6**
>
> **Kurzfassung der Auswertung von Konsistenz und Adaptation**
> — Gegenüberstellung der Anzahl der Blockaden in den einzelnen Durchgängen
> — Erfassen der konsistenten Blockaden
> — Untersuchung konsistenter Stottereignisse im Hinblick auf mögliche Muster oder Regelhaftigkeiten
> — Erfassung einer möglichen Adaptation
> — Erhärten gewonnener Hypothesen durch anamnestische Hinweise und eigene Beobachtungen

▪ Nachsprechen

Die Länge der vorgegebenen Einheiten wird dem tatsächlichen Sprachentwicklungsstand des Kindes angepasst. Die Therapeutin spricht einfache Sätze vor. Das Kind spricht nach. Bei erneuter Untersuchung sollte zur Vergleichbarkeit der gleiche Text verwendet werden.

❗ Andere sprachliche Defizite können das Ergebnis verfälschen. Eine eingeschränkte auditive Merkfähigkeit oder Dysgrammatismus können inadäquate Pausen oder Wiederholungen verursachen.

Beispiel

Text zur Überprüfung der Nachsprechleistungen
(Eine Kopiervorlage des Textes mit entsprechendem Zeilenabstand zur Protokollierung auftretender Blockaden befindet sich in den ▶ Online-Materialien unter http://extras.springer.com.)

> In einem fernen Land
> lebte ein kleiner grauer Elefant.
> Er hatte einen Riesenrüssel
> und kam damit in jede Schüssel.
> Als er einmal saugte einen Brei,
> – er dachte sich nichts dabei –
> blieb die Schüssel an ihm kleben,
> er konnte sie nicht fortbewegen.
> Da lief er los und schüttelt' sich,
> er schrie dabei ganz fürchterlich.
> Plötzlich kam vorbei 'ne Maus,
> und lachte ihn so richtig aus.
> Vor lauter Schreck blies er »töröh«,
> die Schüssel flog gleich in die Höh'
> und landete – platsch! – auf der Maus,
> nun ist die Geschichte aus.

Auswertung der erhobenen Daten

Die Ergebnisse der Einzeluntersuchungen müssen miteinander in Beziehung gesetzt und mit Ergebnissen der Verlaufsdiagnostik verglichen werden. Deutliche qualitative und quantitative Veränderungen der Symptomatik weisen auf das Wirken von hemmenden oder fördernden Faktoren hin. Sie sollten daher besondere Beachtung erhalten.

Die ◻ Abb. 5.3 dient der Veranschaulichung der Stotterraten der einzelnen Sprechleistungsstufen. Sie kann unterstützend zur Elternberatung herangezogen werden. Durch den Eintrag mehrerer Untersuchungsergebnisse in eine Grafik kann zudem die Entwicklung des Kindes dargestellt werden. In einer entsprechenden Leergrafik (▶ Serviceteil, Abschn. A6 und im ▶ Online-Material unter http://extras.springer.com) kann die Entwicklung der Stotterrate im Therapieverlauf dokumentiert werden.

In ▶ Übersicht 5.7 werden therapeutisch und diagnostisch relevante Beobachtungen des Stotterverhaltens auf unterschiedlichen Sprechleistungsstufen abschließend zusammengefasst.

Übersicht 5.7
Verschiedene Untersuchungsergebnisse und ihre Aussagekraft
- Bei guten Leistungen auf den Ebenen Nachsprechen, Lesen und zugleich deutlich schlechteren Leistungen in der Spontansprache oder bei gelenkter Rede sollten Wortfindung und Wortschatz sowie die auditive Merkfähigkeit überprüft werden.
- Zeigt das Kind bei freiem Sprechen wesentlich bessere Leistungen als auf den Stufen Nachsprechen oder Lesen, wendet es in der Spontansprache möglicherweise Coping- bzw. Vermeidungsstrategien an.
- Ist der Redefluss beim Nachsprechen oder Lesen besser als in der Spontansprache, könnte dies neben einem erhöhten Sprechtempo und phonologischen Prozessen ein Hinweis auf Poltern oder eine Polterkomponente sein.

Fazit
- Die Untersuchung der Sprechleistungsstufen ermöglicht einen Einblick in die individuelle Variabilität des Stotterns.
- Die einzelnen Untersuchungsergebnisse sollten niemals isoliert, sondern immer in Beziehung zueinander und in Verbindung mit dem allgemeinen Befund betrachtet werden.
- Die Untersuchung der Sprechleistungsstufen sollte wegen der vielen Möglichkeiten der Fehlinterpretation sorgfältig durchgeführt werden.

5.4.3 Differenzialdiagnose Poltern

Die Abgrenzung von Stottern und Poltern (▶ Abschn. 1.5.1) bzw. die Erfassung von Mischformen hat Konsequenzen auf die Auswahl der therapeutischen Methoden. Zur differenzialdiagnostischen Aussage werden Beobachtungen des Redeflusses, des Sprechtempos und der Artikulation herangezogen. Weiter wird mithilfe der Sprechleistungsstufen überprüft, inwieweit eine Hinwendung der Aufmerksamkeit des Sprechers auf das Sprechen

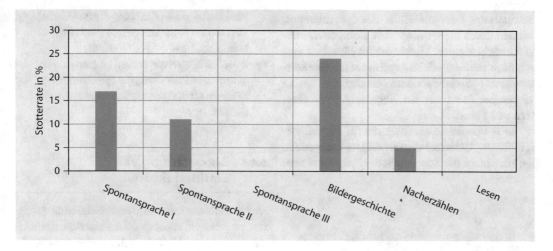

Abb. 5.3 Grafik zur Veranschaulichung der ermittelten Stotterraten auf den verschiedenen Sprechleistungsstufen

und die Verstärkung der auditiven Eigenkontrolle die Symptomatik verbessern.

Kommunikationsverantwortlichkeit als differenzialdiagnostisches Kriterium

In der Gruppe der 2- bis 8-jährigen Kinder spielt die Diagnostik des Polterns eine eher untergeordnete Rolle. Ob dies damit zusammenhängt, dass sich Poltern über einen längeren Zeitraum entwickelt oder ob diese Auffälligkeiten der Rede bei Vorschulkindern von Eltern und Bezugspersonen nicht so ernst genommen werden wie Stottern, ist unklar. Selten ist bei den als unflüssig vorgestellten Vorschulkindern die **Reinform des Polterns** zu finden.

Ein polterndes Kind wird bei unbedarfter Sprechweise die stärkste Symptomatik zeigen. Wenn es die Sprechleistungsstufen gelenkte Rede, Nachsprechen und/oder Lesen als erhöhte sprachliche Anforderung wahrnimmt und die Selbstkontrolle entsprechend verstärkt, wird die Schwere der Symptomatik abnehmen.

> Zeigt die Erhöhung der Anforderungen in den Sprechleistungsstufen keine Verbesserung der Symptomatik, muss dies nicht zwingend gegen Poltern sprechen. Möglicherweise liegt eine begleitende Stotterkomponente vor, oder das Kind fühlt sich durch die Art der Aufgabenstellung nicht veranlasst, die Eigenkontrolle zu erhöhen. Daher werden ältere Kinder bei Verdacht

auf Poltern zur Überprüfung der Sprechleistungsstufen aufgefordert, so flüssig wie möglich zu sprechen.

Mitunter berichten die Eltern oder das Kind selbst, dass die Symptomatik bei einer Erhöhung der Aufmerksamkeit besser wird. Anamnestische Beschreibungen möglicher Begleitstörungen können die Diagnose untermauern.

Die **Untersuchung des Lesens** liefert weitere Anhaltspunkte für das Vorhandensein von Poltern. So fallen von Poltern betroffene Kinder beim Lesen häufig durch Verlesen, Wiederholungen größerer Einheiten (Wörter, Satzteile) und durch die Ersetzung ganzer Wörter auf. Wird die Symptomatik bei mehrmaligem Lesen aufgrund der häufig damit verbundenen Abnahme der Eigenkontrolle wieder stärker, ist dies – neben anderen typischen Symptomen – ein Hinweis auf Poltern.

Diagnostik des Mischbildes Stottern – Poltern

Kombinationen von Stottern und Poltern treten laut Kleinsorge (1989) bei 35,7% der polternden Schulkinder auf. Wegen der unterschiedlichen therapeutischen Vorgehensweisen sollte daher bereits in der Diagnostik festgestellt werden, welche Komponente überwiegt. Dazu müssen die Symptome eindeutig zum Syndrom zugeordnet werden. Manche für das Stottern oder Poltern typischen Symptome, wie z. B. die Ausprägung des Störungsbewusstseins oder die Höhe des Sprechtempos, können durch die jeweils andere Komponente abgeschwächt werden. Hier muss im Einzelfall entschieden werden, welche Argumente für eine Stotter- bzw. Polterkomponente sprechen (▶ Tab. 1.2 »Relevante Parameter zur Abgrenzung von Stottern und Poltern«).

In ▶ Übersicht 5.8 werden die für Poltern wesentlichen Untersuchungsergebnisse vorgestellt. Sie erleichtern die Zuordnung der Symptome zum Syndrom.

Übersicht 5.8

Untersuchungsergebnisse, die für Poltern sprechen

- Sprechen wird bei geringer Kommunikationsverantwortung schlechter
  - Lesen eines unbekannten Textes besser als eines bekannten Textes
  - Sprechen vor vermeintlichen Autoritäten besser als im vertrauten Rahmen
  - Adaptationseffekt tritt nicht ein (vgl. ▶ Abschn. 1.6.2, »Adaptationseffekt«)
- Auditive Eigenkontrolle des Sprechens verbessert die Symptomatik
  - Lautes Lesen besser als flüsterndes Lesen
  - Lesen unter verzögerter auditiver Rückkoppelung (VAR, ▶ Abschn. 2.3.2) schlechter
- Überhastete, undeutliche Artikulation
- Stark erhöhtes Sprechtempo
- Wortwiederholungen, jedoch keine spannungsreichen Blockaden
- Mangelndes Störungsbewusstsein
  - Achtung: Bei kleinen Kindern nicht auf Anhieb zu beurteilen!

Fazit
- Die Differenzialdiagnose Stottern/Poltern und die Ermittlung möglicher Mischformen erfordert eine gründliche Untersuchung der Symptomatik auf den unterschiedlichen Sprechleistungsstufen.
- Vor allem der Aspekt der Kommunikationsverantwortlichkeit und die daraus resultierenden

Veränderungen im Redefluss schaffen Klarheit über das Vorliegen von Poltern oder einer Polterkomponente.
- Bei Mischformen von Poltern und Stottern ist eine genaue Zuordnung der Symptome zum Syndrom für die Therapieplanung ausschlaggebend.

5.4.4 Beobachtung von Einflussfaktoren

Um **stabilisierende und destabilisierende Faktoren** zu erhalten, müssen die Interaktion des Kindes mit seiner Umwelt, seine Lebensumstände, seine soziale Situation sowie personenbezogene Faktoren wie Frustrationstoleranz, Selbstkonzept, Eigenwahrnehmung und Verhaltensauffälligkeiten beurteilt werden. Stabilisierende Anteile werden bei jüngeren Kindern gemeinsam mit den Eltern erarbeitet und verstärkt, vermutete Risikofaktoren werden besprochen. Bei älteren Kindern und Jugendlichen fördert die Miteinbeziehung den therapeutischen Prozess.

> Werden Faktoren, die zur Aufrechterhaltung des Stotterns beitragen, nicht beachtet oder behandelt, ist der Therapieerfolg gefährdet. Bei eher schleppenden Therapiefortschritten ist daher eine erneute kritische Überprüfung aller in Frage kommenden Stressoren angezeigt.

Alle Beobachtungen werden während der Diagnostik oder anhand der Videoaufnahme im Befundprotokoll notiert und im Therapieverlauf aktualisiert. Die in ▶ Übersicht 5.9 aufgeführten Teilbereiche der Diagnostik werden im Folgenden genauer erläutert.

Beobachtung psychosozialer Aspekte

Einer der am schwierigsten zu beurteilenden Parameter der Diagnostik ist die **Beurteilung der psychischen Befindlichkeit** des Kindes. Anhaltspunkte lassen sich durch Beobachtung folgender Bereiche finden:

- Störungsbewusstsein und Leidensdruck,
- Frustrationstoleranz,
- Selbstkonzept,

— Autonomieentwicklung,
— möglicherweise vorhandene Ängste.

Übersicht 5.9

Untersuchung möglicher Begleitstörungen
- Beobachtung psychosozialer Aspekte
- Erfassen von Verhaltensauffälligkeiten
- Analyse des Kommunikationsverhaltens und der Interaktion von Kind und Umfeld
- Beurteilung von Sprachentwicklung und Performanz
- Überprüfung von Motorik und Koordination

Aussagen der Eltern sowie Ergebnisse des Fragebogens »Stolperstein« zu den Auswirkungen des Stotterns (▶ Abschn. 5.4.5) sollten dabei ebenfalls berücksichtigt werden.

Die Beurteilung der psychischen Ebene im Rahmen der logopädischen Diagnostik dient dem Ziel, Therapieschwerpunkte zu ermitteln und bei Bedarf eine psychotherapeutische Abklärung anzuregen.

❶ Um unprofessionellen Spekulationen vorzubeugen, sollten Auffälligkeiten immer mit Vorbehalt aufgenommen und durch weitere Beobachtungen untermauert werden.

▪ **Störungsbewusstsein und Leidensdruck**
Ältere Kinder werden im Rahmen der Anamnese direkt befragt, wie sehr sie sich von ihrem Stottern beeinträchtigt fühlen und wo sie dies am stärkstem wahrnehmen (▶ Abschn. 4.2.4). Zusätzlich gibt der ausgefüllte Fragebogen Aufschluss über die individuellen Auswirkungen des Stotterns (▶ Abschn. 5.4.5). Je jünger das Kind ist, desto schwieriger ist die Beurteilung eines möglicherweise vorhandenen Störungsbewusstseins. Neben direkten Äußerungen über das Stottern liefern vor allem die in der ▶ Übersicht 5.10 aufgeführten Verhaltensweisen Anhaltspunkte über eine mögliche Bewusstsein für die Störung.

Indem die Therapeutin während des Spiels vereinzelt Pseudostottern produziert, kann sie an der **Reaktion des Kindes** erkennen, ob es Blockierungen überhaupt wahrnimmt und mit welchen Attributen es diese belegt (konkrete Beschreibung des Vorgehens ▶ Abschn. 8.5.4).

Übersicht 5.10

Mögliche Hinweise auf Störungsbewusstsein
- Das Kind verlegt sich mehr auf Handeln als auf Sprechen (z. B. Zunahme von Tobespielen, handeln statt fragen, Reduzierung der Sprechfreude, allgemeiner Rückzug).
- (Unbestimmte) Aggressionen nehmen zu.
- Sekundärsymptome treten verstärkt auf.
- Der Blickkontakt ist von Seiten des Kindes allgemein oder situativ reduziert.
- Das Kind geht vermehrt sprachlichen Anforderungen aus dem Weg, lenkt ab.

❯ Eindeutige Reaktionen des Kindes auf das Pseudostottern der Therapeutin spiegeln aller Wahrscheinlichkeit nach auch die Einstellungen gegenüber den eigenen Unflüssigkeiten wider. Der Rückschluss, dass bei Ausbleiben von Reaktionen auf die Unflüssigkeiten der Therapeutin kein Störungsbewusstsein vorliegt, ist nicht möglich.

Reaktionen des Kindes sollten unbedingt aufgegriffen werden. So kann ein Innehalten oder Erstaunen zum Anlass genommen werden, nachzufragen, ob es beim Sprechen manchmal hängen bleibt. Die Therapeutin sollte während der Diagnostik bei ersten Anzeichen von Unbehagen die direkten Fragen und das Pseudostottern wieder einstellen und zur normalen Spielhandlung zurückkehren.

▪ **Ängste**
Mit dem Stottern verbundene soziale und situative Ängste oder Laut- und Wortängste sind die Folge eines **voll ausgebildeten Störungsbewusstseins** mit Leidensdruck. Sie betreffen vorwiegend ältere Schulkinder. Alle mit dem Stottern in Verbindung stehenden Ängste können die innere Anspannung

so erhöhen, dass sie selbst zum Stottern auslösenden Reiz werden (Wendlandt 1980).

Ältere Kinder werden direkt befragt, ob es Wörter, Laute, Situationen oder Personen gibt, bei denen sie bereits im Vorfeld befürchten, stottern zu müssen. Bei Unsicherheiten können die Beobachtungen der Eltern zur Unterstützung herangezogen werden. Da das Kind niemals das Gefühl haben soll, erzählen zu **müssen** oder ihm unangenehme Momente vor einem Fremden ausbreiten zu müssen, sollte sehr genau beobachtet werden, wie weit man mit seinen Fragen gehen kann. Selbst bei manchen Jugendlichen kann man die in ▶ Übersicht 5.11 aufgeführten Fragen erst im Laufe der Therapie stellen. Einfache, anschauliche Formulierungen erleichtern dabei das Gespräch.

Übersicht 5.11

Fragen zur Sprechangst

- Gibt es Laute/Wörter/Situationen/Personen, von denen du weißt, dass du bei ihnen/in ihnen stottern musst?
- Woran merkst du, dass du dort Stottern musst?
- Hast du Angst, wenn du:
  - ein Wort mit einem für dich schwierigen Laut aussprechen musst?
  - in der schwierigen Situation sprechen musst?
  - mit der gefürchteten Person sprechen musst?
- Was fühlst und denkst du vor/während/nach dieser Situation?
- Machst du etwas, damit du diese schwierige Situation umgehen kannst?
- Gelingt dir das immer oder bleibst du manchmal trotzdem hängen?
- Gibt es etwas, das dir dabei hilft, mit dieser Situation zurechtzukommen?

---

tegriert. Sie trauen sich nicht nur auf sprachlicher Ebene wenig zu, sie reagieren auch entsprechend heftig, wenn sie in ihren Augen »mal wieder« gezeigt bekommen, wie wenig sie können. Sie reagieren auf Misserfolge und Grenzen jeder Art oft scheinbar unangemessen enttäuscht und ungehalten. Ein Spiel zu verlieren, bedeutet für sie nicht nur zu verlieren, sondern auch eine erneute Bestätigung ihrer vermeintlichen Unfähigkeit.

> ❯ Es besteht ein enger Zusammenhang zwischen Selbstkonzept und Frustrationstoleranz. Ein Kind mit genügend positiven Erfahrungen und guter Integration seiner schwachen Seiten wird Frustrationen besser verarbeiten können als ein Kind, das unangenehme Erlebnisse als persönliches Versagen interpretiert.

Mögliche Merkmale einer eingeschränkten Frustrationstoleranz sind in ▶ Übersicht 5.12 aufgeführt.

Übersicht 5.12

Hinweise auf Versagensängste

- Das Kind wird sehr schnell ungeduldig und hat wenig Ausdauer, ein Problem zu lösen.
- Es gibt schnell auf (»Kann ich nicht.«) oder versucht erst gar nicht, eine vermeintlich schwierige Aufgabe zu lösen.
- Das Kind zeigt sich überlegen. (»Das ist blöd!«, »Ist das langweilig!«, »Ist ja babyleicht.«)
- Es beschäftigt sich vorwiegend mit den Dingen, die es gut kann.
- Es lässt sich nicht oder nur schwer dazu überreden, etwas Neues auszuprobieren.
- Das Kind reagiert auf Anforderungen mit Kaspern, motorischer Unruhe, Aggression, Rückzug oder Ablenken.

■ **Eingeschränkte Frustrationstoleranz**

Kinder mit einer länger bestehenden Stottersymptomatik haben bereits vielfältige Erfahrungen mit eigenen Unzulänglichkeiten machen müssen. Die meisten dieser Kinder haben ihr »Versagen« längst als Teil ihrer Persönlichkeit in ihr Selbstkonzept in-

■ **Selbstkonzept**

Die Art, wie ein Kind mit seinem Umfeld kommuniziert, sagt viel über das Selbstkonzept des Kindes aus (▶ Exkurs: Selbstkonzept).

Beobachtungskriterien sind z. B.:

Exkurs

Selbstkonzept
Rogers 1994, S. 135: »Das Selbst-Konzept oder die Selbst-Struktur lässt sich umschreiben als eine organisierte Konfiguration von Wahrnehmung des Selbst, die dem Bewusstsein zugänglich ist. Es setzt sich zusammen aus den Elementen wie den Wahrnehmungen der Charakteristika und Fähigkeiten der Person; den Wahrnehmungen und Vorstellungen vom Selbst in Bezug zu anderen und zur Umgebung; den Wertgehalten, die als verbunden mit Erfahrungen und Objekten wahrgenommen werden; und den Zielen und Idealen, die als positiv oder negativ wahrgenommen werden.«

- ob das Kind gehemmt oder eher offen auf andere zugeht,
- wie viel Nähe es zulassen kann,
- ob es sich von seinen Eltern lösen kann oder
- ob es oft Hilfestellungen einfordert.

Auch die Art, auf Konflikte oder Anforderungen zu reagieren, lässt erkennen, welches Selbstbild das Kind in sich trägt.

- **Autonomieentwicklung**

Bei vielen stotternden Vorschulkindern treten Probleme in der Autonomieentwicklung (▶ Abschn. 8.4 und ▶ Abschn. 9.7) auf. In Anamnese und Befunderhebung werden daher Zeichen von Autonomiebestrebungen des Kindes und die Reaktionen der Eltern darauf erfragt (▶ Abschn. 4.2.5) und beobachtet. Dabei interessiert nicht nur, ob sich das Kind **lösen möchte**, sondern auch, ob es sich **lösen darf**, und mit welchen Mitteln es versucht, diesen Prozess herbeizuführen. Neben Beobachtungen zu Trotz und Aggression spielen dabei elterliche Ermutigung, Lob und die Art und Weise, wie Grenzen gesetzt werden, eine wichtige Rolle. Mögliche Defizite werden in der Therapie gemeinsam mit den Eltern erarbeitet.

Verhaltensauffälligkeiten

Verhaltensauffälligkeiten sind ein möglicher Hinweis auf eine **Ausformung und Chronifizierung** des Stotterns. Je nach Alter des Kindes sind verschiedene Schwerpunkte der Probleme möglich. Handelt es sich bei jüngeren Kindern in der Regel eher um Erziehungsschwierigkeiten, kommen bei Schulkindern und Jugendlichen häufig noch Probleme im Umgang mit Gleichaltrigen dazu.

> ❯❯ Beim Umgang mit Verhaltensauffälligkeiten sollten die eigene Kompetenz und die Zuständigkeiten angrenzender Fachrichtungen berücksichtigt werden. So sollten Verhaltensauffälligkeiten in die Therapie mit einbezogen (▶ Abschn. 8.3 und 8.4) werden – eine Psychotherapie ersetzen kann und will die Sprachtherapie jedoch keinesfalls.

Mögliche Hinweise auf Verhaltensauffälligkeiten sind z. B.:

- offene oder latente Aggressionen,
- Hemmungen,
- Fixierung auf den engen Familienkreis,
- Rückzug von sozialen Kontakten,
- Auswahl von Hobbys, die man alleine ausüben kann (z. B. Computerspiele, Fernsehen, Lesen), oder
- die Entscheidung für einen Beruf, bei dem die zwischenmenschliche Kommunikation möglicherweise zweitrangig ist (z. B. Tierpfleger, Informatiker).

Da jeder Einzelaspekt für sich genommen nicht sehr aussagekräftig ist, müssen viele verschiedene Beobachtungen zur Beurteilung herangezogen werden. Auch der Fragebogen »Stolperstein« (▶ Abschn. 5.4.5) kann hierbei von Nutzen sein. Ausgeprägte Begleitstörungen, wie z. B. Bettnässen (Enuresis), Einkoten (Enkopresis) oder autoaggressives Verhalten, gehören immer in psychotherapeutische Hände.

Eltern-Kind-Interaktion

- **Einfluss des näheren Umfelds**

Das nähere Umfeld des Kindes kann über seinen Umgang mit dem Stottern, durch sein Kommunikationsverhalten, seine nonverbalen Reaktionen und seinen Erziehungsstil positiven (Förderfaktoren) wie negativen (Barrieren) Einfluss auf das Stottern ausüben (▶ Abschn. 3.2.2, »Kontextfaktoren«; ▶ Kap. 9).

■ **Werte und Anforderungen**

Unausgesprochen hohe Leistungsanforderungen in den verschiedensten Bereichen oder eine allgemeine Tendenz zur Überforderung durch bestimmte Erwartungen und Vorstellungen der Eltern können (Sprech-)Druck und damit indirekt Unflüssigkeiten begünstigen. Dabei spielen nicht nur die Anforderungen an das Kind selbst eine gewichtige Rolle, sondern auch jene Ansprüche, die die Eltern an sich stellen. Kinder nehmen dies oft unausgesprochen wahr und übertragen jene (vermuteten) Werte ungefiltert auf sich selbst.

❯ Stärken und Schwächen der Interaktion werden in der Diagnostik und im Laufe der Therapie herausgefiltert und mit den Eltern bearbeitet. Positive Aspekte sollten dabei vorrangig behandelt und unbedingt verstärkt werden (▶ Kap. 9).

■ **Kommunikationsverhalten**

In der Spielbeobachtung interessieren neben der Verteilung der Sprecheranteile die Art und Weise des Turn-taking, Unterbrechungen, Fragen, Sprachniveau und Sprechtempo sowie nonverbale Verhaltensweisen und entsprechende Reaktionen darauf (Thiel 2000). Die Frage »Wer spricht wann wie viel?« ist gerade bei Vorschulkindern ein wichtiger Aspekt. Manche Kinder versuchen sich durch Viel- oder Dauerreden gegen die »Konkurrenz« der anderen Familienmitglieder, vor allem der Geschwister, durchzusetzen und überfordern sich dabei in ihren sprachlichen Fähigkeiten. Die Folgen sind nahe liegend: Es kommt zu Wortwiederholungen, Lautdehnungen und zu einer Erhöhung des Sprechtempos.

■ **Wiederkehrende Muster**

Bei der Beobachtung älterer Kinder mit ihren Eltern verdienen vor allem wiederkehrende Muster in der Interaktion, bei denen jeder Kommunikationspartner eine scheinbar festgelegte Rolle innehat,

besondere Beachtung. Die Erarbeitung dieser Muster und möglicher Verhaltensalternativen erfolgt anhand von Videoaufzeichnungen gemeinsam mit den Eltern und ggf. mit dem Kind.

Der Einfluss der Sprachentwicklung

Linguistische Faktoren stehen in einem – noch nicht genau geklärten – Zusammenhang mit dem Stottern (▶ Abschn. 2.3.3). Die Prognose für stotternde Kinder mit Sprachentwicklungsstörung fällt ungünstiger aus als für Kinder mit alleinigen Redeflussproblemen, da ihre Kapazitäten in wenigstens einem weiteren Bereich begrenzt sind und meist psychosoziale Anforderungen, z. B. durch Korrekturen, Kritik oder Hänseleien, steigen. Das ohnehin schon sehr sensible Gleichgewicht kann so erheblich ins Wanken geraten (▶ Kap. 2). Der Einfluss der gestörten Sprachentwicklung auf den Redefluss ist von differenzialdiagnostischer Bedeutung.

❯ Defizite in allen sprachlichen Bereichen können das Sprechtempo verändern und Pausen im Sprechablauf, Wort- und Silbenwiederholungen, leichte Dehnungen oder Satzabbrüche provozieren.

Die Auswirkungen gestörter sprachlicher Systeme auf den Redefluss sollten keinesfalls unterschätzt werden. Vor allem bei **mehrsprachigen Kindern** muss diesem Bereich besondere Aufmerksamkeit geschenkt werden (Baumgartner 1999).

Bereits während der Kontaktaufnahme ergeben sich informelle Hinweise auf weitere sprachliche Defizite. Allein die Vermutung möglicher Schwächen erfordert unabhängig vom Alter des Kindes eine genauere Untersuchung von

– Semantik,
– Wortfindung,
– Syntax,
– Morphologie und
– Artikulation (Untersuchung von Phonetik und Phonologie).

Bei jüngeren Kindern ist hierbei unbedingt eine möglichst indirekte und behutsame Vorgehensweise angeraten, um nicht unnötig Störungsbewusstsein zu wecken.

In ▶ Übersicht werden die Ziele der Sprachentwicklungsdiagnostik bei stotternden Kindern aufgeführt.

Übersicht 5.13

Ziele der Sprachentwicklungsdiagnostik

- Ermitteln der sprachlichen Kapazitäten
- Hypothesenbildung über mögliche sprachliche und psychosoziale Anforderungen
- Beurteilen eines möglichen Einflusses einer Sprachentwicklungsstörung auf den Redefluss
- Empfehlung begleitender Fördermaßnahmen

🔒 Bei stotternden Vorschulkindern mit unklarem Störungsbewusstsein sollten Tests nur nach Abwägung von Nutzen und Risiko durchgeführt werden.

Fazit
- Stottern kann von vielen Einzelfaktoren ausgelöst und aufrechterhalten werden.
- Diese müssen zur individuellen Therapieplanung ausgewertet und ggf. in die Behandlung mit einbezogen werden.
- Neben der Beurteilung der Sprachentwicklung steht die Begutachtung der psychosozialen Gesamtsituation im Vordergrund.
- Sprachliche Defizite schmälern die Kapazitäten des Kindes und steigern in der Regel Anforderungen, mit denen das Kind konfrontiert wird. Sie können den Redefluss beeinträchtigen und stotterähnliche Symptome hervorrufen.
- Aufgrund vieler Berührungspunkte zur Psychotherapie müssen fachliche Zuständigkeiten im Laufe der Therapie mitunter neu geklärt werden.

Einschätzung der motorischen Entwicklung

Gerade kleine Kinder beziehen einen großen Teil ihrer **Selbstbestätigung** durch die Bewältigung motorischer Anforderungen. Durch eine Einschränkung motorischer Fähigkeiten entfällt ein wichtiger Beitrag zur Ausbildung eines positiven Selbstkonzepts. Zudem besteht eine enge Vernetzung motorischer und sprachlicher Leistungen. Ayres (1992) beschreibt den engen Zusammenhang zwischen Sprache, Sprechen und sensorischer Integration und die Folgen einer mangelhaften Integration.

Die Auswirkungen sprechmotorischer Einschränkungen auf Stottern wurden vielfach untersucht (z. B. Riley u. Riley 1999) und legen eine enge Verknüpfung aller am Sprechakt beteiligten Systeme nahe. Daher werden in der Diagnostik des kindlichen Stotterns alle motorischen Bereiche im Überblick überprüft; unklare Befunde sollten ergotherapeutisch begutachtet werden. Beobachtet werden Ruhe- und Aktionstonus, Gleichgewicht, Koordination, Geschicklichkeit sowie Möglichkeiten der Kraftdosierung. Weiter werden die Handgeschicklichkeit, die Hand-Auge-Koordination und die Händigkeit beurteilt. Eine wichtige Stütze der Diagnostik motorischer Fähigkeiten sind außerdem die anamnestischen Angaben der Eltern.

In ▶ Übersicht 5.14 sind jene Auffälligkeiten aufgelistet, bei denen – in Absprache mit dem verordnendem (Kinder-)Arzt – eine weitere ergotherapeutische Abklärung sinnvoll sein kann.

Übersicht 5.14

Mögliche Indikationen zur ergotherapeutischen Begutachtung

- Unsicheres Gleichgewicht
- Fein- und grobmotorische Auffälligkeiten (z. B. Geschicklichkeit, Kraftdosierung, Verletzungsgefahr)
- Auffälliger Muskeltonus (Hypo- oder Hypertonus)
- Unklare Lateralisation (ab Vorschulalter)
- Auffälligkeiten im Bereich der Wahrnehmung (auditiv, räumlich, taktil-kinästhetisch oder visuell)
- Wechselhafte oder eingeschränkte Konzentration, Merkfähigkeit und Aufmerksamkeit

---

Bei der **Überprüfung der Mundmotorik** finden aus der myofunktionellen Therapie bekannte Untersuchungen statt. Wichtig sind die genaue Überprüfung diadochokinetischer Leistungen von Zunge und Lippen und das Testen der sensorischen Bewusstheit durch Aufgaben zur oralen Stereognose (Cook et al. 2011). Von Bedeutung ist zudem die Koordination von Artikulation und Phonation. Hierzu wird das Kind gebeten, eine vorgegebene Lautfolge (bis 5 Jahre: /pata/ oder /taka/; ab ca. 5 Jahren /pataka/) 10-mal hintereinander zu produzieren. Bei beiden Altersgruppen wird zudem das sog. Nudeln überprüft: Die Zunge bewegt sich bei der Phonation rhythmisch von Mundwinkel zu Mundwinkel. Der Untersucher macht die Übungen kurz vor. Bei der Durchführung werden Tempo, Rhythmus sowie – beim Sprechen von Lautfolgen – der Wechsel von stimmlosen zu stimmhaften Lauten beobachtet (vgl. Graichen 1985). Defizite in einer der überprüften Modalitäten sollten sich auf die Therapieplanung auswirken.

Da die allgemeine Untersuchung der fein-, grob- und mundmotorischen Entwicklung aus der Sprachentwicklungsdiagnostik bekannt sein dürfte, wird an dieser Stelle auf eine genaue Ausführung der Untersuchung verzichtet. Eine gute Übersicht mit Anhaltspunkten zur Beurteilung der sensomotorischen Entwicklung kleiner Kinder liefert z. B. Kiphardt 1994.

Fazit
— Die Beobachtung der sensomotorischen Entwicklung ist im Sinne der Differenzialdiagnostik und der Therapieplanung sinnvoll.
— Eine genaue Überprüfung mund-, fein- und grobmotorischer Fähigkeiten sowie der Diadochokinese liefert Anhaltspunkte für weitere Förderbereiche.

5.4.5 Fragebögen zu den Auswirkungen des Stotterns

Um die Auswirkungen, die das Stottern auf die gefühlte Lebensqualität des Kindes hat, differenziert erfassen zu können und entsprechende Einschätzungen auch vergleichbar zu machen, sollten die anamnestischen Daten sowie die Beobachtungen der Therapeutin bzgl. der Einflussfaktoren durch den Einsatz von Fragebögen ergänzt werden.

Die Fragebögen »Stolperstein« und »Stolperstein-E«

Von den Autorinnen wurden ICF-orientierte Fragebögen in zwei Versionen entwickelt, die auf das Erfassen der Auswirkungen des Stotterns auf die Gefühlswelt und die Alltagsgestaltung des Kindes abzielen. Zusätzlich soll durch die Fragebögen eine Einschätzung von Störungsbewusstsein und eventuell vorhandenen Copingstrategien möglich werden. Entsprechend der ICF-Nomenklatur widmen sich die Fragebögen also dem Erfassen von personenbezogenen Faktoren sowie von Aussagen über die Konzepte der Aktivitäten und Teilhabe. Es stehen zwei Fragebögen zur Verfügung. Eine **Version** ist für **Eltern jüngerer Kinder** (bis ca. 8 Jahre) und wird bei Kindern empfohlen, die noch nicht lesen können bzw. mit der Komplexität der Fragen deutlich überfordert wären (»**Stolperstein-E**. Fragebogen zu den Auswirkungen des Stotterns für Eltern jüngerer Kinder«, ▶ Serviceteil, A11 und in den ▶ Online-Materialien unter http://extras.springer.com). In diesem Fragebogen werden auch Auswirkungen des Stotterns auf die Gefühle und den Alltag der Eltern berücksichtigt. Wichtig ist, bei der Anwendung und Auswertung dieses Bogens zu bedenken, dass sich die Einschätzung der Eltern deutlich von der des Kindes unterscheiden kann (Walther 2009). Die kleinen Kinder können im Laufe der Therapie zusätzlich kindgerecht bezüglich ihres subjektiven Erlebens des Stotterns befragt werden. Die **Version für Schulkinder/Jugendliche** wird von diesen selbst ausgefüllt (»**Stolperstein** –Fragebogen zu den Auswirkungen des Stotterns« ▶ Serviceteil, Abschn. A9, ▶ Online-Material unter http://extras. springer.com). Die Fragebögen sind praxiserprobt, jedoch nicht wissenschaftlich bezüglich ihrer Aussagekraft geprüft. Sie dienen lediglich der Orientierung und nicht der Bestimmung des Schweregrads des Stotterns.

> ❯ Die Fragebögen stellen ein ergänzendes Instrument zur Erfassung von Einflussfaktoren und Auswirkungen des Stotterns und zu deren Beobachtung im Verlauf dar.

Die Fragebögen »Stolperstein« und »Stolperstein-E« wurden auf der Basis folgender Veröffentlichungen entworfen:

- Assessment Of The Child's Experience of Stuttering, ACES (Yaruss et al. 2006). Englischsprachiger Fragebogen für Kinder und Jugendliche zwischen 7 und 18 Jahren, der als pdf-Datei frei zugänglich ist.
- Funktionaler Fragebogen für Schülerinnen und Schüler, FF-SS (Oertle 1999a) für Kinder und Jugendliche ab 11 Jahren. Veröffentlicht in der Informationsmappe PEVOS, die von der Homepage der Stotterer Selbsthilfe (▶ http://www.bvss.de) heruntergeladen werden kann.

▶ Übersicht 5.15 fasst die zentralen Inhalte der Fragebögen zusammen.

> **Übersicht 5.15**
>
> **Inhaltliche Übersicht des Elternfragebogens**
> - Sprechfreude in unterschiedlichem Kontext (situations- und personenabhängig)
> - Auswirkungen auf den Lebensbereich »Freizeit«
> - Wirkung von möglichen Stressoren wie Zeitdruck, Aufregung, Autorität
> - Begleitsymptomatik und Copingstrategien
> - Auswirkungen des Stotterns auf interpersonelle Beziehungen, Gefühle und Aktivitäten des Kindes
> - Auswirkungen des Stotterns auf Gefühle und Alltag der Eltern
>
> **Inhaltliche Übersicht des Fragebogens für Schulkinder/Jugendliche**
> - Sprechfreude in unterschiedlichem Kontext (situations- und personenabhängig)
> - Auswirkungen auf den Lebensbereich »Schule«
> - Auswirkungen auf den Lebensbereich »Freizeit«
> - Wirkung von möglichen Stressoren wie Zeitdruck, Aufregung, Autorität, Geschlecht des Gesprächspartners
> - Begleitsymptomatik und Copingstrategien
> - Auswirkungen des Stotterns auf interpersonelle Beziehungen, Gefühle und Aktivitäten aus Sicht des Kindes

»KES – Kinder erleben ihr Stottern«

Der ICF-basierte Fragebogen KES (Walther 2014, in Vorbereitung) ist für 4- bis 7-jährige stotternde Kinder und ihre Eltern konzipiert. In Form eines Interviews wird das Erleben des Stotterns in den Bereichen »Kommunikation im Alltag«, »Reaktion auf Stottern« und »Lebensqualität« erhoben. Durch die Standardisierung ist eine wissenschaftliche Auswertung gewährleistet. Der Fragebogen kann zur Verlaufsdiagnostik herangezogen werden.

»Fragebogen zum Sprechen«

Dieser Fragebogen (Cook 2013) ermöglicht die Erfassung der psychosozialen Belastung stotternder Kinder und Jugendlicher. Er umfasst 27 Fragen, die sich auf die 4 Dimensionen der ICF (Körperfunktionen, persönliche Faktoren, Aktivität und Teilhabe und Umweltfaktoren) beziehen. Da die Testergebnisse nicht zwingend mit dem Schweregrad des Stotterns korrelieren, ist davon auszugehen, dass er auch psychosoziale Aspekte des Stotterns erfasst, die bisher nicht quantifizierbar ermittelt werden konnten. Der standardisierte Fragebogen kann zu Beginn der Behandlung sowie nach Abschluss einzelner Therapiephasen durchgeführt werden und dient damit der Therapieevaluation.

Fazit
- Um die funktionale Gesundheit (▶ Kap. 3) des stotternden Kindes beurteilen zu können, müssen die Auswirkungen des Stotterns auf den Lebensalltag und die Gefühle des Kindes erfasst werden.
- Der Einsatz von Fragebögen schafft vergleichbare Daten, was im Sinne der Verlaufsdiagnostik sowie der Qualitätssicherung notwendig ist.
- Die Fragebögen umfassen die Themenbereiche »Sprechfreude«, »Schule und Freizeit«, »Stressoren«, »Begleitsymptomatik und Copingstrategien« sowie »Auswirkungen auf Gefühle und Aktivitäten«

5.5 Beispielauswertung und Erstellung des Befundes

Zur Veranschaulichung sollen nun mit Hilfe eines konkreten Beispiels die Auswertung der Spontansprachprobe sowie die Interpretation und Formulierung des Befundes im Überblick dargestellt werden. Zur besseren Übersicht wird nur auf die Beurteilung des Redeflusses eingegangen.

Beispiel

Christian, 5;10 Jahre, erzählt der Therapeutin, dass er sich sehr für »Flieger und Weltraumfahrer« interessiere. Sie unterhalten sich darüber, was für einen Flug zum Mond benötigt wird, und beginnen schließlich, eine Rakete zu bauen.

Die im folgenden Protokoll verwendeten Zeichen sind in ▶ Übersicht 5.5 genauer erläutert.

1) –!– Wie geht des?
2) –!– Wenn man zum Mond fliegt braucht man
      einen Spiegel.
               <?
3) –!– Wie – – |Daa| – daaass sie auch rararausehen
      können wohin sie fliegen.
        <→   ←
4) –!– Unununund man braucht Pedale zum zum zum
      Gas geben.
5) Und man braucht Fenster.
          <↑
6) –?– |– Daaaa –.| Wenn Leute mitfliegen, können
      sie was sehen.
                           ?
7) Und wenn man zum Mond fliegen will, braa – bra
      – braaaucht man viel Licht.
– Das habe ich jetzt nicht verstanden. Was meinst du?
      –
        <   →   →
8) Äh -äh, ääähm außen außen außen vi- vi-
                  <
      viiiele Lichter. Da- da- daaass die die
                ? ? ? <
9) Flügel sehen können o o o ooob ein Licht
      kaputt ist.
          ? ? ? < ↑
      A a a aaaber jetzt will
10) ich spielen.
          <
11) –!– Daaa – da– das Seil kommt auch noch dazu,
      das sind die Flügel.
12) Und jetzt brauch' ma noch eine Stü – Stütze.
13) –!– Wir brauchen mehr Seile.
      ↑   →   ←
14) Aber aber aber aber aber ich zeig dir, wie das
      geht.

5.5.1   Auswertung der Stichprobe

Quantitative Erfassung

— Es wurde eine Spontansprachprobe von 100 Silben ausgewertet. Echte Wortwiederholungen werden als 1 Wort gezählt (z. B. Zeile 4) ▶ Abschn. 5.4.2, »Quantitative Auswertung der Sprechproben: CountBasic«. Wortwiederholungen mit ansteigender Lautstärke oder Geschwindigkeit, wie z. B. in Zeile 14, werden als ein Stotterereignis gewertet (zur Unterscheidung von funktionellen und symptomatischen Unflüssigkeiten ▶ Abschn. 1.3.2).
— Stotterrate: 12% (12 Blockaden/100 Silben).
— Dauer der längsten Blockade: <1 Sek.

Qualitative Auswertung und Interpretation

— Die relativ kurzen Lautdehnungen und lockeren Silben- und Wortwiederholungen mit kurzer Dauer (maximal 3 Wiederholungen) sind als noch altersgemäß zu bewerten.
— Für beginnendes Stottern sprechen auftretende Dehnungen mit Tonhöhen- und Lautstärkeanstieg, Veränderungen des Sprechtempos während der Blockaden (z. B. Zeilen 4 und 8) und Satzabbrüche (Zeilen 3 und 6), die auch außerhalb der Stichprobe auftreten. Die Satzabbrüche müssen in weiteren Untersuchungen noch genauer differenzialdiagnostisch gegen Wortfindungsstörungen abgegrenzt werden.
— Christian hat vor allem zu Beginn der Äußerungen Schwierigkeiten, Blockaden zu überwinden. Am Satzanfang häufen sich überwiegend Lautdehnungen und Wiederholungen. Die bestehenden Schwierigkeiten könnten sowohl mit eingeschränktem Wortabruf als auch mit dem für Stottern typischen hohen Spannungsniveau zu Beginn der Äußerung zusammenhängen. Hierzu sind weitere Beobachtungen notwendig.
— Fragen scheinen den kommunikativen Druck zu erhöhen. Auf die im Tonfall zwar wohlwollende, inhaltlich jedoch Stress erzeugende Frage der Untersucherin reagiert das Kind mit

einem deutlichen Anstieg der Schwere und Häufigkeit der Symptomatik.

5.5.2 Die Formulierung des Befundes

Um die Diagnose »Stottern« zu untermauern und gegen andere mögliche Auffälligkeiten des Redeflusses abzugrenzen, muss der Befund genauer erläutert werden. Dazu stehen die qualitative und quantitative Beschreibungsebene zur Verfügung. Erst beide Ebenen zusammen geben ein umfassendes Bild über das Ausmaß der Störung wieder.

Qualitative Beschreibungsebene
Der Befund beginnt mit einer Klassifikation der Stottersymptomatik: Handelt es sich um altersgemäße Sprechunflüssigkeiten, um beginnendes Stottern oder um manifestes Stottern? (► Abschn. 1.4.1–3. sowie ► Tab. 1.1).

Die »**Überschrift**« des Befundes kann mit Begriffen wie **diskret, leicht, ausgeprägt** oder **schwer** erweitert werden und sollte durch die Stotterrate im Abschnitt der quantitativen Beschreibung des Befundes gestützt werden. Die vorgenommene Klassifikation wird durch die Beschreibung der **Kern- und Begleitsymptomatik** (► Abschn. 1.3.2 und 1.3.3) vervollständigt. Auch hier sollte die Auftretenshäufigkeit und die Schwere der Symptomatik konkretisiert werden.

Beispiel
Beginnendes Stottern, mittelgradiger Ausprägung; Kernsymptomatik: bereits einige spannungsreiche Blockierungen und Dehnungen, einige spannungsreiche und viele lockere Teilwortwiederholungen. Begleitsymptomatik unauffällig: Kein erkennbares Störungsbewusstsein, kein Vermeideverhalten und keine ungünstigen Copingstrategien bemerkbar (anamnestisch und aus eigener Beobachtung). Stotterrate: 12%; Dauer der längsten Blockierung: kürzer als 1 Sekunde.

Da Stottern mit nahezu ausschließlichen Silben- oder Lautwiederholungen bzw. ausschließlich sehr spannungsreichen Symptomen relativ selten auftritt, sollte ein derartiger Befund nochmals differenzialdiagnostisch gegen Poltern (► Abschn. 1.5.1) und

Entwicklungsunflüssigkeiten bzw. gegen neurogenes Stottern (► Abschn. 1.5.3) abgegrenzt werden.

Quantitative Beschreibungsebene
Die quantitative Beschreibungsebene dient dazu, die aufgeführten Symptome mit »harten Daten« zu stützen. Hierzu zählen die Stotterrate und die Dauer der längsten Blockaden sowie die durchschnittliche Dauer von Blockierungen (► Abschn. 5.5.1, »Quantitative Auswertung der Sprechproben« sowie in den ► Online-Materialien unter http://extras. springer.com und in ► Abschn. 5.4.2 beschriebene PC-Programm »CountBasic« zur quantitativen Erfassung der Symptomatik).

Die Diagnose wird abschließend mit Beobachtungen zur sprachlichen, motorischen oder sozialen Entwicklung ergänzt. Im Sinne der ICF sollte der Befund um die Parameter »**Aktivität und Teilhabe**« sowie um wesentliche **Kontextfaktoren** (Förderfaktoren und Barrieren) erweitert werden (► Abschn. 3.3.2).

Beispiel
Christian, 5;10 Jahre
- Beginnendes Stottern mit überwiegend eher lockeren Wort- und Silbenwiederholungen (max. 3 Wdh.).
- Relativ kurze spannungsreiche Blockaden oder Dehnungen, die häufig über lockere Wiederholungen aufgelöst werden.
- Vorhandene Satzabbrüche sprechen evtl. für Einschränkungen im Wortabruf.
- Mitbewegungen nicht erkennbar.
- Kontextfaktoren/Konzepte der Aktivität und Teilhabe (ICF-basiert): Unterstützung und Beziehungen zu Familie gut, zu Freunden mittelmäßig (Unterbrechungen und vereinzelte Hänseleien von ihnen führen zunehmend zu Frustrationen), Ausmaß von Störungsbewusstsein derzeit unklar; Sprechfreude erhalten; spricht viel und gern; weitere Diagnostik hierzu folgt.

Sebastian, 13;3 Jahre (ohne Spontansprachprotokoll)
- Mittelgradig ausgeprägtes Stottern mit überwiegend spannungsreichen Blockierungen

und Dehnungen, lockere Wiederholungen eher selten.

— Bei Blockaden fast immer Mitbewegungen des Kopfes und starkes Augenblinzeln. Bei schweren Blockaden auch Schlagen mit der Faust auf das Bein.
— Allg. erhöhtes Sprechtempo.
— Häufig Missachtung von Turn-taking-Regeln.
— Kontextfaktoren/Konzepte der Aktivität und Teilhabe (ICF-basiert): kaum erkennbares sprachliches Vermeideverhalten, allerdings Blickkontakt im Block reduziert, teilweise lässt er andere für sich sprechen; gute Integration in Freundeskreis. Die Auswertung des Selbsteinschätzungsbogens zu den Auswirkungen des Stotterns (▶ Abschn. 5.4.5) ergab deutliche Anzeichen von situativem Vermeideverhalten und Schwierigkeiten in Kommunikation und Interaktion mit Unbekannten.

Fazit
— In der Formulierung des Befundes sollten alle wesentlichen Aspekte der Störung enthalten sein.
— Eine Konkretisierung auftretender Symptome und die quantitative Erfassung der Unflüssigkeiten ermöglichen eine exakte Beschreibung des Stotterns.

5.6   Effiziente Methoden zur Überprüfung der Symptomatik bei Verlaufskontrollen

Während die Erstdiagnostik die Grundlage der Therapieplanung ist, dienen Verlaufskontrollen der Überprüfung der eingangs aufgestellten Hypothesen und der Beurteilung der Effektivität angewandter Therapiemethoden i. S. von Qualitätssicherung. An wiederholten qualitativen und quantitativen Untersuchungen lassen sich Entwicklungen und Einflüsse auf den Redefluss unmittelbar erkennen. Die Methoden der Verlaufsdiagnostik werden an dieser Stelle kurz dargestellt und ihre Einsatzmöglichkeiten in der Therapie und Elternberatung aufgezeigt.

In der Behandlung des kindlichen Stotterns sind wiederholte Erhebungen des aktuellen Befundes unverzichtbar.

❯ Regelmäßige Verlaufskontrollen ermöglichen eine effektive und am Einzelfall orientierte Arbeitsweise und dienen der Qualitätssicherung (▶ Kap. 12). Der Abstand der Kontrolluntersuchungen orientiert sich am Alter des Kindes und an der Variabilität der Symptomatik.

Etwa alle 4–10 Stunden sollte die **qualitative und quantitative Entwicklung** des Redeflusses beurteilt werden. Neben der obligatorischen Untersuchung der Spontansprache können bei Bedarf andere Sprechleistungsstufen überprüft werden. Das PC-Programm CountBasic (▶ Online Material unter http://extras.springer.com) erlaubt eine schnelle und unkomplizierte Erhebung der Stotterrate z. B. während der Unterhaltung zu Beginn der Stunde (▶ Abschn. 5.4.2, »Quantitative Auswertung der Sprechproben: CountBasic«). Durch die **regelmäßigen Kontrollen** der Entwicklungstendenzen ist es der Therapeutin möglich, angewandte Methoden kritisch zu überprüfen und die Therapieplanung auf die aktuellen Bedürfnisse des Kindes auszurichten.

Da bei **frühem kindlichen Stottern** die Symptomatik in der Regel noch sehr leicht durch äußere Faktoren zu beeinflussen ist, sollten hier möglichst engmaschige Kontrollen stattfinden. Die Ergebnisse der Messungen der Stotterrate können in die im ▶ Online-Material unter http://extras.springer. com bereit gestellte Tabelle (◨ Abb. 5.4) am PC eingetragen werden. Die sog. »Trendlinie« stellt die Entwicklungstendenz der Stotterrate dar. Die Tabelle steht auch als Leergrafik zum Ausfüllen per Hand bereit (▶ Serviceteil, Abschn. A6 sowie in den ▶ Online-Materialien unter http://extras.springer. com). Werden unterschiedliche Sprechleistungsstufen berücksichtigt, kann dies durch die Verwendung unterschiedlicher Farben sichtbar gemacht werden. Bei bereits **stark verfestigtem Stottern** können die Abstände zwischen den Untersuchungen etwas länger sein, da hier spontane Veränderungen eher selten sind.

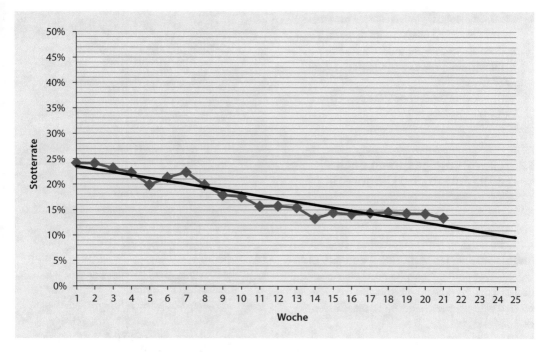

Abb. 5.4 Überblick über die Entwicklung der Stotterrate im Therapieverlauf

Daneben können die **Eltern Kontrollaufnahmen** anfertigen und eigene Beobachtungen gezielt sammeln, die schließlich im Rahmen der Therapie mit den Eltern gemeinsam ausgewertet werden können.

Zur umfassenderen qualitativen und quantitativen Dokumentation dient das Verlaufsprotokoll (Kopiervorlage im ► Serviceteil, Abschn. A4 und in den ► Online-Materialien unter http://extras. springer.com). In ► Übersicht 5.16 sind die Untersuchungsparameter des Verlaufsprotokolls zusammengestellt.

Auch Veränderungen in den Bereichen Kontextfaktoren und Aktivität und Teilhabe (► Kap.3) können in größeren Abständen überprüft werden. Die Fragebögen »Stolperstein« für ältere Schulkinder sowie »Stolperstein-E« (► Abschn. 5.4.5) für die Eltern jüngerer Kinder dienen bei einem erneuten Einsatz dem Vergleich der Einschätzung der Auswirkungen des Stotterns zu Beginn der Behandlung und zum Zeitpunkt der erneuten Messung und können zur weiteren Therapieplanung herangezogen werden.

> **Übersicht 5.16**
>
> **Kurzform des Verlaufsprotokolls**
> — Anamnestische Angaben zu Veränderungen
> — Qualitative Beschreibung der Symptomatik
> — Quantitative Auswertung
> — Aktueller Befund
> — Beschreibung neuer, bisher nicht berücksichtigter Aspekte
> — Weitere Therapieplanung

> **Fazit**
> — Die Verlaufsdiagnostik dient der weiteren individuellen Anpassung des Therapiekonzepts an die Fähigkeiten und Defizite des Kindes.
> — Mit ihrer Hilfe sind Veränderungen im Redefluss, Verhalten oder in der Gesamtentwicklung unmittelbar nachzuvollziehen.
> — Durch die Miteinbeziehung der Eltern in den Prozess der Verlaufskontrollen werden auch häusliche Einflüsse schnell ersichtlich. Daraus ergeben sich häufig Ansatzpunkte für weitere Interventionen.

- Die Daten der quantitativen Auswertung werden in einer Grafik übersichtlich dargestellt und können als Anschauungsmaterial zur Elternberatung und zur Arztkommunikation hinzugezogen werden.
- Verlaufskontrollen sind ein Instrument der Qualitätssicherung.

5.7   Beratungsgespräch nach Anamnese und Diagnostik

Nachdem die wichtigsten Untersuchungsbefunde vorliegen, fasst die Therapeutin die Ergebnisse zusammen, erläutert die Therapieschwerpunkte und gibt Hinweise zur Prognose. Dieses Gespräch dient der Information der Eltern (je nach Alter des Kindes) und der Transparenz der Therapie. Von Anfang an wird eine partnerschaftliche Ebene mit den Patienten praktiziert.

Das Gespräch am Ende von Anamnese und Diagnostik muss eine Zusammenfassung des Befundes und die Erläuterung der ersten Therapiebausteine umfassen. Die Eltern und ggf. der jugendliche Stotternde sollen die Therapeutin mit einer **klaren Vorstellung** davon verlassen, wie der aktuelle Stand ist, worauf die Therapie hinzielt und wie die nächsten Schritte dahin konkret aussehen.

Vor allem bei der Festlegung der ersten Therapiebausteine ist es sinnvoll, die **Betroffenen mit einzubeziehen**. Die Bausteine, die für die Eltern oder den Jugendlichen im Vordergrund stehen, dürfen auf keinen Fall auf spätere Therapiephasen verschoben werden. Wie in ▶ Abschn. 4.2.8 schon anklang, geht es um die Schaffung eines Arbeitsbündnisses sowohl mit den Eltern als auch – wenn möglich – mit dem Kind oder Jugendlichen. Die Inhalte des Gespräches sind in ▶ Übersicht 5.17 zusammengestellt.

> **Übersicht 5.17**
>
> **Inhalte des Befundgesprächs**
> - Differenzierte Erklärung der Befunde
> - Aussage zum Schweregrad der Störung und Erläuterung der Behandlungsbedürftigkeit
> - Aussage zur Prognose
> - Eingehen auf Hypothesen zur Verursachung bzw. auf Faktoren, die mit Stottern zusammen auftreten (Anforderungs- und Kapazitäten-Modell)
> - Vorstellung bzw. gemeinsames Vereinbaren des Therapieplans (Auswahl der Bausteine) und Prognose zur voraussichtlichen Behandlungsdauer
> - Vorbereitung auf zu erwartende vorübergehende Verschlimmerung der Symptomatik in den ersten Therapiemonaten
> - Vorbereitung auf mögliche kindliche Verhaltensänderungen durch Förderung des Selbstvertrauens und Auseinandersetzung mit dem Stottern (»wilder«, frecher, neues Austesten von Grenzen, sich wehren)
> - Abklären des wöchentlichen Zeitaufwands für Therapie und »Hausaufgaben«
> - Eingehen auf Umgang der Bezugspersonen mit dem Stottern und mögliche Alternativen
>   - Aufgreifen des Elternwunsches, aktiv zu sein: Hausaufgabe: Reduzieren sprachlicher Anforderungen an »unflüssigen« Tagen, viele Sprechanlässe schaffen an besonders »flüssigen« Tagen
>   - Erläuterung des Unterschieds von Sprachinhalt und Sprachform mit Veranschaulichung der möglichen Konsequenzen, wenn die Sprachform zu sehr im Fokus der Aufmerksamkeit steht
>   - Schwerpunkt auf indirekte Rückkopplung des Sprachinhalts, z. B. »corrective feedback« (Wyatt 1973).
>   - Sprachmodell, z. B. Sprechtempo, Sprachniveau (▶ Abschn. 9.6).
>   - Faktoren, die flüssiges Sprechen fördern, aufzeigen (▶ Abschn. 9.4), wie z. B. Kindergarten, Kontakt zu Gleichaltrigen, Förderung der Ausdrucksfähigkeit durch Musik oder Sportverein zur Erweiterung der sozialen Kompetenzen (▶ Abschn. 5.4.4).
>   - Erste Beobachtungsaufgabe mitgeben (z. B. Stottertagebuch, ▶ Abschn. 9.4)

> mit Fokus auf flüssigen Phasen: In welchen Situationen ist das Kind flüssig? Was ist da anders? (Sonst Gefahr des Fokussierens auf Defizite)

Tipp

Bei Themen wie beispielsweise Umgang mit dem Stottern, Sprachmodellverhalten der Bezugspersonen und sprachliche Anforderungen im Alltag ist es günstig, auf Situationen einzugehen, die von diesem »Idealfall« abweichen.

Entlastung von Schuldgefühlen Wie in ► Kap. 4 bereits beschrieben, sollte die Therapeutin in diesem Gespräch aufmerksam und sensibel für Hinweise auf bei den Eltern bestehende Schuldgefühle sein. Geben die Bezugspersonen sich selbst die Schuld am Stottern ihres Kindes, müssen sie unbedingt von diesen Gefühlen entlastet werden! Schuldgefühle sind eine sehr ungünstigste Motivation für eine Therapie.

Veranschaulichung durch Metaphern Um den Eltern zu verdeutlichen, was beim Stottern passiert und wie sich das für das Kind anfühlt, eignen sich besonders Metaphern und Analogien (vgl. ► Abschn. 9.2.1, z. B. Wie fühlt es sich an, in unerwartet kaltes Wasser zu springen? Man ringt plötzlich nach Luft.).

Fazit
- Das Beratungsgespräch nach Anamnese und Diagnostik ist unverzichtbar, auch im Hinblick auf das Arbeitsbündnis.
- Inhalte sind neben der Befundzusammenfassung vor allem die Festlegung der ersten Therapiebausteine und erste »Hausaufgaben«.

Literatur

Ambrose NG, Yairi E (1999) Normative disfluency data for early childhood stuttering. J Speech Language Hearing Res 42: 895–909

Ayres AJ (1992) Bausteine der kindlichen Entwicklung. Die Bedeutung der Integration der Sinne für die Entwicklung des Kindes, 2. Aufl. Springer, Berlin

Baumgartner S (1999) Sprechflüssigkeit. In: Baumgartner S, Füssenich I (Hrsg) Sprachtherapie, 4. Aufl. Reinhardt, München

Cook S (2013) Fragebogen zur psychosozialen Belastung durch das Stottern für Kinder und Jugendliche. LOGOS Interdisziplinär 21: 79–105

Cook S, Rieger M, Donlan C, Howell P (2011) Testing orofacial abilities of children who stutter: The Movement, Articulation, Mandibular and Sensory awareness (MAMS) assessment procedure. J Fluency Disord 36: 27

Dell CW (1996) Treating the school age stutterer. A guide for clinicians (Publication No. 14), 7th edn. Stuttering Foundation of America, Memphis, Tennessee

Fiedler P, Standop R (1994) Stottern: Ätiologie – Diagnose – Behandlung, 4. Aufl. Beltz, Psychologie Verlags Union, Weinheim

Graichen J (1985) Organismische Fehlregulationen als direkte Ursachen von Redeflußstörungen (Stottern) in neuropsychologischer Differentialdiagnostik. Sprache Stimme Gehör 9: 34–40

Ham R (2000) Techniken in der Stottertherapie. Demosthenes, Köln

Innerhofer P (1977) Das Münchner Trainingsmodell. Beobachtung, Interaktionsanalyse, Verhaltensänderung. Springer, Berlin

Kiphardt EJ (1994) Wie weit ist mein Kind entwickelt. Eine Anleitung zur Entwicklungsüberprüfung, 8. Aufl. Verlag modernes Lernen, Dortmund

Kleinsorge B (1989) Untersuchung zu den Persönlichkeitsmerkmalen und dem Lern- und Leistungsverhalten bei Polterern. Die Sprachheilarbeit 34(3): 113–121

Oertle HM (1999a) Funktionaler Fragebogen für Schüler und Schülerinnen (ab 11 Jahren), FF-SS. In: Informationsmappe PEVOS. Probelauf, Köln

Oertle HM (1999b) Funktionaler Fragebogen für Eltern. FF-E. In: Informationsmappe PEVOS. Probelauf, Köln

Randoll D, Jehle P (1990) Therapeutische Interventionen bei beginnendem Stottern. Elternberatung und direkte Sprachförderung beim Kind. Borgmann, Dortmund

Riley J, Riley G (1999) Speech Motor Training. In: Onslow M, Packman A (eds) The handbook of early stuttering intervention. Singular Publishing, San Diego

Rogers C (1994) Die klientenzentrierte Gesprächspsychotherapie. Client-centered therapy. Fischer, Frankfurt am Main

Rustin L, Cook F (1995) Parental involvement in the treatment of stuttering. Language Speech Hearing Service School 26: 127–137

Schulze H, Johannsen HS (1986) Stottern bei Kindern im Vorschulalter. Theorie –Diagnostik – Therapie. Phoniatrische Ambulanz der Universität Ulm, Ulm

Sick U (2000) Spontansprache bei Poltern. Forum Logopädie 14(4) :7–16

Thiel MM (2000) Logopädie bei kindlichen Hörstörungen. Ein mehrdimensionales Konzept für Therapie und Beratung. Springer, Berlin

Walther C (2009) Wie erleben stotternde Kinder ihr Sprechen? Eine empirische Untersuchung. Forum Logopädie 2(23)

Walther C (2014) Lebensqualität stotternder Kinder. Vortrag auf dem 43. Jahreskongress des dbl, Berlin. (Im Druck)

Wendlandt W (1980) Verhaltenstherapie des Stotterns. Denkansätze, Zielsetzungen, Behandlungsmethoden. Beltz, Weinheim

Wyatt GL (1973) Entwicklungsstörungen der Sprachbildung und ihre Behandlung. Hippokrates, Stuttgart

Yaruss JS, Coleman C, Quesal RW (2006) Assessment of the Child's Experience of Stuttering (ACES). ► http:// arslpedconsultant.com/documents/Handouts%20 ABCs%20of%20Stuttering/ACES%20Draft%209-27-06. pdf. Zugegriffen: 18. Juni 2014

Ausgewählte Therapiekonzepte

C. Ochsenkühn, M. M. Thiel, C. Frauer

C. Ochsenkühn et al., *Stottern bei Kindern und Jugendlichen*, Praxiswissen Logopädie,
DOI 10.1007/978-3-662-43650-9_6, © Springer-Verlag Berlin Heidelberg 2015

Die Vielfalt der Behandlungsansätze für das kindliche Stottern ist groß. Viele Programme und Konzepte ähneln sich jedoch oder überschneiden sich zumindest mit anderen Ansätzen.

In diesem Kapitel werden verschiedene Konzepte in ihren Grundzügen dargestellt. Es gibt die sog. indirekten Ansätze und die direkten. **Indirekt** bedeutet, dass nicht am Sprechmuster, sondern an den beeinflussenden Faktoren gearbeitet wird. Im engeren Sinne wird »indirekt« im angloamerikanischen Raum für die Therapie ohne das Kind, also Elterntraining und -beratung verwendet. **Direkte** Ansätze lassen sich unterteilen in Modifikation des Stotterns, Fluency-Shaping-Programme und Sprechtechniken.

Die hier behandelten Konzepte stehen beispielhaft für jeweils eine der oben genannten Richtungen. Manche davon gehen eher eindimensional vor, die meisten zeigen jedoch eine mehrdimensionale Herangehensweise.

> ❯ Ziel des methodenkombinierten Ansatzes ist es, sich nach Kenntnis der ausgewählten Ansätze von diesen zu lösen und zu einer methoden- und konzeptübergreifenden Bausteinsammlung zu kommen.

6.1 Direkte und indirekte Therapieansätze – Eckpunkte der Stotterbehandlung

Die Unterscheidung von direkter und indirekter Herangehensweise wird mit zunehmender Weiterentwicklung der einzelnen Therapieansätze zu einer eher künstlichen Trennung innerhalb der Palette möglicher Therapieelemente. Vertreter verschiedener Therapieansätze finden aus unterschiedlichsten Blickwinkeln zu ähnlichen Ergebnissen. In diesem Abschnitt werden direkte und indirekte Therapieansätze vorgestellt, und es wird die Notwendigkeit einer Integration der gegensätzlichen Positionen dargelegt.

6.1.1 Indirekter Therapieansatz

Bei der indirekten Vorgehensweise wird, ganz im Sinne des Anforderungs- und Kapazitäten-Modells (▶ Abschn. 2.2.2, »Das Anforderungs- und Kapazitäten-Modell«), versucht, bestehende linguistische, psychische, motorische oder kognitive Defizite sowie familiäre Schwierigkeiten zu verbessern und somit indirekt auf den Redefluss einzuwirken. Oft wird beim indirekten Ansatz ausschließlich mit den Eltern zusammengearbeitet. Es findet keine Arbeit am Stottern selbst statt. Leider wurde der indirekte Therapieansatz öfter so interpretiert, dass mit dem Kind nicht über das Stottern **gesprochen** werden darf. Diese Beteiligung an der »Verschwörung des Schweigens« scheint aus heutiger Sicht fraglich und ist mit einer von positiver Wertschätzung und Echtheit geprägten therapeutischen Haltung nur schwer zu vereinbaren (▶ Abschn. 5.2.2). ▶ Übersicht 6.1 beinhaltet eine Aufstellung möglicher indirekter Verfahren.

> **Übersicht 6.1**
> **Methoden indirekter Therapie**
> - Elternberatung
> - Elterntraining
> - Stärkung des Selbstvertrauens und eines positiven kindlichen Selbstkonzepts
> - Förderung der Sprechfreude
> - Abbau von Sprechängsten
> - Förderung der Sprachentwicklung
> - Reduktion der sprachlichen Komplexität und Abbau des Anspruchsniveaus und Leistungsdrucks
> - Betonung nonverbaler Ausdrucksformen und sprachlich-kommunikativer Fähigkeiten
> - Entspannung, Tonusregulierung
> - Spieltherapeutische Elemente (z. B. nach Axline 1990; Katz-Bernstein 1990)

6.1.2 Direkter Therapieansatz

Das Kennzeichen der direkten Therapie des kindlichen Stotterns besteht in der Arbeit am Stottern selbst. Die Redeflussstörung wird je nach Alter des Kindes mit unterschiedlicher Intensität thematisiert. Daneben findet, abhängig vom therapeutischen Ansatz und vom Alter des Kindes, eine mehr oder weniger intensive Elternberatung und -anleitung statt. ▶ Übersicht 6.2 zeigt mögliche direkte Therapiemethoden auf.

> Übersicht 6.2
> **Methoden direkter Therapie**
> — Enttabuisierung des Stotterns
> — Bewusstmachen der Symptomatik
> — Kinästhetische Sensibilisierung
> — Abbau von Sprechängsten
> — Modifikation des Stotterns (Pull-out)
> — Verstärkung flüssigen Sprechens (Fluency-Shaping)
> — Reduzierung unflüssigen Sprechens (verhaltenstherapeutische Methoden)
> — Allgemeine Veränderung des Sprechmusters (Sprechtechniken)

❱ Durch ein individualisiertes Therapieprogramm erübrigt sich die oben beschriebene Unterscheidung: Auf der Basis eines mehrdimensionalen Therapiekonzepts werden jene Methoden eingesetzt, die dem Kind mit seinen Fähigkeiten und Defiziten am besten gerecht werden. Dabei können sowohl indirekte als auch direkte Therapieformen miteinander kombiniert werden.

Die meisten **direkten Verfahren integrieren** mittlerweile bei frühem kindlichen Stottern typisch **indirekte Vorgehensweisen** in ihr Therapiekonzept. So fordert beispielsweise Dell für die Therapie des »borderline stutterer« (Dell 1996, S. 13, gemeint: beginnender Stotternder) ein zunächst sehr indirektes Vorgehen, primär in Form des sog. Modeling und modellhaften Umgangs mit eigenem Pseudostottern. Erst bei tragfähigem Kontakt wird schließlich vorsichtig damit begonnen, mit dem Kind über das Stottern zu sprechen (▶ Abschn. 8.7.2).

▪ **Zeitliche Abfolge**
Alle direkten Verfahren lassen sich hervorragend mit indirekten Therapieansätzen verbinden. Je nach Schwierigkeiten des Kindes kann z. B. zunächst mit eher indirekter Arbeitsweise begonnen und später zu direkten Verfahren gewechselt werden. Mitunter

ist es auch sinnvoll, in die direkte Therapie Blöcke mit dem Schwerpunkt auf Methoden der indirekten Therapie einzufügen.

❱ Unabhängig von der Wahl des Therapieansatzes sollte mit dem Kind so offen wie möglich und so vorsichtig wie nötig über das Thema Stottern gesprochen werden (▶ Abschn. 5.2).

Gerade wegen der vielen Unterschiede der einzelnen Therapieansätze bringt eine sorgfältige **Kombination direkter Verfahren** eine Bereicherung für das therapeutische Vorgehen mit sich. So lässt sich z. B. das Fluency-Shaping sehr gut mit Methoden zur Desensibilisierung, mit dem In-vivo-Training oder aber mit Gesprächen zur konstruktiven Auseinandersetzung mit dem Stottern kombinieren.

Verhaltenstherapeutische Elemente wie in Fluency-Shaping-Programmen sind ebenfalls gut mit stottermodifizierenden Verfahren zu ergänzen. Die intensive verhaltenstherapeutisch orientierte Anleitung und Beratung der Eltern kann die Therapie mit dem Kind wesentlich unterstützen. (▶ Abschn. 6.3).

Fazit
— Direkte und indirekte Ansätze schließen einander nicht aus, sondern ergänzen sich in sinnvoller Weise.
— Auch bei indirekten Verfahren darf mit dem Kind über das Stottern gesprochen werden.
— Unterschiedliche direkte Verfahren können miteinander kombiniert werden.

6.2   Indikationskriterien für die Auswahl des Therapieansatzes

Es ist deutlich geworden, dass fast jede Therapie eine Kombination direkter mit indirekten Methoden erfordert. Im Folgenden geht es lediglich um eine grobe Orientierung, welcher generelle Ansatz bei der Auswahl der Bausteine im Einzelfall überwiegen sollte.

▶ Übersicht 6.3 nennt entsprechende Kriterien für die Entscheidung zwischen direkten und indirekten Verfahren im Rahmen einer ganzheitlich orientierten Therapie. Das in den ▶ Kap. 8 und 9 entfaltete Bausteinprinzip geht dann auf die konkreten Umsetzungsmöglichkeiten detailliert ein.

> **Übersicht 6.3**
> **Entscheidungskriterien für die Wahl des Therapieansatzes**
> ▬ Alter des Kindes
> ▬ Störungsbewusstsein und Leidensdruck
> ▬ Reaktionen auf den Einsatz von Pseudo-
>   stottern und auf das Thematisieren des
>   Stotterns
> ▬ Sensibilität, emotionale Überlastung oder
>   Traumatisierung des Kindes
> ▬ Begleitende Faktoren, die das System
>   aus dem Gleichgewicht bringen könnten
>   (▶ Abschn. 2.2.2)
> ▬ Schweregrad des Stotterns
> ▬ Interkulturelle Aspekte
> ▬ Zuverlässige Kooperation der Bezugsper-
>   sonen

Alter des Kindes   Der ideale Zeitpunkt für den Einsatz direkter Methoden hängt weniger vom Alter des Kindes, sondern vielmehr von der **Reife und Bewusstheit**, mit der das Kind sich bereits mit dem Stottern auseinander setzt (▶ Abschn. 7.1)

Reaktionen auf den Einsatz von Pseudostottern und auf das Thematisieren des Stotterns   Es kann durchaus 3-jährige Kinder geben, die auf Pseudostottern der Therapeutin immer mit Erstaunen, Aufmerksamkeit oder Belustigung reagieren. Diese Kinder profitieren in der Regel vom Thematisieren des »Hängenbleibens« oder dem Ansprechen, dass ein »Wort nicht herauskommt«. Sie zeigen sich erleichtert und haben Spaß am spielerischen Umgang mit dem Stottern, z. B. in Form von Erwisch-mich-Spielen etc. (▶ Abschn. 8.5.4, Übung »Erwisch-mich«). Die eigentliche Stottermodifikation ist im Vorschulalter manchmal noch eine Überforderung. Hier geben – wie immer – das einzelne Kind und seine Möglichkeiten die Richtung und Geschwindigkeit der Therapieschritte an.

🛑 Oberstes Gebot für die Therapeutin bleibt immer, Warnsignale des Kindes, wie z. B. Abwehr oder Versagensängste (»wie langweilig«, »Babykram«, Ablenken) oder Rückzugsverhalten, frühzeitig zu erkennen, bevor das Kind die Mitarbeit komplett verweigert. Sie sollte das Vorgehen so anpassen, dass ein guter Kontakt gewährleistet bleibt.

Emotionale Überlastung oder Traumatisierung   Kinder, die mit ihrer aktuellen Situation eher überfordert scheinen oder bereits stark traumatisiert sind, fühlen sich zunächst oft mit indirekten Therapiemethoden wohler. Hat zum Zeitpunkt des Therapiebeginns das Selbstvertrauen des Kindes schon stark gelitten, kann es daher – unabhängig vom Alter – günstig sein, erst eine Phase indirekter Methoden und spieltherapeutischer Elemente voranzustellen, um die Basis für weitere Schritte vorzubereiten.

Kein krampfhaftes Vermeiden des Themas Stottern   Entscheidet man sich für den indirekten Weg, bedeutet dies nicht, dass Stottern nicht thematisiert werden darf (▶ Abschn. 6.1.1). Auch wenn die Wahrnehmung für das eigene Stottern nicht eigens geschult wird, ist Tabuisieren des Themas unangebracht. Der Unterschied zur direkten Vorgehensweise zeigt sich lediglich in der vorsichtigeren Art, wie solche Gesprächsangebote gemacht werden: Über Stottern wird dann gesprochen, wenn das vom Kind implizit in Handlungen oder verbal angeboten wird. Darüber hinaus ist die Therapeutin auch beim indirekten Ansatz jederzeit frei, aus der Situation heraus intuitiv zu reagieren und das Thema Stottern offen anzusprechen, wo ihr dies angebracht und entlastend scheint. Solange sie die Reaktionen des Kindes sorgfältig beobachtet und so geäußerte Grenzen nicht übergeht, ist alles möglich.

Begleitende Faktoren   Ein frühes Einbeziehen der Bezugspersonen ist unbedingt empfehlenswert, z. B. Beratung zu allgemein sprachförderndem Verhalten und Faktoren, die flüssiges Sprechen unterstützen (▶ Abschn. 9.4–9.6). Mit der Hinzunahme direkter Elemente kann begonnen werden, sobald basale motorische oder linguistische Fähigkeiten etwas gefestigt sind.

❯ Bestehen Defizite motorischer, mundmotorischer oder anderer linguistischer Fähigkeiten, sollten diese Bereiche im Vorschulalter vorrangig gefördert werden, bevor mit direkten Methoden am Sprechmuster angesetzt wird. Die entsprechenden Therapieinhalte lassen sich gut in Bausteine aus dem indirekten Ansatz einbauen.

❗ Im Einzelfall kann es geboten sein, erst am Stottern zu arbeiten, bevor andere Kapazitäten gefördert werden. Dies trifft vor allem bei großem Leidensdruck und bei sehr starken Unflüssigkeiten zu.

Schweregrad des Stotterns Generell gilt: Je gravierender und kommunikationshemmender die Symptomatik auftritt, desto entlastender ist ein Therapiebeginn. Ob hierfür zunächst ein Elterntraining wie das Palin Parent-Child-Interaction Therapieprogramm (▶ Abschn. 6.3) als indirektes Verfahren oder ein direktes Verfahren wie KIDS (▶ Abschn. 6.7.1) oder das Lidcombe-Programm (▶ Abschn. 6.5) ausgewählt werden, hängt von der Ausbildung der Therapeutin und den Bedürfnissen des Kindes und der Familie ab. Im Einzelfall muss unter Umständen abgewogen werden, ob z. B. emotionale Faktoren dem allzu raschen direkten Vorgehen entgegenstehen.

Interkulturelle Aspekte In der Arbeit mit Familien aus Kulturen, in denen eine eher autoritäre Pädagogik vorherrscht, kann der Einsatz indirekter Methoden schwer vermittelbar sein und auf geringe Akzeptanz treffen. Spieltherapeutische Ansätze können für Mitglieder solcher Kulturen leicht unprofessionell und ineffektiv scheinen, da sie der unausgesprochenen Auffassung, nur gezieltes und regelmäßiges Üben führe zum Erfolg, entgegenlaufen. Das indirekte Vorgehen ist unter dieser Voraussetzung wenig Erfolg versprechend.

❯ Für eine erfolgreiche Therapie müssen interkulturelle Aspekte unbedingt beachtet werden und diese die Therapieplanung wie auch das Therapeutenverhalten entsprechend beeinflussen.

Kooperation der Bezugspersonen Aufgrund der Komplexität des Störungsbildes ist in der Behandlung des frühen kindlichen Stotterns eine intensive Zusammenarbeit mit den Eltern immer maßgeblich. Bei Schulkindern und Jugendlichen nimmt die Zusammenarbeit mit den Eltern naturgemäß ab. Jedoch sind auch hier die Eltern im Hintergrund als Unterstützer des Transfers und Begleiter im Therapieprozess sehr wichtig. Zeigen Eltern von Kindern mit frühkindlichem Stottern wenig Bereitschaft, ihr eigenes Verhalten zu modifizieren und verlässlich regelmäßig daran zu arbeiten, sind Ansätze wie das Lidcombe-Programm (▶ Abschn. 6.5.5) oder das Palin PCI-Programm (▶ Abschn. 6.3) wenig sinnvoll. In diesem Fall ist möglicherweise eine Behandlung nach dem Konzept KIDS (▶ Abschn. 6.7.1) Erfolg versprechender.

Fazit
- Die Entscheidung für indirekte oder direkte Verfahren hängt von verschiedenen individuellen und umgebenden Faktoren ab.
- Im Sinne der günstigsten Reihenfolge und Kombination des Vorgehens müssen diese bei jedem Kind gegeneinander abgewogen werden.

6.3 Elterntraining am Beispiel des Palin Parent-Child-Interaction Approach (PPCI)

Den Einzel- und Gruppentrainings für Eltern ist gemeinsam, dass sie neben der Informationsvermittlung bzw. dem Informationsaustausch auf eine Veränderung der Haltung und des Verhaltens der Bezugspersonen des stotternden Kindes zielen. Entsprechend sind die Trainings dem indirekten Ansatz zuzuordnen. Nachfolgend wird das Therapieprogramm »Palin Parent-Child-Interaction Approach« als Training kommunikativer Fähigkeiten der Eltern beispielhaft vorgestellt.

Mit dem PPCI (Kelman u. Nicholas 2008; Iven u. Hansen 2014) entstand eine bislang neue Form des Elterntrainings: die individuelle **Stärkung der elterlichen kommunikativen Kompetenzen** im Umgang mit Kindern von 2;6 bis 7 Jahren. Durch den flexiblen Einsatz individuell ausgewählter Elemente nimmt es Einfluss auf die Umweltfaktoren und die psychische Situation des Kindes, entlastet die intra-familiäre Kommunikation und schafft damit eine verbesserte Grundlage für flüssiges Sprechen.

Unterschiedliche psychotherapeutische Konzepte, wie die systemische Familientherapie, die kognitive Verhaltenstherapie und die lösungs-orientierte Kurzzeittherapie werden in den Behandlungsansatz integriert. Die Umsetzung dieses Settings ist auch bei mehrsprachigen Familien oder bei Kindern mit begleitender Sprachentwicklungs-störung möglich.

Evidenzbasiertes Programm   Basierend auf der Annahme, dass die Qualität des kommunikativen Prozesses Einfluss auf den Redefluss haben kann, wurde dieses Programm vor dem Hintergrund eines multifaktoriellen Ansatzes über Jahre hinweg durch eine Kombination von direkten und indirek-ten Methoden weiterentwickelt und evaluiert (Mil-lard et al. 2008, 2009).

Übergeordnete Zielsetzung   Das Training sieht vor, die Eltern stotternder Kinder gezielt und individuell in bereits – wenn auch nur in Ansätzen – vorhande-nem förderlichen Verhalten zu bestärken, indirekt Stressoren zu reduzieren und somit die gesamte Kommunikation so weit zu entlasten, dass flüssiges Sprechen mittelfristig häufiger auftreten kann.

Eltern bestimmen die Ziele   Bei der Besprechung einer **Videoaufnahme**, in der eine kurze Spiel-sequenz von jedem Elternteil mit dem Kind fest-gehalten wurde, werden die bereits vorhandenen Ansätze zu positivem Kommunikationsverhalten der Eltern erarbeitet und ihre Wirkung bespro-chen. Danach entscheiden allein die Eltern, welche der als förderlich erkannten Verhaltensweisen sie in den folgenden Wochen mit Unterstützung der Therapeutin ausbauen möchten. Dadurch wird die elterliche Kompetenz gestärkt und die größte Moti-vation seitens der Eltern gewährleistet.

> Um einen optimalen Therapieeffekt zu er-zielen, sollten beide Elternteile am Eltern-training teilnehmen. Jeder bearbeitet seine eigenen Ziele, die an das jeweilige Kommuni-kationsverhalten angepasst sind.

Sollte ein gemeinsames Arbeiten mit beiden El-ternteilen gleichzeitig nicht möglich sein, wird ein paralleles Arbeiten mit beiden angestrebt. Das Pro-gramm liefert Bausteine, die eine enge Anpassung an den familiären Kontext und an die persönlichen Voraussetzungen ermöglichen.

■ **Schwerpunkte der Zusammenarbeit**
In aller Regel ergeben sich in der Zusammenarbeit mindestens zwei Schwerpunkte aus den folgenden Bereichen (Kelman u. Nicholas 2008, S. 20):
— Interaktion (z. B. Verteilung der Spreicheranteile, Balance zwischen Fragen und Kommenta-ren, Einsatz von Pausen),
— Familie (z. B. Aufbau von Selbstvertrauen, Ver-haltensregulation, Turn-taking, Umgang mit Gefühlen),
— Kind (z. B. direkte modifizierende Strategien beim Sprechen wie die Reduktion des Sprech-tempos und das Setzen von Pausen, ▶ Abschn. 8.3.4).

■ **Diagnostik der Eltern-Kind-Interaktion**
In der Diagnostiksitzung darf das Kind aus einer kleinen Auswahl ein Spiel aussuchen, das es mit jeweils einem Elternteil spielen möchte. Damit die Ablenkung für das Kind möglichst gering gehalten wird, ist in der Spielzeit immer nur ein Elternteil an-wesend. Kelman und Nicholas (2008) schlagen hier-bei Spiele vor, die weitgehend freies Sprechen und Handeln ermöglichen: Lego/Duplo, Playmobil, Zug oder ein Puppenhaus. Das gemeinsame Spiel wird gefilmt und muss im Falle einer Behandlung von der Therapeutin vorab gesichtet werden, damit eine aussagekräftige Stelle des Spiels von ca. 5 Minuten Länge gemeinsam besprochen werden kann. Die in der ▶ Übersicht 6.4 aufgeführten Beobachtungskri-terien der Diagnostik liefern wertvolle Hinweise für mögliche Schwerpunkte des Interaktionstrainings.

Übersicht 6.4
Beobachtungskriterien für die Eltern-Kind-Interaktion während des Spiels (Kelman u. Nicholas 2008)
— Folgt die Bezugsperson dem Spiel des Kindes?

- Darf/soll das Kind auftauchende Probleme selbst lösen?
- Gibt es mehr Kommentare als Fragen?
- Sind die Fragen in ihrer Formulierung den sprachlichen Fähigkeiten des Kindes angepasst?
- Ist die Sprache allgemein den sprachlichen Fähigkeiten des Kindes angepasst?
- Zeigt die Bezugsperson Wiederholungen, Expansion und Rephrasierungen?
- Gibt es Zeit, um Dinge zu beginnen und zu beenden sowie zu antworten?
- Wie sind die Sprecheranteile verteilt?
- Werden Pausen gezielt eingesetzt?
- In welcher Weise werden Blickkontakt, Sitzposition, Körperkontakt, Humor oder Überraschung verwendet?
- Wird das Kind gelobt und ermutigt?

Nach der umfassenden Diagnostik, die auch die sorgfältige Beurteilung des Redeflusses enthält, wird entschieden, ob eine einfache Beratung der Familien zur Entlastung ausreicht oder ob die videogestützte Elternarbeit sinnvoll ist. Sofern das Kind zwar unflüssig ist, es aber keine Anhaltspunkte für Stottern gibt, werden die Eltern abschließend über Risikofaktoren beraten und bei großer Sorge entsprechend gestützt. In diesem Fall ist eine Wiedervorstellung zur Kontrolle des Befundes nach 6 Monaten vorgesehen.

Eltern stotternder Kinder, die sich für den PPCI-Ansatz entschieden haben, erhalten über 6 Wochen hinweg einmal wöchentlich Sitzungen zur Beratung und Umsetzung der Ziele. Die anschließende Transferphase dauert weitere 6 Wochen, in denen die Familien telefonisch betreut werden. Eine Behandlung des Kindes durch die Therapeutin ist in diesem Rahmen nicht vorgesehen.

▪ **Erste Sitzung**

Zu Beginn des Trainings wird das Ergebnis der Diagnostik vorgestellt und der Therapieansatz mit Bezug zum multifaktoriellen Bedingungsmodell vorgestellt. Den Eltern wird genau erklärt, welche Aufgaben sie in den folgenden 6 Wochen erwarten, welchen zeitlichen Aufwand diese erfordern und dass sie das neu erlernte Verhalten auch über das

Training hinaus aufrechterhalten sollten. Darüber hinaus wird geklärt, dass die Effekte des Trainings sich oft erst in der sog. Konsolidierungsphase, der Zeit nach dem Training, deutlich zeigen. Offene Fragen zur Sprachentwicklung, Verhalten oder zum Vorgehen werden geklärt und die Eltern in die Durchführung der »Special Times« eingewiesen.

Die »Special Times«   Die Eltern führen **3- bis 5-mal wöchentlich** 5-minütige sog. »Special Times« durch, die dadurch gekennzeichnet sind, dass allein das Kind das Spiel auswählt und die Aufgabe der Eltern ist, den Spielimpulsen des Kindes zu folgen (▶ Abschn. 9.6 und ▶ Übersicht 6.7).

❯❯ Die erste Woche dient allein der Integration der Special Times in den familiären Alltag, während in den Folgewochen in dieser Zeit dann konkrete Ziele bearbeitet werden.

Beide Eltern legen unabhängig voneinander fest, wie oft sie diese **Qualitätszeit** mit ihrem Kind verbringen wollen. Weniger als 3-mal wöchentlich hat sich als wenig effektiv erwiesen, allerdings sollte zum Erhalt der Motivation der Eltern unbedingt eine Frequenz vereinbart werden, die sie auch einhalten können. Es gibt **keine Vorgaben, wie diese Zeit zu füllen ist**, allerdings sollten in dieser Zeit Aktivitäten stattfinden, die sprachliche Kommunikation erfordern. Vorlesen, Sport oder Computerspiele sind demgemäß hierfür ungeeignet. Am Ende der Anleitung erhalten die Eltern eine schriftliche Zusammenfassung zur Durchführung der Qualitätszeit (Kelman u. Nicholas 2008). Selbstverständlich *muss* das Spiel nach den vorgegebenen 5 Minuten nicht beendet werden, aber die kurze Zeitspanne erhöht die Wahrscheinlichkeit, dass diese Spielzeit tatsächlich stattfindet und die Eltern sich in den Folgewochen konzentriert der erfolgreichen Umsetzung ihrer Ziele widmen können (▶ Exkurs »Special-Times, Spieltraining und Qualitätszeit«).

▪ **Zweite Sitzung**

Nachdem die Durchführung der Special Times mit beiden Eltern besprochen wurde, werden beobachtbare positive und negative Einflussfaktoren auf den Redefluss ihres Kindes gesammelt. Dies ist die Grundlage zur nachfolgenden Videoarbeit.

Exkurs

»Special Times«, Spieltraining und Qualitätszeit: zeitlich begrenzte elterliche Zuwendung im Fokus der Verhaltenstherapie

Die Wirkung zeitlich festgelegter, positiver Zuwendung durch die Eltern wird derzeit auch in der verhaltenstherapeutischen Behandlung von sozial auffälligen Kindern überprüft und in Therapiekonzepte integriert. Es ist wohl kein Zufall, dass gerade in dieser sehr schnelllebigen Zeit mit immer stärker durchgeplantem Alltag erprobt wird, unter welchen Rahmenbedingungen die kindliche Entwicklung gestärkt und die Eltern-Kind-Beziehung stabilisiert werden können.

Im Konzept von Döpfner et al. (2011, 2013) zur Behandlung von Kindern mit AD(H)S gibt es die sog. Spaß- und Spiel-Zeit, die der Entlastung der Eltern-Kind-Beziehung dient. Im Rahmen des sog. **Spieltrainings** wird diese Zeit ebenfalls mit spezifischen Zielen versehen und dient der Verhaltensmodifikation von Eltern und Kind. Die Wirkung dieses Vorgehens wird derzeit an der Uniklinik Köln erforscht (Forschungsgruppe THOP 2014)). Auch Lauth und Heubeck (2006) setzen die positive Spielzeit im Rahmen ihres

Kompetenztrainings für Eltern sozial auffälliger Kinder ein, um die emotionale Basis zwischen Eltern und Kind wieder zu stärken.

Beim Setting des Palin-PCI-Ansatzes kann ebenfalls davon ausgegangen werden, dass die Einführung der Special Times nicht allein eine Verbesserung des elterlichen Kommunikationsverhaltens, sondern auch eine Stabilisierung der familiären Beziehungen bewirkt. Ein ähnlicher Effekt wird auch im Rahmen der täglich durchgeführten Sprechspiele des Lidcombe-Programms beschrieben (Goodhue et al. 2010).

Gemeinsam wird die Videoaufnahme aus der Diagnostiksitzung angesehen (▶ Abschn. 6.3.2). Es ist Aufgabe der Therapeutin, den Eltern über Fragen (▶ Übersicht 6.5) zu ermöglichen, ihr Verhalten, das sich positiv auf den Redefluss auswirkt, möglichst selbst zu entdecken (▶ Abschn. 7.2.1).

Nachdem die Videos mit beiden Eltern angesehen und hilfreiches Verhalten identifiziert wurde, entscheiden die Eltern, welche dieser Verhaltensweisen sie in den folgenden Wochen vermehrt zeigen möchten. Dazu passend wählt die Therapeutin **Informationsblätter sowie Beobachtungs- und Selbstreflexionsbögen** (Kelman u. Nicholas 2008) aus (▶ Übersicht 6.6), welche die Eltern jeweils bis zum nächsten Treffen bearbeiten, ausfüllen und die Grundlage für das nächste Beratungsgespräch bilden.

Übersicht 6.5

Mögliche Fragen zur Erarbeitung hilfreicher Strategien im Rahmen der Videoarbeit (Kelman u. Nicholas 2008, S. 91)

— Welches Verhalten scheint Ihr Kind in seiner Sprechflüssigkeit zu unterstützen?
— Wann spricht es flüssiger?
— Wann stottert es mehr?
— Was denken Sie, braucht Ihr Kind, damit es weniger stottern muss?
— Was tun Sie oder sagen Sie, um ihm zu helfen wenn es stottert?
— Wie denken Sie, hilft es ihm?

Übersicht 6.6

Themen der Beobachtungs- und Selbstreflexionsbögen des PPCI

— Anleitung und Durchführung der Special Times
— Dem Kind die Führung im Spiel überlassen
— Die Dinge einfach halten: Anpassung des elterlichen Sprachangebots an das Kind
— Das Verhältnis von Kommentaren und Fragen ausbalancieren
— Sprechtempo und Pausen
— Blickkontakt beim Sprechen

Haben die Eltern selbst negative Verhaltensweisen entdeckt und benannt, unterstützt die Therapeutin die Eltern darin, Alternativen zu entwickeln. Das **wertschätzende Therapeutenverhalten** bildet die Grundlage zu einer vertrauensvollen Begegnung auf Augenhöhe.

In der ▶ Übersicht 6.7 ist die typische Struktur der Informationsblätter (Kelman u. Nicholas 2008) exemplarisch dargestellt.

Übersicht 6.7

Auszüge aus dem PPCI-Informationsblatt: »Dem Kind im Spiel die Führung überlassen« (Kelman u. Nicholas 2008, Appendix XIV)

- **Fragen zur Eigenwahrnehmung**
  - Wer führt üblicherweise im Spiel? Ich oder das Kind?
  - Warum könnte es hilfreich sein, dem Kind im Spiel die Führung zu erlauben?
  - Warum möchte ich mehr oder Anderes tun, statt meinem Kind die Führung zu überlassen?
- **Information**
  - Warum wir versucht sind, die Führung im Spiel zu übernehmen
  - Warum es hilfreich sein könnte, dem Kind die Führung zu überlassen
- **Hilfestellungen zur Verhaltensänderung**
  - Stop! Beeilen Sie sich nicht, um Dinge für Ihr Kind zu tun. Möglicherweise kann es mehr, als Sie denken. Also warten Sie ab und sehen Sie zu, was es unternimmt.
  - Sehen Sie zu! Sehen Sie Ihrem Kind zu, was es mit den Spielsachen macht. Es ist möglicherweise nicht das, was Sie denken, was damit gespielt werden sollte. Lassen Sie es spielen, um zu lernen und auszuprobieren. Denken Sie daran: es gibt kein Richtig oder Falsch. Versuchen Sie, Ihrem Kind keine Ratschläge oder Anweisungen zu geben.
  - Hören Sie zu! Akzeptieren Sie seine Ideen.
  - Denken Sie darüber nach, was Sie sagen! Anstatt Ihrem Kind zu sagen, was es zu tun hat, versuchen Sie zu kommentieren, was im Spiel gerade geschieht. Antworten Sie auf das, was Ihr Kind sagt. Bestätigen Sie seine Ideen durch Wiederholen der Äußerung. Fügen Sie seinen Ideen etwas Neues hinzu.

- **Folgesitzungen**

In jeder der nachfolgenden Sitzungen werden weiterhin **Erfahrungen aus den »Special Times«**

besprochen und Fragen beantwortet. Anschließend führen die Eltern wieder getrennt eine ca. 5-minütige Spieleinheit unter Umsetzung ihrer persönlichen Ziele mit ihrem Kind durch, die gefilmt und anschließend gemeinsam ausgewertet wird.

> Wird ein Ziel sicher umgesetzt, kann ein weiteres Ziel aufgegriffen werden. Allerdings sollten die Ziele sicher beherrscht werden und maximal 3 Ziele in den 6 Wochen angegangen werden.

Während der Fokus zu Beginn des Trainings üblicherweise auf das Kommunikationsverhalten der Eltern gerichtet ist, treten **in den Folgewochen oft vermehrt Fragen zur Erziehung** wie z. B. das Setzen von Grenzen oder die Stärkung des Selbstwertgefühls auf. Auch werden Verhaltensziele der Eltern definiert, die dann wiederum mit Informations- und Reflexionsbögen unterstützt werden (Kelman u. Nicholas 2008).

Konsolidierung Nach der 6. Einheit folgt eine 6-wöchige Pause. In dieser Zeit ist im Allgemeinen eine Verbesserung des Redeflusses zu erwarten, sofern die Eltern das Training fortsetzen. Die Eltern bekommen **weiterhin jede Woche Beobachtungs- und Feedbackbögen** zugeschickt, die ausgefüllt und rechtzeitig zurückgeschickt werden müssen. Bleibt die Antwort der Eltern aus, ist es Aufgabe der Therapeutin, telefonischen Kontakt aufzunehmen und die Eltern zur weiteren Mitarbeit zu motivieren. Nach dieser Phase der Eigenarbeit erfolgt eine Wiedervorstellung mit bekanntem Muster: gemeinsames Spiel, Auswertung der Videoaufnahme und der Erfahrungen der letzten Wochen sowie die erneute Erhebung der Stotterrate sowie der Stottersymptomatik und die daraus resultierende Formulierung weiterer Therapieziele.

Monitoring Jeweils 3, 6 und 12 Monate nach der ersten Diagnostik wird die weitere Entwicklung des Redeflusses beobachtet. Dies kann sowohl persönlich als auch telefonisch erfolgen. Hat sich der Redefluss normalisiert, werden die Eltern dennoch auf die Möglichkeit einer erneuten Verschlechterung hingewiesen.

Maßnahmen mit dem Kind bei unzureichender Verbesserung Bei ungenügender Verbesserung und bei Rückfällen werden therapeutische Interventionen mit dem Kind empfohlen, die direkten Einfluss auf die Sprechweise des Kindes nehmen. Mit dem Kind werden der Einsatz von **Sprechpausen** zur inneren Strukturierung, die **Reduzierung des Sprechtempos** (▶ Abschn. 8.3.4), die **Anwendung weicher Stimmeinsätze** sowie das **Halten des Blickkontakts** geübt. Die Eltern sind in den Stunden anwesend, üben gemeinsam mit dem Kind und der Therapeutin und sollen die Übungen zu Hause zunächst zusätzlich zu den Special Times durchführen. Sobald das Kind die Strategien in der Spontansprache anwenden kann, werden sie in die Special Times integriert.

Die **Prinzipien des Vorgehens** sind nachfolgend aufgelistet:

— Je nach zu erlernender Sprechweise Vermittlung der Konzepte »schnell – langsam«, »weicher – harter Stimmeinsatz« und bei Bedarf »Pause«
— Einführung einer typischen Spielhandlung, die dieses Konzept verdeutlicht
— Verknüpfung der Spielhandlung mit verschiedenen Sprechleistungsstufen
— Anleitung der Eltern zur Durchführung der Sprechspiele
— Anleitung der Eltern zu Sprechvorbildern
— Durchführung der Sprechspiele in eigenen Übungszeiten, später Integration in die sog. Special Times
— Transfer in den Alltag

Der gesamte Aufbau des Übungskonzepts geht somit deutlich über einfache Übungen zur Bewusstmachung des Sprechtempos hinaus. PPCI-Übungen sollen nicht nur vereinzelte Erfahrungen eines reduzierten Sprechtempos oder weicher Stimmeinsätze vermitteln, ihre Zielsetzung ist eine **konsequente Änderung der Sprechweise** und kann damit einem Fluency-Shaping gleichgesetzt werden (▶ Abschn. 6.5 und 6.6).

Den **Eltern** kommt bei der Veränderung der Sprechweise eine besondere Rolle zu. Als Sprechvorbilder zeigen sie **mehrmals täglich** spontan die erwünschte Sprechweise und schaffen immer wieder Situationen, in denen die Anwendung der zu erarbeitenden Sprechweise gefordert ist. Sind die Eltern nicht bereit, ihre eigene Sprechweise situativ zu verändern, ist dieses Konzept nicht geeignet.

❯ Nicht die Aufforderung »sprich langsamer!« wird das Kind verlangsamen, sondern das Vorbild der Eltern und das positive Feedback für die bereits erfolgte Verlangsamung des kindlichen Sprechtempos.

Die zur Änderung des Sprechtempos konzipierten Übungen »**Schildkrötensprache**« und »**Busssprache**« werden in ▶ Abschn. 8.3.4 beschrieben.

▪ **PPCI als alleinige Methode oder als Einstieg in die Therapie**
Können die Eltern für eine Änderung des Kommunikationsverhaltens gewonnen werden, eignet sich das in Modulen aufgebaute Training sehr gut zum Einstieg in die Behandlung des frühen kindlichen Stotterns. Durch das Monitoring können Effekte sehr gut gemessen werden, bevor bei ungenügenden Fortschritten ggf. das Training zur Änderung der Sprechweise hinzugezogen werden muss. In jedem Fall erfordert dieses Vorgehen seitens der Therapeutin Empathie, die Fähigkeit zur positiven Wertschätzung, Akzeptanz sowie ein grundlegendes Verständnis für eine systemische Betrachtungsweise (▶ Abschn. 7.2) des kindlichen Stotterns.

Fazit
— Gruppenelterntrainings können die Einzeltherapie sinnvoll unterstützen und die Familien generell entlasten.
— Im Einzelsetting bietet das PPCI eine hilfreiche Vorgehensweise für ein Kommunikationstraining der Eltern jüngerer Kinder an. Es greift in die individuelle Kommunikationsstruktur der Familie ein und ermöglicht durch die Verbesserung von Umweltfaktoren eine Stabilisierung des Kindes und eine Verbesserung des Redeflusses.
— Eine vertrauensvolle und wertschätzende Beziehung zwischen Therapeutin und Eltern ist in diesem besonderen Setting entscheidend.

6.4 Spieltherapeutisch geprägte Sprachtherapie (Katz-Bernstein)

Beispielhaft wird das Konzept Nitza Katz-Bernsteins (1990) in Grundzügen skizziert. Der Fokus liegt dabei auf den neuen Impulsen die dieser Ansatz für die Therapie stotternder Kinder brachte.

Ansatz Katz-Bernstein integriert spieltherapeutische und sprachtherapeutische Elemente mit einer partnerschaftlichen Elternberatung. Sie legt besonderen Wert auf die therapeutische Grundhaltung und hat hier einen entscheidenden Grundstein für die Behandlung stotternder Kinder gelegt. Akzeptanz des Kindes und emotionales Erleben stehen im Vordergrund, nicht Leistungsorientierung. Das Konzept ist u. a. beeinflusst vom Werk Axlines (1990) und durch die Individualpsychologie (z. B. Schoenaker u. Schoenaker 1980). Die Therapiephasen orientieren sich an den psychosozialen Entwicklungsphasen nach Erikson (1988).

Prozess- und Erlebnisorientierung Stottern wird vor dem Hintergrund der gesamten Persönlichkeit und Problematik des Kindes betrachtet. Im kreativen Experimentieren mit Ausdrucksmöglichkeiten macht das Kind in einem gemeinsamen Prozess mit der Therapeutin immer wieder die Erfahrung gelungener Kommunikation auf verschiedenen Ebenen und erweitert so seine expressiven Kompetenzen. Es geht nicht um eine Leistung, sondern um das Erleben. Dabei ist wesentlich, dass Fehler ausdrücklich erlaubt sind. Es können Sachen ausprobiert werden, die dann nicht gelingen.

Elemente Das Kind darf in der Therapie jederzeit stottern. Durch die therapeutische Haltung lernt das Kind, die Verantwortung für sein Stottern zu übernehmen. Dieser Reifungsprozess kann und soll dem Kind nicht abgenommen werden. Dahinter steht die Überzeugung, dass die Entscheidung für einen Fortschritt beim Kind selbst und seinen Möglichkeiten liegt.

Grenzen Das Kind darf und soll selbstständig explorieren. Die Therapeutin lässt es gewähren und stellt einen Rahmen gegenseitiger Achtung und Wertschätzung zur Verfügung. Sie setzt dem Kind Grenzen, wo es sie noch nicht selbst setzen kann (Schutz vor Gefahren und Überforderung). Grenzen sind auch da gegeben, wo sich die Therapeutin überfordert fühlt, die Konsequenzen zu tragen.

Ziel

» Die Zielsetzung der Sprachtherapie bei redeflussgestörten Kindern ist nicht, vordergründig psychische Prozesse in Gang zu bringen und zu verändern. Ihre Zielsetzung ist vielmehr:
  – den Reichtum der Sprache neu erleben zu lassen,
  – die Sprechfreudigkeit des Kindes zu fördern,
  – die sprachliche Mitteilungsfähigkeit des Kindes zu schulen, inklusive die nicht-verbale Mitteilungsebene,
  – das Kind dazu zu bringen, eigene Gefühle und Regungen zu spüren und zu verbalisieren,
  – die sprachliche Eigeninitiative zu fördern,
  – die Bewältigung von angstbringenden Situationen.

Dabei stellt sich der Therapeut als Wegweiser, Impulsgeber, Grenzsetzer, und vor allem als Kommunikationspartner zur Verfügung. (Katz-Bernstein 1990, S. 58 f.)

Therapeutische Grundhaltung Die Therapeutin zeichnet sich durch Wahrung der äußeren Grenzen, durch Zuverlässigkeit, Ehrlichkeit, Echtheit und Verschwiegenheit gegenüber Dritten aus. Dazu muss sie einerseits partnerschaftlich, andererseits überlegen agieren, eine angemessene Balance von Distanz und Nähe finden. Die Beziehung zu den Eltern des Kindes ist vor allem durch Akzeptanz geprägt. Die Therapeutin hat kein Interesse an einer Konkurrenz zu den Eltern, stellt vielmehr eine alternative Erwachsenenfigur dar. Dabei ist gegenüber dem Kind wie den Eltern selbstverständlich auf die Kultur und Umwelt des Kindes einzugehen.

Kommunikative Prinzipien Alle Übungen werden über das Spiel, in der Kommunikation, in der Bewegung und aus der Freude und Lust an der Aktivität heraus, also nicht mit Übungszwang durchgeführt.

Kommunikationsformen Das Konzept unterscheidet verschiedene Elemente der Kommunikation, die – ähnlich wie das Lernen in der kindlichen Entwicklung – aufeinander aufbauen und ineinander greifen: »Vormachen – Nachmachen«, »Frage – Antwort«, »Geführt werden – Führen«, »Abwechselndes Gestalten«, »Gemeinsames Gestalten« und »Geschehen lassen«. Sinn des Vorgehens nach diesen Kommunikationsformen ist es, die Komplexität von Kommunikationssituationen zu reduzieren und auf in der Entwicklung frühere Formen zurückzugehen, bis darin Sicherheit erreicht ist.

Therapieebenen Die Kommunikationsformen werden auf die verschiedenen Therapiebereiche der sprachtherapeutischen Intervention angewandt. Als Therapiebereiche unterscheidet das Konzept

- primäre (nonverbale) Kommunikation,
- Atem und Stimme,
- Artikulation und Intonation,
- Rede – Wort und Reihensatz,
- Sätze: gemeinsames Gestalten,
- Spontansprache.

Modifikation für die Gruppentherapie Inzwischen ist dieses Konzept weitergeführt und für die Arbeit mit Gruppen von Vorschul- und Schulkindern modifiziert worden (vgl. Katz-Bernstein u. Subellok 2002 und ▶ Abschn. 8.8). Hierbei kommen direkte Ansätze, vor allem Elemente aus der Therapie nach van Riper (1986), übertragen auf Schulkinder zum Tragen.

Fazit
- Katz-Bernstein hat einen grundlegenden und wertvollen Beitrag zur Integration von spieltherapeutischen Elementen, sprachtherapeutischen Methoden und klientenzentrierter Elternberatung geleistet.
- Zielgruppe sind Vorschulkinder und ihre Bezugspersonen.

6.5   Fluency-Shaping-Programme

Das Prinzip von Fluency-Shaping-Programmen mit ihrem streng hierarchischen Aufbau, ihrer Integration in ein umfassendes Therapiekonzept sowie ihrer Kombinierbarkeit mit Stottern modifizierenden Verfahren wird im Folgenden dargestellt und diskutiert.

Mit Fluency-Shaping-Programmen (FSP) soll **flüssiges Sprechen** erreicht werden. Sie bilden damit den Gegenpol zu Stottern modifizierenden Verfahren, deren Ziel **flüssiges Stottern** ist. Wegen dieser Gegensätzlichkeit wurden einander ergänzende Eigenschaften der beiden Verfahren lange nicht beachtet. Selbst heute noch erscheint eine Integration der beiden Ansätze oftmals problematisch.

6.5.1   Beschreibung des Verfahrens

Das Fluency-Shaping wird nach einer kurzen Trainingsphase mit der Therapeutin größtenteils von den Eltern selbst durchgeführt. Dazu werden sie sorgfältig in die Eigenarbeit eingewiesen. Im weiteren Verlauf der Therapie hat die Therapeutin eine eher betreuende und beratende Funktion.

❯ Durch gezieltes Einüben einer mit dem Stottern inkompatiblen Sprechweise, wie z. B. die Verwendung weicher Stimmeinsätze, spürenden Sprechens oder prolongierten Sprechens (siehe auch ◻ Tab. 6.2), soll die spontane Übernahme des neuen Sprechmusters in die freie Rede bewirkt werden. Wenn dies nicht erreicht werden kann, wird die Entwicklung einer kontrollierten Sprechflüssigkeit angestrebt.

Basierend auf dem Prinzip der operanten Konditionierung (Begriff der Lerntheorie: Steuerung des Verhaltens durch die nachfolgende Konsequenz) wird die neue Sprechweise zunächst auf einer niedrigen Anforderungsebene (Einwortäußerungen) eingeübt und mit Hilfe von Verstärkerplänen etabliert. Schließlich wird die Anwendung der Technik mit Hilfe einer streng hierarchischen Vorgehensweise bis zur Ebene der Spontansprache ausgebaut. Die unterschiedlichen FSP ähneln einander in Struktur und Technik (z. B. Shine 1980; das »Monterey Fluency Program« nach Ryan u. van Kirk Ryan 1999; Onslow u. Packman 1999a). In ▶ Übersicht 6.8 findet sich eine zusammenfassende Darstellung der gemeinsamen Struktur der Fluency-Shaping-Programme.

Übersicht 6.8

Struktur von Fluency-Shaping-Programmen
- Umfassende Datenerhebung zu Beginn und im Verlauf der Therapie
- Anleitung der Eltern zur Durchführung der Therapie
- Wöchentliche Kontrollsitzungen mit den Eltern zur Verlaufskontrolle und weiterer Instruktion
- Eindeutige Kriterien, wann und auf welche Weise die Anforderungen erhöht werden dürfen
- Durchführung von »Sprechspielen« auf unterschiedlichen Anforderungsebenen
- Belohnung anhand eines Verstärkerplans
- Durchführung eines Nachsorgeprogramms

6.5.2 Wann ist die Entscheidung für ein Fluency-Shaping sinnvoll?

Nach Guitar und Peters (1999) sind durch ein FSP dann die größten Fortschritte zu erwarten, wenn die Symptomatik noch nicht sehr ausgeformt und die Sprechfreude weitgehend erhalten ist. Zeigt das Kind in seiner Spontansprache bereits Ansätze zu sinnvollen Copingstrategien, wie z. B. die spontane Anwendung einer Sprechtechnik, kann die erfolgreich verwendete Strategie über das FSP etabliert werden. Das Kind sollte weiterhin ein gutes Konzentrationsvermögen besitzen, da es täglich mindestens 15 Minuten gemeinsam mit den Eltern an der Ausformung des flüssigen Sprechens arbeiten muss. Da die Therapie ohne die Mitarbeit der Eltern nicht durchführbar ist, müssen die Eltern entsprechende Motivation und Einfühlungsvermögen mitbringen. Von der wertfreien Korrektur durch die Eltern hängt es wesentlich ab, wie das Kind die neue Sprechweise aufnimmt.

! Ist die Eltern-Kind-Beziehung durch das Stottern bereits belastet, kann die Durchführung eines FSP problematisch werden: Bestehen-de Konflikte und ein möglicherweise latent vorhandenes Störungsbewusstsein können verstärkt werden.

6.5.3 Vor- und Nachteile von Fluency-Shaping-Programmen

Die Methode ist leicht erlernbar. Der Aufwand für die Gestaltung und Durchführung der Therapie hält sich in Grenzen. Andererseits ist durch den eng vorgegebenen Rahmen eine individuelle Anpassung der Therapie an die Bedürfnisse des Kindes nicht bzw. nur sehr bedingt möglich.

> Erst durch die Einbettung des FSP in ein individuell abgestimmtes Therapieprogramm aus Elternberatung, Förderung kommunikativer Fähigkeiten, der sprachlichen und sozialen Entwicklung sowie ggf. Desensibilisierung gegen Ängste und kommunikativen Stress wird diese Methode den individuellen Gegebenheiten des Kindes und der Familie gerecht.

▪ Tab. 6.1 vergleicht systematisch die Ansätze des Fluency-Shaping und der Modifikation.

6.5.4 Die Kombination von Fluency-Shaping-Programmen mit modifizierenden Verfahren

Oft ist die Entscheidung für oder gegen einen der genannten Therapieansätze nicht einfach. Zum Teil ergeben sich erst im Laufe der Therapie Schwierigkeiten mit dem gewählten Therapieansatz, sodass eine Veränderung des Vorgehens angeraten ist.

Wurde die Therapie mit FSP begonnen, ist ein Wechsel oder die Kombination mit modifizierenden Verfahren sinnvoll, wenn vorhandene **Sprechängste** falsch eingeschätzt wurden (z. B. das Kind zeigt trotz eines bereits hohen Grades an Sprechflüssigkeit in der Übungssituation so starke Ängste oder Vermeidung, dass der Transfer der erlernten Inhalte nicht möglich ist). Auch bei einer **Verschlechterung der Eltern-Kind-Interaktion** im Laufe des FSP sollte über einen Wechsel der therapeutischen Methoden nachgedacht werden.

◘ **Tab. 6.1** Vergleich von modifizierenden Verfahren und Fluency-Shaping-Programmen. (In Anlehnung an Guitar u. Peters 1999, S. 12)

Modifikationstherapie		Fluency-Shaping-Therapie	
Vorteile	Nachteile	Vorteile	Nachteile
a) für den Patienten			
Erfordert kein Erlernen ungewöhnlicher Sprechmuster.	Konfrontation mit dem Stottern und Durchführung von Angst auslösenden Aufgaben.	Geringere Notwendigkeit zur Konfrontation mit dem Stottern und zur Durchführung Angst auslösender Aufgaben.	Erfordert möglicherweise ungewöhnliche Sprechmuster über einen gewissen Zeitraum.
b) für die Therapeutin			
Die Therapie ist eher spontan und macht Spaß.	Die Vorgehensweise ist unstrukturiert, es müssen mehr schwierige Entscheidungen zum weiteren Vorgehen getroffen werden.	Es stehen viele strukturierte Programme zur Verfügung. Somit ist weniger Vorbereitung notwendig.	Die Therapie kann langweilig sein.
	Der Therapieerfolg ist aufgrund weniger Daten nur schwer quantitativ beurteilbar.	Es werden viele Daten erhoben, um den individuellen Therapieerfolg messbar zu machen.	Viele Daten müssen ausgewertet werden.
c) Bewertung des Übungsprogramms			
	Das Programm ist anspruchsvoller/ schwieriger zu erlernen.	Leicht erlernbar. Es gibt weniger individuelle Unterschiede und klarer definierte Entscheidungen, die aufgrund von Verhaltensbeobachtungen getroffen werden.	

Lehnt das Kind das Stottern sehr stark ab und kann es infolgedessen das Therapieziel modifizierender Verfahren »flüssiges Stottern« auch nach längerer Behandlung nicht akzeptieren, ist mitunter der Wechsel zu einem FSP Erfolg versprechender. In jedem Fall muss hier jedoch zuerst dringend eine umfassende **Desensibilisierung** gegen Sprechängste und stotterauslösende Reize stattfinden.

Guitar und Peters (1999) sind sogar der Ansicht, dass die erfolgreichsten Elemente beider Therapieansätze von Anfang an kombiniert werden können, um ein optimales Ergebnis zu erzielen:

» Unserer Erfahrung nach werden die meisten Klienten zu irgendeinem Zeitpunkt ihrer Behandlung von einer Kombination der Stottermodifikation mit Fluency-Shaping-Ansätzen profitieren. Wir denken, dass Fluency-Shaping-Therapie effizienter ist als Stottertherapie zur Veränderung der Sprechmuster. Wir denken aber auch, dass Stottermodifikationstherapie effektiver ist für das Reduzieren von Sprechängsten und die Verbesserung von Einstellungen gegenüber dem Sprechen, für solche Klienten, die das brauchen. (Guitar u. Peters 1999, S. 23 f., Übersetzung durch die Autorinnen)

Das FRANKA-Konzept der Kasseler Stottertherapie (▶ Abschn. 6.5.6) hat diese Sichtweise übernommen und beide Ansätze integriert.

Fazit

- Die alleinige Durchführung eines Fluency-Shapings ist in den meisten Fällen ungenügend.
- Das Vorgehen muss sich sowohl für das Kind als auch für seine Familie eignen.
- Eingebettet in ein individuell angepasstes Therapiekonzept ist das Fluency-Shaping eine erfolgreiche Methode der Therapie des Stotterns.

6.5.5 Das Lidcombe-Programm: Fluency-Shaping für jüngere Kinder

Aus Australien kommt das Lidcombe-Programm, das vor allem an der Universität Sydney entwickelt wurde. Es ist ein verhaltenstherapeutisch ausgerichtetes Programm zur frühen Intervention bei Stottern im Vorschul- und Schulalter (vgl. z. B. Onslow u. Packman 1999a, 1999b; Lattermann et al. 2009; Huber u. Onslow 2001; Koushik et al. 2009; Rousseau et al. 2007). Das Vorgehen ist hierarchisch nach Therapiefortschritt organisiert und wird unter regelmäßiger Anleitung und Kontrolle durch eine Therapeutin von einem Elternteil oder einer anderen Bezugsperson umgesetzt. Das Kind wird in seiner alltäglichen Umgebung behandelt. Da es sich um einen atheoretischen Ansatz handelt, spielen Fragen nach den Ursachen eine untergeordnete Rolle. Die Elternarbeit bezieht sich in ihrem Schwerpunkt auf das positive Kommunikationsverhalten der Eltern.

Belohnung flüssiger Sprechweise Während Fluency-Shapings wie z. B. das »Monterey Fluency Program« nach Ryan und v. Kirk Ryan (1999) oder die Kasseler Stottertherapie (▶ Abschn. 6.5.6) versuchen, gezielt eine mit dem Stottern inkompatible Sprechweise zu installieren, wird beim Lidcombe-Programm allein die **bereits vorhandene Sprechflüssigkeit positiv verstärkt**. Dies eignet sich besonders für den Umgang mit Kindern ab etwa 3 Jahren, aber auch jüngere Schulkinder profitieren oft von diesem Therapieansatz.

Evaluation Die Wirksamkeit des Lidcombe-Programms konnte im Zuge einer Evaluation für den englischen Sprachraum, und nun auch für den deutschsprachigen Raum, belegt werden (Lattermann 2006). In einer ersten Vergleichsstudie zwischen unbehandelten Kindern und Familien, die am Lidcombe-Programm teilgenommen haben, konnte belegt werden, dass die Zunahme an Sprechflüssigkeit der therapierten Kinder über das Maß möglicher Spontanremissionen hinausgeht. Zudem konnte bei allen am Programm teilnehmenden Kindern eine höchst signifikante Abnah-

me der Stotterrate (Lattermann et al. 2008; Jones et al. 2008) nachgewiesen werden.

Zeitlicher Rahmen und Organisation der Kooperation Nach einer ausführlichen Diagnostik gliedert sich der **Therapieplan in 2 Stufen**. Die erste Stufe umfasst die Zeit, bis das Stottern des Kindes ein sehr niedriges Niveau erreicht hat. Bis dahin führt die Bezugsperson zu Hause Messungen und die Behandlung durch und besucht einmal wöchentlich mit dem Kind die Therapie. Ist ein niedriges Stotterniveau erreicht, beginnt Phase 2 der Behandlung. Sie dient der Stabilisierung und Nachsorge. Über etwa 12 bis 18 Monate hinweg finden zunehmend seltener Therapiebesuche statt. In dieser Zeit messen die Eltern monatlich die Stotterraten und behalten die kontingente Stimulation (vgl. ▶ Übersicht 6.9) bei, indem sie die kindliche Sprechweise anfangs 20- bis 30-mal täglich, später nur noch gelegentlich kommentieren.

> **Übersicht 6.9**
> **Stimulation durch kontingente Reaktionen**
> — **Prinzip:** Lob und Korrektur sollten mindestens im Verhältnis 5:1 angewendet werden, wobei die Korrektur der Sprechweise erst eingeführt wird, wenn sichergestellt werden kann, dass das Kind zuverlässig für flüssige Sprechweise positiv verstärkt wird. Die Anwendung erfolgt zunächst in den täglich durchgeführten »Sprechspielen« nach ca. jeder dritten flüssig gesprochenen Äußerung. Später dann sollte dieses Feedback während des Tages ca. 20- bis 30-mal in natürlichen Sprechsituationen angewandt werden.
> — Verbale Verstärkung durch Lob: »Das klang super!«, »Gut gemacht!« so schnell wie möglich nach der stotterfreien Rede, in positivem Ton, sodass das Kind sie hören kann.
> — Nonverbale Verstärkung für stotterfreies Sprechen in der Anfangsphase durch z. B. Stempel oder Puzzleteile, die im Anschluss zusammengesetzt werden.
> — Verbale Stimulation in Form von Lob für spontane Selbstkorrekturen und Identifi-

kation von Stottern wie »Ich habe ein holpriges Wort gesagt«. Die Stimulation wäre
dann z. B. »Prima, du hast bemerkt, dass
da ein holpriges Wort war« oder »Gut gemacht, du hast das Wort selbst repariert«.
Diese Intervention spielt jedoch eine deutlich untergeordnete Rolle.

— Verbale Stimulation in Form von Identifizieren von gestotterten Wörtern durch
die Bezugsperson und Aufforderung zur
Korrektur. »Sag nochmal Hund, ich glaube,
ich hab ein Stottern gehört.« »Das war ein
holpriges Wort, kannst Du es noch mal
sagen?« Anschließend: »Gut gemacht, das
kam ganz leicht heraus.«

Zwei Ebenen der Anleitung Das Anleiten besteht aus zwei Elementen: Einmal lernt die Mutter bzw. die durchführende Bezugsperson wie
man die Schwere des Stotterns beurteilt. Einheitliche Beurteilungskriterien sind die Voraussetzung für die erfolgreiche Zusammenarbeit zwischen Therapeutin und Bezugspersonen. Hierzu
wird die sog. **Severity-Rate-Messung** eingeführt
(s. unten, ▶ Abschn. »Die Beurteilung des Schweregrades durch die Eltern«). Die zweite Ebene ist
das Erlernen der Art, wie **verbale Rückmeldungen
über das flüssige Sprechen** des Kindes gegeben
werden sollen. Anfangs demonstriert die Sprachtherapeutin das Vorgehen, die Mutter hat in der
Stunde die Möglichkeit, das Vorgehen unter Anleitung selbst anzuwenden und führt das Erlernte
dann während der Woche aus. ▶ Übersicht 6.9 zeigt,
wie die Stimulation flüssiger Äußerungen durch die
Bezugspersonen konkret aussehen kann (vgl. Australian Stuttering Research Centre et al. 1998).

❗ Korrekturen müssen stets wohlwollend und
in positivem Tonfall durchgeführt werden.
Ist dies nicht möglich, sollte auf Korrekturen
ganz verzichtet werden.

Messen des Stotterns durch die Therapeutin Die
Sprachtherapeutin ermittelt die Severity Rate
(s. unten) zu Beginn der Stunde und misst bei
den klinischen Kontrollen die Häufigkeit der ge-

stotterten Silben in Prozent per Handzähler mit
integriertem Timer. Ausgewertet werden üblicherweise 300 Silben oder 10 Minuten. Handzähler sind
kleine Geräte, die durch Drücken eines kleinen
Knopfes zählen. Sie sind im Elektrofachhandel erhältlich. Eine sehr gute Alternative hierzu stellt das
PC-Programm »**CountBasic**« dar, das im ▶ Online-
Material unter http://extras.springer.com zur Verfügung gestellt wird. Das Programm ist in ▶ Abschn.
5.4.2, »Quantitative Auswertung der Sprechproben:
CountBasic«, genauer beschrieben.

Severity Rate Sie misst die Schwere des Stotterns
anhand einer Skala von 1 bis 10. Die Einschätzung
des Schweregrades wird gemeinsam mit den Eltern,
am besten anhand von Videoaufzeichnungen, eingeübt. In der Regel lernen die Eltern sehr schnell,
ihre Einschätzung der Stotterschwere an der der
Therapeutin zu »eichen«. Mit Hilfe des gemeinsamen Bewertungsmaßstabs kann die Symptomatik
auch außerhalb des Therapiezimmers wertneutral
und verlässlich eingeschätzt werden. Eine Severity
Rate 1 (SR1) entspricht flüssigem Sprechen, bei SR2
treten einige lockere Wiederholungen auf, spannungsreiche Blockierungen sind bei einem Wert
von 2 gänzlich ausgeschlossen. Der Wert 10 stellt
die schwerste vorstellbare Form des Stotterns dar.
Er bezieht sich somit nicht auf das individuell zu
bewertende Kind, sondern stellt einen angenom-
menen allgemeingültigen Maximalwert der Stotterschwere dar. Dieser Wert ist notwendig, um das
individuelle Stottern in ein Bezugssystem zu setzen
und den Therapieverlauf durch das Einbeziehen
qualitativer und quantitativer Parameter zu dokumentieren.

**Beurteilung des Schweregrads durch die El-
tern** Die Eltern bewerten täglich die Sprechflüssigkeit ihres Kindes anhand des mit der Therapeutin eingeübten Severity Ratings. Die Beurteilung
kann sich entweder auf den ganzen Tag oder auf
eine spezielle Sprechsituation beziehen. Werden
einzelne Situationen zur Einschätzung herangezogen, ist es notwendig, die Beurteilung bei wechselnden Sprechanlässen durchzuführen. Die erhobenen Werte werden auf dem Protokollblatt notiert
(◘ Abb. 6.1).

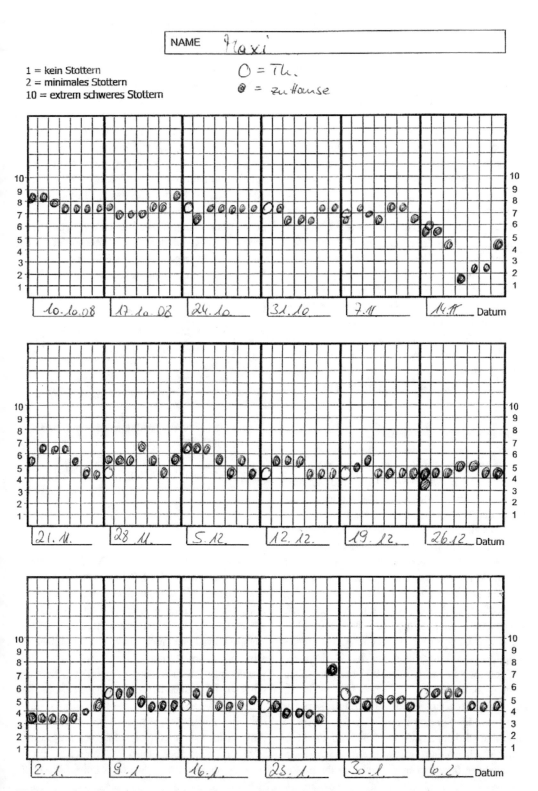

NAME Maxi

1 = kein Stottern
2 = minimales Stottern
10 = extrem schweres Stottern

○ = Th.
◉ = zu Hause

■ **Abb. 6.1** Darstellung der Severity Rates im Therapieverlauf nach dem Lidcombe-Programm. Die Tabelle wurde von der Mutter geführt, die leeren Kreise entsprechen jeweils der Bewertung der Severity Rate durch die Sprachtherapeutin.

Stimulation flüssigen Sprechens auf verschiedenen Anforderungsstufen Die Durchführung der sog. Sprechspiele, wie die häuslichen Übungen genannt werden, wird in der wöchentlichen Sitzung mit der Therapeutin vorbereitet und gemeinsam eingeübt.

❗ Die durchführende Bezugsperson muss in der Lage sein, Stottermomente eindeutig zu identifizieren. Sonst besteht die Gefahr, dass gestotterte Wörter positiv verstärkt werden.

Es ist Aufgabe der Therapeutin, die Schwierigkeitsstufe der »Spiele« den Fähigkeiten des Kindes so anzupassen, dass es dabei eine Severity Rate von 1 bis 2 erzielen kann. Um diese Werte zu erreichen, werden zu Beginn möglichst kurze Äußerungslängen evoziert, da hier die Wahrscheinlichkeit zu stottern die geringste ist. Gemeinsam mit der Mutter werden Spielsettings für die häusliche Anwendung erarbeitet, die nicht nur eine niedrige Severity Rate ermöglichen, sondern auch Spaß machen. ▶ Übersicht 6.10 listet Möglichkeiten zur engen Strukturierung spontansprachlicher Äußerungen bis zur Einwortäußerung auf.

Typischer Ablauf einer Stunde im Lidcombe-Programm Die Struktur der Stunden mit der Therapeutin ist durch das gesamte Programm im Wesentlichen gleich. Mutter und Kind sind während der Stunden immer anwesend. Die Mutter soll am Modell der Therapeutin lernen und mit Hilfe des Feedbacks der Therapeutin Demonstriertes selbst anwenden. In einem etwa 10-minütigen Gespräch (ca. 300 Silben) der Therapeutin mit dem Kind wird die aktuelle Severity Rate sowohl von der Mutter als auch von der Therapeutin ermittelt und auf dem Protokollblatt notiert (▣ Abb. 6.1). Die Stotterrate wird ebenfalls anhand der Sprechprobe erhoben und in der Akte notiert. Mutter und Therapeutin vergleichen ihre Einschätzungen der SR der aktuellen Sprechprobe des Kindes. Weichen diese voneinander ab, begründet die Therapeutin nochmals genau ihre Beurteilung, sodass die Zuordnung zur entsprechenden Severity Rate für die Mutter nachvollziehbar wird. Im Anschluss werden mit der Mutter der Wochenverlauf, Messwerte und Schwierigkeiten bei den Sprechspielen erörtert. Während des

Sprechspiels demonstriert die Mutter ihr Vorgehen während der letzten Woche, die Therapeutin greift hier bestätigend und ggf. korrigierend ein. Änderungsvorschläge können auch nach dem Sprechspiel eingebracht werden. Basierend auf den Messwerten und den Beobachtungen während des gezeigten Sprechspiels demonstriert die Therapeutin mit dem Kind die veränderte Durchführung bzw. die Einführung einer neuen Anforderungsstufe. Während des Spiels kann dann wieder ein Spielerwechsel stattfinden, sodass die Mutter nun das Spiel unter den geänderten Vorgaben weiterführt. Nach einer neuerlichen Rücksprache mit evtl. Korrekturen und genügend Lob für die Mutter wird die kommende Woche mit den Sprechspielen und dem Einsatz der verbalen Rückmeldungen geplant und die Stunde beendet.

Übersicht 6.10

Möglichkeiten zur Provokation sehr einfacher Äußerungen

- Spiele mit Lautmalereien (z. B. »Ohren auf!« von Amigo; »Papperlapapp« von Haba)
- Benennspiele (Domino, Memory, Angeln etc.)
- Alternativfragen »Magst du lieber Nutella oder Marmelade?«
- Geschlossene Fragen (bei gemeinsamer Referenz): Was macht …? Wo ist …? Wer macht …? beim Ansehen einfacher Bilderbücher

---

Praktikabilität der Anwendung Verfahren, die so direkt ansetzen wie das Lidcombe-Programm und die möglichen Ursachen des Stotterns nicht im Blick haben, stoßen in unserer Kultur häufig auf Widerstände. Diese können sowohl beim Kind auftreten, das vielleicht nicht so oft von den Eltern auf seine Sprechweise angesprochen werden möchte, wobei die meisten Kinder das regelmäßige Lob sehr schätzen. Die Widerstände können genauso bei den Bezugspersonen auftreten. Sie führen z. B. dazu, dass die häuslichen Aufgaben nicht zuverlässig durchgeführt werden. Der Erfolg des Programms steht und fällt aber genau mit dieser Kooperation (▶ Abschn. 9.6, »Fluency-Shaping durch die

Eltern«). Allerdings lässt sich das Programm sehr gut mit den Bausteinen der Elternarbeit (▶ Kap. 9) kombinieren. So können über das Konzept hinaus kulturelle Unterschiede berücksichtigt werden. Gleichzeitig kann auf besondere familiäre Konstellationen Bezug genommen werden.

❗ Um Therapieeffekte eindeutig zuordnen zu können, sollten bei einer Kombination mit Bausteinen der Elternarbeit die Elemente nicht zeitgleich durchgeführt werden. Sinnvollerweise sollte daher bei Bedarf ein Block intensiver Beratungsarbeit mit den Eltern zu Beginn der Behandlung stehen.

In sehr seltenen Fällen lässt sich selbst in stark strukturierten Übungssituationen flüssiges Sprechen nicht stimulieren. Hier sollte ein anderer Therapieansatz gewählt werden.

Aufgrund der Struktur des Lidcombe-Programms ist dieser Ansatz besonders für jüngere Kinder ohne allzu ausgeprägte Begleitsymptomatik geeignet. Ihre Eltern sollten für eine erfolgreiche Umsetzung der Inhalte über ein gewisses Maß an Selbstorganisation verfügen, um die täglichen Sprechspiele und Severity Ratings verlässlich durchzuführen.

❯ Eltern, die die dafür benötigten täglichen 10 bis 15 Minuten nicht aufbringen können, sollte ein anderer Therapieansatz angeboten werden, da ansonsten der Therapieerfolg nicht gewährleistet ist.

Kinder mit ausgeprägten Sprechängsten oder besonders schwerer Symptomatik dürften in der Regel mit Non-Avoidance-Ansätzen besser versorgt sein, da dort der emotionalen Komponente des Stotterns ein weitaus größerer Anteil beigemessen wird als im Lidcombe-Programm.

Mit dem Lidcombe-Programm steht ein sehr hilfreiches Konzept zur Therapie jüngerer stotternder Kinder zur Verfügung. In ▶ Abschn. 9.6 werden die Durchführung von Fluency-Shapings durch die Eltern und der Umgang mit möglichen auftretenden Schwierigkeiten genauer beschrieben.

Tipp Material

Geeignete Bilderbücher zur Stimulation einfacher Äußerungen:

- Drescher, Daniela: »Was raschelt denn da?« Urachhaus, 2008
- Buschkow, Ralf: »Da stimmt doch was nicht! Ein Such-Spaß-Bilderbuch«. Baumhaus Medien, 2001
- Meyer, die kleine Kinderbibliothek – Licht an!, z. B. Bd. 4: »Licht an! Tiere der Nacht«. Salah Naoura, Bibliographisches Institut Mannheim, 2006
- Markus Osterwalder: »Bobo Siebenschläfer: Bildgeschichten für ganz Kleine«. Rowohlt, 1984
- Cousins, Lucy: »Mausi geht ins Bett«. Sauerländer, 2001

Fazit

- Das Lidcombe-Programm ist ein Beispiel für ein verhaltenstherapeutisch ausgerichtetes Fluency-Shaping.
- Das Kind wird im Wesentlichen von einer Bezugsperson behandelt. Die Therapeutin leitet die Bezugsperson dazu an, diese Aufgabe kompetent und erfolgreich übernehmen zu können.
- Die Akzeptanz und Effektivität verhaltenstherapeutischer Ansätze in der Stottertherapie ist in angelsächsischen Kulturen generell größer als in den meisten europäischen Ländern, weswegen ein rein pragmatisches Vorgehen in Deutschland eingehender Vorbereitung und Hinführung der Eltern auf das Therapiekonzept bedarf.
- Je nach kultureller Herkunft kommt das Lidcombe-Programm Eltern und Kindern aus anderen Kulturen unter Umständen sogar besonders entgegen.
- Für die Therapie stotternder jüngerer Kinder und junger Schulkinder ohne ausgeprägtes Vermeideverhalten kann dieses Konzept eine Bereicherung des therapeutischen Repertoires darstellen.

6.5.6 Fluency-Shaping als Intensivtherapie: Die Kasseler Stottertherapie und das FranKa-Konzept

Auch die Kasseler Stottertherapie (KST) ist ein **Fluency-Shaping-Programm**. Sie basiert auf dem Precision Fluency-Shaping Programm von Webster (1980) und wurde um ein umfassendes Desensibilisierungs- und Nachsorgeprogramm erweitert. Als ein vergleichsweise junges Therapiekonzept hat sie das Bausteinprinzip sinnvoll und erfolgreich angewandt und um ein Biofeedbackverfahren erweitert.

▪ **Aufbau**

Die **Kasseler Stottertherapie** wird bereits seit einigen Jahren in der Behandlung erwachsener Stotternder und Kinder im Alter von 9 bis 12 Jahren angewandt. Die in ihr vereinten Bausteine werden in ▸ Übersicht 6.11 zusammengefasst.

> **Übersicht 6.11**
> **Bausteine der Kasseler Stottertherapie**
> ▬ Erlernen der Sprechtechnik »weiches Sprechen«
> ▬ Training der Technik mittels Biofeedbackverfahren am PC
> ▬ Übungen zur Atemregulation und Körperarbeit (z. B. Entspannung)
> ▬ Desensibilisierung
> ▬ Gruppentherapie in Form einer Intensivtherapie
> ▬ Strukturiertes Nachsorgeprogramm (sog. Refresher-Kurse)
> ▬ Sicherung des Transfers durch angeleitetes Eigentraining und ggf. Einzeltherapie vor Ort

In Zusammenarbeit mit der Frankfurter Universitätsklinik wurde die KST für die Altersgruppe der 6- bis 9-jährigen Kinder im sog. **Frankfurt-Kasseler Konzept (FranKa)** weiter modifiziert und um den Baustein »positive Verstärkung von weichem Sprechen« durch operantes Konditionieren, ähnlich dem Lidcombe-Programm, erweitert (▸ Abschn. 6.5.5 und ▸ Abschn. 9.7, »Fluency-Shaping durch die Eltern«). In diesem therapeutischen Setting nehmen die Eltern die ganze Zeit selbst am Training teil; sie erlernen die Sprechtechnik und den Umgang mit dem Biofeedbackverfahren gemeinsam mit ihren Kindern. Zur emotionalen Entlastung und zur Schulung der Eltern finden spezifische Elterngruppen statt. Ziel ist die Fortsetzung der Behandlung während der Intervallpausen durch die Eltern sowie die Begleitung des Transfers.

In ▸ Übersicht 6.12 werden die Phasen der Kasseler Stottertherapie und in ▸ Übersicht 6.13 der Aufbau des FranKa-Konzepts vorgestellt.

> **Übersicht 6.12**
> **Die Phasen der KST**
> ▬ Diagnostik
> ▬ 14-tägiges Intensivprogramm für 9- bis 12-jährige Kinder im Institut der KST mit Schulung der Eltern
> ▬ Strukturierte Nachsorge:
> – 3-tägige Refresher-Kurse nach 1, 5 und 10 Monaten

> **Übersicht 6.13**
> **Die Phasen des FranKa-Konzepts**
> ▬ Diagnostik
> ▬ 6-tägiger Intensivkurs für 6- bis 9-Jährige in Begleitung eines Elternteils im Institut der KST
> ▬ Strukturierte Nachsorge:
> – 3-tägige Auffrischungskurse nach 1, 3, und 6 Monaten
> – Zwischen dem 6. und 12. Monat nach dem Intensivkurs 3 Elternberatungen als sog. Teletherapie über die Online-Plattform »freach« (▸ www.parlo-online.de)
> – Abschlusstreffen nach 1 Jahr mit Erhebung der 1-Jahres-Daten zur Überprüfung des Therapieerfolgs

▪ **Inhalte**

Fluency-Shaping mit Hilfe einer Sprechtechnik Die zu erlernende Sprechtechnik setzt sich aus einer Kombination einiger mit dem

Stottern inkompatibler Sprechweisen zusammen (▶ Abschn. 6.6). Je nach Altersgruppe werden unterschiedliche Strategien gewählt. Während in der für jüngere Kinder konzipierten FranKa-Therapie nur ein weicher Phraseneinsatz trainiert wird, nutzt die Kasseler Stottertherapie für 9- bis 12-jährige Kinder verlangsamtes Sprechen mit weichen Stimmeinsätzen und anfänglich stark ausgeprägten, bis zu 2 Sekunden andauernden **Silbendehnungen**. Diese werden im Laufe der Therapie verkürzt. Gemeinsam mit der Therapeutin wird herausgefunden, bei welcher Silbenlänge der Ablauf der Sprechbewegungen noch sicher gefühlt und kontrolliert werden kann (Bitsch 2007; Wolff v. Gudenberg 2006, Wolff v. Gudenberg et al. 2006). Ziel ist es, sich einer durchschnittlichen Sprechgeschwindigkeit und einer normalen Prosodie anzunähern. Übungen zur Atemregulation werden flankierend durchgeführt. Mithilfe des computergestützten Biofeedbackverfahrens »flunatic!« bzw. »flunatic junior« soll die Koordination von Atmung, entspannter Stimmgebung und Artikulation trainiert und dann in Realsituationen transferiert werden.

Unmittelbares visuelles Feedback Über den Bildschirm erhält das Kind noch während der Laut- und Silbenproduktion eine Rückmeldung über die Qualität der von ihm produzierten Sprechtechnik (◘ Abb. 6.2 und ◘ Abb. 6.3). Berücksichtigt werden dabei die geübten Parameter Silbendauer, Stimmeinsatz und durchgehende Stimmgebung. Damit ist das **PC-Feedback** der naturgemäß zeitlich versetzten Rückmeldung durch die Therapeutin deutlich überlegen. Gerade für Kinder mit schlechter **Eigenwahrnehmung** kann das Biofeedbackprogramm eine hilfreiche Unterstützung darstellen. Da in dieser Altersgruppe Computer ohnehin große Akzeptanz genießen, ist mit weniger Widerstand zu rechnen als bei einem ähnlichen Trainingssetting, bei dem ausschließlich die Therapeutin ihr Feedback gibt.

Das Training am PC begleitet die Kinder auch über die Intensivtherapie hinaus. In häuslicher Eigenarbeit muss regelmäßig an der Verbesserung und Anwendung der Technik im Alltag gefeilt werden. Die Eltern übernehmen hier die Rolle von Co-Therapeuten.

> ❯ Durch das Biofeedbackprogramm ist es gelungen, den Familien sinnvolle Übungsstrukturen an die Hand zu geben. Allerdings erfordert die KST ein hohes Maß an eigenverantwortlichem Arbeiten in der Transferphase.

> ❯ Konzepte wie die KST für 9- bis 12-Jährige und FranKa erfordern hochmotivierte Eltern, die bereit sind, konsequent Energie in die Behandlung des Stotterns ihres Kindes zu investieren und Eigenverantwortung zu übernehmen. Somit sollte sich die Therapeutin im Voraus überlegen, ob die jeweilige Familie zur konsequenten Durchführung der Methode geeignet ist.

■ **Evaluation**

Ergebnisse einer Langzeitstudie (Euler et al. 2009) zeigen, dass der in der Kasseler Stottertherapie gewonnene Grad an Sprechflüssigkeit zwar wieder etwas abnimmt, aber durch die strukturierte Transferphase i.d.R. auch nach 3 Jahren deutlich besser ist als vor der Behandlung. Die Stichprobe umfasste ca. 400 Stotternde im Alter von 9 bis 65 Jahren, wobei die Zahl der 9- bis 12-Jährigen etwa ein Viertel ausmachte.

Die Daten wurden jeweils vor und nach den Kursen sowie 1, 2 und 3 Jahre nach Abschluss des Therapieprogramms erhoben. Überprüft wurden subjektive Kriterien (Selbsteinschätzung der Schwere des Stotterns in verschiedenen Sprechsituationen und Beurteilung des eigenen Vermeideverhaltens) sowie objektiv ermittelbare Daten wie Sprechtempo, Sprechflüssigkeit und die Beurteilung der Sprechnatürlichkeit durch Laien.

Die Studie kommt zu dem Schluss, dass die verbesserte Sprechflüssigkeit nicht auf der Verlangsamung der Sprechweise, sondern auf einer Umstellung der koordinativen Fähigkeiten beruht (Euler et al. 2009). Der Therapieerfolg kann dieser Studie zufolge nach Ende der Behandlung auch dann aufrechterhalten werden, wenn das Sprechtempo wieder signifikant erhöht wird. Die meisten Teilnehmer der Studie gaben an, die Sprechtechnik nicht automatisiert anzuwenden. Ein gewisses Maß an bewusster Kontrolle des Sprechablaufs scheint auch nach Jahren noch notwendig zu bleiben.

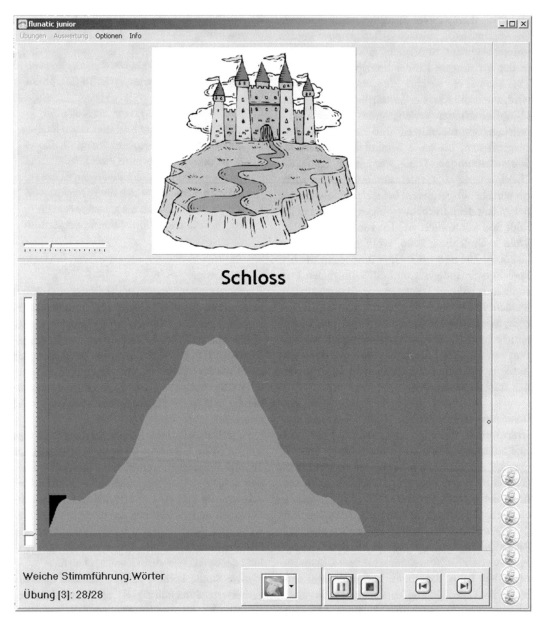

Abb. 6.2 Screenshot des PC-Biofeedbackprogramms »flunatic junior« für die Aufgabenstellung »Weiche Stimmführung – Wortebene«

Dennoch konnten Untersuchungen mittels funktioneller Kernspintomographie belegen, dass eine Umstrukturierung neuronaler Funktionen im Laufe der Behandlung (Neumann 2005, ▶ Abschn. 2.3.3) stattgefunden hat.

Fazit

— Die Kasseler Stottertherapie und das FranKa-Konzept sind kombinierte Verfahren aus Fluency-Shaping, Körperarbeit, Desensibilisierung und Biofeedbackbehandlung.

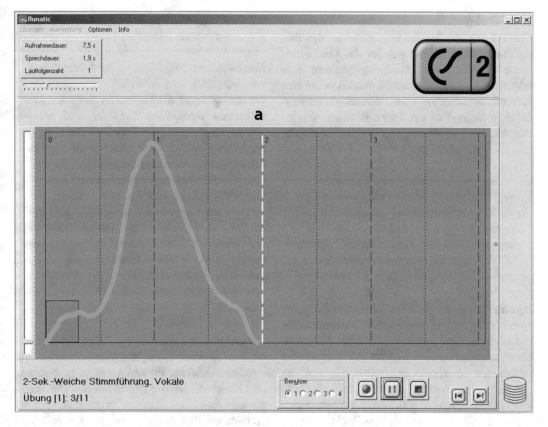

Abb. 6.3 Screenshot des PC-Biofeedbackprogramms »flunatic!« für die Aufgabenstellung »Weiche Stimmführung – Lautebene«

— FranKa erweitert das bestehende Konzept um den Baustein der positiven Verstärkung weichen Sprechens.

— Durch den großen Anteil an eigenverantwortlichem Üben in der Transferphase ist dieses Konzept besonders für Familien geeignet, die ein gutes Maß an Selbstorganisation besitzen und über genügend Kapazitäten verfügen.

6.6 Sprechtechniken – ein Überblick

Sprechtechniken sind immer nur ein Element eines umfassenden Therapieprogramms. Sie können systematisch, z. B. in Form eines Fluency-Shapings, oder spielerisch und indirekt vermittelt werden. Hierbei erhofft man die spontane Übernahme einer als hilfreich erlebten Sprechweise in die freie Rede. Die gängigsten Vorgehensweisen werden in diesem Abschnitt vorgestellt.

Das vorrangige Ziel aller Sprechtechniken ist die Herbeiführung einer **flüssigen Sprechweise**. Der Redefluss soll durch eine mit dem Stottern inkompatible Sprechweise oder aber durch die Ablenkung der Aufmerksamkeit vom eigenen Sprechen verbessert werden. Sekundär erwartet man sich durch die relativ schnelle Verbesserung der Sprechflüssigkeit eine psychische Entlastung des Kindes sowie eine möglicherweise daraus resultierende Stärkung des Selbstbewusstseins.

6.6.1 Welche Technik passt zu welchem Kind?

> Die ausgewählten Sprechtechniken müssen zu den Fähigkeiten und Defiziten des Kindes passen.

Dazu werden wirksame Strategien des Kindes im Umgang mit dem Stottern erfasst und für das Therapieziel genutzt. Zeigen sich für das Kind spezifische Probleme, wie Schwierigkeiten mit dem Stimmeinsatz oder Atemauffälligkeiten, sollte eine Sprechtechnik ausgewählt werden, die dieser Auffälligkeit entgegensteuert (hier z. B. weiche Stimmeinsätze, Prolongationen oder die »Anblasetechnik« nach Schwartz (1977).

> In den meisten Fällen ist eine Kombination verschiedener Sprechtechniken wirksamer als die Verwendung einer einzelnen Methode (vgl. »LLD« [für langsam, laut und deutlich] oder »WLL« [für weich, langsam und leicht] in ☐ Tab. 6.2), da auf mehrere Komponenten der Redeflussstörung eingegangen werden kann.

Mitunter kann die saubere Unterscheidung der Sprechtechniken Schwierigkeiten bereiten. Weiche Stimmeinsätze sind in nahezu allen Techniken ohnehin enthalten und Aspekte der Technik des »spürenden Sprechens« mit seiner Hinwendung der Aufmerksamkeit auf die taktil-kinästhetische Wahrnehmung spielen z. B. beim Legato-Sprechen und bei den Prolongationen ebenfalls eine wichtige Rolle. Für die Anwendung ist festzuhalten: **Ähnliche Sprechtechniken** setzen dennoch **unterschiedliche Schwerpunkte.**

> Eine versierte Sprachtherapeutin sollte gemeinsam mit dem Kind herausfinden, welcher Schwerpunkt für das Kind am hilfreichsten ist und die entsprechende Sprechtechnik dann konsequent beibehalten.

Fazit
- Sprechtechniken sind immer nur Teil eines umfassenden Therapieprogramms.
- Sie können über ein Fluency-Shaping-Programm etabliert werden.
- Sie müssen immer passend zum Kind ausgewählt werden.
- Erfolgreiche Sprechtechniken, die das Kind spontan im Sinne einer positiven Copingstrategie verwendet, sollten unbedingt weiter ausgebaut werden.

6.7 Modifikationstherapie nach Dell und van Riper

Es handelt sich um die Übertragung des von Charles van Riper (1971, 1973) entwickelten Therapieansatzes auf die Arbeit mit Kindern im Schulalter. Carl W. Dell war Student von van Riper. Beide entwickelten das Konzept gemeinsam, als van Riper zu der späten Einsicht kam, er habe sich mehr um die Behandlung des kindlichen Stotterns bemühen sollen, da hier die Heilungschancen größer seien. Dell veröffentlichte das Konzept dann erstmals 1979. Im Folgenden werden der generelle Ansatz und das Neue daran beschrieben. Zusätzlich wird auf den Ansatz »KIDS« eingegangen, der die Therapie nach Dell und van Riper aufgreift und erweitert. Die genaue Vorgehensweise fließt in das Vorgehen in verschiedenen Bausteinen mit ein (z. B. ▶ Abschn. 8.5.4 und 8.7).

Ziel und Prinzip   Die Arbeit von Dell (1996) gehört zu den direkten Therapieansätzen, bezieht aber durchaus indirekte Elemente, wie z. B. Beratung und Hospitationen der Eltern, mit ein. Die Therapie setzt sowohl am flüssigen Sprechen als auch am Stottern an. Ziel ist eine bewusste Kontrolle und Modifikation der Art des Stotterns. Daneben spielen die Entmystifizierung des Stotterns und der Abbau der Angst vor dem Stottern eine entscheidende Rolle. Im Vordergrund steht die Reduktion der Schwere des Stotterns (eines gestotterten Wortes), die wesentlich wichtiger ist als die Reduktion der Häufigkeit der Stotterereignisse. Es geht also um eine **Rückführung des Stotterns in immer leichtere Formen des Stotterns**, die die Therapeutin modellhaft pseudostotternd anbietet und in abgestimmten Übungssettings beim Kind zu erzeugen versucht.

Indikationen   Diese Art der Behandlung eignet sich vor allem bei Zeichen von Anstrengung oder Anspannung während des Stotterns sowie bei Hinweisen auf soziale Stigmatisierung des stotternden Kindes. Entsprechend der 3 unterschiedlichen Entwicklungsphasen des Stotterns (▶ Abschn. 1.4) unterscheidet Dell 3 verschiedene Vorgehensweisen, die an Intensität und Direktheit zunehmen, je älter und stärker das Kind betroffen ist.

◻ Tab. 6.2 Sprechtechniken und ihre Wirkungsweise

Sprechtechnik	Beschreibung	Wirkungsweise
1. Langsames Sprechen	Deutliche Reduzierung des Sprechtempos	Längere Planungsphase und bessere motorische Kontrolle durch Verlangsamung des Sprechprozesses
2. Spürendes Sprechen	Schulung der taktil-kinästhetischen Wahrnehmung während des Sprechvorgangs; genaue taktil-kinästhetische Wahrnehmung des Sprechablaufs	Ausschaltung der auditiven Eigenkontrolle, Schulung der taktil-kinästhetischen Wahrnehmung, indirekte Reduktion des Sprechtempos
3. Legato-Sprechen	Die einzelnen Wörter werden nicht getrennt voneinander gesprochen, sondern durch die Stimme miteinander verbunden (z. B. meine_Eltern)	Weitgehende Reduzierung neuerlicher Stimmeinsätze; damit sinkt die Wahrscheinlichkeit zu stottern erheblich
4. Prolongiertes Sprechen	Zeitliche Entzerrung der Lautübergänge in der Phase des Stimmeinsatzes (► Abschn. 8.7.1, »Prolongation – Sprechtechnik und Vorübung zum Pull-Out«); Nicht mit einer Laut*dehnung* zu verwechseln!	Durch vorsichtige Bildung des Wechsels von Stimmlosigkeit zu Stimmhaftigkeit in der 1. Silbe kommt es zu einem sanften Stimmeinsatz und zu einer eher spürenden Lautbildung. Beides ist mit Stottern nicht kompatibel
5. Betontes Sprechen	Akzentuiertes Sprechen	Beim Stottern gehen Rhythmus und Melodie des Wortes verloren. Anwendung einer mit dem Stottern nicht vereinbaren Sprechweise
6. Anblasetechnik	Vor Beginn des Wortes kontrollierte Ausatmung durch leicht geschlossene Lippen; Beginn der Artikulation des Wortes während der Ausatmung. z. B. phhhoma	Ermöglicht weiche Stimmeinsätze; zeitliche Entzerrung der Koartikulation (► Abschn. 1.3.3); gut mit spürendem Sprechen (2.) kombinierbar
7. Weiche Stimmeinsätze	Vor allem bei Vokalen möglich, die Stimmlippen schließen locker und kontrolliert; ist impliziter Bestandteil fast aller hier beschriebenen Sprechtechniken (außer Nr. 5)	Kontrollierte Annäherung der beiden Stimmlippen; dadurch Reduzierung der überhöhten Spannung auf Glottisebene
8. Langsam, laut und deutlich (LLD)[a]	Kombination aus Nr. 1, 3, 4	Durch Kombination mehrerer Techniken werden viele mit dem Stottern inkompatible Sprechweisen angenommen; die Wahrscheinlichkeit zu stottern sinkt
9. Weich, langsam und leicht (WLL)[b]	Kombination aus Nr. 1, 2, 6	
10. Metronom-Sprechen	Rhythmisches, silbenweises Sprechen, z. B. mit Hilfe eines vorgegebenen Taktes (Metronom; sachtes Bewegen eines Fingers im Rhythmus). Mit zunehmender Übung kann die Sprechmelodie einer natürlicheren Sprechweise angenähert werden	Die Zergliederung in Silben unterstützt die Timing-Prozesse und verlangsamt das Sprechtempo des Kindes

[a] vgl. de Vries 1993.
[b] vgl. Hansen u. Iven 1992.

Elemente der Therapie nach Dell   Die nachfolgend gelisteten Therapieinhalte werden in den zugeordneten Abschnitten genauer beschrieben:

- Bewusstmachen und Verstärkung flüssiger Anteile des Stotterns (▶ Abschn. 8.5.4 und 9.4)
- Förderung der Symptomwahrnehmung (▶ Abschn. 8.6)
- Reduzierung von Sprechängsten (▶ Abschn. 8.5)
- Modifikation der Sprechweise über die Techniken Pseudostottern, Pull-out, Prolongationen und Nachbesserung (▶ Abschn. 8.7)
- Elternarbeit (▶ Kap. 9)

■ **Sonderform: KIDS**

Der Ansatz »**KI**nder **D**ürfen **S**tottern« (KIDS) von Sandrieser und Schneider (2008) folgt in den wesentlichen Punkten den Inhalten der Modifikationstherapie nach Dell und van Riper. Je nach Alter des Kindes wird die Variante »Mini-KIDS« (von 2 bis 6 Jahren) oder »Schul-KIDS«(ab 7 Jahren) gewählt. Der Ansatz ist unter den unterschiedlichsten Rahmenbedingungen durchführbar (ambulant, stationär, Einzel-, Gruppen-, Intensivtherapie, ▶ Abschn. 7.4). Im Folgenden werden die übergreifenden Therapieziele, -bereiche, -inhalte und -methoden von KIDS genannt. Zudem wird auf die zentralen Punkte eingegangen, die in den – jeweils auf bestimmte Altersgruppen zugeschnittenen – Varianten Anwendung finden.

Ziele von Mini-KIDS und Schul-KIDS   Es wird angestrebt, den Kindern eine leichtere Art des Stotterns zu ermöglichen. Dabei ist das übergreifend angestrebte Ziel die **Remission** oder zumindest ein **anstrengungsfreies und kontrolliertes Stottern**. Wichtig ist, dass die Kinder **negative**, mit dem Stottern verbundene **Gefühle abbauen**. Dies soll ungünstigen Bewältigungsstrategien bzw. dem Auftreten von Begleitsymptomatik entgegenwirken. Gleichzeitig soll so ein **selbstbewussteres Stottern** begünstigt werden. Weiteres Ziel ist, bestehende **Risikofaktoren** mit aufrechterhaltender Wirkung zu **minimieren**.

> ❯ Indiziert ist ein Vorgehen nach KIDS dann, wenn das Kind Begleitsymptome zeigt.

Therapiebereiche   KIDS beinhaltet 3 wesentliche Therapiebereiche, die miteinander in enger Beziehung stehen:

- Bereich Stottersymptomatik
- Bereich psychischer Reaktionen
- Bereich Risikofaktoren

Zusätzlich zu diesen Bereichen wird am Anfang und während der Therapie großer Wert auf gemeinsame »Verträge« mit den beteiligten Personen gelegt. Dabei handelt es sich um Vereinbarungen über Ziele, Vorgehensweisen und Rahmenbedingungen. Die Form eines solchen Vertrags ist variabel, er kann schriftlich festgehalten oder nur mündlich besprochen werden. Vorteile der Verträge sind, dass die geteilte Verantwortung offensichtlich und auf ein formuliertes Ziel hingearbeitet wird. Zudem vermitteln gemeinsame Verträge den Eltern das Gefühl, dass sie Einfluss auf das Therapiegeschehen haben können und dieses – zumindest in Maßen – kontrollieren können (▶ Abschn. 7.2.4).

◰ Tab. 6.3 zeigt die wichtigsten Inhalte und Methoden, die den jeweiligen Therapiebereichen zugeordnet sind.

> ❯ KIDS fügt in starker Orientierung an van Riper und Dell eine sinnvolle Auswahl an Bausteinen zusammen. Der Ansatz ist an den aktuellen wissenschaftlichen Wissensstand angepasst und durch wichtige methodisch-technische und therapeutische Prinzipien angereichert.

Mini-KIDS   Diese Variante von KIDS für 2- bis 6-Jährige wurde von Sandrieser (2003) entworfen. Die Anpassung an kleine Kinder besteht vornehmlich aus

- einer intensiveren Elternbeteiligung,
- dem Arbeiten entsprechend der Grundannahme des Modelllernens und
- dem fehlenden Vollzug der Identifikationsphase bei den 2- bis 3-Jährigen.

Bei den ganz kleinen Kindern (2–4 Jahre alt) ist die **wichtigste Methode** das **Pseudostottern**. Dieses wird von der Therapeutin und den Eltern kontinuierlich als Modell angeboten. Ziel ist, dass die

◘ Tab. 6.3   Therapiebereiche, -inhalte und -methoden von KIDS

Therapiebereich	Inhalte	Methoden
Stottersympto-matik	In Anlehnung an van Riper Unterteilung in Phasen: – Desensibilisierung gegen Stottereignisse – Identifikation von Stottereignissen – Modifikation des Stotterns – Generalisierung bzw. Stabilisierung	– Pseudostottern (► Abschn. 8.5.4) – In-vivo-Therapie (► Abschn. 8.5.7, »In-vivo-Training«) – Pull-out (► Abschn. 8.7.1, »Der Pull-out – Die Befreiung aus der Klemme«) – Zeitlupensprechen (► Abschn. 8.3.4, »Zeitlupenspiele« und »Spürendes Sprechen«) – Lockeres Herausstottern – Elternarbeit
Psychische Reaktionen	– Stärkung von Sprechfreude, Selbstvertrauen und Selbstwertschätzung – Korrigierende Erfahrungen (z. B. eigenes Handeln ist wirksam, funktionierende Kommunikation) – Enttabuisierung	– Antithetisches Verhalten der Therapeutin (bewusstes Verhalten der Therapeutin, das nicht den bisherigen Erfahrungen und Überzeugungen des Kindes entspricht) – Erlaubnisarbeit (Kind wird ernst genommen und mit seinen Verhaltensweisen akzeptiert) – Methoden der Desensibilisierungs- und Identifikationsphase – Wissensvermittlung – Elternarbeit
Risikofaktoren	Minimierung der individuellen Risikofaktoren, z. B. im – emotionalen Bereich – sozialen Bereich – kognitiven Bereich	– (Vorsichtige) Interpretation und Verbalisierung von Gefühlen – Anregung zur Darstellung von Gefühlen (► Abschn. 8.4.3–5, jeweils »Übungen und Spielideen«) – Förderung von pragmatischer Kompetenz z. B. in Rollenspielen – Elternarbeit – Wissensvermittlung

Kinder diese anstrengungsfreie Form zu stottern (als Modifikation) übernehmen. Je älter die Kinder sind, desto direkter wird gearbeitet. Auch sie werden mit dem Pseudostottern von Therapeutin und Eltern konfrontiert, es wird nun aber deutlicher angesprochen und soll auch – in verschiedenen Formen (Wiederholungen, Dehnungen, Blockierungen) – vom Kind erlernt werden. Zusätzlich wird bei ihnen die Identifikationsphase durchgeführt, sodass sie danach ihre Symptome direkter (z. B. durch den Einsatz von Pull-outs) modifizieren können.

> **Die Eltern (bzw. ein Elternteil) sind bei vielen Therapiesitzungen anwesend, um das Pseudostottern sowie weitere Modifikationstechniken gut zu lernen und zu »Stotterexperten« zu werden. Gleichzeitig wird so die Desensi-**bilisierung der Eltern selbst unterstützt und der Transfer sowie die Nachhaltigkeit des Therapieeffekts begünstigt.

Schul-KIDS   Wie Mini-KIDS ist auch Schul-KIDS entsprechend der Struktur und der Inhalte von KIDS aufgebaut. Die Anpassung an Schulkinder besteht aus
– mehr Eigenverantwortung der Kinder, weniger Elternbeteiligung (einzelfallabhängig), erhöhte Einbeziehung des Umfelds (Freunde, Geschwister etc.),
– Erlernen auch der anspruchsvolleren Symptomlösetechniken wie z. B. Prolongation (verlangsamte, bewusst gesteuerte Artikulation von [Anfangs-]Silben) und Pull-out und
– Bewusstmachen und Abbauen der Begleitsymptomatik.

❯ Um den Transfer zu begünstigen, wird bei Schul-KIDS viel Wert auf frühzeitige und regelmäßige In-vivo-Arbeit gelegt (▶ Abschn. 8.5.7, »In-vivo-Training«).

Fazit
- Elemente der Therapie nach Dell sind Entmystifizierung des Stotterns, Angstverminderung, Erfahrung der Kontrolle über das Stottern und Modifikation des Stotterns.
- Die Bewusstmachung des Stotterns erfolgt möglichst beiläufig und in entspannter Atmosphäre.
- Erfolge müssen Misserfolge immer überwiegen.
- Die Therapeutin muss in der Lage sein, das Stottern des Kindes zu imitieren.
- KIDS (Mini-KIDS und Schul-KIDS) ist eine erweiterte und angepasste Sonderform der Therapie nach van Riper und Dell.
- Mini-KIDS legt großen Wert auf Elternbeteiligung und folgt dem Gedanken des Modelllernens.
- Schul-KIDS geht direkter und intensiver auf die individuelle Stottersymptomatik ein und fordert mehr Eigenverantwortung vom Kind.

6.8   Neuere Trends in der Stottertherapie

Überblicksartige Kenntnisse von Methoden benachbarter Disziplinen ermöglichen eine sachliche Beratung und im Einzelfall eine bessere Anpassung an die Bedürfnisse der betroffenen Familien.

Das Auftauchen neuerer Methoden, nicht selten begleitet von einer spektakulären Medienberichterstattung, zieht oft eine breite Verunsicherung nach sich (▶ Abschn. 9.2.2). Eltern fragen sich, ob der von ihnen gewählte Ansatz der richtige ist, Therapeuten fühlen sich schnell in der Defensive.

Häufig ist den Angehörigen nicht bewusst, welche Aspekte der als neu angepriesenen Methode wirklich innovativ sind.

❯ Eine kompetente Therapeutin sollte nicht nur in der Lage sein, Informationen sachlich zu sichten und gemeinsam mit den Patienten die individuellen Vor- und Nachteile zu er-

örtern, sondern auch frühzeitig die Elemente des eigenen Bausteinkonzepts fundiert darzustellen.

6.8.1   Hypnose

Als eine Technik der Psychotherapie gehört die Hypnose in die erfahrenen Hände eines Psychotherapeuten. Physiologische Stressreaktionen, Ängste und Verhaltensweisen können durch gezieltes Üben unter Hypnose und später unter Selbsthypnose beeinflusst werden. Nicht alle Menschen sprechen gleich gut auf Hypnose an. Hypnose ist keine Magie. Unter **tiefer Entspannung** werden innere Bilder aktiviert und bearbeitet. Dadurch ist oft ein schnellerer und unmittelbarerer Umgang mit Emotionen und Erfahrungen möglich, die Aufarbeitung der Erlebnisse unter Hypnose findet in bekannten psychotherapeutischen Settings statt.

❯ Hypnose ist eine Methode der Psychotherapie. Sie kann weder eine Psychotherapie noch eine gezielte Behandlung des Stotterns ersetzen.

Sollten Familien an einer hypnotherapeutischen Begleitung der Stottertherapie interessiert sein, empfiehlt sich die Kontaktaufnahme zu einem Psychotherapeuten mit entsprechender Ausbildung und Zertifizierung. Eine **interdisziplinäre Zusammenarbeit** kann sehr bereichern und einen Abbruch der Behandlung unnötig machen.

> **Tipp**
>
> Eine Liste ausgebildeter Hypnotherapeuten findet sich z. B. auf den Internetseiten der Deutschen Gesellschaft für Hypnose und Hypnotherapie e. V. (▶ http://www.dgh-hypnose.de) oder der Milton Erickson Gesellschaft (▶ http://www.meg-hypnose.de).

6.8.2   Biofeedbacktherapie

In der Behandlung des Stotterns haben Biofeedbackverfahren z. B. mit dem Programm »flunatic!« und »flunatic junior« bereits Einzug gehalten

(► Abschn. 6.5.6). Der Einsatz der Programme ermöglicht nicht nur ein unmittelbares, objektives und immer konstantes Feedback, er erlaubt auch das selbstständige Üben zu Hause. Somit wird ein schnelleres Fortschreiten beim Erlernen der Technik »weicher Stimmeinsatz mit Silbendehnung« ermöglicht; es verbleibt mehr Zeit zur Anwendung und Variation der Technik im Rahmen der Behandlung. Naturgemäß eignet sich dieses Verfahren erst für Schulkinder etwa ab der 3. Jahrgangsstufe. Ein weiterer Nutzen besteht in dem Aufforderungscharakter moderner Technik: Die Motivation und Ausdauer, sich mit einem eher »trockenen« Thema zu beschäftigen, steigt durch den Einsatz des Computers ganz erheblich.

Fazit

— Das Wissen um den Stand aktueller Trends erhöht die Beratungskompetenz der Therapeutin und hilft, Verunsicherung zu vermeiden.

— Die begleitende Behandlung durch benachbarte Disziplinen kann bei individueller Anpassung das Therapiekonzept bereichern. Dazu ist eine interdisziplinäre Zusammenarbeit sinnvoll.

Literatur

Australian Stuttering Research Centre, University of Sydney, Stuttering Unit, Bankstown Community Health Centre (1998) The Lidcombe Program. An early intervention for stuttering, procedural manual. ASRC Sydney: ► http://www.fhs.usyd.edu.au/asrc/docs/LP_Manual_English_April_2008.pdf, Stand: Sept. 2009; Deutsche Übersetzung: ► http://www.fhs.usyd.edu.au/asrc/docs/LP_Manual_German_April_2008.pdf, Stand: Sept. 2009

Axline V (1990) Kinder-Spieltherapie im nicht-direktiven Verfahren, 7. Aufl. Reinhardt, München

Bitsch K (2007) Stottern im Kindesalter: Die Kasseler Stottertherapie - Evaluation einer computergestützten Biofeedbackmethode. Wissenschaftliche Arbeit zur Erlangung des akademischen Grades einer Magistra Artium (M.A.) an der Philosophischen Fakultät III der Julius-Maximilians-Universität Würzburg, Würzburg

Dell CW (1996) Treating the school age stutterer. A guide for clinicians. Publication No. 14, 7th edn. Stuttering Foundation of America, Memphis, Tennessee

Döpfner M, Schürmann S, Lehmkuhl G (2011) Wackelpeter und Trotzkopf: Hilfen für Eltern bei ADHS-Symptomen, hyperkinetischem und oppositionellem Verhalten. Mit Online-Materialien. Beltz, Weinheim

Döpfner M, Schürmann S, Frölich J (2013) Therapieprogramm für Kinder mit hyperkinetischem und oppositionellem Problemverhalten THOP: Mit Online-Materialien (Materialien für die klinische Praxis). Beltz, Weinheim

Erikson EH (1988) Der vollständige Lebenszyklus, Suhrkamp, Frankfurt am Main

Euler HA, Wolff von Gudenberg A, Jung K, Neumann K (2009) Computergestützte Therapie bei Redeflussstörungen: Die langfristige Wirkung der Kasseler Stottertherapie (KST). Sprache Stimme Gehör 33: 193–201

Euler HA, Lange BP, Schroeder S, Neumann K (2014) The effectiveness of stuttering treatments in Germany. J Fluency Disord 39: 1–11. doi:10.1016/j.jfludis.2014.01.002.

Forschungsgruppe THOP (2014) Weiterentwicklung und Evaluation des Therapieprogramms für Kinder mit hyperkinetischem und oppositionellem Problemverhalten. Ausbildungsinstitut für Kinder- und Jugendlichenpsychotherapie an der Uniklinik Köln (AKIP). ► http://akip.uk-koeln.de/forschung-publikation/forschungsprojekte/fg_thop_2014_05.pdf. Zugegriffen: 25. Juni 2014

Goodhue R, Onslow M, Quine S, O'Brian S, Hearne A (2010) The Lidcombe Program of early stuttering intervention: mothers' experiences. J Fluency Disord 35: 70–84

Guitar B, Peters TJ (1999) Stuttering: An integration of contemporary therapies. Publication No. 16. Stuttering Foundation of America, Memphis, Tennessee

Hansen B, Iven C (1992) Stottern bei Kindern im (Vor-) Schulalter. Dynamische Prozesse und individualisierte Sichtweisen in Diagnostik und Therapie. Sprachheilarbeit 37(5): 240–246, 263–267

Huber A, Onslow M (2001) Intervention bei frühem Stottern: Das Lidcombe Programm. Sprachheilarbeit 46(5): 219–223

Iven C, Hansen B (2014) Palin Parent Child Interaction Therapy (PCI); Ein Konzept für stotternde Kinder und ihre Eltern. Forum Logopädie 28: 18–23

Jones M, Onslow M, Packman A et al. (2008) Extended follow-up of a randomized controlled trial of the Lidcombe Program of Early Stuttering Intervention. Int J Lang Commun Disord 43: 649–661. doi:10.1080/13682820801895599

Katz-Bernstein N (1990) Aufbau der Sprach- und Kommunikationsfähigkeit bei redeflussgestörten Kindern. Ein sprachtherapeutisches Übungskonzept, 4. Aufl. Edition SZH/SPC, Luzern

Katz-Bernstein N, Subellok K (2002) (Hrsg) Gruppentherapie mit stotternden Kindern und Jugendlichen. Konzepte für die sprachtherapeutische Praxis, Reinhardt, München

Kelman E, Nicholas A (2008) Practical intervention for early childhood stammering. Speechmark, London

Koushik S, Shenker R, Onslow M (2009) Follow-up of 6–10-year-old stuttering children after Lidcombe Program treatment: A phase I trial. J Fluency Disord 34: 279–290

Lattermann C (2003) Das Lidcombe-Programm – ein Therapieverfahren zur Behandlung frühkindlichen Stotterns. Forum Logopädie 2(17): 20–25

Lattermann C, Euler H, Neumann K (2008) A randomized control trial to investigate the impact of the Lidcombe Programm on early stuttering in German-speaking preschoolers. J Fluency Disord 33: 52–65

Lattermann C, Neumann, K, Euler, H (2009) Das Lidcombe Programm. Ein Interventionsverfahren zur Behandlung frühkindlichen Stotterns – auch für deutschsprachige Kinder. Forum Logopädie 2(23): 16–23

Lauth GW, Heubeck B (2006) Kompetenztraining für Eltern sozial auffälliger Kinder (KES): Ein Präventionsprogramm. Hogrefe, Göttingen

Millard SK, Nicholas A, Cook FM (2008) Is parent-child interaction therapy effective in reducing stuttering? J Speech Lang Hear Res 51: 636–650

Millard SK, Edwards S, Cook FM (2009) Parent-child interaction therapy: Adding to the evidence. Int J Speech Lang Pathol 11: 61

Neumann K (2005) Stottern – Wortstau im Gehirn. Gehirn & Geist 1-2(5): 30 ff

Onslow M, Packman A (1999a) The Lidcombe Programme and natural recovery: potential choices of initial management strategies for early stuttering. Adv Speech Language Pathol 1(2): 113–121

Onslow M, Packman (Ed) (1999b) The handbook of early stuttering intervention. Singular Publishing, San Diego

van Riper C (1971) The nature of stuttering. Prentice-Hall, Englewood Cliffs, NJ

van Riper C (1973) The treatment of stuttering. Prentice-Hall, Englewood Cliffs, NJ

van Riper C (1986) Die Behandlung des Stotterns, Bundesvereinigung Stotterer-Selbsthilfe, Solingen

Rousseau I, Packman A, Onslow M, Harrison E, Jones M (2007) An investigation of language and phonological development and the responsiveness of preschool age children to the Lidcombe Program. J Commun Disord 40: 382–397. doi:10.1016/j.jcomdis.2006.10.002

Ryan BP, van Kirk Ryan B (1999) The Monterey Fluency Program. In: Onslow M, Packman A (eds) The handbook of early stuttering intervention. Singular Publishing, San Diego

Sandrieser P (2003) Mini-KIDS – Ein Konzept zur direkten Behandlung von Stottern im Kindergartenalter. Forum Logopädie 2(19): 14–19

Sandrieser P, Schneider P (2008) Stottern im Kindesalter,3. Aufl. Thieme, Stuttgart

Schoenacker T, Schoenacker T (1980) Stottertherapie, 2.Aufl. Institut für soziale Gleichwertigkeit, Sinntal-Züntersbach

Schwartz (1977) Stottern ist heilbar, Econ, Düsseldorf

Shine RE (1980) Systematic fluency training for young children. C.C. Publications, Tigard, Or

de Vries U (1993) Therapie mit stotternden Schulkindern und ihren Eltern und der Sprachheilambulanz, Vortrag auf der Jahrestagung des dbl, Münster

Webster RL (1980) The Precision Fluency Shaping Program: Speech reconstruction for stutterers. Communications Development Corporation, Roanoke, VA, pp 209–240

Wolff von Gudenberg A (2006) Die Kasseler Stottertherapie: Evaluation einer computergestützten Intensivtherapie. Forum Logopädie 3(20): 6–11

Wolff von Gudenberg A, Neumann K, Euler HA (2006) Kasseler Stottertherapie für ältere Kinder schließt eine Behandlungslücke. Forum Logopädie 5(20): 24–29

Kriterien und Voraussetzungen für die Therapie

M. M. Thiel, C. Ochsenkühn, C. Frauer

C. Ochsenkühn et al., *Stottern bei Kindern und Jugendlichen*, Praxiswissen Logopädie,
DOI 10.1007/978-3-662-43650-9_7, © Springer-Verlag Berlin Heidelberg 2015

7.1   Der Therapiebeginn – ein Start mit Timing

Bis vor wenigen Jahren bestand im deutschen Sprachraum noch eine große Skepsis gegenüber der Behandlung des Stotterns im Vorschulalter. Dahinter stand die Befürchtung, die Behandlung könne beim betroffenen Kind ein »Störungsbewusstsein« erzeugen und so eher zur Chronifizierung beitragen als diese verhindern. Auch wenn die Therapie im Vorschulalter mittlerweile weitgehend etabliert ist, bestehen noch immer große Unsicherheiten über den richtigen Zeitpunkt des Therapiebeginns.

7.1.1   Welches ist der richtige Zeitpunkt für den Therapiebeginn?

■   **Keine universellen Regeln**

Jedes stotternde Kind ist in seiner Symptomatik, seinen Umweltbedingungen und seiner Konstitution anders. Auch gibt es bisher keine verlässlichen Kriterien, die für eine Chronifizierung der Symptomatik oder für eine Spontanremission sprechen (▶ Abschn. 2.4). Entsprechend ist es nach dem derzeitigen Stand des Wissens nicht möglich, einen allgemeingültigen Zeitpunkt des Therapiebeginns zu formulieren (Yairi u. Ambrose 2005; Kelman u. Nicholas 2008). Während bei älteren Kindern die Entscheidung über eine Behandlung aufgrund der Dauer der Störung und der Äußerungen des Kindes in der Regel kein Problem darstellt, müssen bei jüngeren Kindern individuelle Risikofaktoren gemäß dem Anforderungs- und Kapazitäten-Modell (▶ Abschn. 2.2.2) abgewogen werden, um zu einer sinnvollen Entscheidung zu gelangen. Hierfür ist im Zweifelsfall eine gute interdisziplinäre Zusammenarbeit mit dem Kinderarzt, Erziehern und ggf. anderen behandelnden Therapierenden sehr hilfreich. Die bei der Entscheidung über das weitere Vorgehen zu beachtenden Risikofaktoren sind in der folgenden ▶ Übersicht 7.1 aufgelistet (▶ Abschn. 2.3.6).

> **Übersicht 7.1**
> **Risikofaktoren, die bei einer Therapieentscheidung berücksichtigt werden müssen**
> — Familiäre Disposition, stotternde Familienmitglieder, deren Stottern sich nicht zurückgebildet hat (Nouri et al. 2012; Viswanath et al. 2004)
> — Besorgnisgrad der Eltern (Kelman u. Nicholas 2008)
> — Bestehen der Störung länger als 6 Monate (Yairi u. Ambrose 2005; Lattermann 2010)
> — Verschlechterung der Symptomatik im Verlauf:
>   – Zunahme von Prolongationen
>   – Dauerhaft überwiegend mehr als 3 Wiederholungen von Silben (Yairi u. Ambrose 2005)
> — Begleitende sprachliche Auffälligkeiten (Coulter et al. 2009; Ntourou et al. 2011):
>   – Phonologische Auffälligkeiten (Paden et al. 2002)
>   – Verzögerte Sprachentwicklung
> — Vorhandensein von Störungsbewusstsein mit Leidensdruck

■   **Von den Risikofaktoren zur Therapieentscheidung**

Nach der Auswertung von Anamnese und Befund (▶ Kap. 4 und 5) kann eine klare Aussage über die Qualität des Redeflusses, Risikofaktoren, Umweltbedingungen und über das Störungsbewusstsein und den Leidensdruck des Kindes sowie der Familie getroffen werden. In jedem Fall findet im Anschluss ein Auswertungsgespräch statt (▶ Abschn. 5.7), in dem die Faktoren offen gelegt und mit den Eltern diskutiert werden. Sollte aufgrund entwicklungsbedingter Unflüssigkeiten kein Therapiebedarf bestehen, die Eltern aber beunruhigt sein, so ist eine weitere Beratung, abgestimmt auf die Sorgen der Eltern, angezeigt. Denn je größer die Besorgnis ist, desto mehr wächst die Gefahr, dass sich aufgrund dessen ungünstige Interaktions- und Kommunikationsmuster entwickeln (Kelman u. Nicholas 2008). Diese können die Sprachentwicklung des Kindes und im schlimmsten Fall auch die emotionale Entwicklung hemmen. Dem sollte vorgebeugt oder entgegengewirkt werden, was meist mit wenigen gezielten therapeutischen Interventionen möglich ist (▶ Kap. 10). Eine Kontrolluntersuchung in 6 Monaten kann zur Entlastung beitragen.

❗ Es ist durchaus möglich, dass das Kind in der häuslichen Umgebung häufiger Stottersymptome hat und diese nur in der Untersuchungssituation nicht gezeigt hat. Daher muss stets der Redefluss in der häuslichen Umgebung genau erfragt werden.

▶ Gemäß der geltenden Heilmittelrichtlinien ist die Behandlung entwicklungsbedingter Sprechunflüssigkeiten ausgeschlossen (Gemeinsamer Bundesausschuss 2011, Heilmittelrichtlinie). Die Beratung muss also in diesem Fall im Rahmen der Differenzialdiagnostiksitzungen stattfinden.

Kinder mit Stottersymptomen, die ansonsten keinen Risikofaktoren ausgesetzt sind, müssen bezüglich ihrer weiteren Entwicklung beobachtet werden. In jedem Fall sollte zur engmaschigen Kontrolle eine Wiedervorstellung mit erneuter Befunderhebung nach ca. 3 Monaten erfolgen. Sobald jedoch zu erkennbaren Stottersymptomen auch nur einer der genannten Risikofaktoren hinzukommt, ist eine Aufnahme der Behandlung angezeigt (Kelman u. Nicholas 2008). Angepasst an die individuelle Situation des Kindes kann dies entweder in Form einer Intensivierung der Elternarbeit, eines direkten Arbeitens mit dem Kind oder einer Kombination aus beiden Ansätzen geschehen (▶ Kap. 10, ▶ Kap. 9 und ggf. Elemente aus ▶ Kap. 8)

Spezialfall: Dauer der bestehenden Symptomatik Bei der Entscheidung über das weitere Vorgehen spielt die Dauer der bestehenden Symptomatik eine besondere Rolle, da in den ersten Monaten des Stotterns Remissionen sehr häufig sind (▶ Abschn. 1.2) und somit Therapieeffekte von Spontanremissionen nicht sicher zu unterscheiden sind (Yairi u. Ambrose 2005). Daher wird im Allgemeinen eine Wartezeit von ca. 6 Monaten nach Beginn des Stotterns empfohlen. Sobald jedoch das Kind oder die Eltern sehr stark besorgt sind und dies auch nicht im Rahmen der umfassenden Beratung abzufedern ist, ist auch eine Aufnahme der

Behandlung bereits zu einem früheren Zeitpunkt gerechtfertigt (Lattermann 2010; Yairi u. Ambrose 2005). In diesem Fall wäre der Einstieg über eine intensive Elternarbeit, evtl. im Rahmen des PPCI-Elterntrainings (▶ Abschn. 6.3), oder die Aufnahme einer Behandlung nach dem Konzept des Lidcombe-Programms (▶ Abschn. 6.5.5) sinnvoll.

Besorgnisgrad der Eltern Untersuchungen von Yairi und Ambrose (2005) belegen, dass weniger das Störungsbewusstsein des Kindes als eher die Erkenntnis, dass seine Eltern wegen seines Sprechens besorgt sind, dazu führt, Ängste beim Kind zu erzeugen. Deshalb ist es besonders wichtig, die Eltern gerade in der Phase eines seit Kurzem bestehenden Stotterns ausreichend zu stützen und die Entwicklung des Kindes aufmerksam zu beobachten. Zielsetzung des frühen Therapiebeginns ist es, den Leidensdruck der Eltern ggf. zu reduzieren und sie in einem natürlichen Kommunikationsverhalten zu bestärken.

7.1.2 Häufig genannte Argumente gegen einen frühen Therapiebeginn

▪ Gefahr der Entwicklung von »Störungsbewusstsein«

Das gängigste Gegenargument gegen frühzeitige therapeutische Maßnahmen ist, das junge Kind entwickle durch das therapeutische Setting erst ein **Störungsbewusstsein**. Störungsbewusstsein wird in diesem Zusammenhang als etwas Negatives begriffen (▶ Abschn. 4.24, »Reaktion des Kindes: Störungsbewusstsein und Copingstrategien«), das – sobald vorhanden – automatisch zur Aufrechterhaltung und Verfestigung des Stotterns beiträgt.

Für diese **Auffassung** gibt es keine Belege. Ihr kann vielmehr entgegengehalten werden, dass die meisten Kinder – auch die ganz kleinen – wissen oder zumindest ahnen, dass etwas mit ihrem Sprechen nicht stimmt (vgl. Boey et al. 2009). Oft kennen sie bereits das Wort »Stottern«, haben es, wenn nicht zu Hause, dann irgendwo anders als Reaktion auf ihr Sprechen gehört. Wird das Thema in der Therapie mit dem Kind angesprochen und Stottern durch konkret beschreibende Wörter ersetzt (► Abschn. 5.2.2, ► Abschn. 8.5.7, »Gespräche über das Stottern«), entlastet dies das Kind im Gegensatz zur Tabuisierung. Das Kind muss vorsichtig darauf vorbereitet und dabei unterstützt werden, sich mit dem Stottern und den Reaktionen anderer auseinanderzusetzen, damit es die damit verbundenen Schwierigkeiten erfolgreich bewältigen kann. Wie das konkret in altersgemäßer und einfühlsamer Weise geschehen kann, wird in ► Kap. 7.2 beschrieben.

Stehen Motivation, Förderung des Selbstbewusstseins, Spaß, spielerische Gestaltung sowie ein ehrlicher, offener Diskurs in kindgerechter Sprache im Mittelpunkt, besteht **keine Gefahr**, dass die Therapie beim Kind **Leidensdruck** und eine Verstärkung der Symptomatik provoziert.

Aufgabe der Therapeutin ist es, die Reaktionen des jeweiligen Kindes sorgfältig zu beobachten, und bei abwehrenden Zeichen **sensibel und flexibel zu reagieren**. Nicht zu jeder Zeit und in jedem Fall ist eine direkte Herangehensweise angebracht und hilfreich. Die Entscheidung darüber ist von der Therapeutin im Einzelfall immer neu zu treffen.

■ **Alter des Kindes**

Wird allein das Alter des Kindes als Argument gegen einen frühzeitigen Therapiebeginn genannt, geschieht dies meist aufgrund einer mangelnden Differenzierung zwischen funktionalen und symptomatischen Unflüssigkeiten (► Abschn. 1.4). Eine sorgfältige Differenzialdiagnostik schafft hier Klarheit.

■ **Spontanremissionen**

Sie sind das gewichtigste Argument gegen einen zu frühen Therapiebeginn. Besteht kein Handlungsdruck aufgrund bestehender Risikofaktoren, erschwerter Umweltbedingungen oder eines vorhandenen Störungsbewusstseins mit Leidensdruck seitens des Kindes (► Abschn. 2.3), kann die Entwicklung des Redeflusses zunächst weiter beobachtet werden. Leider ist trotz umfassender Forschungen noch immer nicht erkennbar, welche Symptome oder Entwicklungsverläufe für eine Chronifizierung der Symptomatik sprechen. Umso wichtiger ist es, nach einer umfassenden und sorgfältigen Datenerhebung zu einer fundierten Entscheidung

über das weitere Vorgehen zu gelangen und in jedem Fall frühzeitig zu intervenieren um die psychosoziale Belastung innerhalb der Familien als Risikofaktor deutlich zu reduzieren.

■ **Individuelle Gründe**

Obwohl aus therapeutischer Sicht eine Therapie indiziert wäre, kann es individuelle Gründe geben, die für eine **Verschiebung des Therapiebeginns** sprechen: So hat das Kind vielleicht einen vollen Wochenplan mit Musikunterricht, Fußball, Nachhilfeunterricht u.a.m. Es kann dann wesentlich effektiver sein, nicht auf dem aus therapeutischer Sicht wünschenswerten sofortigen Therapiebeginn zu bestehen.

> **Tipp**
>
> Günstig kann in diesem Fall sein, die Therapienotwendigkeit aus fachlicher Sicht deutlich zu machen und die Familie zu bitten, das bei der weiteren Planung der Freizeitaktivitäten zu berücksichtigen. Selbst wenn sich der Therapiestart verzögern sollte, werden Motivation und Kooperation aufgrund der Anpassung an die Lebensumstände der Familie steigen.

Oft sind besonders **Jungen im Alter zwischen ca. 12 und 16 Jahren schwerer für die Therapie zu motivieren**. Sie sind in diesem Alter mit so vielen anderen Dingen beschäftigt, dass für die Konzentration auf eine Therapie wenig Raum bleibt. Ist diese Entwicklungsphase überwunden, arbeiten sie motivierter mit. Es empfiehlt sich daher, in diesem Alter die Therapiemotivation besonders sorgfältig abzuklären und die Therapie ggf. auf einen späteren Zeitpunkt zu verschieben.

Fazit

— Ob eine Therapie mit kleinen Kindern begonnen wird, sollte nach sorgfältigem Abwägen von Risikofaktoren und unter Berücksichtigung psychosozialer Umstände und des individuellen Leidensdrucks von Kind und Eltern entschieden werden.

— Es kann individuelle Gründe geben, die für einen verzögerten Therapiebeginn sprechen.

- Eine professionell durchgeführte Therapie erzeugt keinen Leidensdruck.

7.2 Therapeutische Grundhaltung gegenüber Kind und Bezugspersonen

Fast alle der hier zusammengefassten Punkte finden sich in bestehenden Therapiekonzepten zur Stottertherapie, wie z. B. bei Katz-Bernstein, Palin Parent-Child-Interaction Therapy und Dell wieder (▶ Kap. 6). Sie gehen auf bekannte Techniken in der Gesprächspsychotherapie (z. B. Rogers 1990, 1994) und anderen Richtungen der Psychotherapie zurück. Neu an der folgenden Darstellung ist das explizite Einbeziehen des lösungsorientierten Ansatzes und motivationspsychologischer Erkenntnisse für die Therapie des kindlichen Stotterns.

Die 3 **therapeutischen Einstellungen nach Rogers** (1990, 1994)
- Echtheit – Kongruenz,
- positive Wertschätzung und bedingungsfreies Akzeptieren (nonverbale Kommunikation!) sowie
- präzises, einfühlendes Verstehen bzw. Empathie

und der Kontakt zu Kind und Eltern sind als Basis für die therapeutische Beziehung mindestens ebenso wichtig wie die Fachkompetenz und das Beherrschen der Techniken der direkten Methoden. Die Bereitschaft zur Selbstreflexion und ein akzeptierendes, weltoffenes Menschenbild sollten die Grundlage zur Zusammenarbeit mit den Kindern und ihren Familien bilden. Jede Therapeutin wird darüber hinaus unterschiedliche Zusatzausbildungen haben und damit ihr Repertoire und die Reflexion ihrer therapeutischen Haltung erweitern.

7.2.1 Systemische Einflüsse

Stottern betrifft das gesamte Beziehungsgeflecht um das Kind, da es oftmals starke, teilweise auch sehr ambivalente Gefühle wie Sorge, Angst, Scham, Wut, Enttäuschung, Mitleid oder auch Hilflosigkeit auslösen kann. Jedes Verhalten hat in irgendeiner Weise, gleich einem Zahnrädchen in einem mechanischen System, Auswirkungen auf sein Gegenüber (z. B. Watzlawick et al. 2011). In diesem Sinne werden alle Beziehungen des Kindes in irgendeiner Weise durch seine besondere Art zu sprechen beeinflusst.

Der systemische Ansatz trägt diesen Wechselbeziehungen Rechnung, indem er das gesamte System mit seinen Anforderungen und Bedürfnissen im Blick behält, Ressourcen aktiviert und gemeinsam mit allen Beteiligten Lösungen erarbeitet. Dabei bringt die Therapeutin nicht die Lösung, sie stellt vielmehr ihre Fähigkeiten zur Verfügung, damit sich die Beteiligten mit ihren Gefühlen in einem geschützten Raum auseinandersetzen und ihre eigenen Lösungen erarbeiten können (z. B. de Shazer et al. 2012; de Jong u. Berg 2008). Da die Betroffenen das Vorgehen maßgeblich mitbestimmen und steuern können, sind kaum Widerstände zu erwarten. Auch wird durch die eigenen Lösungsstrategien der Betroffenen eine hohe Motivation zur Kooperation und Umsetzung im Alltag erreicht.

Die Therapeutin arbeitet dabei stets vorwärtsgewandt: es geht darum, für die jetzige Situation eine Verbesserung zu erzielen, der Blick in die Vergangenheit dient der Klärung der Zusammenhänge, aber nicht primär einer psychotherapeutischen Aufarbeitung.

Vielfältig einsetzbare Methoden der systemischen Therapie

▪ **Skalierungen**

Skalierungsfragen stammen aus der systemischen Beratung und Therapie (z. B. von Schlippe u. Schweitzer 2012) und werden immer dann eingesetzt, wenn subjektive Wahrnehmungen gemessen werden und kommuniziert werden sollen, ohne diese unbedingt genau benennen zu müssen (z. B. Sparrer 2009; de Jong u. Berg 2008). Abgebildet wird ein Zahlenstrahl von 0 bis 10. Die Null steht für den schlechtesten, die 10 für den besten Wert. ◻ Abb. 7.1 zeigt die Anwendung einer 10er-Skalierung.

Skalierungen können z. B. zur Klärung folgender Fragestellungen eingesetzt werden:
- Bei welchem Wert sehen Sie das Stottern Ihres Kindes zum jetzigen Zeitpunkt?

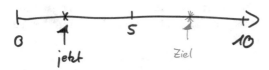

Situationen, in denen eine entspannte Unterhaltung möglich ist:

0   jetzt   5   Ziel   10

◻ **Abb. 7.1**   Skalierung: 10er-Skalierung zur Visualisierung im Rahmen der Elternarbeit

— Welcher Wert wäre für Sie so akzeptabel, dass wir die Behandlung beenden könnten?
— Wie groß ist der Grad Ihrer Besorgnis (oder anderer Gefühle), wenn Sie an das Stottern Ihres Kindes denken?
— Wie sehr beeinflusst das Stottern Ihres Kindes Ihr (Erziehungs-)Verhalten?

Die Grafiken können Ausgangspunkt und Ziel eines Themas definieren und bieten die Grundlage für die zu erarbeitende Lösung, die nachfolgend beispielhaft an einem »Experiment« und den dazu passenden Fragen dargestellt wird. So könnte sich z. B. nach der Skalierung zur Frage »Wie sehr bestimmt das Sprechen Ihres Kindes derzeit ihren Alltag?« die lösungs- und ressourcenorientierte Frage »Was können Sie tun, damit Ihr Alltag weniger davon betroffen ist?« anschließen.

▪ **»Experimente«**
Sollen Verhaltensänderungen eingeleitet werden, können diese zunächst im »Experiment« erprobt werden. Gemeinsam mit den Eltern werden, unter dem Einsatz **lösungsorientierter Fragen**, unterschiedlichste Maßnahmen für einen definierten Zeitrahmen erarbeitet. Die Therapeutin sollte ein Experiment nur anbieten, wenn sie relativ sicher ist, dass die Eltern auch ernsthaft versuchen werden, sich an die Absprachen zu halten, da sonst kaum ein Effekt erzielt werden kann und die Bereitschaft für weitere Änderungen dadurch drastisch sinken würde. Die Vereinbarungen müssen gemeinsam mit den Eltern formuliert werden (▶ Beispiel »Experiment«). Spezifische, messbare, von allen Seiten akzeptierte, realistische und terminierte Definitionen (Näheres zu den sog. SMART-Kriterien ▶ Abschn. 7.2.4) unterstützen den Erfolg.

Nach Ablauf des Experiments erfolgt ein Abwägen des Aufwands mit dem Ergebnis. Häufig legen sich anfängliche Vorbehalte schon während der Durchführung. Zudem wirkt eigene Aktivität der häufig empfundenen Hilflosigkeit entgegen, entlastet und kann so zur Stabilisierung des teilweise stark beanspruchten Familiensystems beitragen.

Die unter ▶ Abschn. 9.4 und 9.5 beschriebenen Beratungsinhalte eignen sich größtenteils auch zur Durchführung von Experimenten.

Beispiel
»Experiment«: Reduzieren des Medienkonsums
Durch Beobachtungen haben die Eltern eine Verschlechterung des Redeflusses nach zu viel Medienkonsum festgestellt. Die Eltern versuchen, über einen Zeitraum von 2 Wochen den Medienkonsum ihres 5-jährigen Kindes auf max. 20 Minuten an max. 4 Tagen/Woche zu reduzieren. Sie haben mit der Therapeutin besprochen, wie sie dem Kind diese Maßnahme erklären werden und wie sie mit möglichem Widerstand umgehen werden. Da beide Eltern diese Maßnahme für sinnvoll erachten, aber unsicher sind, wie sie auf Widerstand reagieren sollen, wurden unterschiedliche vorstellbare Reaktionen des Kindes und der Umgang damit besprochen. Der Vater unterstützt die Maßnahme, indem er dem Kind an mindestens 1 Tag/Woche ein alternatives Angebot macht (gemeinsame Aktivitäten wie: Spielen, Radfahren, das Auto zum Waschen fahren). Die Eltern werden selbst Medien nur nutzen, wenn das Kind nicht dabei ist. Abends ist ein kurzer Austausch zwischen den Eltern geplant, wie es ihnen mit ihrem Experiment ergangen ist und ob sie ggf. Konsequenzen für den nächsten Tag ziehen möchten. Die Vereinbarung wird zur Erinnerung schriftlich fixiert und den Eltern mitgegeben. Das Vorgehen wird nach 1 Woche gemeinsam mit der Therapeutin besprochen. Eventuell auftauchende Schwierigkeiten könnten dann nochmals gemeinsam bearbeitet werden.

▪ **Fragen als wichtiges Element der lösungsorientierten Gesprächsführung**
Ob zur Gestaltung von Experimenten oder anderen Maßnahmen zur Veränderung: Die Fragen der Therapeutin tragen zur **Gestaltung von Veränderungsprozessen** erheblich bei (z. B. ▶ Abschn. 6.3, »Zweite Sitzung« und ▶ Übersicht 6.5). Während

Vorschläge Widerstand erzeugen können, helfen **offene Fragen** dabei, individuelle Lösungen gemeinsam zu erarbeiten.

» Fragen zum oben beschriebenen Beispiel könnten lauten: Wie sieht der jetzige Medienkonsum aus? Welche Menge und welche Dauer wären für Sie wünschenswert? Welche positive Rolle könnte der momentane Medienkonsum Ihres Kindes für Ihren Alltag spielen? Wie könnte man diesen positiven Effekt anderweitig erzielen? Auf einer Skala von 0–10: wie viel Energie möchten Sie einsetzen, um den Medienkonsum zu reduzieren? Wie werden Sie Ihrem Kind vermitteln, was Sie von ihm möchten? Mit welcher Reaktion rechnen Sie? Wie könnten Sie damit umgehen? Wie können Sie sicherstellen, dass Sie dieses Experiment 14 Tage durchhalten? Welche Hilfestellungen können Sie sich gegenseitig geben? Welchen Effekt erwarten Sie sich? (»Asking, not telling!«, Kelman u. Nicholas 2008, S. 91)

7.2.2 Haltung gegenüber dem Kind

Konkret angewandt auf die therapeutische Grundhaltung gegenüber stotternden Kindern und ihren Bezugspersonen lassen sich bereits genannte systemische Einflüsse übersetzen in:
- Atmosphäre des Respekts und des Verständnisses,
- Akzeptanz des Kindes und des Stotterns,
- Ressourcenorientierung, hier: Wahrnehmen der Stärken und eigenen Lösungsansätze des Kindes,
- Förderung des kindlichen Autonomiestrebens (nichts für das Kind tun, was es selbst tun kann),
- Zugewandtheit und Lob,
- Enttabuisierung des Stotterns, offener Umgang mit dem Thema (► Abschn. 4.3.1, ► Abschn. 5.2.2, ► Abschn. 8.5.7, »Gespräche über das Stottern«),
- transparente und klare Grenzen da, wo nötig,
- Balance zwischen partnerschaftlichem Verhalten und Führung in der Therapie,
- Prinzip der geteilten Verantwortung: jeder trägt seinen Teil dazu bei, dass die

Therapie erfolgreich verläuft (z. B. in Form von Ziel- und Einsatzvereinbarungen festhalten, ► Abschn. 7.2.4),
- darauf achten, dass jede Übung mehr Erfolge als Misserfolge bietet,
- bei Bedarf Senken der Sprechanforderungen bzw. der Komplexität des (Sprach-)Angebots.

Die Liste ist naturgemäß nicht vollständig, sondern will nur eine grobe Orientierung bieten.

7.2.3 Haltung gegenüber den Eltern

In der Beratungsarbeit mit den Bezugspersonen kommen die oben genannten Grundsätze ebenso zum Tragen. Sie werden im Folgenden kurz zusammengefasst:
- Grundsatz der Partnerschaftlichkeit,
- kontinuierliche Information zu Therapieansatz, Vorgehen, Hindernissen, Erfolgen etc.,
- Ernstnehmen der Erziehungs- und Lösungskompetenz sowie der Verantwortung der Eltern für ihr Kind,
- Stärken der elterlichen Kompetenz und Sicherheit bezüglich des Umgangs mit dem Stottern,
- den Blick der Eltern auf eigene Stärken bzw. Kompetenzen und vorhandene Lösungsansätze bzw. -strategien lenken,
- Transparenz statt Konkurrenzhaltung gegenüber den Eltern, bei Konkurrenz seitens der Eltern gegensteuern.
- Prinzip der geteilten Verantwortung: jeder trägt seinen Teil dazu bei, dass die Therapie erfolgreich verläuft (z. B. in Form von Ziel- und Einsatzvereinbarungen festhalten, ► Abschn. 7.2.4).

■ **Information und Austausch zum Therapieansatz**

Die laufende Abstimmung mit den Eltern über die Wahl des Therapieansatzes und über Stand und Ziele der Therapie ist so grundlegend in jede Phase der Therapie integriert, dass sie als selbstverständlich vorausgesetzt wird. Zudem lässt sich wenig allgemein darüber sagen, da die Inhalte von der konkreten Auswahl und Kombination der Therapiebausteine abhängen. Dasselbe gilt für die Möglichkeiten der häuslichen Unterstützung der

Therapie, die je nach Therapiephase und -baustein variieren (▶ Kap. 9).

■ **Gesprächsführung**

Wie die Haltung gegenüber den Bezugspersonen konkret in der Gesprächsführung umgesetzt werden kann, wird hier nicht behandelt.

> **Tipp Literatur**
>
> Viele konkrete Beispiele hierzu finden sich in Büttner und Quindel (2013).

■ **Konkurrenzverhalten**

Viele Elternerleben bereits das Auftreten von Stottern bei ihrem Kind an sich als Kränkung. Wenn das Kind in der Therapie noch weniger stottert als zu Hause, entsteht aus der Kränkung leicht ein Konkurrenzverhalten. Die Mütter bekommen evtl. das Gefühl, in ihrer Aufgabe – das Kind zu erziehen – versagt zu haben, was mit großen Schuldgefühlen einhergehen kann. Nicht selten wird diese Selbstsicht der Mütter durch die klassische Rollenaufteilung in der Familie und mitunter durch entsprechende Schuldzuweisungen des Partners verstärkt. In diesen Fällen ist ein besonders einfühlsames Stärken der Mütter, gekoppelt mit der Förderung ihrer Kompetenz bezüglich des Stotterns wichtig.

■ **Transparenz**

Es ist durchaus sinnvoll, das Dilemma direkt anzusprechen, wenn das Kind in der Therapie flüssiger spricht als außerhalb der Therapiesituation. Die Therapeutin kann ggf. aufzeigen, dass verschiedene Ursachen in Frage kommen. So kann es z. B. sein, dass das Kind in der Therapie noch kaum Sprechfreude zeigt oder sich noch nicht traut, sich mit dem Stottern zu zeigen. Es kommt häufig vor, dass es dem Kind leichter fällt, in der Therapie flüssig zu sprechen, weil hier äußere Stressfaktoren wegfallen (in der Therapie vorhandener »Schonraum«, intensive und ununterbrochene Einzelzuwendung), was so im Alltag gar nicht möglich ist. Wenn z. B. die Mutter spürt, dass es der Therapeutin darum geht, sie zu unterstützen, kann die anfängliche Kränkung positiv gewendet und konstruktiv werden. Dazu können konkrete Anregungen beitragen, wie Elemente aus der Therapie im Alltag aufgegriffen werden können.

7.2.4 Geteilte Verantwortung, Zielvereinbarungen und Motivation

Therapeutinnen neigen dazu, die Verantwortung für einen positiven Verlauf der Therapie allein zu übernehmen, und sind bereit, dafür einen hohen Einsatz aufzubringen. Das wird natürlich von den stotternden Kindern und ihren Eltern meist gern angenommen, ist aber weder für die Therapeutin noch für die Stotternden und ihre Angehörigen von Nutzen. Eine förderliche Grundeinstellung ist vielmehr, dass alle Beteiligten für das Erreichen von Therapiezielen verantwortlich sind und bereit sein sollten, dafür entsprechenden Einsatz zu zeigen.

■ **Motivation und Alter des Kindes**

Kinder beschäftigen sich mit Dingen, die ihnen schwer fallen, nicht aufgrund einer höheren Einsicht, sondern allein für die positive Beziehung zu der Person, die ihnen diese Leistung abverlangt (Jansen u. Streit 2006). Die sog. intrinsische Motivation, das Lernen und Handeln aus eigenem Antrieb, muss erst erlernt werden und ist selbst für Jugendliche oft noch ein großes Problem. Sie sind auf die Unterstützung durch die Therapeutin und auf ihr familiäres Umfeld angewiesen. Für die erfolgreiche Durchführung einer Stottertherapie bedeutet dies, neben einer positiven Beziehung zueinander, die Unterstützung durch das Umfeld zu aktivieren, aber auch Anreize für das Kind zu schaffen, kleinste Fortschritte positiv zu bewerten und Zwischenziele gemeinsam zu formulieren.

■ **Kein Weg ohne Ziel**

Vereinbarungen über Therapieziele sowie über den Einsatz, den jeder bereit ist, dafür aufzuwenden (▶ Abschn. 6.7.1, »Therapiebereiche«) sind ein gutes Mittel, die geteilte Verantwortung deutlich zu machen. Das Setzen und Formulieren konkreter Ziele erhöht die Wahrscheinlichkeit, dass die entsprechenden Handlungen zur Zielerreichung vollzogen werden (vgl. z. B. Heckhausen 2006) erheblich. Was zunächst abstrakt klingt, bedeutet für die Therapie mit stotternden Kindern Folgendes:

❯ Es ist äußerst sinnvoll, sowohl mit den Kindern als auch mit ihren Eltern Absprachen über Therapieziele zu treffen. Diese

Zielvereinbarungen können und sollten sowohl Zwischenziele betreffen als auch anzustrebende übergeordnete Ziele beinhalten. Zudem sollten alle Beteiligten Angaben über ihren vorgenommenen Einsatz machen. Dieses Vorgehen kann den Therapieeffekt nachhaltig positiv beeinflussen.

Beispiel
Beispiele für Zwischenziele
- Kind: »Ich möchte es schaffen, nächste Woche 2-mal am Telefon absichtlich zu stottern.«
- Mutter: »Ich möchte beim gemeinsamen Spiel mit meinem Sohn nächste Woche täglich mindestens 5-mal pseudostottern.«

Beispiele für übergeordnete Ziele
- Kind: »Ich möchte in jeder Situation den Pull-out anwenden können und wenig stottern.«
- Vater: »Ich möchte – auch wenn meine Tochter mal stottert – innerlich wie äußerlich ruhig bleiben.«

Beispiele für Angaben über den Einsatz, den die Beteiligten bereit sind zu zeigen
- Therapeutin: »Ich werde mich auf jede Therapieeinheit gut vorbereiten und in der Therapie und Beratung der Eltern mein ganzes therapeutisches und fachliches Wissen einbringen.«
- Kind: »Ich werde jede Woche mindestens 4-mal zu Hause meine Übungen machen.«
- Eltern: »Wir werden alle 2–3 Monate gemeinsam zu einem ausführlichen Beratungsgespräch kommen und mindestens jede 2. Woche am Ende der Therapiestunde für kürzere Gespräche zur Verfügung stehen.«

■ SMARTe Zielvereinbarungen
Zielvereinbarungen sollten (in Anlehnung an die SMART-Kriterien, vgl. z. B. Rosenstiel 2007) folgende Parameter berücksichtigen:
- **S**pezifische und **m**essbare Ziele: Was genau soll wie oft und in welcher Situation geschafft werden? Wer hilft dabei? Was braucht man dafür? Wie stellst du sicher, dass du dich daran erinnerst?
- **A**kzeptierte Ziele: Es ist sehr wichtig, dass das Kind/die Eltern sich mit den Zielen

identifizieren können. Daher sollte die Formulierung weitestgehend ihnen überlassen werden. Die Aufgabe der Therapeutin ist eher, die richtigen Fragen zu stellen, als Ziele schon vorzubereiten.
- Anspruchsvolle, aber **r**ealistische Ziele: Es ist motivationssteigernd und leistungsfördernd, wenn die Ziele nicht zu leicht und nicht zu schwer zu erreichen sind.
- **T**erminierte Ziele: Es ist wichtig, in der konkreten Planung auch das »Wann« und »Wie lange« zu berücksichtigen. Dabei ist zu beachten, dass der Zeitraum der vorgenommenen Zielsetzung für ein Kind überschaubar sein sollte. So können kleine Kinder oft nur mit Anstrengung 3 Termine überschauen, Schulkinder bereits 5–10 Stunden.

❯ Ziele sollten nicht problemorientiert (»ich will weniger hängen bleiben«), sondern positiv und lösungsorientiert formuliert werden (»ich will weich sprechen«), da auch dies motivierend wirkt (vgl. Büttner u. Quindel **2013**).

Tipp

Die Wahrscheinlichkeit, dass Hausaufgaben durchgeführt werden, erhöht sich deutlich, wenn auch diese SMART vereinbart werden.

Im Laufe der Therapie können getroffene Vereinbarungen verändert werden und neue Absprachen über Ziele und den Einsatz hinzukommen. Die Form, in welcher die Vereinbarungen getroffen werden (z. . ausschließlich mündlich mit den Eltern, schriftlich und/oder in Form eines Bildes mit den Kindern) ist frei wählbar (◙ Abb. 7.2 zeigt ein Beispiel einer Zielvereinbarung).

■ Zielscheibe
Eine Veranschaulichungshilfe bei der Entwicklung einer Zieldefinition für Jugendliche, oder bei Bedarf auch in der Elternarbeit, ist die »Zielscheibe«, auf der sowohl angestrebte Ziele als auch der Ist-Zustand bezüglich dieses Ziels mithilfe von Punkten notiert werden kann. Die Frage lautet: Was ist Dir wichtig? Was willst Du erreichen? Die

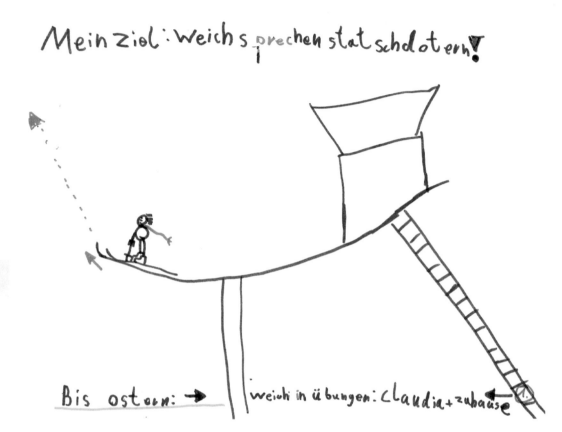

◘ Abb. 7.2   Zielvereinbarung mit Lukas (9 Jahre). Er formuliert sowohl sein übergeordnetes Ziel, insgesamt weich zu sprechen statt zu stottern, als auch die Zwischenziele, in Übungen bei der Therapeutin und in der Familie weich zu sprechen. Das Bild des Skispringers veranschaulicht für ihn sein Vorhaben, da er der Meinung ist, »Flüssig sprechen ist wie fliegen!«. Anmerkung: Rechtschreibfehler wurden hier nicht korrigiert, um die Zielorientierung sowie die Motivation nicht zu beeinträchtigen.

Platzierung des Zielpunkts ist ein sehr guter Ansatz, um über realisierbare Ziele zu sprechen. Nicht der Treffer »ins Schwarze«, 100% oder die Perfektion sind realistische Ziele. Vielmehr geht es darum, herauszufinden, mit welchen Erfolgen man zufrieden sein kann, weil sie »genügend gut« sind. Schnell wird klar: Die Platzierung des Zielpunkts sagt viel darüber aus, wie groß die Akzeptanz des Stotterns und wie gut die Eigenwahrnehmung zum Zeitpunkt des Ausfüllens entwickelt ist. Aus diesem Grund ist es zweckmäßig, die Zielscheibe als dynamisches Modell wahrzunehmen, das sich mit dem Jugendlichen verändert und somit von Zeit zu Zeit hervorgeholt und überdacht werden kann.

Wird die Zielscheibe in 4 Quadranten eingeteilt, können relativ übersichtlich 4 Ziele bzw. die momentane Einschätzung notiert werden und im Therapieverlauf aktualisiert und angepasst werden. Eine Zielscheibe ist in ◘ Abb. 7.3 dargestellt. Eine Zielscheibe als Vorlage für die Therapie ist in ► Online-Materialien unter http://extras.springer.com enthalten.

■ **Skalierungen**

Die bereits beschriebenen Skalierungen (► Abschn. 7.2.1) können auch zur Formulierung von Therapiezielen verwendet werden.

Mögliche Fragen wären z. B. »Welchen Wert willst du erreichen?«, »Wo stehst Du bereits?«. Aber auch »Wie viel Energie kannst Du zur Erreichung Deiner Ziele aufbringen?«, »Wie viel Bedeutung willst du der Therapie in deinem Alltag geben?«.

Fragebogen »Stolperstein«

Auch der Fragebogen »Stolperstein« (▶ Abschn. 5.4.5) kann zur Zielfindung verwendet werden. Während des Ausfüllens beschäftigt sich das Kind oder der Jugendliche bereits mit allen psychosozialen Themen, die mit dem Stottern assoziiert sind. In der gemeinsamen Auswertung können Schwerpunkte gesetzt und konkrete Ziele positiv formuliert und schriftlich fixiert werden.

Allein die konkrete Auseinandersetzung mit den individuellen Zielen und die Wahrnehmung, dass von allen Beteiligten versucht wird, die Zielerreichung zu unterstützen, wirken motivationssteigernd. Wird ein Zwischenziel erreicht und wird es auch positiv wahrgenommen, bedeutet dies selbstverständlich weitere Motivationsschübe.

Fazit

- Die therapeutischen Einstellungen nach Rogers, kombiniert mit dem lösungsorientierten Ansatz, bieten ein gutes Basisrüstzeug für die therapeutische Grundhaltung.
- Vereinbarungen über Ziele und Einsatz in der Therapie verdeutlichen, dass alle Beteiligten für einen erfolgreichen Therapieverlauf verantwortlich sind und wirken motivationssteigernd.
- Kinder und Jugendliche sind im gesamten Therapieverlauf immer wieder auf Unterstützung und Ermutigung angewiesen.

7.3 Umgang mit dem Stottern in der Therapie

Grundvoraussetzung einer erfolgreichen Therapie ist die Akzeptanz des Stotterns durch die Therapeutin. Diese drückt sich im nonverbalen Verhalten wie in der Art des Thematisierens des Stotterns aus. Über diesen Aspekt hinaus werden einige Anregungen für den Umgang mit dem Stottern des Kindes gegeben.

7.3.1 Akzeptanz des Stotterns durch die Therapeutin

Eine **überzogene Erwartungshaltung** in Bezug auf Therapieerfolge kann (neben anderen Gründen) der Ausdruck mangelnder Akzeptanz des Stotterns

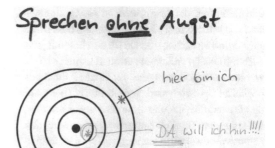

☐ **Abb. 7.3** Zielscheibe

sein. Ist dies der Fall, hemmt die Erwartungshaltung den Therapieprozess.

Akzeptanz vermittelt die Therapeutin sowohl durch Worte als auch durch nonverbale Signale, die sie sendet. In der Therapie ist demnach neben dem Inhalt des Gesprochenen wichtig, welche Worte und Sätze bei der Formulierung gewählt werden (verbaler Ausdruck) und welche körpersprachlichen (nonverbaler Ausdruck) und stimmlichen (paraverbaler Ausdruck) Signale gesendet werden (vgl. Büttner u. Quindel 2013). Zu beachten ist dabei, dass die 3 Ausdrucksebenen in engem Wechselspiel miteinander stehen und um Glaubwürdigkeit zu vermitteln unbedingt kongruent (das Gleiche ausdrückend) verwendet werden müssen (vgl. Mehrabian 1971; Stock u. Sultner 1991). Dies sollen nachfolgende Beispiele verdeutlichen:

Beispiel

Beispiele für den verbalen Ausdruck
Nicht: »Normalerweise stört es mich eigentlich nicht, wenn Du stotterst.«
Die Therapeutin verwendet hier zum einen sog. Weichmacher wie »normalerweise« und »eigentlich«, die immer eine Einschränkung implizieren. Zudem steht eine negative Wortwahl und Formulierung (»stört« und »nicht«) im Vordergrund.
Sondern: »Es ist ok, wenn Du stotterst.«
Beispiel für den nonverbalen und paraverbalen Ausdruck, die im Widerspruch zum Inhalt und dem verbalen Ausdruck verwendet werden
Nicht: Die Therapeutin sagt, ohne das Therapiekind anzugucken, den Körper etwas abgewendet und mit eingefallenen Schultern, die Stimme klingt leise

und monoton, die Aussprache ist relativ undeutlich: »Du schaffst das! Ich habe gesehen, dass Du es kannst und bin sicher, dass Du Dir den Pull-out jetzt auch bei Deinen Freunden zutrauen kannst.«
Während die Wortwahl und der Satzbau durchaus positiv zu bewerten sind, vermittelt die Therapeutin körpersprachlich und stimmlich etwas anderes, sodass es dem Therapiekind schwer fallen wird, den Pull-out motiviert und mit Vertrauen in die eigenen Fähigkeiten in eine alltägliche Situation mit Freunden zu übertragen.

Sondern: Die Therapeutin guckt das Kind offen an, ist ihm zugewandt und sagt mit fester Stimme und deutlicher, akzentuierter (Fettdruck entspricht einer Betonung) Aussprache: »Du **schaffst** das! Ich habe gesehen, dass du es **kannst**, und bin sicher, dass du dir den Pull-out jetzt auch bei deinen Freunden **zutrauen** kannst.«

> ❯ Bei widersprüchlichen Signalen ist es oft die über Körpersprache vermittelte Information, die den Eindruck und das Empfinden bestimmt.

Und gerade die **Körpersprache** ist am schwierigsten zu kontrollieren. Sie ist eng an die eigenen Gefühle gekoppelt und drückt die innere Haltung in Bewegungen aus, ob das gewünscht wird oder nicht. So beeinflusst die eigene Akzeptanz des Stotterns direkt die körpersprachlichen Signale der Therapeutin, die das Kind oder die Bezugspersonen registrieren.

> ❯ Die akzeptierende eigene Haltung der Therapeutin gegenüber dem Stottern ist von eminenter Bedeutung dafür, wie Kind und Bezugspersonen erfolgreich eine Akzeptanz erlernen und entwickeln können.

Tipp

Videoaufnahmen, auf denen Therapeutin und Kind zu sehen sind, helfen, die eigene Körpersprache zu erforschen und inkongruente Kommunikation zu reduzieren.

Praktisch zeigt sich die **Akzeptanz des Stotterns** beispielsweise darin, dass Stottern in der Therapiestunde erlaubt ist und nicht vermieden wird. Ein spielerischer, humorvoller Umgang mit dem Stottern fördert die Akzeptanz bei den Betroffenen.

7.3.2   Sprechen über das Stottern

Dennoch, auch die **Begriffe**, mit denen über das Stottern gesprochen wird, sind bedeutsam. Hierzu wurde bereits einiges in ▶ Abschn. 4.3.1 und ▶ Abschn. 5.2.2 (▶ Abschn. 8.5.7, »Gespräche über das Stottern«). Als wesentliche Aspekte sind zu nennen:

- Stottern sollte **vorsichtig** und zunächst relativ **beiläufig** mit dem Kind **thematisiert** werden. (Beobachtet die Therapeutin Abwehrreaktionen des Kindes, zieht sie sich mit dem Thema zurück und versucht es in einer anderen Stunde vorsichtig nochmal.)
- Das Wort »Stottern« darf **ohne Scheu** ausgesprochen werden. (Die meisten betroffenen Kinder haben es eh schon oft gehört und kennen seine Bedeutung!)
- Für das Kind konkreter und daher geeigneter sind allerdings Begriffe wie »Hängenbleiben«, »Stolpern«, »Steckenbleiben«, »Hüpfen« o. ä. Diese sachlichen Beschreibungen haben zudem den Vorteil, **keine (ab)wertende** Bedeutung zu transportieren.

> ❯ Jedes Gespräch über das Stottern hat zugleich desensibilisierenden Charakter (▶ Abschn. 8.5).

Tipp Literatur

Viele Anregungen dazu, wie über das Stottern und die Reaktionen anderer darauf konkret gesprochen werden kann, finden sich auch in de Geus (2000).

7.3.3   Unflüssige und flüssige Tage

Generell gilt, dass das Kind in der Therapiestunde nicht durch überhöhte Anforderungen oder anders ungünstiges Therapeutenverhalten zu **größerer**

Unflüssigkeit kommen darf. Wünschenswert ist also, dass das Kind am Ende der Therapiestunde möglichst nicht unflüssiger ist als zu Beginn.

Dies gelingt allerdings nicht immer und ist nicht in jedem Fall negativ zu bewerten. Es kann beispielsweise sein, dass das Kind es zum Ende der Stunde hin schafft, sich mit seinem Stottern **unbefangener** zu zeigen. Dann ist die stärkere Symptomatik im Verlauf der Therapiestunde durchaus positiv zu sehen.

> **Tipp**
>
> Die Therapeutin sollte allerdings die Stunde nicht so abschließen, dass das Kind heftig stotternd die Therapie verlässt. Dies kann ebenso Schamgefühle beim Kind wie Widerstand bei den Bezugspersonen auslösen. Günstiger wäre es, die Sprechanforderungen zu senken und die Therapiestunde ruhig und mit einem Spiel ohne zwingende Sprechanlässe bzw. mit wenigen kindlichen Sprechanteilen ausklingen zu lassen.

Die Therapeutin muss genau beobachten, mit welcher Symptomatik das Kind sich gerade zeigt, und darauf flexibel und gezielt eingehen. Generell gilt: An Tagen, an denen das Kind extrem **unflüssig in die Stunde** kommt, wird die Therapeutin kaum Sprechanlässe schaffen und eher Aktivitäten anbieten, bei denen die nonverbale Kommunikation und gemeinsames Erleben und Spaß im Vordergrund stehen. An anderen Tagen, wenn das Kind **sehr flüssig spricht**, wird die Therapeutin ihm viele Anlässe bieten, zu sprechen und diese flüssige Phase intensiv zu erleben (▶ Abschn. 9.6, »Reduzieren des Sprachniveaus und der sprachlichen Komplexität«).

Fazit

– Für den Erfolg der Therapie ist es erforderlich, dass die Therapeutin das Stottern selbst akzeptiert.

– Diese Akzeptanz wirkt sich auf die Kommunikation, die Art des Gesprächs über das Stottern und den praktischen Umgang mit dem Stottern aus.

7.4 Vielfältige Rahmenbedingungen

Die Veränderung von Therapieintensität und Gruppengröße ermöglicht eine Anpassung des therapeutischen Konzepts an die Bedürfnisse und Fähigkeiten der Patienten. Intensivtherapien bringen schnelle Fortschritte, bedürfen jedoch für dauerhafte Erfolge eines umfassenden Nachsorgeprogramms.

7.4.1 Ambulante Einzeltherapie

Sie ist mit 1- bis 2-mal wöchentlich stattfindenden Terminen die gängigste Behandlungsform des Stotterns in den niedergelassenen Praxen. Besonders für die Therapie des frühen kindlichen Stotterns ist sie das bevorzugte therapeutische Setting. Die Vorteile des Einzelsettings sind offensichtlich: Bei einem derart vielschichtigem Syndrom wie dem Stottern bietet die Einzeltherapie die beste Möglichkeit, sich auf die vielen Aspekte optimal einzustellen. Auftauchende Themen können unmittelbar und klientenzentriert bearbeitet, Ziele sofort individuell angepasst und modifiziert werden. Der Aufbau eines vertrauensvollen Verhältnisses zu allen Beteiligten ist in der Einzeltherapie um einiges leichter und schneller möglich als in einer Gruppenkonstellation.

7.4.2 Ambulante Gruppentherapie

Auch Gruppentherapie kann ambulant durchgeführt werden, was zu einem späteren Zeitpunkt im Therapieverlauf in aller Regel zur Bearbeitung von sozialen Ängsten und zur Generalisierung erlernter Inhalte sehr hilfreich ist. Da es in niedergelassenen Praxen oft schwierig ist, die passenden Teilnehmer für eine Gruppe zu finden, lohnt es sich, mit anderen Praxen zu kooperieren und Netzwerke zu bilden (▶ Abschn. 8.8 und ▶ Abschn. 6.7.1).

7.4.3 Intensivtherapie und Intervallbehandlungen

Die Intensivtherapie lebt von der hohen Dichte der Therapiestunden und findet für gewöhnlich über einen überschaubaren Zeitraum statt. Sie kann ambulant im Rahmen des allgemeinen Praxisbetriebs erfolgen, wird jedoch häufiger als Ferienprogramm konzipiert. Hier ist der Übergang zur **stationären Behandlung** fließend. Während im normalen Praxisbetrieb z. B. täglich oder mehrmals täglich eine therapeutische Einheit stattfindet, kann bei einer stationären Konzeption oder im Rahmen eines Ferien-Intensivkurses noch umfassender am Redefluss gearbeitet werden. Die Automatisierung neuer Sprechmuster und Verhaltensweisen kann auf diese Weise deutlich vorangetrieben werden. Erfolge werden innerhalb kurzer Zeit sichtbar und schaffen große Motivation beim Kind. Sinnvollerweise werden Intensivbehandlungen als sog. **Intervalltherapien** durchgeführt: In bestimmten Abständen finden Auffrischungstermine von 1–3 Tagen statt, um Erlerntes erneut zu üben, die Eigenarbeit dem aktuellen Status anzupassen und ggf. weitere Aspekte hinzuzufügen.

> ❯ Intensivtherapien bedürfen immer der vorherigen Genehmigung der Krankenkassen, da der Heilmittelkatalog derzeit nur eine Frequenz von 1- bis 2-mal wöchentlich à 60 Minuten vorsieht.

Naturgemäß ist diese Konzeption erst für etwas **ältere Schulkinder** geeignet, da stationäre Therapien meist mit einer Trennung von den Eltern verbunden sind. In einem Intensivtraining von z. B. 2 Wochen kann dann umfassend an der Kern- und Begleitsymptomatik gearbeitet werden. Intensivtherapien finden üblicherweise in Form einer Gruppentherapie mit eingebetteten Einzeltrainings statt. Die **hohe Übungsdichte**, die **Gruppendynamik** und der **Transfer** der Übungsinhalte in alle Kommunikationssituationen während des Trainings und die daraus resultierenden Synergieeffekte ermöglichen sehr gute Erfolge innerhalb kurzer Zeit. Die Kasseler Stottertherapie und FranKa (▶ Abschn. 6.5.6) sind beispielsweise grundsätzlich als Intensivtherapie mit Gruppen- und Einzelsettings konzipiert. Mittlerweile werden zunehmend Gruppenintensivtherapien im Rahmen von Ferienlagern angeboten. Inhaltlich unterscheiden sich die Programme vor allem in Bezug auf die angewandte Sprechtechnik bzw. Copingstrategie. Fast alle Anbieter nutzen

jedoch inzwischen die Gruppensituation zur Bearbeitung von Sprechängsten und zum Abbau von Vermeideverhalten und folgen damit dem Non-Avoidance-Ansatz: so z. B. das Ferientraining von Thum und Mayer (2014), nähere Informationen zu den Trainings finden sich unter ▶ http://www.stärker-als-stottern.de.

Intensivtherapien tragen nicht zwingend dazu bei, die Gesamtstundenzahl für die Behandlung wesentlich zu reduzieren. Allerdings kommt es aufgrund der Intensität naturgemäß zu deutlich schnelleren Fortschritten. Auch können durch die Gruppenkonstellation viele Kommunikationssituationen genutzt werden, die in der Einzeltherapie nicht zu erzeugen wären. Die starke Alltagsorientierung ermöglicht eine leichtere Generalisierung erlernter Inhalte.

Die größte Stärke der Intensivtherapie kann auch zu ihrer **größten Schwäche** werden. Aufgrund der schnellen Fortschritte und der Gruppendynamik entsteht große Motivation.

> ❗ Gelingt es nicht, diese zunächst extrinsische Motivation in eine dem Kind eigene umzuwandeln, wird das Kind den Leistungsstand nach dem Intensivtraining kaum halten können. Die Auswirkungen einer möglicherweise deutlich abfallenden Sprechflüssigkeit auf die psychische Konstitution des Kindes sollten dabei unbedingt vorher in die Entscheidung pro oder contra Intensivtraining einbezogen werden.

7.4.4 Nachsorgephase

Die Nachsorgephase der ambulanten Therapie wie auch der Intensivtherapie mit eigenverantwortlicher Umsetzung erlernter Inhalte muss gründlich vorbereitet und angeleitet werden (▶ Abschn. 11.2). Für Teilnehmer einer Intensivtherapie kann es sinnvoll sein, die Nachsorgephase mit einer Einzeltherapie einzuleiten. Diese sichert die oftmals schnell erzielten Fortschritte durch weiteres Üben der erlernten Inhalte. Bei genügender Automatisierung kann durch langsames »Ausschleichen« Rückfällen vorgebeugt werden.

> Erfolge der Therapie sollten stets durch ein umfassendes Nachsorgeprogramm gesichert werden.

Fazit

– Einzeltherapien sind die häufigste Therapieform des kindlichen Stotterns. Sie ermöglichen eine optimale individuelle Anpassung an die Bedürfnisse des Kindes und der Familie.

– Intensivtherapien können sowohl ambulant als auch stationär durchgeführt werden. Sie erzielen schnellere Fortschritte, die Stundenzahl entspricht jedoch meist in etwa der ambulanten Einzeltherapie.

– Alle therapeutischen Settings sollten zur Verfestigung erzielter Fortschritte immer mit einer fundierten Nachsorgebehandlung verbunden sein.

Literatur

Boey RA, Van de Heyning, Paul H, Wuyts FL, Heylen L, Stoop R, De Bodt MS (2009) Awareness and reactions of young stuttering children aged 2–7 years old towards their speech disfluency. J Communication Disord 42: 334–346. doi:10.1016/j.jcomdis.2009.03.002

Büttner C, Quindel R (2013) Gesprächsführung und Beratung; Sicherheit und Kompetenz im Therapiegespräch. Springer, Berlin Heidelberg

Coulter CE, Anderson JD, Conture EG (2009) Childhood stuttering and dissociations across linguistic domains: A replication and extension. J Fluency Disord 34: 257–278

de Geus E (2000) Manchmal stotter ich eben. Ein Buch für stotternde Kinder von 7 bis 12 Jahren, Demosthenes, Köln, S 251–252

de Jong P, Berg IK (1999) Lösungen (er-)finden. Das Werkstattbuch der lösungsorientierten Kurzzeittherapie, 2. Aufl. verlag modernes lernen, Dortmund

Gemeinsamer Bundesausschuss (2011) Heilmittel-Richtlinie. ▶ https://www.g-ba.de/informationen/richtlinien/12/. Zugegriffen: 11. Juni 2014

Heckhausen J (2006) Motivation und Handeln. Springer, Heidelberg

Jansen F, Streit U (2006) Positiv lernen. Springer, Heidelberg

Kelman E, Nicholas A (2008) Practical intervention for early childhood stammering. Speechmark, London

Lattermann C (2010) Das Lidcombe-Programm zur Behandlung frühkindlichen Stotterns. Natke, Neuss

Mehrabian A (1971) Silent messages. Wadsworth, Belmont, Ca

Nouri N, Abdali H, Shafie M, Karimi H (2012) Stuttering: Genetic updates and a case report. Adv Biomed Res 1: 14. doi:10.4103/2277-9175.96070.

Ntourou K, Conture EG, Lipsey MW (2011) Language abilities of children who stutter: A meta-analytical review. Am J Speech Language Pathol 20: 163. doi:10.1044/1058-0360(2011/09-0102)

Paden EP, Ambrose NG, Yairi E (2002) Phonological progress during the first 2 years of stuttering. J. Speech Lang. Hear Res 45: 256–267

Rogers C (1990) Therapeut und Klient. Grundlagen der Gesprächspsychotherapie. Fischer, Frankfurt am Main

Rogers C (1994) Die klientenzentrierte Gesprächspsychotherapie. Client-centered Therapy. Fischer, Frankfurt am Main

Rosenstiel Lv (2007) Grundlagen der Organisationspsychologie. Schäffer-Poeschel, Stuttgart

von Schlippe A, Schweitzer J (2012) Lehrbuch der systemischen Therapie und Beratung I; Das Grundlagenwissen. Vandenhoeck & Ruprecht, Göttingen

de Shazer S, Hofmeister S, Hofmeister B (2012) Der Dreh; Überraschende Wendungen und Lösungen in der Kurzzeittherapie. Auer, Heidelberg.

Sparrer I (2009) Wunder, Lösung und System; Lösungsfokussierte systemische Strukturaufstellungen für Therapie und Organisationsberatung. Carl-Auer-Systeme, Heidelberg

Stock E, Sultner J (1991) Wirkungen des Stimm- und Sprechausdrucks. In: Krech EM, Richter G, Stock E, Sultner J (Hrsg) Sprechwirkung: Grundfragen, Methoden und Ergebnisse ihrer Erforschung. Akademieverlag, Berlin, S 59–142

Thum G, Mayer I (2014) Stottertherapie bei Kindern und Jugendlichen. Ein methodenkombinierter Ansatz. (Praxis der Sprachtherapie und Sprachheilpädagogik 12). Reinhardt, München

Viswanath N, Lee HS, Chakraborty R (2004) Evidence for a major gene influence on persistent developmental stuttering. Hum Biol 76(3): 401–412

Watzlawick P, Beavin JH, Jackson DD (2011) Menschliche Kommunikation: Formen, Störungen, Paradoxien. Huber, Bern

Yairi E, Ambrose NG (2005) Early childhood stuttering for clinicians by clinicians. PRO-ED, Austin, Tx

Therapiebausteine mit dem Kind und ihre konkrete praktische Umsetzung

C. Ochsenkühn, M. M. Thiel, C. Frauer

C. Ochsenkühn et al., *Stottern bei Kindern und Jugendlichen*, Praxiswissen Logopädie,
DOI 10.1007/978-3-662-43650-9_8, © Springer-Verlag Berlin Heidelberg 2015

8.1 Die Bausteine im Überblick

Aufbauend auf der therapeutischen Grundhaltung und dem Umgang mit dem Stottern in der Therapie (▶ Abschn. 7.2 und 7.3) werden im Folgenden die Bausteine beschrieben, die in der Therapie mit dem Kind zum Tragen kommen. Die Kombination und Reihenfolge der Bausteine ist abhängig von der individuellen Diagnose und dem Bedingungsgefüge des jeweiligen Kindes.

Bei den Bausteinen handelt es sich teilweise um Elemente aus bekannten Therapieansätzen (▶ Kap. 6), die hier unter inhaltlichen Gesichtspunkten neu geordnet und zusammengestellt werden. Dabei fließen indirekte und direkte Methoden gleichermaßen ein. Die ◘ Abb. 8.1 stellt die möglichen Bausteine vor. Die Wabenform veranschaulicht, dass die Bausteine in beliebiger Reihenfolge und Kombination zusammengestellt werden können.

Nicht alle Elemente der Behandlung des kindlichen Stotterns werden in diesem Kapitel näher erläutert. Die nachfolgend aufgelisteten Elemente der Therapie wurden entweder bereits an anderer Stelle in diesem Buch beschrieben oder sie betreffen ein eigenes logopädisches Behandlungsgebiet, sodass sie an dieser Stelle nicht weiter erläutert werden.

Verlaufsdiagnostik Berechtigterweise könnte man die Verlaufsdiagnostik zu diesen Bausteinen hinzuzählen, da sie einen wesentlichen und fortlaufenden Bestandteil der Therapie darstellt. Die Methoden und Verfahren der Verlaufsdiagnostik sind ausführlich in ▶ Kap. 5.6 beschrieben und werden daher hier als Therapiebestandteil vorausgesetzt.

Motorikförderung Diesem Thema wurde kein eigener Baustein gewidmet, obwohl die Förderung der Fein- und Grobmotorik wegen der Zusammenhänge zum Stottern (▶ Abschn. 2.3.3) einen elementaren Bestandteil der Therapie darstellt. Motorische Förderung kann und sollte bei der praktischen Umsetzung in alle Bausteine einbezogen werden (▶ Abschn. 8.2 und ▶ Übersicht 5.14).

Förderung der Sprachentwicklung Wie in ▶ Abschn. 2.3.4 beschrieben, gibt es Anhaltspunkte für eine Wechselwirkung der sprachlichen Fähigkeiten mit Stottern. Ähnlich wie die Motorikförderung ist das Element der Förderung sprachlicher Fähigkeiten als übergreifend anzusehen und durchzieht alle Bausteine.

Fluency-Shaping Diese Methode wird bei den Bausteinen nicht eigens beschrieben. Der Ansatz kommt aber, kombiniert mit der Modifikation, bei dem Aspekt des elterlichen Feedbacks zum Tragen (▶ Abschn. 8.7.1, »Rolle der Eltern«).

Sprechtechniken Auf die Umsetzung von Sprechtechniken wird nicht explizit eingegangen. Bei leichterem Stottern kann es sinnvoll sein, sie im Rahmen eines Fluency-Shapings zu installieren. Die Auswahl der Sprechtechnik muss individuell getroffen werden (▶ Abschn. 6.6).

Fazit

- Die Bausteine der Therapie mit dem Kind sind nach den individuellen kindlichen Bedürfnissen fortlaufend neu zu aktualisieren.
- Indirekte und direkte Methoden können kombiniert werden.

8.2 Atemtherapie und Tonusregulation

Auffälligkeiten der Atmung und des Tonus sind weniger Ursachen als Folgen des Stotterns (vgl. Fiedler u. Standop 1994). Um Fehlhaltungen zu verhindern und Körpergefühl und Körperwahrnehmung zu verbessern, ist die Arbeit in diesen Bereichen dennoch sinnvoll. Sie nimmt jedoch im Gesamtkonzept in der Regel einen vergleichsweise geringen Anteil ein.

Da es in den meisten Fällen des kindlichen Stotterns zu keinen oder nur geringfügigen Auffälligkeiten im Bereich der Atmung und des Tonus kommt, spielen Atemtherapie und Tonusregulation normalerweise eine untergeordnete Rolle (vgl. Fiedler u. Standop 1994, S. 218). Bei den meisten Kindern verändert sich das Atemmuster nur während der Blockierung. Je älter das Kind ist und je ausgeformter Symptomatik und Störungsbewusstsein werden, desto größer ist jedoch die Wahrscheinlichkeit, dass sich unphysiologische

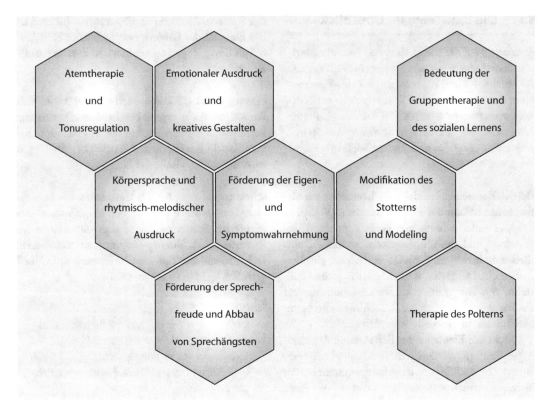

◘ Abb. 8.1   Bausteine der Therapie mit dem stotternden Kind

Atemmuster oder körperliche Verspannungen manifestieren. In diesem Fall ist eine Bearbeitung der Auffälligkeiten angezeigt. Eine Zusammenstellung weiterer sinnvoller Einsatzmöglichkeiten von Übungen zur Atem- und Tonusregulation findet sich in ▶ Übersicht 8.1.

Übungen zur Atmung und Tonusregulation sollten für Kinder bis etwa 12 Jahre immer so beiläufig, indirekt und spielerisch wie nötig durchgeführt werden.

> **Übersicht 8.1**
> **Einsatz von Übungen zur Atem- und Tonusregulation**
> - Bei tatsächlich vorliegenden größeren Defiziten in den Bereichen Atmung, Stimme und Tonus
> - Zur Rhythmisierung der Stunde, als Gegenpol zu z. B. lebhafter Aktivität
> - Zur Verbesserung der Eigenwahrnehmung und des Körpergefühls
> - Zur Unterbrechung von Aufschaukelungsprozessen, z. B. im Rahmen der Aggressionsarbeit oder in einer lebhaften Gruppenstunde

❯ Die Übungen ergeben sich meist spontan aus dem Verlauf des Spiels oder der Stunde und sollten niemals zwanghaft, sondern aus »Freude und Lust« (Katz- Bernstein 1990, S. 83) umgesetzt werden.

Für konkrete Atemübungen sind eine gewisse Reife und die Fähigkeit zur Selbstreflexion erforderlich. Nicht alle Jugendlichen sind für diese Übungen geeignet.

❗ Bei direkter Steuerung der Aufmerksamkeit auf die Atmung besteht gerade bei Kindern und Jugendlichen die Gefahr der vermehrten Anspannung und einer Verschlechterung der Atemfunktion.

Im Rahmen der Desensibilisierung und beim Abbau der Sprechängste (▶ Abschn. 8.5) ist es mitunter hilfreich, die Progressive Muskelentspannung nach Jacobson anzubieten. Eine ausführliche Darstellung der Methode ist in Bernstein u. Borkovec (1992) zu finden.

Verknüpfung verschiedener Intentionen in einer Übung Atmung, Bewegung, Tonus und Intention beeinflussen einander gegenseitig. Daher sind z. B. alle Bewegungsspiele dazu geeignet, die Atmung anzuregen und zu vertiefen. Verbunden mit Lautmalereien (z. B. Wind, Geister, Wasser, Tierstimmen) lassen sich zugleich der stimmliche Ausdruck und die orale Luftstromlenkung fördern. Auch sog. Aggressionsspiele (▶ Abschn. 8.4), Puste- und Hauchspiele aktivieren und verbessern die Zwerchfelltätigkeit, ohne die Aufmerksamkeit direkt darauf zu lenken. Eine Vielzahl von Anregungen findet sich hierzu bei Katz-Bernstein (1984, 1990).

▪ Übungen und Spielideen
Es spielt zunächst keine Rolle, ob bzw. wie lange sich das Kind mit den Spielelementen beschäftigen möchte. Im Vordergrund sollte die Möglichkeit stehen, am »Modell« der Therapeutin zu lernen. Sie zeigt dem Kind alternative Verhaltensweisen, die das Kind ausprobieren kann, wenn es möchte. Im Folgenden findet sich zur Veranschaulichung eine kurze Zusammenstellung möglicher Spielimpulse.

▪▪ Atemwahrnehmung
Nach Tobespielen oder größerer körperlicher Aktivität wird das Kind zur Atemwahrnehmung, zum Strecken, Seufzen und zur entspannten Stimmgebung durch das Vorbild der Therapeutin oder über Vorstellungshilfen angeregt (z. B. sich hinlegen wie eine Marionette, die abgelegt wird, oder sich genüsslich räkeln und stimmhaft gähnen wie der Löwe nach der Jagd). Luftballon, Reissäckchen oder die Hände können in der Ruhephase auf den Bauch

gelegt werden. Das Kind kann so die Bewegung des Bauches aufmerksam verfolgen.

▪▪ Der Zauberer und der Mehlsack
Der »Mehlsack« liegt zusammengekauert auf dem Boden. Der Zauberer haucht ihm Leben ein (z. B. fft/psch oder huuh). Mit jedem Atemzug des Zauberers richtet sich der »Mehlsack« mehr und mehr auf. Am Schluss wird bei zu hoher Spannung die Haltung durch stimmhaftes Luftablassen korrigiert.

▪▪ Balancieren
Durch Balancieren auf Seilen, Tauen, Balanceteller, Rundholz, Pezziball, Laufdollies etc. werden Körperhaltung und Tonus ausgeglichen und das Gleichgewicht geschult.

▪▪ Zitrone ausquetschen
Es werden isolierte An- und Entspannungsübungen aus der Progressiven Muskelentspannung durchgeführt (mögliche Rahmenhandlungen: in der Saftbar, der stärkste Mann der Welt etc.). Das Kind hält in der Hand eine imaginäre Zitrone (Orange, Melone…) und presst sie aus. Der Saft tröpfelt nur spärlich, also fester drücken, noch fester … halten! … und geschafft! Jetzt ist die Hand müde und legt sich faul nieder.

▪▪ Marionettenspiel
Es geht ebenfalls um ein Experimentieren mit An- und Entspannung. Die Therapeutin spielt die Marionette: Die Schnüre hängen zunächst schlaff, die Glieder baumeln locker. Das Kind darf an den »Schnüren« an Händen, Füßen und Kopf (bei älteren Kindern können auch die Gelenke mit einbezogen werden) ziehen und somit die Puppe bewegen. Hiernach folgt ein Rollentausch. Bei erhöhtem Tonus die »Puppe« zunächst vorsichtig ausschütteln.

▪▪ Pizzabacken
Das Kind liegt auf dem Boden. Zuerst wird der Teig geknetet (Kind an den Beinen, Armen und Rücken »kneten«), dann wird er glatt geklopft (abklopfen mit der flachen Hand) und Tomaten und andere Leckereien (Kind fragen!) auf den Teig gelegt (mit den Fingern kribbeln, tupfen etc.). Schließlich

wird sie im Ofen gebacken (»pschsch«). Ähnliche Massage bei der »Zubereitung« von Obstsalat, dem Lieblingsgericht des Kindes oder beim Kuchenbacken.

> **Tipp**
>
> — Ist die Haltung des Kindes zu solch körpernahen Übungen unklar, sollten sie nicht angeboten oder erst gemeinsam an einem Plüschtier oder an der Therapeutin durchgeführt werden. Danach kann das Kind oft besser entscheiden, ob es »auch mal« möchte.
> — Viele der beschriebenen Atemübungen können als Vorübung zur Erarbeitung einer entspannten Stimmgebung verwendet werden.

▪▪ Indirekte Entspannung

Viele Kinder entspannen sich sehr gut, wenn sie eine Geschichte erzählt bekommen oder ein Bilderbuch anschauen. Die Geschichte sollte jedoch nicht zu lange und zu spannend sein, da sonst die körperliche Anspannung und motorische Unruhe des Kindes zunehmen werden. Auch Malen und Musikhören haben auf viele Kinder eine entspannende Wirkung und können sehr gut im häuslichen Umfeld gezielt eingesetzt werden.

Fazit
— Eine auffällige Atmung ist Folge, nicht Ursache des Stotterns. Der Anteil an atemtherapeutischen und tonusregulierenden Elementen in der Behandlung des Stotterns nimmt daher eine untergeordnete Rolle ein.
— Atemtherapie und Tonusregulation sind weiterhin zur Verhinderung von Fehlhaltungen und zur Verbesserung des Körpergefühls und der Körperwahrnehmung sinnvoll.
— Atemarbeit und Tonusregulation mit Kindern bis ca. 12 Jahren wird so indirekt und beiläufig wie möglich durchgeführt.
— Auch bei älteren Kindern sollte darauf geachtet werden, dass durch zu direktes Vorgehen keine Überforderung auftritt.

8.3 Körpersprache und rhythmisch-melodischer Ausdruck

In Folge erhöhter psychischer und körperlicher Anspannung sind mimischer, gestischer und stimmlicher Ausdruck oft reduziert (▶ Abschn. 1.3.3, »Nichtsprachliche Ebene«). Damit sind dem Kind wichtige nonverbale Elemente des Gefühlsausdrucks genommen, die Kommunikationsfähigkeit wird dadurch weiter eingeschränkt. Auch Blickkontakt und Sprechtempo können als Folge des Stotterns verändert sein. Durch verschiedenste Übungen zur Förderung des nichtsprachlichen Ausdrucks erhält das Kind wieder Zugang zum Ausdruck von Emotionen. Stressoren können reduziert und die kommunikative Kompetenz verbessert werden.

Viele Spiele und Übungen aus Psychomotorik, Gestalttherapie oder Stimmtherapie lassen sich sinnvoll zur Förderung des nichtsprachlichen Ausdrucks verwenden. Gearbeitet wird an der Verbesserung von
— Blickkontakt,
— stimmlichem Ausdruck,
— Mimik,
— Gestik und
— Sprechtempo.

Die Auflistung der folgenden Spiel- und Übungsvorschläge gibt einen Überblick über mögliche Interventionen, von denen sich die meisten auch für den Einsatz in Gruppen eignen.

8.3.1 Blickkontakt und Turn-taking

Häufig verbessert sich der Blickkontakt mit steigendem Selbstvertrauen. Dies ist aber nicht immer der Fall. Dann bietet sich die konkrete Arbeit in diesem Bereich an. Die Bearbeitung sozialer Ängste ist in ▶ Abschn. 8.5.6 beschrieben.

> ❯ Jede geglückte nichtsprachliche Kommunikation sollte bei Kindern mit schwachem Blickkontakt unbedingt durch **positive**

Verstärkung, z. B. durch Zuwendung (Lächeln, Nicken) und erhöhte Aufmerksamkeit belohnt werden.

■ **Übungen und Spielideen**

■ ■ **Transfer von Spielregeln auf die Kommunikation**
Turn-taking-Regeln können über Spielregeln erfahrbar gemacht werden: Durch abwechselndes Gestalten (vgl. ▶ Abschn. 6.4, »Kommunikationsformen«) entsteht ein gemeinsames Ganzes. So kann man z. B. jeweils abwechselnd an einem gemeinsamen Turm bauen, ein gemeinsames Bild malen oder mit Instrumenten improvisieren.

■ ■ **Mikrophonspiel**
Das Mikrophonspiel (Kelman u. Nicholas 2008) eignet sich sowohl für die Einzeltherapie als auch für den Einsatz in der Gruppe. Folgende Regeln müssen eingehalten werden:
− Es spricht nur derjenige, der das Mikrophon in der Hand hält.
− Jeder ist mal dran.
− Wir hören einander zu.
− Unterbrechungen sind nicht erlaubt.
− Die Sprechzeiten sind gleichmäßig verteilt.

Zur Verkürzung der Sprecheranteile können zunächst Halbsätze ergänzt werden. Der erste Sprecher beginnt einen Satz und reicht dann das Mikrophon weiter. Da es Kindern oftmals schwer fällt, solche Sätze zu beginnen, ist es hilfreich, verschiedene Themengebiete oder Wortfelder vorzugeben.
− »Mein Lieblingsessen/-spielzeug/-kleidungsstück/-sport/-tier etc. ist…«
− »Im Winter braucht man…«
− »Im Wald gibt es…«
− »Wenn ich ins Schwimmbade gehe…«

Die Anforderung kann mit dem abwechselnden Erzählen einer Geschichte gesteigert werden. Auch hier werden Halbsätze begonnen, die der andere Spieler ergänzen muss. Allerdings müssen die Sätze zusammen eine kleine Geschichte ergeben (»Neulich ging ich im Wald spazieren und da begegnete mir…«). Diese Sprechleistungsstufe stellt bereits

hohe Anforderungen an die Sprachplanung und ist daher für jüngere Kinder oft noch zu schwer. Ist das Vorgehen genügend eingeübt, kann das Mikrophonspiel mit den Eltern fortgesetzt werden oder als Grundlage für allgemeine Gesprächsregeln innerhalb der Familie genutzt werden (▶ Abschn. 9.6, »Kultur des Zuhörens«).

■ ■ **Videoarbeit mit älteren Kindern**
Bei älteren Kindern kann eingeschränkter Blickkontakt oder auffälliges Gesprächsverhalten zunächst anhand von Videoaufnahmen anderer Sprecher, z. B. aus einer Talkshow, besprochen und die Wahrnehmung dafür geschult werden. Hilfreich sind gezielte Fragen zu Beobachtungen wie »Wer spricht am meisten?«, »Wer hat guten Blickkontakt, wer nicht?« oder »Welcher Gesprächsteilnehmer fühlt sich wahrscheinlich nicht wohl und woran erkennt man das?«. Später folgt die behutsame Analyse des eigenen Kommunikationsverhaltens, die je nach Wunsch im Gespräch oder anhand von Videoaufnahmen durchgeführt werden kann.

❯ Die Videoarbeit ist anspruchsvoll und fordert besonderes Einfühlungsvermögen der Therapeutin.

8.3.2 Rhythmisch-melodischer Ausdruck

■ **Übungen und Spielideen**

■ ■ **Nonsens-Dialoge**
Im »Ja-Nein-Dialog«, im Zahlendialog oder beim Sprechen einer Fantasiesprache, wie z. B. »Kukalila«, (vgl. Katz-Bernstein 1990) ist das Kind nicht mehr an den Inhalt gebunden. Es kann alleine über Stimmführung, Lautstärke und Sprechtempo Gefühle zum Ausdruck bringen und auf Äußerungen des Kommunikationspartners reagieren.

■ ■ **Lautmalereien**
Eine große Auswahl an Spielideen zum Einsatz »primärer Kommunikation« liefert Katz-Bernstein 1990 (▶ Abschn. 8.5.1).

▪▪ Brummeln

Für jede Silbe wird ein »hmm« gesprochen. Über Rhythmus, Silbenbetonung und Stimmführung werden Begriffe intoniert, die der Partner erraten darf. Als Hilfestellung liegen Bildkarten von Begriffen unterschiedlicher Silbenzahl und Betonung aus.

▪▪ Verbindung von Sprechen und Motorik

Klatsch- und Kinderreime werden beim Hüpfen auf einem Trampolin oder Pezziball oder zu Trommelschlägen rhythmisch gesprochen. Das Sprechen zu den Zeichenbewegungen der Atemschriftzeichen (vgl. Schümann 1991) wirkt sich positiv auf das Rhythmuserleben und auf den Redefluss aus.

▪▪ Stimm-Achterbahn

Im Vordergrund steht das Experimentieren mit der Stimme. Benötigt werden ein großes Blatt Papier und Wachskreiden. Das Kind folgt mit dem Stift der Stimmführung der Therapeutin. Steigt die Stimmlage an, so führt die »Spur« der Achterbahn nach oben und umgekehrt. Die Lautstärke kann in Geschwindigkeit umgesetzt werden. Danach erfolgt ein Rollentausch.

▪▪ Sag's mit Musik

Beim Sprechen durch eine Mundharmonika oder ein Kazoo kann sich das Kind ganz auf Rhythmus und Betonung der Wörter konzentrieren. Artikulationsbewegungen müssen übertrieben ausgeführt werden, um die Verständlichkeit zu erhöhen.

▪▪ Kauend sprechen

Im Rahmen einer Spielhandlung (z. B. Kühe auf der Wiese) oder beim Naschen von Kaubonbons lassen sich Elemente der Kauphonation nach Fröschels (vgl. Brügge u. Mohs 1994, S. 25) einfügen. Auf die Silben »mnjam« oder »mnjom« wird mit lebhaften Bewegungen von Zunge, Wangen und Lippen gekaut. Die Stimme befindet sich in der Indifferenzlage. Der spielerische Aspekt und das Experimentieren mit Stimme und Artikulation stehen hierbei im Vordergrund.

8.3.3 Körpersprache

Pantomimespiele fördern den nichtsprachlichen Ausdruck, die Kreativität und bei kleineren Kindern auch den Wortschatz. Pantomimespiele sollten behutsam eingeführt werden, da die Kinder zunächst eigene Hemmschwellen überwinden müssen, bevor sie sich auf das Experimentieren mit dem Ausdruck einlassen können.

Bei allen **Ratespielen** können die zu erratenden Begriffe entweder gemeinsam mündlich oder schriftlich gesammelt oder von der Therapeutin mithilfe von Bild- oder Schriftkarten vorbereitet werden. Mittlerweile gibt es eine Reihe von im Handel erhältlichen Gesellschaftsspielen, die sich zur Förderung dieses Bereiches gut eignen.

Tipp Material

- »Activity« (Piatnik): Enthält viele Anregungen zur pantomimischen Darstellung, gut für ältere Schulkinder und Gruppentherapie geeignet.
- »Pantomime« (HABA): Bildkarten, die schon ab ca. 4 Jahren pantomimisch dargestellt werden können.
- »Hallo, wie geht's Dir?« (Verlag An Der Ruhr): Kleine Cartoons, auf denen Gefühle und Stimmungen ausgedrückt werden, die erforscht, nachgespielt und erraten werden können.

▪ Übungen und Spielideen

▪▪ Ratespiele

Ein Mitspieler schlüpft in die Rolle eines **Tieres** und imitiert die Art der Bewegung. Der Partner rät. Da die meisten Kinder dieses Spiel sehr gut kennen, eignet es sich gut als Hinführung zum Thema Körpersprache.

Berufe werden mit typischen Handlungen dargestellt. Ein einführendes Gespräch über mögliche Berufsgruppen und ihre Tätigkeiten ist bei jüngeren Kindern sinnvoll.

Eine **Variation der klassischen Ratespiele** ist die Darstellung von Eigenschaften, Begriffen und Gefühlen. Sie bietet eine Vielzahl von Möglichkeiten, um mit dem nichtsprachlichen Ausdruck zu experimentieren. Das Erraten von Redewendungen ist aufgrund der höheren Anforderungsstufe für ältere Kinder (ab 10–12 Jahren) gut geeignet. Kindgemäße Redewendungen (z. B. eine Suppe auslöffeln, sich benehmen wie ein Elefant im Porzellanladen) werden auf Kärtchen geschrieben, verdeckt gezogen und dargestellt. Diese Spiele können auch innerhalb der Familie gut durchgeführt werden.

8.3.4 Sprechtempo

Beim Poltern oder einer Polterkomponente ist meist eine Erhöhung des Sprechtempos zu beobachten. Stotternde Kinder zeigen während der Rede häufig unregelmäßige Reduzierungen und Beschleunigungen des Sprechtempos. Da eine dauerhafte Kontrolle des Sprechtempos durch vereinzelte Übungen kaum möglich ist, dienen diese Übungen vor allem der Bewusstmachung des Sprechtempos sowie seiner Auswirkung auf den Redefluss. Soll eine situative Verlangsamung der Sprechweise erzielt werden, ist ein strukturiertes Üben z. B. im Rahmen eines Fluency-Shapings sinnvoll.

- **Übungen und Spielideen**

■■ **Schnelllauf-Zeitlupe**
Das zunächst unbefangene und »zufällige« Spiel mit der Vorlauftaste bzw. mit der Zeitlupenfunktion des Video- oder Kassettenrekorders ermöglicht erste Gespräche und Experimente zum Sprechtempo.

■■ **Zeitlupenspiele**
Das Ziel dieser Spiele ist die Förderung der taktil-kinästhetischen Wahrnehmung für verlangsamte Bewegungsabläufe von grob- und artikulationsmotorischen Abläufen. Der Einsatz von Handpuppen (z. B. Schnecke oder Schildkröte) erlaubt dem Kind die innere Distanz zu der häufig als lähmend empfundenen Verlangsamung des Sprechtempos. Nach einer Weile kann das Kind selbst die Schnecke sein, sich wie eine Schnecke bewegen und als Schnecke sprechen. Manche Kinder spielen gerne »Filmstar«, der nach Anweisung des Regisseurs das Tempo seiner Bewegungen verlangsamen oder erhöhen oder einen

vorher gemeinsam ausgedachten Satz nach Anweisung sprechen muss (z. B. im Cowboyfilm: »Wo ist der Saloon?«). Für viele Kinder wirkt eine Videoaufnahme stark motivierend. Natürlich kann im Rahmen von Spielhandlungen mit dem Sprechtempo experimentiert werden (Besuch bei den Schlafmützen, »Mr. Speedo« erklärt, wie man Kuchen backt usw.).

■■ **Lippenlesen**
Damit der Partner in der Lage ist, das gesprochene Wort zu erfassen, muss der Sprecher Artikulationsbewegungen präzise und langsam ausführen. Diese Übung dient nicht nur der Verlangsamung des Sprechtempos, sondern auch der Verbesserung der Propriozeption (Tiefensensibilität).

> **Tipp Material**
>
> Kartensatz »Lippenlesen« in den ▶ Online-Materialien unter http://extras.springer.com. Die Kärtchen können abwechselnd gezogen und abgelesen werden.

■■ **Korkensprechen**
Der Sprecher nimmt einen Korken zwischen die Schneidezähne und erzählt z. B. eine Bildergeschichte. Hierbei werden Artikulationsbewegungen ausgeformt und in deren Folge das Sprechtempo reduziert. Da bei dieser Übung die Zähne oft zu fest aufeinander gebissen werden, kann auch der angewinkelte Zeigefinger zwischen die Zähne genommen werden. Zu fester Kieferschluss wird auf diese Weise sofort wahrgenommen und korrigiert.

■■ **Spürendes Sprechen**
Durch die Konzentration auf das Spüren von Bewegungsabläufen und Lautübergängen kommt es zu einer Verbesserung der taktil-kinästhetischen Wahrnehmung (▶ Abschn. 8.6, Übung »Fingersprechen«) und zugleich zu einer deutlichen Verringerung des Sprechtempos. Beides wirkt sich positiv auf den Redefluss aus. Zur besseren Konzentration auf das Spüren von Artikulationsvorgängen kann das »Fingersprechen« eingesetzt werden. Lippenschluss und -öffnung werden mithilfe von Daumen und Zeigefinger während des Sprechens dargestellt. Die zu analysierenden Wörter sollten entsprechend

Bilabiale enthalten (z. B. Baum, Pumpe, Film). Die Begriffe können über Bild- oder Schriftkarten angeboten und bei verspielten Kindern in Regelspiele eingebettet werden. Eine weitere Steigerungsstufe ist die Darstellung der Zungenbewegung bei der Artikulation mit der flachen Hand, die mit Kindern etwa ab 10 Jahren durchgeführt werden kann. Hierbei stellen die Fingerspitzen die Bewegung der Zungenspitze und die Fingerknöchel die Bewegung des hinteren Zungenteils dar. Geübt werden zunächst einfache Lautfolgen, wie z. B. Kuckuck, nein, Schal etc. Werden längere Äußerungen dargestellt, sollte zunächst auf maximalen Kontrast der Artikulationsbewegungen geachtet werden (z. B. nagen, Kohle, Giraffe), bevor die Unterschiede weiter minimiert werden (z. B. Straße, lustig, Schalter).

Weitere Übungen zur Reduzierung des Sprechtempos und zur Verbesserung der Artikulationsschärfe werden in ▶ Abschn. 8.9 beschrieben.

▪▪ Schildkröte und Rennpferd

Mithilfe der **Schildkrötensprache** wird dem Kind die einfache verlangsamte Sprechweise vermittelt. Sie stammt aus dem in ▶ Abschn. 6.3 beschriebenen Palin Parent-Child-Interaction(PPCI)-Therapieansatz. Die dort beschriebene Struktur der Übung sollte unbedingt beachtet werden.

Zur Einführung der Schildkrötensprache wird zunächst folgende Geschichte erzählt:

> ❱ Es war einmal ein Rennpferd, das sich für das beste und schnellste Tier der ganzen Welt hielt. Es genoss es, damit anzugeben, wie schnell es war, ganz besonders bei jenen Tieren, die nicht so schnell waren wie es selbst. Eines Tages traf es eine Schildkröte und es sagte zu ihr »Ich bin das schnellste Tier der Welt! Ich kann schneller laufen als jeder andere und ganz besonders schneller als du! Du bist eine lahme, alte Schildkröte! Lass uns einen Wettlauf machen und ich werde allen beweisen, wie schnell ich bin!« Die Schildkröte stimmte zu und sie stellten sich an die Startlinie. »Auf die Plätze – fertig – los!« Das Rennpferd startete und raste davon, während die Schildkröte langsam vorwärts tapste. Das Rennpferd lief schneller und schneller, bis sich seine Beine verhedderten und es hinfiel. Die Schildkröte aber trottete in

ihrem eigenen Tempo gemütlich weiter bis ins Ziel und: Hurra! Sie gewann das Rennen! (Kelman u. Nicholas 2008, S. 170, Übersetzung der Autorinnen).

Im Anschluss daran werden »**Rennpferdsprechen**« **und** »**Schildkrötensprechen**« über das Benennen von Bildkarten demonstriert und im Rollentausch eingeübt. Wenn das Kind schnelles und langsames Sprechen sicher voneinander unterscheiden und produzieren kann, wird die Äußerungslänge vorsichtig erhöht. Die Eltern werden zur Anwendung der Schildkrötensprache im Spiel angeleitet, um täglich kurze Einheiten in »Schildkrötensprache« durchzuführen (▶ Abschn. 6.3).

▪▪ Bus und Rennauto

Die **Bussprache** stammt ebenfalls aus dem PPCI und ist für Kinder geeignet, die sich vor allem durch ihr erhöhtes Sprechtempo in ihrer Sprachplanung überfordern. Sie ist eine Weiterentwicklung der oben beschriebenen »Schildkrötensprache«. Bei der Bussprache wurde zur Verlangsamung des Sprechtempos eine Pause eingefügt, um Zeit für den Wortabruf und die Satzplanung zu gewinnen. Auch in dieser Übung wird zunächst der Unterschied der **Konzepte** »**langsam**« **und** »**schnell**« bewusst gemacht. Hierzu findet ein Autorennen zwischen einem Auto und einem Bus statt. Das Auto fährt auf einer Rennbahn (Schienen einer Holzeisenbahn oder mit Bauklötzchen abgesteckte Bahn) und wird immer schneller. Wenn es zu schnell ist, wird es aus der Bahn getragen. Der Bus ist langsamer und hält öfter an, da er Fahrgäste ein- und aussteigen lassen will. Aber der Bus kommt sicher zum Ziel, während das Auto in die Werkstatt muss.

Zur **Wahrnehmungsschulung** soll das Kind nun erraten, wer spricht: der Bus (langsam, mit Pausen zwischen den Wörtern) oder der Rennwagen (schnell und ohne Pausen)? Auch hier wird der Rollentausch angestrebt und die Eltern von Anfang an in die Durchführung der Übungen mit eingebunden. Zum Einüben der Bussprache werden ein Bus (oder LKW mit entsprechender Ladefläche), Bildkarten und Lego- oder Playmobilmännchen benötigt.

An jeder Bushaltestelle sind Männchen und in gleicher Zahl Bildkarten angeordnet. Der Bus fährt vor und für jedes ein- oder aussteigende Männchen wird eine Bildkarte benannt. Dabei wird vor jedem Kärtchen eine **Pause** gemacht, die zur Sprachplanung genutzt werden kann. Durch die Spielhandlung wird die Pause plausibel: schließlich muss das passende Männchen erst einmal ein- oder aussteigen. Der Bus fährt langsam zur nächsten Haltestelle und benennt unterwegs nochmals langsam das Bild. Die Eltern werden zur Durchführung dieser Übung genau angeleitet, damit sie täglich zu Hause angewandt werden kann. Für die häusliche Übung ist dieses Vorgehen meist nur ein Teil des eigentlichen Spiels: Haltestellen und Straßenverläufe errichten und gemeinsam mit den Autos spielen bereitet vielen jüngeren Kindern Freude.

Erst wenn das Kind die 1-Wort-Ebene in der Bussprache sicher beherrscht und die Pausen verlässlich einhält, wird die Äußerungslänge gesteigert. Es können nun 2 Bildkarten benannt werden oder die Bilder kurz beschrieben werden (roter Ball, der Hund ist struppig). Wieder steigen die Figuren ein oder aus. Fährt der Bus los, wiederholt es die Äußerung langsam und mit Pausen. Gelingt diese Sprechweise auf Satzebene, sollte sie auf alltägliche Situationen oder freie Spielsituationen übertragen werden.

Auch für die Bussprache sind die Eltern **Sprechvorbilder** (▶ Abschn. 6.3). In Übungen und in der Spontansprache sollte daher immer wieder langsames Sprechen mit Sinnpausen hörbar sein.

▪▪ Analyse von Aufnahmen

Bei Kindern ab etwa 12 Jahren werden **Audio- oder Videoaufnahmen** angelegt und besprochen. Da die meisten stotternden Kinder sich selbst aufgrund der Blockierungen als zu langsam erleben, sind Vergleiche mit Aufnahmen anderer flüssiger und nicht flüssiger Sprecher sinnvoll. Um eine realistischere Einschätzung des eigenen Sprechtempos herbeizuführen, können die Zahl der gesprochenen Silben pro Minute ermittelt (▶ Abschn. 5.4.2) bzw. Variationen des Sprechtempos analysiert werden. Auf diese Weise ist meist sehr plastisch zu belegen, dass eine Erhöhung des Sprechtempos auch eine Verschlechterung des Redeflusses nach sich zieht.

8.3.5 Synthese der Einzelaspekte

Gerade Jugendliche interessiert es, mit ihren Ausdrucksmöglichkeiten zu experimentieren. Auf der Suche nach der eigenen Identität kann das Spiel mit Körpersprache und stimmlichen Ausdruck eine große Bereicherung sein. Eher schüchterne Jugendliche sollten schrittweise an die Übungen herangeführt werden.

▪ Übungen und Spielideen

▪▪ Gedichtvortrag

Balladen, wie z. B. »Der Erlkönig«, »Der Zauberlehrling« (Goethe), »Der Knabe im Moor« (Droste-Hülshoff) oder »John Maynard« (Fontane) müssen für heutige Jugendliche erst interessant gemacht werden, da sie aufgrund ihrer Sprache und Bilder oftmals als »angestaubt« abgelehnt werden. Gelingt es, ihr Interesse zu wecken, bieten sie ein reichhaltiges Angebot, um mit stimmlichem Ausdruck, Rhythmus und Körpersprache zu experimentieren. Durch die geringere Kommunikationsverantwortlichkeit beim Lesen des Textes ist zudem eine bessere Konzentration auf nonverbale Elemente möglich.

▪▪ Szenisches Spiel

In der Gruppe werden kurze Stücke oder Szenen mit verteilten Rollen dargestellt. Auch die freie Darstellung von Märchen (z. B. Froschkönig, Rapunzel) oder eigenen Ideen ist möglich. Das »Stück« wird aufgezeichnet und später gemeinsam angesehen. Durch die gemeinsame Planungsphase, das Ausprobieren und den kreativen Prozess werden Selbstvertrauen und kommunikative Kompetenz gestärkt (vgl. Niederhöfer 1993).

Tipp Literatur

- Albrecht-+Schaffer A, Rohlfs K (2012) Theaterwerkstatt für Kinder; 100 und eine Idee rund ums Theaterspielen. Don Bosco, München
- Geuenich M (2013) Theater! Theater! Acht kurze Stücke für die Grundschule. Auer, Donauwörth
- Scheller I (2007) Szenisches Spiel. Handbuch für die pädagogische Praxis. Cornelsen-Scriptor, Berlin
- Schulte H (2003) Komm, wir spielen Märchen. Sechs fertige Theaterstücke für Kinder. Verlag an der Ruhr, Mülheim an der Ruhr

■ ■ »Casting für MTV«

Der »Bewerber« darf sich vor laufender Kamera selbst darstellen. Inhalte werden gemeinsam vorbereitet und Aufgaben für das »Casting« erarbeitet (Einhaltung des Blickkontakts zum »Kameramann«, nicht jedoch zur Kamera selbst, Gestik, Mimik, Sprechtempo etc.). Die Videoaufnahme wird hinterher auf ihre Stärken hin untersucht. Dieses Vorgehen kann auch zur Desensibilisierung (▶ Abschn. 8.5) eingesetzt werden.

Fazit
━ Die Arbeit an Körpersprache und rhythmisch-melodischem Ausdruck ermöglicht dem Kind eine Erweiterung seiner emotionalen Ausdrucksfähigkeit.
━ Die Kommunikationskompetenz wird gesteigert und Stressoren werden indirekt abgebaut.

8.4   Emotionaler Ausdruck und kreatives Gestalten

Die hier dargestellte Arbeit am emotionalen Ausdruck umfasst 3 Aspekte: Schutz und Geborgenheit, Aggression und Wut sowie Abgrenzung und Verhandlung. Neben vielen konkreten Übungsvorschlägen wird beschrieben, warum diese Aspekte für die Therapie stotternder Kinder so bedeutsam sind und welche Prinzipien bei der Durchführung beachtet werden sollten.

8.4.1   Welche Rolle spielen Emotionen in der Therapie des Stotterns?

■   Kontrollverlust

Stotternde Kinder erleben, dass flüssiges Sprechen jederzeit verloren gehen kann und die Kontrolle über das eigene Sprechen von Zufällen abzuhängen scheint. Dies kann manche Kinder extrem verunsichern und sich auch auf andere Lebensbereiche des Kindes oder Jugendlichen auswirken. Je nach Situation und Reaktion der beteiligten Personen weitet sich der ursprünglich wahrgenommene motorische Kontrollverlust aus und erstreckt sich generell auf kommunikative und soziale Bereiche (Thum u. Mayer 2014). Für den Betroffenen kann

dies zu einer **Stressreaktion** führen (Richter 2012), die, losgelöst von real auftretenden Stressoren, in allen Sprechsituationen ausgelöst werden kann. Wird das Sprechen selbst zum **Trigger für Stress- und Angstreaktionen**, entstehen schnell vielfältige sprachliche, soziale und verbale Vermeideversuche (▶ Abschn. 2.3.5).

❯ Kinder, bei denen das Sprechen selbst bereits sehr stark emotional belastet ist, müssen sehr sorgfältig desensibilisiert werden. Darüber hinaus brauchen sie sehr viele positive Kontrollerfahrungen bezüglich des Sprechens, sozialer Interaktion und Kommunikation, um wieder zu Selbstvertrauen zu gelangen.

❶ Kinder, die aufgrund ihres Stotterns emotional stark belastet sind, werden mit einem rein technischen Vorgehen nicht ausreichend versorgt.

■   Aggression und emotionaler Rückzug

Während Nicht-Stotternde sich früh verbal wehren können, sind stotternde Kinder gerade im sprachlichen Ausdruck verunsichert. Mit häufigem Erleben von Unflüssigkeit wird das Selbstvertrauen des Kindes erschüttert, und mit jeder als gescheitert wahrgenommenen Kommunikationssituation traut sich das Kind weniger zu, das zu äußern, was es fühlt, denkt und mitteilen will. Als zusätzliche Belastung für das Kind zu diesen ständigen Frustrationen kommt hinzu, dass über das Stottern in der Regel nicht offen gesprochen wird – paradoxerweise in der besten Absicht, das Kind nicht zu belasten. Nicht selten kommt es zu einem schrittweisen emotionalen Rückzug des Kindes. Gelegentlich kommt es vor, dass stotternde Kinder die »Flucht nach vorne« ergreifen und sich tendenziell aggressiv verhalten.

■   Negative Erfahrungen binden Kapazitäten

Mit der Zeit sammeln sich beim stotternden Kind immer mehr unangenehme Gefühle aus negativen Erfahrungen an. Diese emotionalen Themen, die das Kind beschäftigen, die es aber nur eingeschränkt ausagieren kann, binden Aufmerksamkeit und damit Kapazitäten. Häufig sind es gerade Aggressionen und Wut, die sich so anstauen (Benecken 2004). Entsprechend viel Raum wird dem Umgang mit diesem Thema in ▶ Abschn. 8.4.4 gewidmet.

> ❯ Lernt das stotternde Kind, gefühlsmäßige Inhalte aufzuarbeiten, hat es Kapazitäten frei, seine eigenen Fähigkeiten und Stärken zu entdecken und zu entfalten.

In einer mehrdimensionalen Stottertherapie sollten daher Spiele bzw. Übungen angeboten werden, die dem Kind die Möglichkeit bieten, Gefühle auszudrücken.

▪ **Ziel**
Die Erweiterung des Verarbeitungs- und Ausdrucksrepertoires um kreative, nichtsprachliche Mittel eröffnet dem Kind Möglichkeiten des emotionalen Ausdrucks, die im Gegensatz zum Sprechen nicht von unangenehmen Erfahrungen belastet sind. Das Erleben vieler gelungener Kommunikationssituationen stärkt indirekt das Selbstvertrauen und macht das Kind unempfindlicher gegenüber abwertenden Reaktionen anderer (wie Hänseleien, Kritik etc.; ▶ Abschn. 6.4). Die Abgrenzungsfähigkeit nimmt zu, und Niederlagen können besser verarbeitet werden.

8.4.2 Das Besondere dieses Bausteins

Im Vergleich mit den anderen beschriebenen Bausteinen ist die Arbeit am Gefühlsausdruck nicht immer so klar umrissen und in Übungen zu beschreiben. Hinzu kommt, dass die Themen dieses Bausteins sehr sensibel sein können und entsprechend besondere Vorsichtsmaßnahmen erfordern.

▪ **Drei Aspekte des emotionalen Ausdrucks**
Die Spielangebote und Übungen zum emotionalen Ausdruck beschränken sich auf:
- das Zulassen und Erleben von Schutz und Geborgenheit (Phase des Urvertrauens),
- das Ausagieren von Aggression und Wut (Phase der Autonomie) und
- das Sichabgrenzen – Verhandeln – Neinsagen – Sichdurchsetzen (Phase der Initiative).

Damit lehnen sie sich hinsichtlich ihrer Ausrichtung an das von Katz-Bernstein (1990) entwickelte Konzept an, das sich wiederum an den psychosozialen Entwicklungsphasen nach Erikson (1988) orientiert (▶ Abschn. 6.4).

▪ Möglichkeiten und Grenzen spieltherapeutischer Elemente in der Logopädie
Im Rahmen der Logopädie bzw. Sprachtherapie, vor allem bei einer so komplex angelegten Therapie wie der des kindlichen Stotterns, werden immer wieder Themen aufkommen, die in die Nähe zur Psychotherapie geraten können. Die Arbeit am kreativen Ausdruck von Gefühlen ist ein solcher Bereich. Bestimmte Spiele begünstigen die Bearbeitung von Gefühlen. Abgesehen von speziellen Übungen tun dies beispielsweise Rollenspiele, in denen das Kind der Therapeutin Anweisungen für ihre Rolle gibt. Dasselbe gilt für das Spiel mit allen Arten von Puppen, Handpuppen, Kasperletheater etc. Manchmal provozieren diese Spiele unbeabsichtigt emotionale Ausbrüche, die durchaus spätere konstruktive Lösungen für bekannte Konflikte vorbereiten können. Daher ist es besonders wichtig, gewisse Grenzen und Regeln einzuhalten:

Raum für Gefühle und Minimalregeln Die Therapeutin schafft den geeigneten Raum dafür, dass das Kind seine Gefühle ausdrücken kann. Das Konzept des »Safe Place« beschreiben z. B. Katz-Bernstein und Subellok (2002) ausführlicher. Dazu gehören vorher festgelegte klare Grenzen und Regeln (s. unten ▶ Abschn. »Prinzipien für die Arbeit am emotionalen Ausdruck«).

Angebotscharakter Es genügt, dem Kind Ausdrucksmöglichkeiten für die Bearbeitung von Gefühlen anzubieten. Die Therapeutin überlässt es dem Kind, ob es darauf jeweils eingehen möchte. Im Spiel kommentiert sie ihre Beobachtungen (vgl. Axline 1990) und bietet innerhalb ihrer – vom Kind im Spiel zugewiesenen – Rolle evtl. alternative Verhaltensweisen zu denen des Kindes an.

Keine Interpretation unbewusster Vorgänge Hier enden Auftrag und Kompetenz. Die Therapeutin liefert weder dem Kind noch den Eltern ihre

Interpretationen oder Spekulationen dazu, was das Kind ausdrückt! Eine realistische und kritische Einstellung gegenüber den eigenen Fähigkeiten und Grenzen ist unbedingt erforderlich. Stattdessen kann das geeignete Spielverhalten dahin wirken, dass das Kind im Spiel eigene Problemlösungsstrategien entwickelt. Genauso kann der Austausch mit den Eltern über das Spielverhalten des Kindes dazu führen, dass die Betroffenen selber ihre Interpretationen und Lösungen erarbeiten (▶ Abschn. 7.2).

❗ Es überschreitet den Auftrag und die Kompetenzen einer Sprachtherapeutin, unbewusste Vorgänge zu analysieren und zu deuten.

Supervision und interdisziplinäre Zusammenarbeit   Gerade wegen der Nähe zu Themen der Psychotherapie ist bei der Bearbeitung von Gefühlen in der Stottertherapie aus Gründen der Qualitätssicherung, zum Schutz der Klienten wie dem der Therapeutin (!) interdisziplinäre Zusammenarbeit und Supervision unbedingt empfehlenswert. Zeigt es sich, dass gravierende und komplexere emotionale Probleme vorliegen, ist Supervision unerlässlich. Gegebenenfalls sollte eine begleitende Erziehungsberatung, Spiel- oder Psychotherapie angeregt werden.

▪ **Prinzipien für die Arbeit am emotionalen Ausdruck**

Angebote an das Kind zur Bearbeitung von Gefühlen bedürfen bestimmter Rahmenbedingungen. ▶ Übersicht 8.2 listet die wichtigsten Maßnahmen auf, die bei der Durchführung zu beachten sind. Manche der Kriterien gehen auf Axline (1990) zurück, andere haben sich in der praktischen Arbeit mit stotternden Kindern bewährt.

Übersicht 8.2

Rahmenbedingungen für die Bearbeitung von Gefühlen

- Die Reihenfolge und Auswahl von Übungen erfolgt danach, welches Bedürfnis beim Kind im Vordergrund steht. Die psychosozialen Entwicklungsphasen nach Erikson können hierfür eine gute Orientierung bieten.
- Grenzen vor Spielbeginn klären: Es darf niemand verletzt und nichts absichtlich zerstört werden.
- Die Therapeutin ist Modell und hat Vorbildfunktion, z. B. beim Anbieten alternativer Verhaltensweisen im Spiel.
- Die Therapeutin kommentiert ihre Beobachtungen während des Spiels und verbalisiert die Gefühle, die das Kind im Spiel ausdrückt.
- Es geht um ein Anbieten von Ausdrucksmöglichkeiten. Das Kind soll in einem geschützten und wohlwollenden Rahmen (»Safe Place«) mit seinen emotionalen Ausdrucksmöglichkeiten experimentieren können.
- Bei komplexeren emotionalen Problemen sollte ggf. an eine begleitende Erziehungsberatung, Spiel- oder Psychotherapie gedacht werden.

▪ **Einbeziehen der Eltern**

Neben dem **Ausagieren von Aggression** und Wut im Zusammenhang mit der Autonomieentwicklung (▶ Abschn. 8.4.1) ist auch die Bearbeitung **anderer Gefühle** in der Therapie bedeutsam. Die Arbeit am emotionalen Ausdruck bewirkt, dass das Kind an Selbstvertrauen gewinnt und neue Entwicklungsschritte macht. In diesem Prozess kommt es nicht selten vor, dass vorher ruhige, eher zurückgezogene Kinder sich vorübergehend aggressiver zeigen und ihre Grenzen zunehmend offensiv austesten.

Diese Entwicklung als positiven Schritt zu werten, fällt vielen Eltern schwer. Es ist daher unbedingt erforderlich, dass die Eltern auf diese mögliche Entwicklung vorbereitet werden und, dass sie verstehen, dass es hier keineswegs um blindes Entfesseln von Aggression geht. Dementsprechend sollte den Eltern aufgezeigt werden, welche **mittelfristige Perspektive** mit dieser Arbeit verbunden ist, d. h., dass es für das Kind um einen konstruktiven Umgang mit z. B. Frustration oder Aggression und um die Stärkung seines Selbstvertrauens geht. Das ist wesentlich für die Akzeptanz bei den Eltern, die sonst zunächst eher dazu neigen könnten, Aggression zu moralisieren.

Es ist in diesem Zusammenhang sinnvoll, den Eltern die Regeln, die in der Therapie für diese Spielsequenzen gelten, zu erklären. Dabei sollte deutlich werden, dass das Kind unabhängig von den wenigen festen **Regeln** in spieltherapeutisch geprägten Sequenzen der Therapie natürlich zu Hause klare **Grenzen** braucht. Weiterhin empfiehlt es sich, die Eltern in regelmäßigen Abständen über Spielthemen des Kindes auf dem Laufenden zu halten (s. oben, ▶ Abschn. »Keine Interpretation unbewusster Vorgänge«). So kann gemeinsam mit ihnen überlegt werden, wie sie die betreffende Entwicklungsphase ihres Kindes selber einschätzen und wie sie die Therapie zu Hause unterstützen können (▶ Kap. 9). Ein Hinweis auf die besondere Rolle der Väter bei der Autonomieentwicklung (▶ Abschn. 9.7) kann konkrete Handlungsmöglichkeiten für den Therapietransfer eröffnen.

8.4.3 Zulassen und Erleben von Schutz und Geborgenheit (Phase des Urvertrauens)

Das **Selbstvertrauen stotternder Kinder** ist häufig durch Erfahrungen mit dem eigenen Stottern, also ständigen Misserfolgen, und mit den Reaktionen anderer erschüttert. In manchen Fällen kommen frühe Interaktionsstörungen in der Phase des Urvertrauens hinzu. Versagensängste, Misstrauen und Rückzugsverhalten, genauso wie eine geringe Frustrationstoleranz des Kindes können die Folge sein und führen zur Einschränkung des emotionalen Ausdrucks.

Manchmal ist es ratsam, zunächst Spielideen und Übungen anzubieten, die nicht unbedingt sprachliche Kommunikation erfordern. Viele Ideen zur »primären Kommunikation« finden sich bei Katz-Bernstein (1990). Auch viele Entspannungsspiele eignen sich für die Arbeit am Zulassen von Schutz und Geborgenheit.

Ziel Im diesem Bereich geht es darum, dem stotternden Kind über die Erfahrung möglichst vieler gelungener Kommunikationssituationen wieder mehr Sicherheit und Selbstvertrauen zu ermöglichen. Für eine erfolgreiche Zusammenarbeit in der Therapie bietet dieses Grundvertrauen in die eigenen Fähigkeiten und das Gegenüber eine wesentliche Voraussetzung. Daher sind die vorgeschlagenen Übungen meist vor allem in der Anfangsphase der Therapie oder bei Vorschulkindern relevant.

Rollentausch Eine besondere Bedeutung hat weiterhin der Rollentausch. Kinder mit geringem Selbstvertrauen werden dazu anfangs wahrscheinlich gar nicht bereit sein. Der Rollentausch für Aktivitäten kann schrittweise für Anforderungen, die das Kind leicht bewältigt, eingeführt werden. Bei Steigerung der Anforderungen ist darauf zu achten, dass das Kind die Aufgabe in jedem Fall gut bewältigen kann. Hat das Kind sich erst einmal auf den Rollentausch eingelassen, wird dieser oft zunehmend genossen.

Lob und positive Verstärkung Bei allen vorgeschlagenen Übungen ist es wichtig, auf die kindlichen Impulse und Ideen einzugehen: Wenn das Kind Vorschläge macht, sollten sie in dieser Phase unbedingt aufgegriffen werden. Zudem sollte das Kind angemessen und großzügig positiv verstärkt werden, sowohl in Form von Lob für das Bewältigen von Aufgaben wie auch in Form von Komplimenten und nonverbaler Zuwendung für seine Stärken etc.

Auf die Bedeutung des Therapeutenverhaltens geht ▶ Abschn. 7.2 näher ein. Weiterhin trägt natürlich der in anderen Kapiteln (z. B. ▶ Abschn. 7.3.2 und ▶ Abschn. 8.5.7, »Gespräche über das Stottern«) beschriebene Umgang mit dem Stottern und das möglichst unbefangene Sprechen über das Stottern zur Erfahrung von Schutz und Geborgenheit bei.

- **Übungen und Spielideen**

■■ **Höhle bauen**
Diese Übung erfordert z. B. große Schaumstoffklötze, Decken, geeignetes Mobiliar, das für das Gerüst der Höhle in Frage kommt, und möglichst Handpuppen oder andere für Rollenspiele geeignete Puppen. Die Höhle kann nach dem Bau entweder vom Kind alleine oder gemeinsam mit der Therapeutin bewohnt werden. Manche Kinder entwickeln z. B. Fantasien von wilden Tiere oder bösen Rittern, die vor der Höhle ihr Unwesen

treiben und die natürlich bekämpft werden müssen etc. Hier kommen Gefühle wie Angst, Unsicherheit und der Umgang damit ins Spiel und können aufgegriffen und bearbeitet werden.

■ ■ Spiele zur Körperwahrnehmung schaffen Selbstbewusstsein

Beim **Paketverschicken** wird das Kind in eine Gymnastikmatte oder Decke eingerollt. Dann wird es gefragt, wohin das Paket geschickt werden soll. Das Paket wird mit entsprechenden Bewegungen »verschnürt«, »beschriftet«, »abgestempelt«, »verladen«, »ins Flugzeug gehievt«, »das Flugzeug startet, kann in Turbulenzen geraten, landet« etc. Vom Zielflughafen wird das Paket weitertransportiert, bis es am Zielort ankommt und dort ausgepackt wird. Auch beim **Pizzabacken** (▶ Abschn. 8.2) werden unterschiedliche taktil-kinästhetische Reize gesetzt, die sich positiv auf die Eigenwahrnehmung auswirken können. Das **Wäscheklammerspiel** schafft etwas mehr körperliche Distanz. Das Kind legt sich auf den Rücken oder den Bauch und schließt die Augen. Die Therapeutin befestigt an seinen Kleidungsstücken Wäscheklammern. Das Kind soll spüren, wo diese befestigt wurden. Diese Spiele können sehr gut zu Hause mit den Eltern durchgeführt werden.

❗ Ist der Kontakt zum Kind noch nicht so gefestigt, oder ist das Kind sehr unsicher, sollten diese Spiele zunächst nicht durchgeführt werden.

■ ■ Versorgungsspiele

Hierbei handelt es sich mehr um eine Aktivität innerhalb einer vorstrukturierten, freien Spielsituation als um eine Übung im engeren Sinne. Das Versorgen und Füttern von Puppen und Tieren sind Funktionen mit hohem Symbolcharakter, auch für ein Kind. Sie beinhalten liebevollen Umgang und sind eng mit dem eigenen Wunsch nach Geborgenheit verknüpft. Sehr verunsicherte und zurückgezogene Kinder brauchen für solche Impulse im freien Spiel daher nicht selten lange das Vorbild der Therapeutin, bevor sie selbst in Aktion treten können. Mögliche Spielhandlungen sind **Füttern, Baden, Bekochen oder Verarzten.**

■ ■ Rollenspiele mit Handpuppen

Handpuppen eignen sich generell gut für den Ausdruck von Gefühlen. Im Rollenspiel kann das Kind seine Gefühle leichter über die Figur der Puppe ausdrücken, als diese explizit über sich zu äußern. In der Regel ist es günstig, die Puppen mit dem Kind gemeinsam aus einer kleinen Auswahlmenge auszusuchen und in einer (evtl. thematisch von der Therapeutin vorstrukturierten) Kommunikationssituation zu agieren. Zwischendurch können Absprachen mit dem Kind zum weiteren Fortgang des Spiels getroffen werden. Allerdings sollte die Therapeutin ihre Fragen zur Handlungsplanung mit einer anderen Stimme (z. B. geflüstert) als der Stimme der Handpuppe stellen, damit das Kind beide Rollen gut voneinander unterscheiden kann.

■ ■ Musikinstrumente

Alle Arten von Musikinstrumenten laden zum emotionalen Ausdruck ein. Das Spiel kann sich vom anfänglichen Experimentieren und Explorieren schrittweise bis zum gemeinsamen Entwickeln von Musikgeschichten gestalten. Themen wie Schutz und Geborgenheit können von der Therapeutin mit diesen Geschichten eingebracht werden (Tiere flüchten in eine Höhle vor dem Sturm, Rehkitz sucht seine Mutter und findet sie nach längerem Suchen etc.).

Tipp Material
Begleitend zu dieser Auswahl an Übungen und Spielen können Bilderbücher eingesetzt werden, z. B.: ─ »Elmar« (McKee 1989), ca. 3–6 Jahre ─ »Irgendwie Anders« (Cave 1994), ca. 4–6 Jahre ─ »Ein Brief aus der Arche« (Winterberg u. Hesse 2011), ca. 4–6 Jahre ─ »Das Zebra ist das Zebra« (Huwyler 2012)

8.4.4 Ausagieren von Aggression und Wut (Phase der Autonomie)

Warum die Bearbeitung von Aggression und Wut in der Stottertherapie so wichtig ist, wurde bereits in ▶ Abschn. 8.4.1 erläutert. Im Folgenden werden nun Hinweise für die praktische Durchführung und Ideen für Spiele und Übungen vorgestellt.

- **Wann sind Aggressionsspiele sinnvoll?**

Offenes Zeigen von **Aggression**, genauso wie eine **Hemmung** im aggressiven Ausdruck, sind 2 Gesichter desselben Themas. Einmal richtet sich die Aggression nach außen, die Unterdrückung aggressiver Impulse richtet sich dagegen nach innen, gegen das Kind selbst. Häufiger scheint es bei stotternden Kindern um unterdrückte Aggressionen zu gehen. Dies hängt u. a. sicherlich mit dem Stellenwert von Aggression in unserer Gesellschaft und der verbreiteten eher ablehnenden Bewertung dieser zusammen. In ► Abschn. 8.4.1 wurde bereits deutlich, dass Aggression im Sinne des Selbstschutzes zunächst eine gesunde emotionale Reaktion auf frustrierende Erfahrungen ist. Diese muss irgendwie ausagiert werden, sonst staut sie sich an und steigert die »innere Spannung«.

> ❶ Fühlt das Kind sich stark unter Druck, kann unterdrückte Aggression mit Einnässen (Enuresis) oder Einkoten (Enkopresis) einhergehen. In diesen Fällen ist die Anregung zur Erziehungsberatung oder anderweitigen psychologischen Konsultation ratsam.

Latente, nicht ausgedrückte Aggression, bindet Kräfte des Kindes und wirkt sich damit hemmend auf die Entfaltung der Persönlichkeit und auf die Prognose des Stotterns aus.

Ziel Mittelfristig soll erreicht werden, dass an die Stelle von Unterdrückung, Hemmung oder Verbot aggressiver Gefühle eine Integration und Kanalisierung dieser treten kann. Die folgenden Übungen und Spiele sollen es dem Kind ermöglichen und erleichtern, die eigenen Aggressionen zuzulassen und kreativ zu nutzen. So können (auto-)destruktive Aggressionen in konstruktive umgewandelt werden, was wiederum die kindliche Alltagsbewältigung unterstützt.

Individuelle Orientierung Wesentlich für die Auswahl der Angebote ist die sorgfältige Orientierung an den Bedürfnissen des Kindes und seinem emotionalen Entwicklungsstand (gemäß den Phasen nach Erikson 1988). Dies ist unbedingt erforderlich, um eine Überforderung oder gar Verängstigung des Kindes zu vermeiden. Ein Kind, das sich gerade schwerpunktmäßig in der Entwicklungsphase »Urvertrauen vs. Misstrauen« nach Erikson (1988) befindet und entsprechend eher Schutz und Geborgenheit sucht, wird mit einer Übung zum Ausagieren von Wut und Aggression überfordert sein.

> ❯ Stellt sich unter einer Übung heraus, dass das Kind sich nicht traut, Versagensängste zeigt oder die Mitarbeit verweigert, ist das ein eindeutiger Hinweis für eine Überforderung. Die Übung muss von der Therapeutin entsprechend abgewandelt werden. Solchen Situationen sollte bereits in der Planungsphase vorgebeugt werden!

Therapeutenverhalten Für eine erfolgreiche Durchführung ist weiterhin die Echtheit der Therapeutin als Modell für konstruktiven Umgang mit Aggression und Wut elementar wichtig. Zudem muss die Therapeutin das Kind durch klare, vorher festgelegte und konsequent eingehaltene Regeln und Grenzen davor bewahren, destruktiv mit eigenen Aggressionen umzugehen (vgl. z. B. die 8 Grundprinzipien von Axline 1990). Klare Regeln sind nötig, um einer Eskalation vorzubeugen. Hilfen können z. B. Vereinbarungen für »Timeout« oder die Integration aggressiver Spiele in »sozialere« sein. Es sollte darauf geachtet werden, die Therapiestunde mit einer ruhigeren Aktivität zu beenden. Dies gibt dem Kind Raum, die Eindrücke zu verarbeiten. Zudem unterstützt es die Akzeptanz der Eltern gegenüber sog. Aggressionsspielen, wenn das Kind nicht aufgeregt und evtl. sogar stark stotternd aus der Therapiestunde kommt! ► Übersicht 8.3 stellt die entscheidenden Punkte, die bei der Durchführung zu beachten sind, nochmals zusammen.

Übersicht 8.3

Durchführungshinweise für sog. Aggressionsspiele

- Spiel passend zum Kind und seinen Bedürfnissen aussuchen. Impulse des Kindes aufgreifen.

- Vor Spielbeginn klare Absprachen von Grenzen und Regeln treffen, z. B. nichts zerstören, niemanden verletzen, Time-out-Vereinbarung.
- Bei Fechtspielen: Schultern, Hals und Kopf werden nicht berührt.
- Soll der Therapeutin zum Ausgleich ein Handicap auferlegt werden? Zum Beispiel:
  - Sie darf nur einbeinig kämpfen.
  - Sie muss auf den Knien kämpfen, damit sie nicht größer ist als das Kind.
  - Sie darf nur mit der nichtdominanten Hand kämpfen.
  - Sie muss ein Auge dabei schließen.
- Glaubwürdiges, echtes Therapeutenmodell.
- Gewährenlassen statt Moralisieren, wenn das Kind im Spiel Aggressionen zeigt.
- Integration aggressiverer Spiele in sozialere anbieten, indem man z. B. nach der Destruktion wieder konstruktive Elemente mit einfließen lässt.
- Ausklingenlassen der Therapiestunde mit ruhiger Sequenz oder Gespräch.

■ **Übungen und Spielideen**

■■ **Wutbilder (Oaklander 1993)**
Ist die Wut des Kindes über ein bestimmtes Thema in der Stunde deutlich spürbar, kann es die Gefühle, die es in diesem Augenblick empfindet, malen. Als geeignetes Material bieten sich großformatiges Papier und weiche Stifte wie Wachskreiden oder Fingerfarben an. Manchen Kindern genügt das Malen alleine nicht. Sie müssen das Bild hinterher noch zerknautschen oder zerreißen.

■■ **Kneten mit Ton, Lehm**
Bei bestehenden Aggressionen ergibt sich die Art des Knetens ganz von alleine. Hier wird zerquetscht, gemanscht und mit einer Lehm-Wasser-Mischung gespielt. Häufig fängt das Kind von selbst an, begleitend zu murmeln, zu schimpfen und zu drohen. Dabei setzt »schmutziger« Lehm normalerweise mehr Aggressionen frei als »saubere« Knete (vgl. Zullinger 1990, S. 89).

■■ **Rasierschaum**
Mit Rasierschaum lassen sich wunderbare Landschaften bauen, die man mit Wasserfarben nach Belieben färben kann (Flüsschen, Wälder...). Das Zerstören, Einreißen, Umwühlen und Zermanschen der Gebilde ist mindestens ebenso beliebt.

■■ **Pappmaché fertigen**
Ähnlichen Impulsen kann mit der Fertigung von Pappmaché nachgegangen werden. Das destruktive Element Zerreißen des Papiers (große Zeitungsbögen, teilweise auch festeres Papier wählen!), die eher unangenehme taktil-kinästhetische Wahrnehmung beim Ansetzen des Tapetenkleisters (kalt, glibberig) und das Zermanschen der Schnipsel mit dem Kleister münden am Ende in ein konstruktives Ereignis: Das Kind beklebt damit z. B. einen aufgeblasenen Luftballon, der nach dem Trocknen zerstochen wird. Übrig bleibt eine Schale, die abschließend mit in Kleister getauchten Geschenkpapierschnipseln oder anderem bunten Papier überzogen wird.

■■ **Papierschlacht**
Zeitungspapier wird zerrissen, zu (Kanonen-)Kugeln zerknüllt und auf den Gegner geworfen. Eingebettet in eine Spielhandlung (Ritterburg, Piraten oder Wikinger, s. unten) erhält dieses Aggressionsspiel einen konstruktiven Rahmen mit Anfang und Ende.

■■ **Zeitungsfechten**
Zeitungen werden zu festen Rollen gewickelt und mit Klebeband befestigt. Hier steht das konstruktive Element möglicherweise zu Beginn des Spiels. Gemeinsam kann erörtert werden, wie die »Degen« gewickelt werden müssen, damit sie hohe Stabilität erhalten und genügend Reichweite erzielen. Da der Kampf »Therapeutin gegen Kind« sehr unausgewogen ist, sollten mit dem Kind gemeinsam Spielregeln erarbeitet werden (▶ Übersicht 8.3).

■■ **Schimpfwörter erfinden**
Vor allem für Kinder, die gerne mal kräftige Ausdrücke verwenden, ist dieses Spiel ein großer Spaß. Die Regel ist einfach: Therapeutin und Kind erfinden abwechselnd Schimpfwörter. Natürlich müssen es neue Schimpfwörter sein, in denen die üblichen

Kraftausdrücke nichts verloren haben. Stattdessen werden ungewöhnliche Kombinationen bekannter Wörter gewählt, wie z. B.: »Du Zwiebelohr/ Salatkopf/ Gurkenhals/ Hasenratte/ Wolfsgesicht/ Tigerbürzel/ Knäckebrotesser/ Schutzblechputzer« etc. Durch den Einsatz von Bewegung (Ball prellen, Dart spielen, nasse Watte auf vorher an eine Tafel gezeichnete Kreidemonster werfen [!]) wird ein Teil der Aggression in Bewegung umgesetzt und damit kanalisiert. Vor der Durchführung der Übung sollten die Grenzen gemeinsam definiert werden, so z. B.: Es gibt keine persönlichen Beleidigungen, da wir gemeinsam nach neuen Schimpfwörtern suchen. Und: Wer dagegen verstößt oder Kraftausdrücke verwendet, muss für den anderen etwas tun (z. B. Therapieraum am Schluss alleine aufräumen).

■■ Ritterspiele, Piraten, Wikinger

Die Auswahl dieser Themen ermöglicht viele wunderbare Rahmenhandlungen (Burg bauen, auf Seefahrt gehen, Waffen schmieden etc). Innerhalb dieses thematischen Raumes kann gefochten (Zeitungen, Bataka-Schwerter), beschimpft, mit Zeitungskugeln beworfen werden, oder es können Wettkämpfe aufgeführt werden, bei denen die Kräfte gemessen werden.

■■ Luftballons

Sie sind ein wunderbares Medium. Man kann draufhauen, sie zertreten, quetschen oder quietschen lassen. An ein Bein gebunden, gewinnt derjenige, der den Luftballon des Partners als Erster zertritt. Auch hier sind Handicaps für die Therapeutin überlegenswert.

■■ Krachmusik

Es eignen sich alle Instrumente, die zum Krachmachen und Draufhauen einladen: Trommel, Ratsche, Xylophon, Flöte, Kazoo, Becken, Schellenkranz etc. Den Krach kann man thematisch z. B. gut in die Geschichte von den »wilden Kerlen« (Sendak 1967) oder andere gemeinsam erfundene Geschichten einbauen.

■■ Boxen

Wer keinen Punchingball zur Verfügung hat, kann auch einen großen Gymnastikball verwenden. Die Therapeutin hält ihn zwischen den Knien fest,

damit er nicht wegrutscht, wenn das Kind darauf boxt. Boxhandschuhe für Kinder reduzieren die Verletzungsgefahr und haben großen Aufforderungscharakter.

■■ Trampolin

Das Hüpfen auf dem Trampolin, wie auch andere grobmotorische Aktivitäten mit propriozeptiven Reizen, kann man mit vielen der oben genannten Übungen kombinieren, z. B. mit »Schimpfwörter erfinden«.

> **Tipp Material**
>
> Thematisch verwandte Bilderbücher sind z. B.:
> - »Vom kleinen Maulwurf, der wissen wollte, wer ihm auf den Kopf gemacht hat« (Holzwarth u. Erlbruch 1996), ca.3–6 Jahre
> - »Wo die wilden Kerle wohnen« (Sendak 1967), ca.4–6 Jahre
> - »Wohin mit meiner Wut?« (Geisler, 2012), ca. 4–7 Jahre
> - »Die kleine Motzkuh oder: wie man schlechte Laune verjagen kann« (Langen u. Sangen 2000), ca. 3–6 Jahre
> - »Der Grüffelo« (Scheffler u. Donaldson 2002) ca. 3–6 Jahre

8.4.5 Sich abgrenzen – verhandeln – sich durchsetzen – Nein sagen (Phase der Initiative)

Zu verhandeln und eigene Positionen zu vertreten, trägt zur Stärkung des Selbstwertgefühls bei. Dieser Aspekt des emotionalen Ausdrucks kann in der Einzel- und sehr gut in der Gruppentherapie bearbeitet werden. Dort bieten sich den Kindern besonders viele Erfahrungsmöglichkeiten, um ihre Abgrenzungsfähigkeit und Verhandlungsfertigkeit miteinander zu entwickeln (▶ Abschn. 8.8) und ihre Frustrationstoleranz zu verbessern.

Mit zunehmender Fähigkeit des Kindes, sich zu wehren und durchzusetzen, nimmt auch das mit dem Stottern oft einhergehende Gefühl der Hilflosigkeit und Ohnmacht ab (◘ Abb. 8.2). Es besteht daher eine enge inhaltliche Vernetzung mit dem Therapiebereich Desensibilisierung

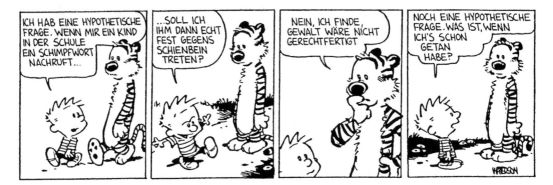

◻ **Abb. 8.2**   Sich wehren. (Aus: Watterson 1989; CALVIN & HOBBES© Watterson. Reprinted with permission of UNIVERSAL PRESS SYNDICATE. All rights reserved)

(▶ Abschn. 8.5.2 bis 8.5.7) und seinen Methoden Rollenspiel und In-vivo-Training. Zugleich dient diese Phase dem Transfer erlernter Inhalte auf Kommunikationssituationen mit erhöhten emotionalen Anforderungen.

■ **Übungen und Spielideen**

■■ **Argumentieren**

Früh sollte in der Therapie geübt werden, eigene Meinungen und Interessen zu vertreten. Im Rahmen von Sprechübungen können Meinungen vorgetragen oder Themen kontrovers diskutiert werden. Schwierige Themen aus dem Alltag der Kinder und Jugendlichen bieten sich hierfür besonders an. Für viele stotternde Kinder ist es jedoch schon schwierig, zu begründen, weshalb sie ein Spiel beginnen wollen oder warum sie ein bestimmtes Spiel spielen möchten. Daher sollte der Einstieg denkbar einfach gestaltet werden und, wann immer es geht, einfache Begründungen eingefordert werden.

■■ **Rollenspiele**

Entweder mit Handpuppen oder bei älteren Kindern und Jugendlichen ohne solche wird vor dem Rollenspiel gemeinsam geplant, was durchgespielt werden soll, z. B. Eis kaufen am Kiosk. Dabei orientiert sich die Auswahl der Themen am Alltag des Kindes und den Situationen, in denen das Stottern besonders stark auftritt. Mit Jugendlichen können vorher Hierarchien erarbeitet werden. So kann diese Arbeit gut mit der Desensibilisierung verknüpft werden (▶ Abschn. 8.5.6).

Zum Üben von Abgrenzung und zur **Desensibilisierung** (▶ Abschn. 8.5.2 bis 8.5.7) gegen emotionalen Stress kann der Schwierigkeitsgrad von Rollenspielen schrittweise mit sog. **bestrafendem Verhalten, wie z. B. durch Unterbrechen oder Zeigen negativer nonverbaler Reaktionen**, gesteigert werden. Gemeinsam mit dem Kind ist vorher detailliert zu planen, welches negative Verhalten der Übungspartner zeigen soll und wie es damit umgehen kann. Nachdem eine Hierarchie erarbeitet wurde (▶ Abschn. 8.5.2) zeigt die Therapeutin behutsam eine vorher vereinbarte negative Verhaltensweise, der das Kind mit einer ebenfalls besprochenen Reaktionsweise begegnet. Es ist hilfreich, wenn die gleiche Situation mehrfach mit unterschiedlichen Reaktionen durchgespielt wird. So kann das Kind Erfahrungen sammeln, vergleichen und abwägen, welche Reaktion ihm sinnvoll und Erfolg versprechend erscheint. Mit zunehmender Sicherheit können dann weitere Aspekte, wie z. B. der Einsatz von Pull-outs, Pseudostottern oder Sprechtechniken mitberücksichtigt werden (▶ Abschn. 8.5.4).

■■ **Gespräche**

Die eigene Kommunikationskompetenz wird dadurch gestärkt, dass das Kind seine eigenen Stärken und Schwächen kennt. Gespräche darüber, dass jeder irgendwas gut kann und anderes weniger, können die Abgrenzungsfähigkeit unterstützen. So kann z. B. mit Vorschulkindern gemeinsam überlegt werden, was die anderen Kinder in der Kindergartengruppe gut oder nicht gut können. Dies kann dem Kind im Alltag helfen, sich gegen die Kinder, die es wegen des Stotterns ärgern oder hänseln, zu wehren. Als Steigerung kommen vorstrukturierte Rollenspiele in Frage, in denen das »Sichwehren« konkret eingeübt wird.

Fazit
- Die Erweiterung der emotionalen Ausdrucksmöglichkeiten stärkt die Kapazitäten des stotternden Kindes.
- Das Kind gewinnt an Selbstvertrauen und Sicherheit und wird unempfindlicher gegenüber negativen Reaktionen der Umwelt.
- Arbeit am emotionalen Ausdruck lässt sich in vielen Fällen mit der Desensibilisierung verbinden.

sibilisierung gegen ungünstige Umweltreaktionen begonnen werden. Die Behandlung jüngerer sprechängstlicher Kinder setzt sich im Wesentlichen aus der Förderung des nichtsprachlichen Bereiches (▶ Abschn. 8.2–8.4), der intensiven Auseinandersetzung mit der sog. primären Kommunikation (s. unten) und der Elternarbeit (▶ Kap. 9) zusammen.

❯ Je älter das betreffende Kind ist, desto direkter und systematischer kann vorgegangen werden. Die Elternarbeit tritt zunehmend in den Hintergrund, die systematische Desensibilisierung gegen Sprechängste erhält immer mehr Gewicht.

8.5 Förderung der Sprechfreude und Abbau von Sprechängsten

Das oberste Ziel in der Behandlung des kindlichen Stotterns ist der Erhalt bzw. die Wiederentdeckung der Sprechfreude. Sie unterstützt den therapeutischen Prozess positiv, da Sprechängste mit Sprechfreude nicht kompatibel sind. Je nach Alter des Kindes ergeben sich unterschiedliche Vorgehensweisen. Die Palette der Möglichkeiten reicht von der Verbesserung der Kontaktfähigkeit über Elternarbeit, spielerischen Umgang mit Sprache und nonverbaler Kommunikation bis hin zur Desensibilisierung gegen Sprechängste.

Anhaltspunkte für eine eingeschränkte Sprechfreude ergeben sich aus der Beobachtung des Verhaltens (▶ Abschn. 4.2.4, »Reaktion des Kindes: Störungsbewusstsein und Copingstrategien« und ▶ Übersicht 5.10).

❯ Solange ein Kind ausgeprägte Sprechängste zeigt, haben die Förderung der Sprechfreude und der Abbau der mit dem Sprechen verbundenen Ängste Priorität.

Naturgemäß nimmt die Sprechfreude bei **verbessertem Kontakt** und in **entspannter und gelassener Atmosphäre** zu. Ist die therapeutische Beziehung gefestigt, kann mit gezielten Interventionen zum Abbau von Sprechängsten und zur Desen-

8.5.1 Spiel mit »primärer Kommunikation«

Beginnend auf der Ebene Vormachen – Nachmachen (▶ Abschn. 6.4, »Kommunikationsformen«) werden in Rollenspielen oder angeleiteten Spielsequenzen Lautmalereien und der spielerische Umgang mit Stimme und Artikulation sukzessive angeregt (Katz-Bernstein 1984, 1990). Die Konzentration auf den stimmlichen Ausdruck, losgelöst von inhaltlicher Aussagekraft, soll das Kind ermutigen, mit Stimme und Artikulation unbefangen zu experimentieren. Die Therapeutin agiert als Vorbild natürlich und lustvoll. Der Übergang in freies Spiel über weitere Kommunikationsformen nach Katz-Bernstein (1984, 1990) mit steigender Anforderung bis zur Stufe von »abwechselndem Gestalten« ist durchaus erwünscht. Die Therapeutin sollte weiterhin Lautmalereien anbieten und Impulse des Kindes positiv verstärken.

Beispiel
Übung für das Spiel mit primärer Kommunikation: Die Reise zum Mond
Gemeinsam wird z. B. aus Polstern, Seilen, Stühlen etc. eine Rakete gebaut. Die beiden Astronauten nehmen in der Rakete Platz, der Countdown beginnt. Die Motoren brummeln, der Antrieb wird gezündet (schschsch…). Start! (wwwoommm!) Damit die Raumkapsel vom Rest der Rakete abgekoppelt werden kann, müssen beide Astronauten einen

Hebel betätigen (gsssst!), danach gleitet die Kapsel durch die Stille zum Mond (leises Rauschen). Das beschlagene Fenster wird abgerieben (quietschendes Geräusch). Da! Der Mond! (Oooh) usw. Es folgen die Einleitung des Landemanövers, die Landung selbst, der Ausstieg etc.

> **Tipp**
>
> Jede Handlung wird von Lautmalereien begleitet. Je spannender die Erlebnisse auf der Reise (z. B. technische Probleme, Kontakt zum Mondmännchen mit Unterhaltung auf »Mondisch« etc.), umso größer ist der Aufforderungscharakter für das Kind. Impulse des Kindes werden aufgegriffen und verstärkt.

8.5.2 Desensibilisierung gegen negative Reize

Eines der bekanntesten Verfahren der Verhaltenstherapie ist die systematische Desensibilisierung. Sie geht im Wesentlichen auf die Beobachtungen des Psychiaters J. Wolpe zurück, der mithilfe von Tierexperimenten erkannte, dass Angst durch Konditionierungsvorgänge reduziert werden kann.

> » Wenn es gelingt, eine mit der Angst unvereinbare Reaktion bei Anwesenheit eines angsterzeugenden Stimulus auftreten zu lassen, sodass es zu einer vollständigen oder teilweisen Unterdrückung der Angstreaktion kommt, wird die Verbindung zwischen dem Stimulus und der Angstreaktion abgeschwächt. (Wolpe 1958; zitiert in Fliegel et al. 1998, S. 153)

Die Methode der Desensibilisierung wurde von einigen Autoren (z. B. van Riper 1986; Dell 1996; Wendlandt 1980) in die Behandlung des Stotterns übernommen. Nachdem sie im deutschen Sprachraum lange Jahre nahezu ausschließlich in der Therapie Jugendlicher und Erwachsener angewandt wurde, gewinnt sie nun zunehmend in der Behandlung von Vorschulkindern z. B. bei geringer Resistenz gegen Sprechdruck sowie bei früh auftretenden Sprechängsten an Bedeutung.

Prinzipien der Desensibilisierung

▪ **Vorsichtiger Umgang mit den Grenzen des Kindes**

Solange die therapeutische Beziehung nicht stabil ist, sollte auf die Durchführung der Desensibilisierung verzichtet werden, da sie eine erhebliche emotionale Anforderung für das Kind darstellen kann. In allen Altersgruppen müssen individuelle Grenzen des Kindes vorsichtig ausgelotet und spezifische Stressoren ermittelt werden (▸ Abschn. 5.4.4, »Beobachtung psychosozialer Aspekte« und »Eltern-Kind-Interaktion«). In ▸ Abschn. 5.4.2, »Qualitative Untersuchung der Sprechleistungsstufen« werden mögliche Stressoren dargestellt sowie die Möglichkeit ihrer Diagnostik beschrieben.

▪ **Dosierte Konfrontation**

Bei der Desensibilisierung wird das Kind vorsichtig mit seinen individuellen Stressoren in Berührung gebracht. Die Aufgabe der Therapeutin ist es, dafür zu sorgen, dass die unangenehmen Gefühle des Kindes nicht übermächtig werden und das Kind das Gefühl der Kontrolle behält. Das Kind macht die Erfahrung, dass eine Situation trotz Ängsten kontrollierbar bleibt und die erwarteten negativen Konsequenzen nicht oder nur abgeschwächt eintreten. So können Ängste und Vermeidung reduziert werden. Die Bewältigung der gestellten Aufgaben verschafft dem Kind Selbstvertrauen und soziale Kompetenz, mit deren Hilfe es zukünftige ähnliche Situationen besser meistern kann. Die anschließende Auswertung neuer Erfahrungen sowie das Lob und die Ermutigung durch die Therapeutin unterstützen den Abbau von Ängsten und Vermeideverhalten.

🛑 Ergeben sich Anhaltspunkte dafür, dass das Kind durch das Vorgehen der Therapeutin verunsichert oder beunruhigt wird (z. B. durch motorische Unruhe oder Abbruch des Blickkontakts), reduziert sie ihr frustrierendes Verhalten. Der positive Kontakt in ruhiger und entspannter Atmosphäre tritt wieder in den Vordergrund.

❯ Der Anreiz durch die Aufgabenstellung bzw. die in Aussicht gestellte »Belohnung« muss immer größer sein als die mit der Durchführung verbundene Angst.

■ **Desensibilisierung kleiner Kinder**

Im Vorschulalter stehen die Elternarbeit, die Stärkung flüssigen Sprechens, die Erhöhung der Frustrationstoleranz und die Reduzierung von Stressoren im Vordergrund. Sollte die Symptomatik durch diese Interventionen dennoch kaum veränderbar sein, wird das Kind während des Spiels mit Bedacht seinen individuellen Stressoren ausgesetzt (zur Vorgehensweise ▶ Übersicht 5.4). Im Gegensatz zur Diagnostik wird in der Therapie jedoch die belastende Situation mehrmals herbeigeführt, um eine Gewöhnung an den Stressreiz zu erzielen. Durch die Einbettung in entspannte Spielsequenzen und positive Zuwendung durch die Therapeutin lernt das Kind, seine Toleranzgrenzen gegenüber Stressoren auszudehnen und sich zunehmend abzuhärten.

■ **Schulkinder und Jugendliche**

Direkteres und systematischeres Vorgehen erleichtert die Therapie älterer Schulkinder und Jugendlicher. Gespräche über Sprechängste und Vermeidung bilden die Grundlage zur Erstellung einer sog. Angsthierarchie (Beschreibung s. unten), an der sich die Arbeitsschritte der Desensibilisierung gegen Ängste und soziale und situative Stressreize weitgehend orientieren. Die gemeinsame Reflexion der durchgeführten Übung ist ebenso bedeutsam wie die Übungen selbst, da hier evtl. auftretende unangenehme Erfahrungen in ihrer Stärke gemildert und positive Erlebnisse verstärkt werden können (▶ Abschn. 8.6, »Eigenreflexion«). Der Vergleich der erwarteten und der tatsächlichen Ereignisse trägt zur realistischeren Einschätzung eigener Fähigkeiten und gestellter Anforderungen bei. In ▶ Übersicht 8.4 sind mögliche Fragestellungen der Reflexion aufgeführt.

> **Übersicht 8.4**
>
> **Mögliche Fragen bei der Reflexion von Übungen**
> — Wie kamst du mit der Aufgabenstellung zurecht?
> — Was war schwierig für dich? Was ist dir gut gelungen?
> — Sind alle Erwartungen eingetroffen?
> — Ist etwas Unerwartetes geschehen?

> — Wie war die Realität im Vergleich zu den Erwartungen?
> — Wenn du vorher gewusst hättest, wie die Übung ausgeht, was hättest du anders gemacht?
> — Was wirst du das nächste Mal anders machen?

> **Tipp**
>
> Bei Jugendlichen und älteren Schulkindern ist es hilfreich, die Reflexion und die Auswertung der Übungen durch Videoaufnahmen zu unterstützen.

Zur besseren Transparenz werden in ▶ Übersicht 8.5 die in diesem Kapitel behandelten Teilbereiche der Desensibilisierung zusammengefasst.

> **Übersicht 8.5**
>
> **Teilgebiete der Desensibilisierung**
> — Desensibilisierung gegen Unterbrechungen und ungünstiges Zuhörerverhalten
> — Reduzierung negativer Bewertungen von Sprechunflüssigkeiten
> — Desensibilisierung gegen Fixierungen und Blockierung
> — Abbau von situativen Ängsten bei Schulkindern und Jugendlichen

8.5.3 Desensibilisierung gegen Unterbrechungen und ungünstiges Zuhörerverhalten

Das Verhalten des Zuhörers kann den Redefluss des Kindes positiv wie negativ beeinflussen. Da bei länger bestehender Symptomatik die Variabilität des Stotterns meist abnimmt, geraten vor allem jüngere Kinder bei ungünstigem Zuhörerverhalten erkennbarer unter Sprechdruck. Die beiden folgenden Übungen sind bei direkten und indirekten Verfahren einsetzbar.

■ Übungen und Spielideen

■ ■ Störenfried
Das Kind erhält die Aufgabe, sich nicht durch die Therapeutin vom Sprechen abbringen zu lassen, egal was diese unternimmt, um es zu stören. Es kann entweder frei sprechen oder z. B. eine Geschichte nacherzählen.

> **Tipp**
>
> Hilfestellung: Bei sehr jungen Kindern ist es zweckmäßig, die »Störungen« nicht selbst durchzuführen, sondern z. B. eine Handpuppe agieren zu lassen.

Beispiel
Die Hexe Rumpumpel hat mal wieder schlecht geschlafen. Dann ist sie immer eine schlechte Zuhörerin und macht nur Quatsch. Das Kind soll der Hexe dennoch etwas erzählen. Wenn das Kind es schafft, sich nicht von der Hexe ärgern zu lassen, dann erhält es einen Zauberkeks.

■ ■ Indirekter Einsatz von Stressoren
Bei sehr jungen Kindern und Kindern, bei denen es aus den verschiedensten Gründen nicht sinnvoll erscheint, direkt zu arbeiten, kann oben beschriebenes Verhalten auch beiläufig und ohne Ankündigung während der Unterhaltung angewandt werden.

❗ Um das Kind nicht nachhaltig zu verunsichern, werden die Reize sehr vorsichtig gesetzt, und es muss bereits bei ersten Irritationen größter Wert auf die Stabilisierung des Kontakts und die Normalisierung des Redeflusses gelegt werden, bevor weitere Stressoren eingesetzt werden.

8.5.4 Reduzierung belastender Bewertungen von Sprechunflüssigkeiten : Pseudostottern

Über Pseudostottern, Desensibilisierung und das Zulassen von echtem Stottern kann die Abwehr des Kindes gegen Blockierungen reduziert und die Symptomatik erleichtert werden.

Vielseitig einsetzbar gehört das **Pseudostottern** als Methode der direkten Behandlung zu den tragenden Elementen der Therapie. Die unterschiedliche Anwendbarkeit ist in ▶ Übersicht 8.6 dargestellt.

> **Übersicht 8.6**
> **Anwendungsbereiche des Pseudostotterns**
> - Diagnostik (▶ Abschn. 5.4.4, »Störungsbewusstsein und Leidensdruck«)
> - Modifikation (▶ Abschn. 8.7)
> - Förderung der Eigenwahrnehmung (▶ Abschn. 8.6)
> - Desensibilisierung
> - Verbesserung der Sprechflüssigkeit

Alle Übungen, bei denen Pseudostottern eingesetzt wird, haben unabhängig von ihrer Zielsetzung immer auch eine desensibilisierende Wirkung, da das Kind sich mit eigenen oder fremden Blockaden auseinandersetzen muss.

■ Das Besondere am Pseudostottern
Pseudostottern ist methodisch vom Zulassen echten Stotterns zu trennen, da Therapeutin und Kind beim Pseudostottern nur **so tun, als ob** sie stotterten. Zunächst setzt die Therapeutin Pseudostottern ein und beobachtet dabei die Reaktionen des Kindes. Wichtig ist, dass dies in einer entspannten Atmosphäre geschieht. Sukzessive wird das Stottern dem Kind möglichst beiläufig bewusst gemacht, und es werden verständlichere, konkrete Termini wie »Hängenbleiben«, »Stolpern«, »Hopsen«, »Springen« dafür eingeführt. Je nach Schweregrad wird zum Rollentausch bzw. zu Aktivitäten übergegangen, in denen das Kind Pseudostottern einsetzt.

Das Kind sollte nach einiger Übung beim Pseudostottern immer das Gefühl haben, die von ihm produzierten Unflüssigkeiten kontrollieren zu können. Damit dies gelingt, sollte das **Pseudostottern des Kindes** immer locker, langsam und mit weichen Stimmeinsätzen durchgeführt werden. Es werden Silbenwiederholungen und leichte Dehnungen, jedoch keine spannungsreichen Blockierungen produziert. Je nach

Zielsetzung besitzt das **Pseudostottern der Therapeutin** unterschiedliche Qualitäten. Im Sinne eines **Sprechmodells für jüngere Kinder**, wie es z. B. beim Konzept Mini-Kids (Sandrieser u. Schneider 2008, ▶ Abschn. 6.7.1) angewandt wird, sollte die Sprechweise wie oben beschrieben angewandt werden. Der Blickkontakt sollte dabei angemessen eingehalten und Schwa-Laute unbedingt vermieden werden. Bei **älteren Kindern** demonstriert die Therapeutin das Pseudostottern z. B. im Rahmen der Identifikation oder Desensibilisierung auch spannungsreicher oder der Symptomatik des Kindes ähnlicher. In der Phase der Modifikation wird über Pseudostottern auch der Pull-out demonstriert und ggf. geübt.

> Die Therapeutin muss als adäquates Vorbild in der Lage sein, mit angemessenem Kommunikationsverhalten ohne emotionale Beteiligung und ohne Mitbewegungen künstliche Blockaden zu erzeugen.

Tipp

Zur Verbesserung des eigenen Pseudostotterns ist es sinnvoll, kollegial, mit Videoaufnahmen und/oder im In-vivo-Training zu üben. Weiterhin kann durch die Imitation der kindlichen Symptomatik einiges über individuelle Schwierigkeiten im Sprechablauf und spezifische Verhaltensmuster des Kindes erfahren werden. Dieses Wissen ermöglicht der Therapeutin, Hilfestellungen im Rahmen der Modifikation oder der Modellierung besser an die Fähigkeiten und Defizite des Kindes anzupassen.

■ **Erhöhung der Sprechflüssigkeit**
Durch die Anwendung des Pseudostotterns tritt ein Modifikationseffekt ein: Anstatt das Stottern weiterhin zu bekämpfen, verändert das Kind seine Sprechweise so weit, dass es **mehr Kontrolle über den motorischen Ablauf** erlangt. Verhaltensweisen, mit denen Stottern um jeden Preis verhindert werden sollen (Vermeidung, Mitbewegungen etc.) werden unnötig. Das Kind spricht auf eine Weise, die dem motorischen Muster beim Stottern sehr unähnlich ist. Starke Blockierungen werden dadurch seltener, das Selbstvertrauen wächst.

■ **Übungen und Spielideen**

■■ **Pseudostottern der Therapeutin: Ups! (Dell 1994)**

Ziel In lockerer und unbefangener Atmosphäre versucht die Therapeutin das Interesse jüngerer Kinder an den Vorgängen beim Stottern zu wecken. Nicht mehr die »Peinlichkeit« des Ereignisses steht im Vordergrund, sondern Neugierde und Wissensdurst. Das gelassene Vorbild der Therapeutin soll dem Kind zu einem entspannteren Umgang mit dem Stottern verhelfen und Berührungsängste reduzieren.

Vorgehen Die Therapeutin produziert zunächst nur sporadisch Blockaden, die qualitativ leichter und spannungsärmer sind, als die des Kindes und lenkt sogleich die Aufmerksamkeit des Kindes auf diese Unflüssigkeiten.

Beispiel
Therapeutin: »Ich habe gestern ein Illleckeres Eis gegessen. Ups! Jetzt bin ich aber gerade hängen geblieben, hast du das eben bemerkt?«

Die Bandbreite der kindlichen Reaktionen auf »Ups!« variiert zwischen Erstaunen, Ärger (»He, du stotterst ja!«), Belustigung und betontem Desinteresse. Lobende wie abfällige Äußerungen des Kindes über die ungewohnte Sprechweise der Therapeutin bieten die Möglichkeit zu einem vorsichtigen Gespräch über Stottern.

»Ups!« kann bereits im Vorschulalter zur direkten Behandlung eingesetzt werden. Um bei Überforderung eingreifen zu können, müssen die kindlichen Reaktionen aufmerksam beobachtet werden. Bei älteren Kindern und Jugendlichen dient die hier beschriebene Übung überwiegend der Wahrnehmungsschulung. Ungünstige oder selbstabwertende Einstellungen werden in dieser Altersgruppe üblicherweise direkter angegangen.

> **Tipp**
>
> Die Übungen »Ups!«, »Erwisch-mich« (Beschreibung s. unten) und »Die 3 Arten ein Wort zu sagen« (▶ Abschn. 8.6, »Übungen und Spielideen«) bauen logisch aufeinander auf und sollten miteinander kombiniert werden. »Ups!« kann auch als Ausgangsübung für die sog. Modellierung vorhandener Blockaden verwendet werden (▶ Abschn. 8.7.2).

▪▪ Pseudostottern der Therapeutin: Erwisch-mich

Ziel Bei diesem direkten Verfahren steht die lustvolle Auseinandersetzung mit dem Stottern im Vordergrund. Sie wird der Abwehr der Unflüssigkeiten entgegengestellt. Da beide Emotionen nicht miteinander vereinbar sind, nimmt das Unbehagen meist zugunsten der Spiel- und Sprechfreude ab. Dies und die Annäherung an ein mitunter lange abgewehrtes Verhalten wirken sich positiv auf den Redefluss aus.

Vorgehen Die Therapeutin spricht zunächst einzelne Wörter und nach etwas Übung auch Phrasen und Sätze, die das Kind auf ihre Flüssigkeit hin untersucht. Wenn es eine Blockierung entdeckt und die Therapeutin damit »erwischt« hat, erhält es ein Token oder ein Spielzeug, mit dem es später spielen darf. Die Übung wird durchgeführt, solange das Kind locker und entspannt bleibt. Beginnt das Kind unruhig zu werden, sollte die Übung beendet und zu einem späteren Zeitpunkt fortgesetzt werden. Bei zunehmender Desensibilisierung gegen die Konfrontation mit den Blockaden können für das Kind unangenehme Situationen länger ausgehalten und/oder »Erwisch-mich« auch in der Unterhaltung oder im Rollentausch durchgeführt werden. Die Therapeutin »erwischt« das Kind jedoch nur bei besonders auffälligen Blockaden, um es nicht unnötig für die eigenen Unflüssigkeiten zu sensibilisieren.

> **Tipp**
>
> Wird die Übung auf den Ebenen Spontansprache oder gelenkte Rede durchgeführt, sollten

Dauer und Inhalt vorher gemeinsam detailliert festgelegt werden. Nach Beendigung der Aufgabe sollte eine kurze Reflexion erfolgen.

▪▪ Pseudostottern des Kindes

Ziel Je stärker das Kind eigene Unflüssigkeiten innerlich abwehrt, desto größer sind auch seine Anstrengungen, sie zu vermeiden. Indem das Kind selbst Pseudostottern produziert, erlebt es, dass es kontrolliert und spannungsfrei stottern kann. Durch das steigende Kontrollgefühl wird eine zunehmend angstfreie Beschäftigung mit den Unflüssigkeiten möglich, in dessen Folge auch evtl. bestehendes Vermeideverhalten reduziert werden kann.

Vorgehen Kann das Kind dazu motiviert werden, einzelne Wörter pseudostotternd auszusprechen, gelingt es meist sehr schnell, Pseudostottern über die steigenden Anforderungsebenen bis zur Spontansprache auszubauen und in Rollenspielen oder beim In-vivo-Training anzuwenden. Mögliche Steigerungsformen der Anforderung sind in ▶ Übersicht 8.7 zusammengefasst.

> ❯ Als Modell wird eine Art des Pseudostotterns gesucht, die es dem Kind ermöglicht, nicht oder nur sehr selten in echte Blockaden abzugleiten.

Ermutigung Wenn das Kind durch einen Pseudoblock in eine echte Blockierung »rutscht«, wird es ermutigt, solange zu experimentieren, bis es eine Blockierung bilden kann, ohne in echtes Stottern zu geraten.

> **Übersicht 8.7**
>
> **Verschiedene Anforderungsniveaus beim Erlernen unterschiedlicher Techniken**
> - Wortebene (z. B. Nachsprechen, Bildkärtchen ziehen oder angeln, Memory, Lotto o. ä.)
> - Satzebene
> - Sätze mit gleichbleibender Struktur (z. B. »Das ist ein…« oder »Ich habe…«)

- Variable Satzmuster (z. B.: Ein beliebiger Satz soll zu einem Stichwort gebildet werden)
- Lesen
- Gelenkte Rede
- Mit engen Vorgaben, wie z. B. bei Bildergeschichten
- Mit Übergang zur Spontansprache, wie z. B. eine einfache Vorgangsbeschreibung

Einstieg Der Einstieg in die Anwendung des Pseudostotterns sollte zur Erleichterung über die Schulung der Wahrnehmung gesucht werden (z. B. »Die 3 Arten ein Wort zu sagen«, ▸ Abschn. 8.6, »Übungen und Spielideen«, »Erwisch-mich« mit vertauschten Rollen oder auch über »Gedankenlesen«, Beschreibung s. unten). In ▸ Übersicht 8.8 sind weitere Übungsmöglichkeiten zum Pseudostottern zusammengestellt.

Übersicht 8.8

Spielvarianten zum Üben des Pseudostotterns

- Einen weichen Ball (hüpft langsamer) zunächst auf den Boden prellen und bei jedem Bodenkontakt mit »ho« begleiten. Dann einander mit mehrmaligem Bodenkontakt zuwerfen und dabei so oft »ho« wiederholen, bis der Partner den Ball gefangen hat. Mit »hopp« abschließen.
- Känguruhs oder Hasen springen in Sand oder Gras; erst begleiten durch »hopp, hopp, hopp«, später durch »ho-ho-hopp«; Anzahl der Sprünge durch Blätter/Steine/ Ostereier oder durch Würfeln vorgegeben.
- Kind sitzt auf Rollbrett und wird von der Therapeutin immer dann gezogen oder angeschubst, wenn es das Kommando gegeben hat (z. B.Wortebene »lo-lo-los«, »schu-schu-schubs« oder Satzebene »Und jetzt geht's lo-lo-los!«, »Gib mir einen Schu-schu-schubs!«).
- 4 farbige Reifen bzw. buntes Papier werden passend zu den Farben eines Farbwürfels in einer Reihe ausgelegt. Wahlweise

können auch Kärtchen mit Würfelaugen verwendet werden. Gewürfelt wird entsprechend mit Farb- oder Zahlenwürfel. Nachdem eine Bildkarte gezogen wurde, wird so weit gehüpft, bis die gewürfelte Farbe oder Zahl erreicht ist. Jeder Sprung steht für eine Wiederholung einer Silbe, daher ist es wichtig, dass Sprechen und Hüpfen koordiniert stattfinden.
- Bei einem Würfelspiel (z. B. »Mausefalle«, Ravensburger) werden vor jedem Zug ausgewählte Bildkärtchen gezogen. Die Würfelaugen bestimmen nicht nur die Zahl der Schritte, sondern auch die Zahl der Silbenwiederholungen. Mögliche Sprechleistungsstufe: Wortebene, Satzebene oder gelenkte Rede.
- Mit weichem Ball kegeln. Ball mit vorsichtigem Prellen und »ho-ho« »scharf« machen, dann auf die Kegel zurollen und auf »ho-ho-ho-hooopla!« lösen.
- Blockaden der Therapeutin werden z. B. im Rahmen von »Erwisch-mich« imitiert.
- Eingebettet in ein Regelspiel werden vor jedem Spielzug Bild- oder Schriftkarten mit Pseudostottern benannt.
- Spielzeug (z. B. Tiere oder Autos) muss für das spätere Freispiel mit Pseudostottern »eingekauft« werden.
- In einem Text werden Wörter farbig markiert, die pseudostotternd gelesen werden sollen.
- Das Kind erhält für jeden Pseudoblock in der Spontansprache ein Token, das später in einem vereinbarten Tauschverhältnis (z. B. gegen Gummibärchen) eingetauscht werden kann.
- Während des freien Sprechens produziert das Kind auf ein Handzeichen der Therapeutin Pseudoblocks.
- Der Partner gibt Art der Blockierung, ggf. Zahl der Wiederholungen und das zu stotternde Wort vor.
- Transfer der Technik in die Spontansprache über Rollenspiele und In-vivo-Training.

▪▪ Absichtliches Stottern des Kindes

Ziel Durch die Annäherung an lange abgewehrtes Stotterverhalten verlieren Ankämpfreaktionen ihren Sinn und können damit abgebaut werden. Indem sich das Kind nicht mehr darum bemüht, Stottern um jeden Preis zu verhindern, nimmt die Spannung beim Sprechen nahezu von selbst ab, und die Symptomatik wird reduziert. In der anschließenden Phase der Modifikation kann mit großer Realitätsnähe an echten Blockaden geübt und der Transfer in die Spontansprache erleichtert werden.

Tipp

Um Widerstände gegen das Zulassen von Stottern möglichst gering zu halten, sollte das Kind langsam an die Aufgabe herangeführt werden. Nach einer intensiven Phase des Pseudostotterns wird es ermutigt, vereinzelt echte Blockaden gezielt zu produzieren. Es erhält auch für zufälliges Zeigen echter Blockaden z. B. im Rahmen von Übungen zur Wahrnehmung oder Modifikation positive Verstärkung. Die offensichtliche Freude der Therapeutin über das Auftreten echter Blockaden ruft beim Kind zunächst meist Unglauben und manchmal Verwirrung hervor. Sie ist die erste Person, die das Auftreten von Blockaden begrüßt und sie zugleich mit neuer Bedeutung versieht.

Tipp Material

- Vielseitig einsetzbare Spiele in der Stottertherapie (Pseudostottern, Sprechtechniken, Modifikationstechniken etc.): »Plappersack« (Trialogo); »Stotterralley« (Schubi); »Die Stotterexperten« (ProLog)
- Spiele, die viele Sprechanlässe bieten: »Lach Dich schlapp«, »Rategarten« (beide Ravensburger); »tick tack bumm«, »Activity original« und »Activity junior« (alle Piatnik); »Tabu« und »Tabu junior« (Hasbro); »Wörterwald. Ein Wortfindungsspiel« (ProLog); »Story cubes« (Hutter); »Erzähl mir was!« (Haba No. 28); »buzz it« (Asmodee); »Black

Stories« und »Blue Stories« (Moses); »Gesprächsstoff Original« und »Gesprächsstoff Kinder« (kylskapspoesi)

▪▪ Reduzierung von Laut- und Wortängsten

Ziel Für gewöhnlich nimmt bereits im Laufe der Übung die Zahl der Blockaden in Folge eines Desensibilisierungseffekts (▶ Abschn. 1.6.2) stark ab.

Vorgehen Die Therapeutin bespricht mit dem Schulkind angstauslösende Laute und/oder Wörter und notiert diese gemeinsam mit ihm. Die betreffenden Laute oder Wörter werden bei starker Abwehr zunächst pseudostotternd, dann mit echtem Stottern produziert.

❯ Auch der Einsatz von Pull-out trägt durch ein erhöhtes Kontrollgefühl zum Abbau bestehender Laut- und Wortängste bei (▶ Abschn. 8.7.1, »Der Pull-out – Die Befreiung aus der Klemme«). Alle Übungen werden von der Therapeutin sachlich begleitet und gemeinsam ausgewertet (▶ Übersicht 8.4).

▪▪ Selbstverstärkung

Ziel Durch die beständige Eigenreflexion nach den Übungen und die Aufforderung, positive Aspekte am eigenen Tun und Denken zu formulieren, lernt das Schulkind indirekt, sich selbst zu loben. Damit verschiebt sich der Schwerpunkt der Aufmerksamkeit: Nicht der Misserfolg wird analysiert, sondern die positiven Aspekte seines Handelns und Denkens.

Vorgehen Mit Fragen wie »Was tust du/sagst du zu dir, wenn du dein Ziel erreicht/die schwierige Aufgabe gelöst hast?« wird das Kind ermutigt, sich selbst für seine Erfolge zu belohnen und damit die Motivation zur Bewältigung der Aufgabenstellung aus sich selbst heraus zu entwickeln.

▪▪ Gedankenstopp

Ziel Unerwünschtes Grübeln und negative Selbstbewertungen vor allem vor schwierigen

Situationen sollten unterbrochen werden, da sie das nachfolgende Verhalten des Kindes erheblich beeinflussen können.

Vorgehen Ältere Kinder werden gebeten, wiederkehrende Gedanken oder Sätze laut zu formulieren. Danach wird das Kind aufgefordert, laut und vehement »Stopp!« zu rufen und z. B. dabei die Faust kräftig zu ballen. Während der Übung soll das Kind dieses Verhalten immer zeigen, wenn die ungünstigen Gedanken wiederkehren. Die Therapeutin befragt z. B. vor einem Rollenspiel das Kind nach seinen Gefühlen und Gedanken bezüglich der geplanten Übung. Sobald das Kind die für es typischen sich selbst abwertenden und zumeist undifferenzierten Gedanken formuliert hat, ruft die Therapeutin laut »Stopp!« und schlägt mit der flachen Hand auf den Tisch. Danach wird das Kind gebeten, sein eigenes Stoppsignal zu geben und sein Ziel positiv und konkret zu formulieren sowie Alternativgedanken dazu zu entwickeln.

> ❯ Statt sich selbst herabzusetzen, soll das Kind lernen, sein Ziel konkret und positiv zu formulieren.

Imagination Zur Unterstützung kann ein imaginärer »Helfer« (häufig ist dies ein gefährliches Tier, ein [Film-]Held oder eine Comicfigur), der ihm bei der Bewältigung schwieriger Situationen unterstützend zur Seite steht, gesucht werden. Mit Unterstützung der Therapeutin wird ein inneres Bild von ihm entwickelt und dieses in konkrete Situationen mit einbezogen. Weiterführende Literatur zur Arbeit mit Bildern, Metaphern und Symbolen z. B.: Lankton u. Lankton (2008); Trenkle (2012); Lindemann u. Rosenbohm (2012).

Beispiel
Felix, 10 Jahre alt, soll beim In-vivo-Training in einer Eisdiele eine Bestellung aufgeben. Eine Situation, die er im Normalfall vermeidet. Der für ihn typische Satz lautet: »Ich kann das nicht!« Mit Hilfe der Therapeutin entwickelt er dazu den positiven Alternativgedanken »Ich sage, was ich möchte. Jetzt!« Da er ein großer Fan von »Star Wars« ist, wird zur Unterstützung eine positive Heldenfigur gesucht. Felix entscheidet sich für Meister Yoda, eine

eigentümlich sprechende, kleine grüne Gestalt, die sehr mächtig ist und kraft seiner Gedanken Dinge bewegen und Menschen beeinflussen kann. Sie diskutieren, was wohl Meister Yoda zu ihm sagen würde. Felix weiß sehr schnell, welchen Rat er von ihm bekäme: »Deine Gefühle beherrschen Du kannst, junger Jedi!«

8.5.5 Desensibilisierung gegen Fixierungen und Blockierung

Bei überwiegend tonischem oder stark klonischem Stottern erlebt das Kind bei jeder Blockierung erneut ein Gefühl der Ohnmacht und des Ausgeliefertseins. Je stärker dieser Aspekt für das Kind mit den Fixierungen verbunden ist, desto intensiver wird es versuchen, die Blockierung mit Anstrengung zu überwinden. Durch spielerisches Experimentieren mit Blockierungen und Verzögerungen kann das Kind diese ohne die Begleitung unangenehmer Gefühle erleben und so vorsichtig desensibilisiert werden.

■ **Übungen und Spielideen**

■■ **Gedankenlesen**
Die Therapeutin denkt sich z. B. ein Tier und beginnt locker gedehnt oder mit spannungsarmen Wiederholungen zu sprechen. Die Aufgabe des Kindes ist es, die »Gedanken« der Therapeutin zu lesen, bevor sie das Wort ganz ausgesprochen hat. Sobald das Kind entspannter und neugieriger wird, kann der Rollentausch angeboten werden.

Beispiel
Therapeutin: »Ich denke an eine Ghhiiiiiirrrr« – Kind: »Eine Giraffe!«

■■ **Wiederholungen würfeln**
Die Zahl der Wiederholungen wird z. B. mithilfe eines Würfels festgelegt. Im Rahmen eines Regelspiels zieht ein Teilnehmer ein Bildkärtchen und benennt es (pseudo-)stotternd. Dabei wird die erste Silbe entsprechend der gewürfelten Augenzahl wiederholt. Wird die Sechs als Joker eingesetzt, müssen keine Wiederholungen produziert werden.

▪▪ Blockade halten

Die Dauer der Fixierung einer Silbe/eines Wortes wird durch den Spielpartner festgelegt. Er nennt ein Wort, das gestottert werden soll, und signalisiert durch die Annäherung seiner beiden Zeigefinger die Dauer der Blockade. Den meisten Kindern macht es besonders großen Spaß, der Therapeutin die »Luft ausgehen zu lassen«. Das positive Vorbild der Therapeutin im Umgang mit langen Fixierungen ist für das Kind besonders wichtig. Indem sie die Situation mit Humor nimmt (z. B. durch dramatisches Niedersinken und Japsen nach Luft vor Anstrengung), wird die Situation entschärft, und das Kind kann sich nach einigen Durchgängen meist auf kürzere Blockierungen einlassen.

> **Tipp**
>
> Bei einem Rollentausch sollte die Therapeutin die Länge der Fixierungen beim Kind nur langsam steigern.

8.5.6 Abbau von situativen und sozialen Ängsten bei Schulkindern und Jugendlichen

Nach Gesprächen über Sprechängste und Vermeidung werden für das Kind schwierige Situationen gemeinsam mit Hilfe einer sog. Angstpyramide in eine hierarchische Ordnung gebracht. Besonders leicht zu bewältigende Aufgaben werden vom Kind in einer gezeichneten Pyramide an der Basis notiert. Je schwieriger die Aufgabe für das Kind ist, desto weiter oben wird sie platziert (◘ Abb. 8.3).

Viele Kinder wissen auf Anhieb, welche Situation in der Spitze notiert werden muss, für Abstufungen innerhalb der Hierarchie wird jedoch oft die Unterstützung der Therapeutin benötigt. Am Ende steht eine kompakte **Zusammenstellung schwieriger Situationen** für das Kind, die das weitere Vorgehen der Desensibilisierung strukturiert und unterstützt. Dabei kann es sich im Laufe der Behandlung ergeben, dass Reihenfolgen verändert werden müssen bzw. einzelne Stufen übersprungen werden können. Das Kind legt fest, mit welcher Stufe es sich beschäftigen möchte. Die Therapeutin greift in die Auswahl nur ein, wenn sie bemerkt, dass

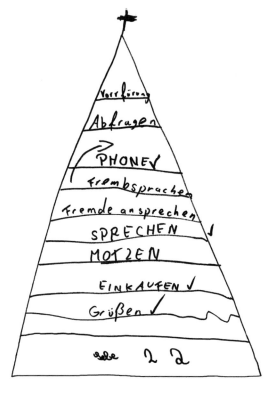

◘ Abb. 8.3   Beispiel für eine in der Therapie erstellten Angstpyramide

sich das Kind mit der gewählten Schwere der Aufgabe über- oder aber **weit** unterfordert. Zur konkreteren Differenzierung der Anforderungen kann es hilfreich sein, zu den Fragen »Wo?«, »Wann?«, »Wer?« und »Was?« jeweils eigene Hierarchien zu erstellen. Abstufungen der jeweiligen Übungsstufe lassen sich auf diese Weise gut visualisieren und steigern den Übungseffekt. Die ◘ Abb. 8.4 zeigt ein Beispiel der differenzierten Angsthierarchie.

In Orientierung an die aufgestellte Hierarchie werden problematische Situationen nachgespielt (Rollenspiel) oder gezielt aufgesucht (In-vivo-Training) (► Abschn. 8.5.7) und im Anschluss ausführlich ausgewertet.

Ältere Kinder sollten unbedingt auch **soziale Umgangsformen** üben: Begrüßung, Verabschiedung und sich mit eigenem Namen vorstellen, spielen eine elementare Rolle in der Kontaktaufnahme. Fragen wie »Wen begrüße ich wie?«, »Wie lange sehe ich jemanden an?«, »Wie fest drücke ich die Hand?«, »Was sage ich, nachdem ich ‚Hallo‘ gesagt

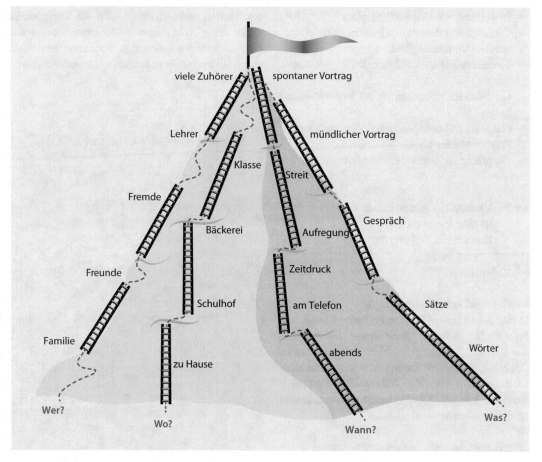

Abb. 8.4 Exemplarisch erstellte Angsthierarchie. Je höher die Einstufung einer Situation in der Hierarchie erfolgte, desto schwerer wird das Stottern oder die Sprechangst in Bezug auf die Fragen Wo?, Wer?, Was?, Wann? erlebt.

habe?«, »Wann grüße ich?« etc. sollten mit sozial unsicheren Kindern und Jugendlichen unbedingt geklärt und die Umsetzung oft geübt werden. Besonders für ältere Jugendliche wird zunehmend auch die **Gesprächseröffnung** wichtig. Der sog. Small Talk fällt auch Erwachsenen oft noch schwer. Für stotternde Jugendliche ist es umso wichtiger, frühzeitig allgemeine kommunikative Kompetenzen zu erwerben. In kleinen Rollenspielen können folgende Strategien des Small Talks erprobt und geübt werden:

- Sprich über etwas im Raum (Das Bild an der Wand gefällt mir gut. Besonders…).
- Sprich über etwas, das dein Gesprächspartner bei sich trägt (Kleidung, Handy, Schmuck, Kopfhörer…).

- Sprich über etwas, was zum Anlass der Begegnung passt (Ich kenne X aus der Schule. Woher kennst du ihn? / Warten Sie auch auf…?).
- Sprich über etwas, was aktuell ist (Interessieren Sie sich für die Winterspiele?).

Um ein **Gespräch am Laufen zu halten**, ist es hilfreich, aktives Zuhören zu üben. Nachzufragen, zusammenzufassen und vertiefende Fragen zu stellen, ist in aller Regel Erfolg versprechender als in Monologe zu verfallen.

Um möglichst große Alltagsrelevanz zu erhalten, sollten die Gesprächsanlässe passend zum Lebensumfeld geübt werden. Mögliche Bereiche wären:

- Bewerbung um einen Aushilfsjob als Zeitungszusteller oder Popkornverkäufer im Kino

— Bewerbung um einen Arbeitsplatz
— Gespräch mit dem neuen Banknachbarn/ Mitschüler/ Vereinsmitglied
— Kontaktaufnahme zu Gleichaltrigen auf einer Party
— Gespräch im Wartezimmer der logopädischen Praxis
— Gespräch mit dem Nachbarn/ der Mutter des Freundes/ dem Trainer
— Gespräche auf einem Familienfest

8.5.7 Vielseitig einsetzbare Methoden in der Phase der Desensibilisierung

■ Rollenspiele

■ ■ Das »wirkliche« Leben spielen

In der Behandlung älterer stotternder Kinder und Jugendlicher nehmen Rollenspiele im Rahmen der Desensibilisierung und zum Training sozialer Kompetenzen großen Raum ein. Je jünger das Kind ist, desto mehr sollte das Rollenspiel echten Spielcharakter besitzen. Die Vorbereitung entfällt oder wird nur ansatzweise durchgeführt.

❗ Das im Folgenden vorgestellte Vorgehen muss jeweils dem Entwicklungsstand und der Aufgeschlossenheit des Kindes gegenüber der Aufgabenstellung angepasst werden.

Vorgehen Nachdem z. B. aus der Angstpyramide eine Anforderungsebene ausgewählt wurde, wird das Rollenspiel gemeinsam geplant. In Anlehnung an die in ▶ Übersicht 8.9 aufgelisteten Fragen wird der Rahmen des Spiels erarbeitet.

Ziel Im Anschluss an die Übungsplanung werden die Ziele des Rollenspiels festgelegt. Neben der Frage, wie sich das Kind bisher in der Situation verhalten hat, interessieren vor allem die angestrebten Veränderungen und die dazu notwendigen Zwischenschritte, um diese Fähigkeiten zu erwerben. Je jünger das Kind ist, desto mehr Vorgaben und Unterstützung durch die Therapeutin sind notwen-

dig. In den meisten Fällen wird die Therapeutin daher die verschiedenen Anforderungsstufen auf dem Weg zum angestrebten Verhalten im Ansatz vorgeben und dann gemeinsam mit dem Kind ausarbeiten.

Übersicht 8.9

Hilfen zur gemeinsamen Erarbeitung eines Rollenspiels

— Wie sieht der äußere Rahmen (die Umgebung) des Rollenspiels aus?
— Wer ist in der Situation beteiligt?
— Wie soll sich der Spielpartner verhalten?
— Welche verschiedenen Anforderungsstufen sollen ausprobiert werden?
— Welche ähnlichen reellen Situationen kennt das Kind, und wie hat es sich darin tatsächlich verhalten? Wie fühlte es sich dabei, und wie bewertete es diese Situationen?
— Wie hätte es sich am liebsten verhalten? Welche Fähigkeiten hätte es dazu gebraucht?
— Wie will sich das Kind im Rollenspiel verhalten? Welches sozial kompetente Verhalten strebt es an? Welche Fähigkeiten kann es dazu einsetzen?

Nebenziel Neben Verhaltensaspekten können auch nichtsprachliche Kriterien wie Blickkontakt, Körperhaltung, Gestik, Mimik, Lautstärke, Stimmmodulation oder aber konkrete Übungsinhalte wie die Produktion von Pseudostottern oder die Einhaltung erlernter Techniken trotz des Wirkens von Stressoren festgelegt werden.

Beispiel

Rollenspiel »In der Bäckerei«

Andreas, 13 Jahre alt, mit sehr schwerem, von großem Anstrengungsverhalten begleitetem Stottern, soll in einer überfüllten Bäckerei verschiedene Brötchen bestellen. Es wurde vereinbart, dass sich die Verkäuferin (Therapeutin) ungeduldig und abwertend verhalten soll. Andreas ist der festen Überzeugung, dass er in dieser für ihn als extrem belastenden Situation nur die Flucht ergreifen kann. Vorher besprochene Verhaltensalternativen erscheinen ihm zwar plausibel, er glaubt aber nicht, sich in dieser Situation entsprechend verhalten zu können. Während des Rollenspiels zeigt sich die Therapeutin zunehmend ungeduldig. Dabei beobachtet sie genauestens Andreas' nonverbale Reaktionen, um sich vorsichtig an seine Belastungsgrenze heranzutasten, sie jedoch nicht zu überschreiten. Als er in einer schweren Blockade steckt, stöhnt sie genervt und verdreht die Augen. Andreas wird sichtbar unruhig, spricht jedoch mehr als vorher geplant war. Im Anschluss an das Rollenspiel ist er sehr aufgewühlt und empört über das Verhalten der Verkäuferin, fügt jedoch mit gewisser Genugtuung dazu, dass er sie mit seiner Extrabestellung dafür länger genervt habe. In der folgenden Auswertung werden die positiven Aspekte seines Verhaltens gemeinsam erarbeitet und durch die Therapeutin weiter verstärkt. (Andreas hat sich der Situation gestellt und trotz deutlicher Erregung sein Vorhaben durchgeführt. Seine Erwartung, der Situation nicht standhalten zu können, hat sich nicht erfüllt. Indem er sein Stottern instrumentalisierte, gelang es ihm, einen positiven Aspekt des von ihm stark abgewehrten Stotterns zu entdecken.)

Tipp Material

- »Aktionstherapiebox: Rollenspiele für die Sprachtherapie« (ProLog)
- »Rollenspiele« – Kartensatz im ▶ Online-Material unter http://extras.springer.com: Eine Zusammenstellung von Rollenspielen zu typischen Reizthemen Jugendlicher. Die Themen können auch nur zur Diskussion verwendet werden, bei der vorher festgelegte Übungsinhalte umgesetzt werden müssen.
- Kartensatz »In-vivo-Training« im ▶ Online-Material unter http://extras.springer.com : Zum Bearbeiten von Alltagssituationen kann auch der unter dem nachfolgenden ▶ Abschn. »In-vivo-Training« beschriebene Kartensatz verwendet werden.

■ **In-vivo-Training**

■■ **Das »wirkliche« Leben erleben**

Rollenspiele werden dazu benutzt, den »Ernstfall« zu üben. Beim In-vivo-Training geht es nun um die Erprobung erlernter Fähigkeiten in Alltagssituationen. Der Schonraum, den das Rollenspiel trotz aller Anforderungen noch bietet, fällt hier nahezu weg. Die Situation wird gemeinsam vorbereitet. Bei starken Widerständen kann vor dem Aufsuchen der Realsituation erneut ein Rollenspiel zur Desensibilisierung durchgeführt werden. Die ▶ Übersicht 8.10 nennt mögliche Fragestellungen bei der Vorbereitung.

Übersicht 8.10
Vorbereitung des In-vivo-Trainings
- Welche Situation möchte das Kind versuchen?
- Wie stellt es sich den Ablauf in Einzelschritten vor?
- Welche Ängste oder Bedenken sind damit verbunden?
- Diskussion des »worst case«: Was könnte im schlimmsten Falle geschehen?
- Welche Möglichkeiten hat das Kind dann, um zu reagieren?
- Wie könnte eine gelungene Situation ganz konkret aussehen?
- Wie hat es die geplante Situation bereits im Rollenspiel erlebt? Welche positiven Strategien hat das Kind hierbei angewandt?

Vorgehen Vorgegangen wird in Anlehnung an die erstellte Hierarchie. Bestimmte Stufen können u. U. übersprungen werden, andere Stufen müssen oft mehrmals durchgeführt werden, bevor das Kind zu einer Steigerung der Anforderungen bereit ist. Für das In-vivo-Training gibt es unzählige Situationen, die aufgesucht oder gezielt herbeigeführt werden können. Immer sollte sich die Auswahl der Aufgaben konkret auf die Schwierigkeiten des Kindes beziehen. Während die ▶ Übersicht 8.11 einige der häufigsten Aufgaben des In-vivo-Trainings zusammenstellt, werden in ▶ Übersicht 8.12 mögliche Steigerungsstufen der Anforderungen innerhalb derselben Situation vorgestellt.

Übersicht 8.11

Mögliche Aufgaben des In-vivo-Trainings
- Fremde nach der Uhrzeit oder dem Weg fragen
- Jemanden um Hilfe bitten
- Einkaufen mit einfacher Bestellung
- Informationen einholen (z. B. einen Mitschüler nach den Hausaufgaben fragen; den Lehrer in der Pause ansprechen und etwas zum Unterricht o. Ä. fragen)
- Beratungsgespräche führen (z. B. über Inlineskates, Computerspiele, Zugverbindungen, Tierhaltung)
- Eingekauftes umtauschen
- Telefonate führen (z. B. bei Anruf an das Telefon gehen, Freund anrufen, Telefonauskunft, Zugauskunft, sich »verwählen«, Kinokarten reservieren, Nachfragen bei Kleinanzeigen, auf Anrufbeantworter sprechen)

Übersicht 8.12

Variablen innerhalb der Aufgabenstufen
- Alter und Geschlecht des Partners
- Zeitdruck
- Gefühle des Kindes wie Sympathie oder Antipathie
- Zahl und Art der Zuhörer

Therapeutin als Vorbild   Da das In-vivo-Training dem Kind viel Mut und Selbstüberwindung abverlangt, sollte die Therapeutin vom Kind nie etwas verlangen, was sie ihm nicht selbst vorgemacht hat. Es erhöht ihre Glaubwürdigkeit, wenn sie die geplanten Situationen zunächst selbst mit lockerem Pseudostottern vormacht und anschließend mit dem Kind Beobachtungen, Gefühle und Erfahrungen austauscht und auswertet.

> Das Verhalten der Therapeutin dient als Modell, an dem das Kind sich beim eigenen In-vivo-Training orientieren kann.

Besonders die Bewertung von Zuhörerreaktionen gelingt aus der Distanz heraus leichter und objektiver. Die Annäherung an das In-vivo-Training wird durch diesen Zwischenschritt erleichtert, und das Kind kann aufgrund seiner Beobachtungen qualitativ andere Erfahrungen machen als beim eigenen In-vivo-Training.

Abschließende Reflexion   Die nachfolgende Reflexion durchgeführter Situationen rundet das Verfahren ab. Durch die Auswertung der Übung, die Gegenüberstellung von Erwartungen und tatsächlichem Erleben kann das Kind schrittweise zu einer realistischeren Selbsteinschätzung gelangen. Spezifische Ängste können reduziert und ungünstige Verhaltensweisen verändert werden.

Für **jüngere Schulkinder** ergeben sich naturgemäß andere Schwerpunkte als für **Jugendliche**. Je größer das soziale Umfeld des Kindes wird, desto vielfältiger sind die Möglichkeiten zur Desensibilisierung.

Das In-vivo-Training sollte auch außerhalb der Therapie selbstständig fortgesetzt werden (▶ Abschn. 8.7.1, z. B. Übung »Die hinterhältige Woche«).

Tipp Material

- »Veränderungstraining im Alltag. Eine Anleitung zur In-vivo-Arbeit in Therapie, Beratung und Selbsthilfe« (Wendlandt 2003) Thieme, Stuttgart: Ausführliche theoretische Erläuterung des Themas und viele konkrete Anregungen und Ideen zur Gestaltung von In-vivo-Elementen in der Therapie.
- Kartensatz »In-Vivo-Training« im ▶ Online-Material unter http://extras.springer.com: Auf Kärtchen sind dort einzelne In-vivo-Aufgaben beschrieben, die natürlich auch im Rollenspiel bereits erprobt werden können. Die Aufgabenkärtchen werden aus dem Stapel gezogen und bestimmen die nächste Aufgabe. Zusätzlich gibt es Aufgabenkärtchen, die den Modus (z. B. mit Pseudostottern sprechen, absichtliches Stottern, Anwendung von Pull-outs etc.) des In-vivo-Trainings bestimmen. Alle Karten werden natürlich entsprechend den Fähigkeiten des Kindes vorsortiert. Die »blinde« Auswahl der Aufgaben aus dem Stapel ist bereits ein starker Stressor und somit auch ein Element der Desensibilisierung.

- Gespräche über das Stottern

- Gespräche mit der Therapeutin

Durch wiederholte Unterhaltungen über Stottern und den damit verbundenen Gefühlen tritt nahezu automatisch ein weiterer Desensibilisierungseffekt ein. Bereiten derartige Gespräche den Kindern und Jugendlichen zu Beginn häufig noch sichtbares Unbehagen, nehmen die abwehrenden Reaktionen meist zusehends ab.

Hilfreich für den Einstieg in derartige Gespräche können Bücher sein, die sich mit dem Anderssein bzw. dem Stottern auf einem altersentsprechenden Niveau beschäftigen.

Tipp Material

- »L-l-lissi will d-d-dazugehören« (Jüntgen 2009), Grundschulkinder
- »Benni« Band 1–4 (Hrsg. Demosthenes-Institut 2001, 2003, 2006), Comics ca. ab der 4. Klasse
- »Was ist ein U-U-Uhu? Ein Mutmachbuch für stotternde Kinder« (Schneider u. Schartmann 2006), ca. 4–9 Jahre
- »Der dreizehnte Monat« (Mitchell 2007), Roman für Jugendliche
- »Irgendwie Anders« (Cave 1994), ca. 3–6 Jahre
- »Das kleine Ich bin ich« (Lobe 1992), ca. 3–6 Jahre
- »Elmar« (McKee 1989), ca. 3–6 Jahre
- »Wenn die Ziege schwimmen lernt« (Moost u. Kunstreich 2007), ca. 3–6 Jahre
- »Meine Worte hüpfen wie ein Vogel. Kinder malen ihr Stottern« (Heap 2005), Gesprächsanlass für alle Altersgruppen

- ■ Gespräche mit Gleichaltrigen

Als Reaktion auf ihre häufig erlebten kommunikativen Unzulänglichkeiten ziehen sich viele Kinder von sozialen Kontakten zurück. Sie haben oft nur sehr wenige Freunde, zu denen mitunter eine hohe emotionale Abhängigkeit besteht. Gespräche über das Stottern mit Gleichaltrigen sind dabei meist unvorstellbar. Dies ist jedoch ein wichtiger Schritt, um das Stottern zu entmachten und die Flucht vor den Symptomen zu beenden. Neben der ermutigenden Unterstützung der Therapeutin kann der »Ernstfall«

eines Gesprächs mit dem Kind im Rollenspiel geübt werden. Gemeinsam werden Aufgaben mit steigendem Anforderungscharakter erarbeitet. Mögliche Aufträge sind in ▶ Übersicht 8.13 dargestellt.

Übersicht 8.13

Aufgaben zum Gespräch mit Gleichaltrigen über Stottern

- Bei stärkeren Blockierungen vereinzelt Hinweise auf die eigene Unflüssigkeit einfließen lassen
- In einem Nebensatz die Therapie erwähnen (z. B. »Da kann ich nicht, ich muss zur Sprachtherapie!«)
- Eher beiläufig erklären, dass sich jetzt die Sprechweise etwas verändert, weil man gerade etwas ausprobiert, was das Sprechen leichter machen soll (z. B. bei Pullouts oder bei der Nachbesserung)
- Einen Freund in Übungen mit einbeziehen (z. B. in Form von Beobachtungsaufgaben)
- Einen Freund in die Therapie einladen

- Was tun, wenn …

- … das Kind sich nicht auf die angebotenen Übungen einlässt oder starke Widerstände zeigt?

Möglicherweise wurde das Kind überfordert. Es wehrt die Inhalte, mit denen es sich intensiv auseinandersetzen soll, noch zu sehr ab. **Denkbare Interventionen**: Kontakt zum Kind überprüfen, Anforderungen senken, Zwischenschritte einbauen, kleine Fortschritte hervorheben und ihre Bedeutung für das weitere Vorgehen herausarbeiten. Seltener handelt es sich hier um ein Motivationsproblem. Gerade bei Jugendlichen ist es jedoch möglich, dass zu Beginn der Therapie die Wünsche und Ziele des Kindes zu wenig oder gar nicht beachtet wurden.

- … sich das Sprechen während der Übung verschlechtert hat?

Der Druck auf das Kind hat zugenommen. Es kommt mit der erhöhten Anforderung nicht zurecht. **Lösung**: Anforderungen zurücknehmen, bei älteren Schulkindern und Jugendlichen Verschlechterung ansprechen und Zusammenhänge gemeinsam erforschen. Um Ängsten vorzubeugen, die aus unangenehmen Erfahrungen entstehen können, unbedingt weitere Übung mit reduzierter Anforderung durchführen und positives Ergebnis hervorheben.

— ... sich das Kind weniger zutraut, als es nach Ansicht der Therapeutin bewältigen kann?

Das Kind sollte mehr positive Erfahrungen auf einer Stufe machen können, die es selbst als »noch akzeptabel« beschreibt. Nach mehreren Durchgängen derselben Anforderung in unterschiedlichen Variationen (z. B. Einkauf beim Bäcker, beim Metzger, im Buchladen) wird es beginnen, sich zu langweilen, und sich leicht erhöhte Anforderungen eher zutrauen. Schwierigkeitsstufen sollten hier besonders vorsichtig und immer in Zusammenarbeit mit dem Kind gesteigert werden.

Fazit
— Das Vorgehen bei der Stärkung und dem Aufbau von Sprechfreude sowie der Reduzierung von Ängsten orientiert sich am Entwicklungsstand und an den Bedürfnissen des Kindes.
— Durch das individuelle Ausloten der Grenzen des Kindes kann sein Spielraum schrittweise erweitert werden.

8.6 Förderung der Eigen- und Symptomwahrnehmung

Der direkte Therapieansatz zielt zu einem wesentlichen Teil auf die Veränderung auftretender Symptome und Verhaltensweisen ab. Um ein Symptom aktiv verändern zu können, sollte das Kind daher zunächst verstehen, was geschieht, wenn es unflüssig wird, welche seiner Copingstrategien (▶ Abschn. 1.3.3) sinnvoll sind und welche den Redefluss eher erschweren. Eine gute Eigenwahrnehmung unterstützt den Veränderungsprozess wesentlich.

❗ Vorschulkinder sind in ihrer Eigenwahrnehmungsfähigkeit noch sehr eingeschränkt. Da die Gefahr groß ist, sie mit entsprechenden

Übungen zu überfordern, werden in dieser Altersgruppe Wahrnehmungsübungen nur sehr oberflächlich durchgeführt.

■ **Flexible Anpassung des Konzepts**
Für jedes Kind muss individuell entschieden werden, ob und wenn ja, wie gründlich eine Schulung der Wahrnehmung möglich und wünschenswert ist. Für dieses Vorgehen sprechen Faktoren wie
— Alter,
— Störungsbewusstsein,
— Reflexionsvermögen und
— intellektuelle Fähigkeiten des Stotternden.

Ein behutsamer Wechsel von eher indirektem zu direktem Vorgehen erlaubt es, flexibel und individuell auf aktuelle Anforderungen zu reagieren (▶ Abschn. 6.2).

■ **Grundlegendes bei der Wahrnehmungsförderung**
Bei Übungen zur Wahrnehmung bestehen fließende Grenzen zu den Inhalten der Therapiephasen Desensibilisierung und Modifikation. Je nach Schwerpunktsetzung kann eine Übung daher primär der Desensibilisierung oder aber der Wahrnehmungsschulung dienen. Die vorgenommene inhaltliche Trennung der 3 Therapiephasen ist somit zwar streckenweise theoretischer Natur, sie trägt jedoch dazu bei, die Möglichkeiten einzelner Übungen zu veranschaulichen.

Fremdwahrnehmung vor Eigenwahrnehmung Aufbauend auf Erfahrungen aus Übungen zur Körperwahrnehmung (▶ Abschn. 8.2 und 8.3) wird zunächst die Fremdwahrnehmung des Kindes trainiert, bevor es Symptome bei sich selbst wahrnehmen und ggf. sein Verhalten reflektieren soll. Die Wahrnehmungsförderung mit jüngeren Kindern ist nur selten planbar. Um das Kind nicht zu überfordern, sollte die Therapeutin spontan auf Stimmungen und Gelegenheiten aus dem Stundenablauf reagieren.

Einbindung der Eltern Werden die Eltern in Übungen zur Wahrnehmung des Stotterns mit eingebunden, sollten sie diese nicht nur als Übungspartner sondern auch in der Rolle des stotternden

Kindes durchführen. Auf diese Weise verlieren sie die Rolle der unbeteiligten Beobachter und werden in die Auseinandersetzung mit dem Stottern direkt einbezogen. Das Verständnis für die kindlichen Probleme nimmt dadurch meist zu, neue oder erstmalige Gespräche innerhalb der Familie über das Stottern können zu weiteren positiven Veränderungen beitragen.

- **Übungen und Spielideen**

■■ **Erwisch-mich**
Die bereits in ▶ Abschn. 8.5.4 beschriebene Übung hat neben desensibilisierender Wirkung den Effekt, die Wahrnehmung des Kindes für das Auftreten seiner Symptome zu schulen. Sie kann mit der Übung »Die 3 Arten ein Wort zu sagen« verbunden werden.

■■ **Die 3 Arten ein Wort zu sagen (vgl. Dell 1994, van Riper 1986)**

Ziel Aufgrund der Anforderungen an die Wahrnehmungsfähigkeit des Kindes sollte diese Übung frühestens bei Vorschulkindern eingesetzt werden. Ihr Ziel ist die weitgehend differenzierte Wahrnehmung verschiedener Kernsymptome und ihre Zuordnung zu den entsprechenden Begriffen. In Anlehnung an Dell (1994, S. 100) bietet sich die Verwendung der Begriffe »normales« Sprechen (so bezeichneten alle bisher befragten Kinder flüssiges Sprechen), »lockeres« (eher lockere Teilwortwiederholungen) und »festes« oder »hartes« (spannungsreiches) Stottern an.

Vorbereitung Zur Erläuterung der Begriffe »locker« und »fest« können die Übungen »Zitrone ausquetschen« (▶ Abschn. 8.2) oder das **»Bleistiftziehen«** durchgeführt werden. Hierzu hält die Sprachtherapeutin in ihrer Faust einen Bleistift, den das Kind herausziehen soll. Sie hält den Stift mal »locker« und mal »fest«, das Kind ordnet die Begriffe zu.

Vorgehen Bewältigt das Kind diese Aufgabe, produziert die Therapeutin Pseudoblocks, deren Qualität das Kind wiederum den Begriffen »locker« und »fest« zuordnen soll. Kann es die unterschiedlichen

Qualitäten des Stotterns sicher differenzieren, wird die Aufgabe weiter modifiziert. Sie lautet nun: »Sag mir, **wann** ich stottere und **was** ich dabei mache!«. Beim Rollentausch kann die Aufgabenstellung nochmals variiert werden, indem die Therapeutin das Kind stoppt, und das Kind die Art der Blockade **selbst** zu beschreiben versucht.

> **Tipp**
>
> Bei ausgeprägtem Störungsbewusstsein können kurze Übungseinheiten und positive Verstärkung entlastend wirken.

■■ **Stotterapfel nach van Riper**
»Was **machst** und **denkst** du, wenn du stotterst?« Bereits 8-Jährige können hierüber sehr präzise Angaben machen. Die genannten Verhaltensweisen können gemeinsam anhand des Bildes eines halbierten Apfels veranschaulicht werden (vgl. van Riper 1986, S. 243). In das Kernhaus werden alle bekannten Kernsymptome geschrieben (»Dinge, die du tust, **wenn** du stotterst«), in das Fruchtfleisch selbst die Begleitsymptomatik (»Dinge, die du beim Sprechen tust, **weil** du stotterst«). Bei Kindern im Grundschulalter dient der »Stotterapfel« überwiegend der therapiebegleitenden Diagnostik, um herauszufinden:

- wie differenziert das Kind seine Art zu sprechen wahrnimmt,
- welchen Symptomen es große Bedeutung beimisst und
- welche es evtl. gar nicht bemerkt.

Erst bei Jugendlichen sollte darüber hinaus versucht werden, die Symptomatik im weiteren Therapieverlauf genauer zu erforschen und zu differenzieren.

■■ **Fingersprechen**
Diese Übung ist für Jugendliche und ältere Schulkinder hervorragend geeignet zur Schulung der taktil-kinästhetischen Wahrnehmung artikulatorischer Abläufe (Beschreibung in ▶ Abschn. 8.3.4, Übung »Spürendes Sprechen«). Bei älteren Kindern können zudem Blockaden mithilfe des Fingersprechens genauer analysiert werden. Dieses Vorgehen schult durch die Gegenüberstellung der

beiden unterschiedlichen Bewegungsabläufe die Aufmerksamkeit dafür, welche Komponenten im Sprechablauf verändert werden müssen.

▪▪ »Phono-school«

Ausgehend von der Annahme, dass Stottern die Folge einer Timing-Störung von Artikulation, Stimmgebung und Atmung ist (▶ Abschn. 2.3.3), ist es für Schulkinder ab etwa 8 Jahren hilfreich, eine Vorstellung davon zu entwickeln, wie die 3 Bereiche bei flüssiger Sprechweise ineinander greifen. Gemeinsam werden einzelne Laute erforscht: Wie bewegen sich Lippen, Kiefer und Zunge, damit der Laut gebildet werden kann? Wann ist die Stimme »an« und wann ist sie »aus«? Durch Auflegen der Hand auf den Kehlkopf kann die Stimme erspürt werden und nebenbei können Kenntnisse über die Stimmproduktion vermittelt werden. Bei Kindern mit ausgeprägten Atemauffälligkeiten kann auch die Sprechatmung erforscht werden: Welche »Richtung« nimmt die Luft beim Sprechen? Es ist sinnvoll, die Laute nach Lautgruppen zu erarbeiten: Frikative, Plosive, Vokale, Sonoranten. Dabei wird für das Kind das distinktive Merkmal Stimmhaftigkeit/Stimmlosigkeit schnell erfahrbar. Die »Untersuchungsergebnisse« können als »Forschungsbericht« in eine Tabelle eingetragen werden. In deren Kopfzeile werden die zu beobachtenden Parameter und in der ersten Spalte die zu erforschenden Laute notiert. Die Übungsintensität sollte unbedingt der Reife des Kindes angepasst werden. Je jünger das Kind ist, desto grober ist das Raster, das erarbeitet wird. Bei älteren Kindern oder bei Kindern mit sehr guter Eigenwahrnehmung kann eine weitere Stufe eingeführt werden: Wie verhalten sich die an der Lautbildung beteiligten Systeme im Falle einer Blockierung? Was passiert mit Stimmgebung, Atmung, Anspannung der Artikulatoren? Hilfsmittel wie Spiegel oder große Lupen können den Aspekt des neugierigen Forschens unterstreichen und die scheinbar trockene Materie zu einem interessanten Projekt machen.

> **Tipp Material**
>
> Der »Forschungsbericht« in den ▶ Online-Materialien unter http://extras.springer.com ist eine bereits vorgefertigte Tabelle zum Notieren genauerer Beobachtungen.

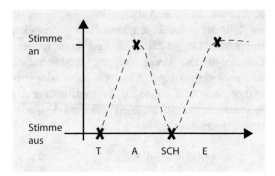

▢ Abb. 8.5 »Stimmsurfen«

▪▪ »Stimmsurfen«

Ziel Erfassen des Wechsels von Stimmlosigkeit zu Stimmhaftigkeit im Sinne des weichen Stimmeinsatzes (Onset ▶ Abschn. 2.3.3 und ▶ Abschn. 8.7.1, »Prolongationen«).

Vorgehen Nach der hinreichenden Erarbeitung der Kriterien »stimmlos-stimmhaft« (▶ Übung »Phono-school«) werden nun Wörter erforscht. Hilfsmittel ist ein Diagramm mit x und y-Achse. Auf der y-Achse wird oben eine Markierung für Stimmhaftigkeit und am Nullpunkt eine Markierung für Stimmlosigkeit gesetzt. Das Kind ermittelt für jeden einzelnen Laut eines vorher gemeinsam gewählten Wortes entlang der x-Achse, ob er stimmhaft oder stimmlos ist und setzt in dem Diagramm entsprechend seiner Beobachtungen ein Kreuz. Anhand dieser Diagramme kann gemeinsam erarbeitet werden, an welcher Stelle im Wort häufig der »kritische Moment« ist (der Wechsel von stimmloser zu stimmhafter Lautbildung am Anfang des Wortes). Damit wird z. B. der Einsatz von Prolongationen oder Blocklösetechniken erarbeitet. Den Namen erhielt die Übung von einem stark stotternden Therapiekind, das die Kurven als Wellen und sich selbst als »Surfer« durch das Wort bezeichnete. ▢ Abb. 8.5 zeigt eine typische »Stimmsurfer-Kurve«.

▪▪ Lokalisation der Anspannung

Ziel Hier werden Aspekte der Desensibilisierung und die Schulung der Eigenwahrnehmung vereint. Gemeinsam wird untersucht, wo im Sprech-ablauf durch Verkrampfung oder Anspannung Abweichungen von der physiologischen Artikula-tion aufgetreten sind, um diese später im Rahmen der Modifikation zu bearbeiten.

Vorgehen Die Therapeutin gibt zunächst Pseudo-blocks vor, die das Kind vor der Analyse möglichst genau imitieren soll. Dann erhält das Kind konkrete Beobachtungsaufgaben, um den Ort der Verspan-nung lokalisieren zu können. Je nach Symptomatik werden folgende Parameter genauer untersucht:

- Blockierung des Atemflusses (z. B. Bauchmus-kulatur, Glottisebene, Zunge),
- Stimmhaftigkeit/-losigkeit des blockierten Lautes,
- in-/exspiratorisches Sprechen sowie
- Ort und Art der Artikulation des betrof-fenen Lautes im Block und bei flüssigem Sprechen(im Vergleich).

Beim Rollentausch unterbricht die Therapeutin das Kind nach dem Auftreten einer auffälligen Blocka-de und analysiert diese mit ihm.

> ❗ Unterbrechungen des Redeflusses schaffen in der Regel Frustration und sollten daher nicht allzu häufig durchgeführt werden. Beim Erzählen emotionaler oder inhaltlich wichti-ger Dinge sollte auf Unterbrechungen gänz-lich verzichtet werden.

> **Tipp**
>
> Falls die Eigenwahrnehmung des Kindes an-fänglich stark erschwert ist, kann die Thera-peutin das Stottern des Kindes imitieren. Dies ermöglicht es dem Kind, sich aus einer ge-wissen Distanz heraus und ohne Zeitdruck mit den eigenen Blockierungen zu beschäftigen.

■■ Arbeit mit Video- und Audioaufnahmen
Bei Jugendlichen können Stottersymptome über Video- und Audioaufnahmen analysiert werden. Da sich Pubertierende oft damit beschäftigen, wie sie auf andere wirken, sind sie an der Bearbeitung von Videoaufnahmen meist besonders interessiert.

Oft reagieren sie jedoch überkritisch, selbst auf kleinste Auffälligkeiten oder unwichtige Äußer-lichkeiten. Es ist daher hilfreich, zunächst nur von der Therapeutin erzeugte Symptome zu analysieren und dann positive Aspekte im Sprechverhalten des Jugendlichen (z. B. flüssige Anteile, »Zielmodell« lockeres Stottern oder Blickkontakt) zu suchen, be-vor die gesamte Bandbreite der Symptomatik be-sprochen wird. Die zu bearbeitende Sequenz sollte zu Beginn sehr kurz gewählt werden, bevor sie vor-sichtig gesteigert wird.

Kritische Bemerkungen über Äußerlichkeiten (z. B. »Klingt meine Stimme wirklich so?«, »Ich zapple ja ständig!«) und nonverbale Reaktionen auf das Gesehene sollten ernst genommen und mit dem Jugendlichen behutsam und sachlich bespro-chen werden.

■■ Eigenreflexion
Die Wahrnehmung und Analyse eigener prob-lematischer Verhaltensweisen bildet bei älteren Kindern und Jugendlichen die Grundlage zur Entwicklung von Handlungsalternativen, die im Rahmen von Rollenspielen und In-vivo-Trainings (▶ Abschn. 8.5.7) erprobt und modifiziert werden können. Aufgrund langjähriger Erfahrungen mit dem Stottern und vielfachen Frustrationen durch die Umwelt verzerren sich oft die **Wahrnehmung und die Bewertung eigenen und fremden Prob-lemverhaltens**. Negative Aspekte schwieriger Situ-ationen werden dabei als eine Art Selbstschutz nach außen projiziert und eigene Anteile ausgeblendet.

Durch die Arbeit an der Eigenwahrnehmung verändert sich häufig das Selbstkonzept des Jugend-lichen. Die Überprüfung eigener Einstellungen und Gefühle, der Vergleich mit Eindrücken anderer (▶ Abschn. 8.8.1) sowie der Versuch, positive Aspekte des Umweltverhaltens zu erkennen und zu formulie-ren, tragen dazu bei, dass das Kind wieder zu einer realistischeren Einschätzung seiner Fähigkeiten und der Anforderungen durch die Umwelt gelangt.

■ Was tun, wenn …
- … das Kind in diesem Therapiebereich Wider-stand zeigt?

Zunächst sollte immer der »gute Draht« zum Kind überprüft werden. Ist dieser nicht oder nicht ausreichend ausgebildet, fehlt dem Kind evtl. das **Vertrauen** dazu, dass die Therapeutin wirklich in seinem Sinne handelt. In der Regel ist es sinnvoll, der Förderung eines positiven Selbstwertgefühls vor Wahrnehmungsübungen den Vorrang zu geben. Bei einer emotionalen oder kognitiven Überforderung sollte die Annäherung an vermiedenes Verhalten kleinschrittiger oder spielerischer gestaltet werden. Nicht zuletzt spielt das Vorbild der Therapeutin im Umgang mit den Aufgaben eine wichtige Rolle.

— … das Kind an der Eigenwahrnehmung scheitert?

Möglicherweise hatte das Kind im Rahmen der Therapie bislang zu wenig Gelegenheit, seine Wahrnehmung schrittweise zu entwickeln. Über die Förderung der Fremdwahrnehmung gelangt das Kind zu einer allgemein verbesserten **Wahrnehmungsfähigkeit**. Vermehrte Hilfestellungen, Vorstellungshilfen, konkrete Fragen und Kriterien können diese Entwicklung weiter unterstützen. Bei Überforderung aufgrund des Alters oder kognitiver Fähigkeiten sollte eine andere Vorgehensweise in Betracht gezogen werden.

Fazit
— Eine verbesserte Wahrnehmung erleichtert die direkte Arbeit an der Symptomatik erheblich.
— Die Methoden zur Wahrnehmungsförderung sind vielfältig und mit Übungen zur Förderung anderer Bereiche, wie z. B. der Desensibilisierung und der Modifikation eng verbunden.
— Um das Kind mit Übungen zur Symptomwahrnehmung nicht zu überfordern, müssen die individuellen Grenzen des Kindes genau beobachtet und respektiert werden.

8.7   Modifikation des Stotterns und Modellierung

Wurde lange Jahre besonders bei jüngeren Kindern die direkte Arbeit an der Symptomatik aus Angst vor ungünstigen Entwicklungen vermieden, soll dem Kind heute durch greifbare und individuell angepasste Hilfestellungen ermöglicht werden, sein Stottern schrittweise zu kontrollieren. Der Zu-

nahme des Kontrollgefühls folgt erfahrungsgemäß eine wesentliche Stärkung des Selbstwertgefühls und der Sprechflüssigkeit. Dadurch kann der progressive Verlauf der Störung gestoppt und das Stottern in leichtere Formen zurückgeführt werden. Die angestrebten Veränderungen werden je nach Alter und Störungsbewusstsein des Kindes über verschiedene Methoden und Übungssettings verwirklicht.

Während **Schulkinder** meist systematisch lernen müssen, eingeschliffene Verhaltensmuster gezielt zu modifizieren und diese neue Sprechweise zu automatisieren, genügt bei **jüngeren Kindern** oft allein die Erfahrung, dass Blockaden variierbar und kontrollierbar sind, um spontane Veränderungen im Redefluss hervorzurufen. Die Transferphase ist daher in der Regel kürzer, die Übungsform weniger systematisch.

Vorschulkindern wird die angestrebte Sprechweise zunächst durch das modellierende Sprechverhalten der Therapeutin näher gebracht (► Abschn. 8.7.2). Erweisen sich die indirekten Hilfestellungen der Modellierung als ungenügend, kann innerhalb der Therapie vorsichtig zu direkter Arbeit gewechselt werden.

> **Bei Zeichen deutlicher Anstrengung oder Anspannung und bei Hinweisen auf soziale Stigmatisierung sollte die direkte Arbeit am Stottern und damit die direkte Modifikation der Sprechweise auch bei Vorschulkindern angestrebt werden.**

8.7.1   Modifikation

Im Gegensatz zur Modifikationsphase der Erwachsenentherapie, in der Verhaltensweisen und Einstellungen variiert werden müssen, genügt bei Kindern und Jugendlichen oft die alleinige Veränderung der Sprechweise. Je länger die Störung bereits besteht und je mehr sich das Kind mit unangemessenen und abwertenden Einstellungen selbst blockiert, desto wichtiger wird es, eingeschliffene Verhaltens- und Denkmuster ebenfalls zu bearbeiten. In ► Übersicht 8.14 werden mögliche Elemente der Modifikationstherapie vorgestellt, die im Folgenden ausführlich beschrieben werden.

Übersicht 8.14

Arbeitsbereiche in der Modifikationsphase
- Erlernen der Nachbesserung
- Erlernen der Prolongation
- Erlernen des Pull-out
- Reduzierung der Länge der Wiederholungen
- Veränderung von Dehnungen
- Abbau von Mitbewegungen
- Bearbeitung ungünstiger Einstellungen

Die Modifikation ist mit den Bausteinen »Emotionaler Ausdruck und kreatives Gestalten«, »Desensibilisierung« und bei älteren Kindern mit der Schulung der Wahrnehmung eng verbunden. Je nach **individueller Schwerpunktsetzung** sind die hier dargestellten Übungen zum Training der sprachlichen Kompetenz und der Verbesserung des nichtsprachlichen Ausdrucks geeignet bzw. mit diesen Inhalten kombinierbar.

> Bei langjährigem Stottern muss dem Kind meist nicht mehr gezeigt werden, **was** es zu verändern gilt. Oft benötigt es dringend Hilfestellungen in der Frage nach dem **Wie**.

Daher werden seine bisherigen Bemühungen um Kompensation genauer untersucht und entsprechend ihrer Wirksamkeit eingestuft. Sinnvolle Copingstrategien werden positiv verstärkt und weniger erfolgreiche Strategien, wie z. B. der Einsatz von Füllwörtern oder von Mitbewegungen, in der ihnen zugrunde gelegten Absicht vor ihrer Bearbeitung gewürdigt. Dies schafft Vertrauen und erhöht die Motivation des Kindes, seine Fähigkeiten weiterzuentwickeln.

Sinnvollerweise werden alle Aufgaben zur Modifikation so schnell wie möglich in den Kontext natürlicher Gesprächssituationen gebracht. Auf diese Weise erhöht sich die Wahrscheinlichkeit eines erfolgreichen Transfers.

Die Nachbesserung – Das Zielmodell im Mund des Kindes

Mithilfe dieser Methode lernt das Schulkind, sein Stottern in eine leichtere Form zurückzuführen. Dazu soll es **nach Beendigung der Blockade** kurz innehalten, den eben produzierten Block in einer **leichter gestotterten** Form wiederholen und dann mit dem Sprechen fortfahren.

Beispiel

»Wwwwenn – Pause – wewewenn ich das nächste Mal zum Training fahre, kannst – Pause – kakaka-kannst du ja mal mitkommen.«

Das neue, spannungsfreiere, aber nicht völlig flüssige Sprechmuster wird damit dem ursprünglichen Stottern gegenübergestellt, die Alternative des flüssigen Stotterns unmittelbar erfahrbar gemacht. Schrittweise kann so die Stotterstärke reduziert werden. Der Mechanismus ähnelt dem des »Corrective Feedbacks«: Das Kind speichert die zuletzt geäußerte und damit die flüssigere Form des Wortes.

Als Voraussetzung für die Nachbesserung sollte das Kind bereits dazu in der Lage sein, die unterschiedlichen Formen des Stotterns zu identifizieren und verschiedene Schweregrade zu differenzieren (▶ Abschn. 8.6, »Übungen und Spielideen«).

Da die Nachbesserung oftmals eine große Belastung für die Kinder darstellt, sollte sie ggf. nur im Therapieraum eingesetzt werden. Bei größeren Widerständen sollte ganz auf sie verzichtet werden (vgl. Kuckenberg u. Zückner 2006).

- **Einführende Übungen zur Nachbesserung**

■ ■ **Lehrerspiele (Dell 1994, S. 110)**

Ziel Durch die Rolle des »Lehrers« kann sich das Kind aus sicherer Distanz heraus mit dem Prinzip der Nachbesserung vertraut machen. Nach anfänglichen Schwierigkeiten sind die meisten Kinder schnell in der Lage, flüssigere Formen des Stotterns gezielt vorzumachen. Bei zunehmender Gewandtheit kann die Therapeutin die Schwere der Blockaden reduzieren, sodass das Kind sein Spektrum an Variationen leichteren Stotterns erweitern kann. Schließlich soll es eigene Blockaden auf ein Signal der Therapeutin oder selbstständig unmittelbar nach ihrem Auftreten modifizieren.

Vorgehen Das Kind stoppt die Therapeutin nach einer schweren Blockierung (▶ Abschn. 8.5.4 und ▶ Abschn. 8.6, jeweils Übung »Erwisch-mich«) und erklärt ihr, was sie tun soll, um leichter zu stottern. Dabei ist unbedingt darauf zu achten, dass das Kind nicht versucht, flüssiges Sprechen als Alternative zum Stottern anzubieten, da diese Strategie wegen der zu hohen Anforderung nicht Erfolg versprechend ist.

> ❯ Für das Kind beginnt durch die Lehrerspiele ein Umdenkprozess. Primäres Ziel ist nicht mehr, flüssig zu sprechen, sondern möglichst anstrengungsfrei zu stottern.

Erweitertes Vorgehen bei Jugendlichen Es wird mit den Lehrerspielen begonnen. Sobald dem Jugendlichen die Nachbesserung mit leichterem Stottern sicher gelingt, erhält er die Aufgabe, nach einer eigenen Blockade zu stoppen, eine Pause von ca. 2–3 Sekunden einzuhalten und dann mit »spürendem Sprechen« (eine Beschreibung der Übung findet sich in ▶ Abschn. 8.3.4) weiterzusprechen. Zur korrekten Einhaltung der Pausendauer wird mit der flachen Hand langsam dreimal auf den Tisch geklopft. Die Pause und das spürende Sprechen können zur Verbesserung der taktil-kinästhetischen Wahrnehmung, Verlangsamung des Sprechablaufs, zur Beruhigung oder zur weiteren motorischen Planung genutzt werden. Die Nachbesserung wird auf den unterschiedlichen Sprechleistungsstufen durchgeführt und von der Therapeutin mit zunehmend strengem Feedback (z. B. über Handzeichen, Zählen angewendeter und verpasster Nachbesserungen, Videoaufnahmen) eingefordert. Mit dieser Vorgehensweise ist bereits eine große Annäherung an die Erwachsenentherapie erreicht (vgl. van Riper 1986, S. 126 ff.).

Nach van Riper (1986, S. 127 f.) unterbindet die dadurch erzwungene Auszeit darüber hinaus die positive Verstärkung des Stotterns, die durch das Ereignis der Blockierung selbst hervorgerufen wird. Denn die Entspannung, die nach der Überwindung der Blockade normalerweise eintritt, bleibt aus. Der Sprecher darf sich noch nicht den eigentlichen Inhalten seiner Rede widmen, sondern muss sich weiterhin mit der Blockade beschäftigen. Das Stotterereignis ist somit auch unbewusst kein Signal mehr für die bald einsetzende Entspannung.

Schwierigkeiten beim Erlernen der Nachbesserung Die größte Anforderung bei der Anwendung

der Nachbesserung besteht im Aushalten der Pause vor dem Weitersprechen. Damit die Nachbesserung jedoch erfolgreich ist, muss eine deutliche Pause eingehalten werden. Hier helfen nur beharrliche Ermutigung und Lob einerseits und konsequente Korrektur bei Nichteinhalten andererseits.

Bedeutung der Pausen Wird die Pause nicht dazu verwendet, um sich zu beruhigen und um sich auf die weiteren artikulatorischen Anforderungen einzustellen, so wird das Kind versuchen, nach der Pause im normalen oder erhöhten Sprechtempo weiterzusprechen, um den »Zeitverlust« wieder wettzumachen. Das erhöht die Gefahr eines neuerlichen Stotterereignisses stark und muss unbedingt konsequent unterbunden werden.

Weitere, variable Übungssettings, die auch zum Üben der Nachbesserung geeignet sind, werden am Ende des Abschnitts beschrieben.

Die Prolongation – Sprechtechnik und Vorübung zum Pull-out

Die Prolongation besitzt mit ihrer Zwitterstellung eine interessante Position im stottertherapeutischen Konzept. Wie alle Sprechtechniken verändert – modifiziert – sie die Sprechweise des Kindes. Zugleich ist sie technisch gesehen der zweite Teil des Pull-outs und verdient allein deshalb schon besondere Beachtung. Sie ist nicht ganz einfach von der Sprechtechnik »weiches, langsames und leichtes Sprechen« (»WLL«) zu unterscheiden (▶ Tab. 6.2 »Sprechtechniken und ihre Wirkungsweisen«). Der wesentliche Unterschied beruht darauf, dass sich die Prolongation auf die erste Silbe des Wortes bezieht und besonderes Augenmerk auf die Lautübergänge richtet, »WLL« hingegen ist ein durchgehendes Sprechmuster. Auch die Sprechtechniken »weiche Stimmeinsätze« und »spürendes Sprechen« fließen mit in die Prolongation sein. In der Praxis haben sich die Prolongationen als außerordentlich effektiv erwiesen, um eine mit dem Stottern inkompatible Sprechweise zu erzeugen und um den späteren Einsatz des Pull-outs vorzubereiten. Sie können präventiv eingesetzt werden, aber auch im Sinne einer Befreiungstechnik. Kinder, die mit der Befreiung aus dem Block über die Prolongation Schwierigkeiten haben, kommen in aller Regel mit dem Pull-out als Blocklösemethode besser zurecht.

Die Prolongation basiert auf den Erkenntnissen des erschwerten Onset (▶ Abschn. 2.3.3) beim Stottern. Geübt wird der verlangsamte Übergang zwischen dem stimmlosen zum stimmhaften Laut bzw. der Stimmeinsatz bei Wörtern mit initialem stimmhaften Konsonanten oder einem Vokalanlaut. Dadurch kann die Koordination von Atmung, Stimmgebung und Artikulation zeitlich entzerrt und das Timing der drei Bereiche geübt werden.

■ **Übungen zur Prolongation**
Vorbereitend kann die Übung »**Phono-school**« (▶ Abschn. 8.6) durchgeführt werden. Nach der Bewusstmachung der »kritischen Stellen« im Wort mit der Übung »**Stimmsurfen**« (▶ Abschn. 8.6) kann zunächst erfragt werden, ob das Kind selbst eine Idee hat, wie man sich über diese schwierige Stelle hinweg bewegt. Als Analogie hilft auch die Vorstellung, über dünnes Eis zu gehen oder aber sich über knarzende Dielen anschleichen zu wollen. Auch **Zeitlupensprechen** kann zur besseren Vorstellung des Ablaufs von Prolongationen hilfreich sein.

Die **Verlangsamung der Koartikulation** gerade am Wortanfang, und ganz besonders beim Wechsel von stimmloser zu stimmhafter Lautbildung, sollte zunächst auf Silbenebene mit **ansteigender Schwierigkeit** (dehnbare Konsonanten im Anlaut, Plosive, Vokalanlaut) geübt werden. Hierzu können vorbereitete Silbenkärtchen in übliche Übungssettings eingebaut werden (Angeln; Schriftkärtchen in doppelter Ausführung als Memory; eingebaut in ein Regelspiel vor jedem Spielzug ein Kärtchen ziehen und mit verlangsamter Koartikulation sprechen etc.).

Durch die Verlangsamung werden nahezu automatisch die Laute auf ca. ½ Sekunde gedehnt. Plosive können per se nicht gedehnt werden, jedoch kann der Verschluss zeitlupenartig gelöst werden. Dabei entsteht eine Art »Affrizierung«, ohne wirklich in die dazugehörigen Affrikaten abzugleiten. Danach folgt der vorsichtige Stimmeinsatz, bei dem die Stimme langsam an Lautstärke gewinnt.

Wird die Prolongation auf Silbenebene gut beherrscht, kann die Anwendung auf den bekannten Sprechleistungsstufen erfolgen.

> **Tipp Material**
>
> – Karten »Prolongationen« im in den ▶ Online-Materialien unter http://extras.springer.com: Wörter mit nahezu allen möglichen Lautkombinationen am Wortanfang
> – Kuckenberg und Zückner (2006) beschäftigen sich intensiv mit der Anwendung und dem Training der Prolongationen auf verschiedenen Übungsstufen
> – Weitere Spiele-Tipps vgl. Materialempfehlung in ▶ Abschn. 8.5.4

Der Pull-out – Die Befreiung aus dem Klemme

Ziel Die Nachbesserung und die Prolongation bereiten den Pull-out (»Rausziehen«, »Befreiungstechnik«) vor. Hat das Kind mithilfe der Nachbesserung gelernt, wie man Stottern leichter machen kann und durch die Prolongation seine koartikulatorischen Fähigkeiten verbessert, soll es nun versuchen, sein Stottern zu verändern, während es geschieht.

❯ Der Pull-out ist zur Anwendung bei schwereren Blockaden geeignet.

■ **Übungen zum Pull-out**

■■ **Demonstration der Wirkung des Pull-outs**
Zur Veranschaulichung für kleinere Kinder kann das »**Faustspiel**« (vgl. Dell 1996, S. 71 f.) durchgeführt werden. Hierbei stottert die Therapeutin schwer. Das Kind soll während der Blockade eine Hand zur Faust ballen und die Spannung **langsam** wieder lösen. Die Therapeutin nimmt die Spannung synchron zur Bewegung des Kindes zurück, bis sie das Wort **locker stotternd** aussprechen kann, z. B. »Das ist meine T•ththtatatasche« (Zeichenerklärung: • Atemstopp; Beschreibung weiterer Zeichen vgl. ▶ Übersicht 5.5).

> **Tipp**
>
> Das Kind erfährt bei dieser Demonstration spielerisch einiges darüber, wie ein wirksamer

Pull-out beschaffen sein muss: Wartet es zu lange, bis es die Spannung in der Faust löst, geht der Therapeutin die Luft aus. Löst es die Spannung zu schnell, platzt das Wort ruckartig heraus. Erst durch geschmeidiges und rechtzeitiges Lösen der Spannung gelingt eine wenig anstrengende und damit unauffällige Befreiung aus der Blockade.

Diese Übung ist für gewöhnlich mit viel Spaß verbunden, da es den meisten Kindern gefällt, die Therapeutin ein wenig »zappeln« zu lassen. Mit Hilfe des Rollentauschs wird das Kind vorsichtig selbst an den Pull-out herangeführt. Über die verschiedenen sprachlichen Anforderungsebenen (▶ Übersicht 8.7) wird die Befreiungstechnik geübt und in das reale Sprechen übertragen.

❱ Da bei der Befreiungstechnik die Erfahrung der Kontrollierbarkeit der Symptome im Vordergrund steht, sollten Pull-outs, die in echte Blockierungen abgleiten, so oft wiederholt und ggf. in ihrer Form variiert werden, bis das Kind tatsächlich die Kontrolle darüber gewinnt.

■■ Einführende Übung zum Pull-out
Der Pull-out wird anfangs auf Wortebene geübt. Der Einstieg erfolgt wegen der besseren Kontrollierbarkeit über das Pseudostottern. Später werden Pull-outs an echten Blockaden angewandt.

Sobald das Kind eine Blockierung wahrnimmt, »friert« es die Artikulationsbewegung ein. Es entsteht eine kleine Pause. Diese Pause ist wichtig, um die Spannung abzubauen und sollte daher unbedingt eingehalten werden. Danach spricht das Kind prolongierend weiter. Kuckenberg und Zückner (2006, S. 22) beschreiben 4 Fehlerquellen beim Pull-out, die immer korrigiert werden sollten:

— Das Stottern wird nicht oder zu spät wahrgenommen.
— Das Kind »friert nicht ein« oder lässt sich dafür zu wenig Zeit.
— Es »friert« zwar ein, aber baut die Spannung ungenügend ab – erkennbar an geringen artikulatorischen Bewegungen von Lippen, Kiefer oder Zunge.

— Es »friert ein«, aber spricht ohne Prolongation weiter.

Wie bereits bei den Wahrnehmungsübungen (▶ Abschn. 8.6) beschrieben, ist der Rollentausch i. S. der Fremdwahrnehmung sehr hilfreich, um die Eigenwahrnehmung des Kindes für seine Fehlerquellen zu schärfen.

Wenn die Befreiungstechnik auf Wortebene beherrscht wird, sollte sie auf den unterschiedlichen sprachlichen Anforderungsebenen (vgl. ▶ Übersicht 8.7) ausgebaut werden. Als Hilfestellung erhält das Kind bei auftretenden Blockaden ein vorher vereinbartes Handzeichen, das ihm signalisiert, die Spannung zu halten, bis die Therapeutin das Zeichen beendet. Erst dann soll es versuchen, die Spannung zu reduzieren und das Wort langsam herausgleiten zu lassen.

Tipp

Zur Motivationssteigerung kann ein Verstärkersystem mit Token eingesetzt werden. Erfahrungsgemäß ist es zweckmäßig, vorher die Menge der Pull-outs je Satz zu vereinbaren, um zu verhindern, dass sich das Kind, in der Absicht, die Aufgabe möglichst zügig zu beenden, überfordert.
Für ältere Kinder kann eine Audiokassette zum häuslichen Üben besprochen werden. Dazu produziert die Therapeutin Blockaden, die das Kind nach einer Pause von ca. 1–2 Sekunden imitieren und mithilfe eines Pull-outs auflösen soll. Gelingt der korrekte Pull-out nicht, wird die Aufnahme gelöscht und neu produziert, bis die korrekte Version aufgenommen wurde. Danach erfolgt eine weitere Pause von ca. 5 Sekunden, bevor die Therapeutin den nächsten Block produziert. Diese zweite Pause dient dem selbstständigen Üben zu Hause. Hier kann das Kind seinen eigenen korrekten Pull-out der Aufnahme nochmals wiederholen.

Bei Jugendlichen ist die Erfahrung zunehmender Kontrolle für grundlegende Veränderungen allein oft nicht mehr ausreichend. Sie müssen lernen, Pull-outs konsequent und selbstständig anzuwenden. Hilfestellungen durch die Therapeutin, (z. B.

Erinnerung durch Handzeichen, Sprechvorbild der Therapeutin) werden schrittweise reduziert. Mit entsprechender Geübtheit in der Anwendung der Technik können auch verpasste Möglichkeiten zum Pull-out gezählt werden. Im Vorfeld gemeinsam vereinbarte positive und negative Konsequenzen wirken meist motivierend und unterstützen damit den Automatisierungsprozess (z. B.: Bei weniger als 5 vergessenen Befreiungen darf das Kind ein Spiel wählen. Für je 5 verpasste Gelegenheiten gibt es eine »Spezialaufgabe«, die entweder in der Stunde oder zu Hause erledigt werden muss).

❯ Bestrafende Konsequenzen sollten nur eingesetzt werden, wenn das Kind prinzipiell in der Lage ist, die Aufgabenstellung erfolgreich umzusetzen.

> **Tipp**

Die Verwendung eines **Handzählers** (Gerät mit manuell bedienbarem Zählmechanismus, erhältlich z. B. in gut sortierten Elektrofachgeschäften) übt auf alle Kinder eine große Faszination aus. Allein die Wahrnehmung des Geräts in der Hand und der Wunsch, es zu bedienen, erinnert die meisten Kinder an die Anwendung der Technik. Sinnvollerweise sollten beide Übungspartner einen Handzähler besitzen. So wird die Eigenwahrnehmung des Kindes objektivierbar, der Wettkampfcharakter steigt, und das leise Klicken beim Drücken des Zählers der Therapeutin deckt differierende Wahrnehmungen bei der Durchführung der Aufgabe sofort auf. Um seine Wirkung zu erhalten, sollte er allerdings nicht allzu häufig eingesetzt werden.

■ **Schwierigkeiten beim Erlernen des Pull-outs**
Viele Kinder zeigen fast automatisch Mitbewegungen des Kopfes nach vorne, wenn sie den Pull-out anwenden. Diese Bewegung erleichtert zwar die Vorstellung davon, das Wort langsam aus dem Block »rauszuziehen«, sie lässt sich jedoch später relativ schwer wieder abbauen. Daher sollte das Kind frühzeitig daran gehindert werden (z. B. durch sofortiges Stoppen oder evtl. Üben vor dem

Spiegel). Alternativ dazu ist eine diskrete Bewegung der Hand oder eines Fingers als vorübergehende Hilfe für die Übungssituation denkbar.

❯ Das korrekte Vorbild der Therapeutin ist bei der Einführung des Pull-outs von großer Bedeutung.

❗ Eine große Gefahr besteht darin, dass der Pull-out mit einer Vokaldehnung verwechselt oder ein Schwa-Laut eingefügt wird. Beides muss umgehend korrigiert werden, damit dem Stottern des Kindes kein weiteres Symptom hinzugefügt wird. Sinnvoll kann hier ein intensives Üben von Prolongationen sein.

■ **Transfer in die Spontansprache**
Gelingt v. a. bei jüngeren Kindern die Übernahme des Pull-out in das spontane Sprechen oft ohne weiteres Zutun, benötigen die meisten Kinder in der Regel die Unterstützung ihres Umfeldes und der Therapeutin. Die ▶ Übersicht 8.15 fasst mögliche Schritte für den Transfer in die Spontansprache zusammen.

> **Übersicht 8.15**
> **Aufgaben zur Übernahme des Pull-outs in die Spontansprache**
> — Einüben der Technik über die Sprechleistungsstufen Lesen, gelenkte Rede und in der Unterhaltung mit der Therapeutin
> — Systematische Reduzierung von Hilfestellungen
> — Erlernen von Selbstkontrollstrategien (Kontrolle über Audioaufnahmen, Einsatz von Erinnerungshilfen, Anwendung des Handzählers in Alltagssituationen)
> — Koppelung der Anwendung des Pull-out an bestimmte wiederkehrende Muster im Tagesablauf (z. B. an Mahlzeiten, an bestimmte Personen oder Situationen)
> — Anwendung der Technik unter der Wirkung von Stressoren
> — Einsatz des Pull-out im Rollenspiel und im In-vivo-Training
> — Erzeugen alltagsnaher Situationen in der Gruppentherapie
> — Einbeziehung der Eltern

■ **Übungssettings für Pull-out und Nachbesserung**

> **Tipp**
>
> Vor jeder Übung sollte die Aufgabenstellung klar umrissen werden. Die Art des Technikeinsatzes, die Häufigkeit, die Art der Hilfestellungen durch die Therapeutin während der Übung und ggf. die Dauer werden dabei gemeinsam festgelegt. Die anschließende Reflexion der Durchführung unter Beachtung der vereinbarten Parameter ermöglicht eine optimale Ausnutzung des Übungseffekts. Bei Vorschulkindern hingegen fällt wegen des spielerischen Vorgehens diese gründliche Vor- und Nachbereitung weg.

■■ **Regelspiele**

Unzählige, im Handel erhältliche Regelspiele eignen sich bei minimaler Abwandlung der Spielregeln zum Einüben der Technik. So kann die Aufgabe bei Würfelspielen lauten, beim Würfeln einer Sechs ein von der Therapeutin vorgegebenes gestottertes Wort »leichter« zu stottern oder einen Pull-out zu produzieren. Bei Memorys kann die aufgedeckte Karte mit einem ganzen Satz benannt und der abgebildete Gegenstand mit der vorher vereinbarten Technik benannt werden. Bei komplexeren Abbildungen kann das ganze Bild beschrieben werden.

■■ **Aus 3 mach 1 (geeignet ab ca. 5 Jahren)**

Jeder Übungsteilnehmer erhält ca. 10 kleine Zettel, auf die er jeweils einen Begriff seiner Wahl notiert. Bei Kindern, die noch nicht schreiben können, werden Bildkärtchen verwendet. Die Kärtchen werden gemischt und jeweils 3 davon aufgedeckt. Nun erzählt einer der Partner eine kurze Fantasiegeschichte, in der die 3 Begriffe mindestens einmal vorkommen müssen. Sobald eines der Wörter genannt wird, muss dabei die zu übende Technik angewandt werden.

> **Tipp**
>
> Die Therapeutin kann durch ihre Wahl der Begriffe Einfluss auf zu übende Lautverbindungen nehmen.

■■ **Ratespiele und Quizfragen (geeignet ab ca. 5 Jahren)**

Kinder lieben Rätsel der unterschiedlichsten Art. Darunter fallen Spiele wie »Ich sehe was, was du nicht siehst«, das Stellen eigener »Rätsel« oder das Lösen fertiger Quizfragen, die in vielen Variationen im Handel erhältlich sind. Beim Erfinden eigener Rätsel wird vor allem die Fähigkeit zur Wortfindung und zur Umschreibung gefördert. Zu Beginn des Spiels wird die Anzahl der »Tipps«, die der Ratepartner einfordern darf, sowie die anzuwendende Technik festgelegt.

Beispiel
Ratespiel mit 3 Tipps

Ich denke an ein Tier. – Ein Hund! – Nein, es kann hüpfen. – Ist es ein Hase? – Nein, es kann auch boxen. – So was kenne ich nicht! – Und es hat einen Beutel am Bauch, in dem es sein Baby trägt, bis es groß genug ist, um selbst durch die Gegend zu hüpfen. – Jetzt weiß ich es! Ein Känguru!

■■ **Ratefüchse (geeignet ab Vorschulalter)**

In Anlehnung an das gleichnamige, leider nicht mehr verlegte Spiel werden 36 Memorykärtchen oder andere Bildkärtchen aufgedeckt im Quadrat angeordnet. Vor und nach jeder Reihe von 6 Kärtchen wird eine Leiste mit Würfelaugen von 1 bis 6 gelegt. Analog dazu wird vor und nach jeder Spalte je ein Farbpunkt, entsprechend den Farben eines Farbwürfels, platziert. Es wird mit beiden Würfeln gewürfelt. Jenes Kärtchen, das sich an der Schnittstelle der beiden Würfelbilder befindet (z. B. gelb, 5), muss in Form eines »Rätsels« unter Einsatz der Technik beschrieben werden. Der Partner sollte beim Würfeln und Auffinden des Kärtchens wegsehen, da gerade jüngere Kinder das richtige Kärtchen meist nur mithilfe ihrer Finger herausfinden können.

■■ **Malen nach Anweisung (geeignet für ältere Schulkinder)**

Beide Partner sitzen mit dem Rücken zueinander und haben jeweils Papier und Bleistift in der Hand. Einer der beiden Mitspieler denkt sich zunächst einen (möglichst einfach darzustellenden) Begriff aus, den er zeichnen möchte. Dabei verbalisiert er jeden einzelnen Arbeitsschritt, ohne jedoch den

Begriff selbst zu nennen, da der Partner das gleiche Bild nur nach Anweisung zeichnen soll (z. B. »Ich zeichne einen senkrechten Strich von der Mitte des Blattes bis zum unteren Rand«). Diese Übung ist bestens für den Einsatz in der Gruppentherapie geeignet.

■■ Vorgangsbeschreibung (ab Schulalter)
Das Kind erhält den Auftrag, Dinge bzw. Tätigkeiten, die es gut kennt, genauer zu beschreiben. Die Themen sollten passend zu den Interessen des Kindes ausgewählt und auf Kärtchen geschrieben werden, die es verdeckt zieht.

Tipp Material

— Themenkärtchen »Vorgangsbeschreibung« in den ▶ Online-Materialien unter http://extras.springer.com.
— Weitere Spiele-Tipps ▶ Abschn. 8.5.4.

■■ Kurzreferate (für ältere Schulkinder und Jugendliche)
Stichworte oder Themen, aus denen Kurzvorträge entwickelt werden sollen, werden auf Karteikärtchen notiert und verdeckt gezogen. Je nach Zielsetzung kann die Durchführung z. B. über Videoaufnahmen dokumentiert und anschließend besprochen werden. Soll der Sprechdruck weiter erhöht werden, kann eine Sprechzeit von z. B. 1–2 Minuten festgelegt werden. Auch die Wahl der Uhr kann hier weiterhin den Zeitdruck und damit den Stressfaktor erhöhen (z. B. laut tickende Uhr, große Uhr mit gut sichtbarem Sekundenzeiger oder Eieruhr).

■■ Die hinterhältige Woche (für ältere Schulkinder und Jugendliche)
In Anlehnung an van Ripers »Stotterbad« (van Riper 1986) wurde dieses Übungssetting zur Generalisierung erlernter Inhalte leicht abgewandelt. Zur Durchführung ist die Unterstützung eines Elternteils nötig. Erst ältere Jugendliche sollten allein mit der Durchführung der Aufgabe betraut werden.

Gemeinsam mit dem Kind wird eine bestimmte, erhebliche Anzahl an Übungen für den Zeitraum einer Woche vereinbart. Aufgabe des Kindes ist es, die Übungen eigenständig in der vereinbarten Weise und Häufigkeit durchzuführen und gewissenhaft zu protokollieren. Dabei wird es von den Eltern unterstützt. »Hinterhältig« ist diese Woche nach Ansicht vieler Kinder deshalb, da sie zwar bei Erreichen des vereinbarten Zieles eine attraktive Belohnung durch die Eltern erhalten (z. B. Kinobesuch, Pizzaessen, Ausflug), bei Nichterreichen jedoch eine ebenso unangenehme Konsequenz folgt (z. B. ungeliebte Aufgaben im Haushalt, den Eltern Frühstück ans Bett bringen, Fahrrad putzen o. Ä.). Beide Konsequenzen werden vor Beginn der Woche zwischen Eltern und Kind schriftlich vereinbart.

❗ Ein unmotiviertes oder überfordertes Kind wird diese Woche nicht bewältigen können.

Zur Vermeidung unnötiger Frustrationen sollte daher vor der Durchführung der »hinterhältigen Woche« die **Eignung des Kindes** gewissenhaft überprüft werden. Auch sollte diese Übungsphase nicht in ohnehin stressreiche Phasen wie z. B. bei vermehrten Prüfungen in der Schule, Umzug oder familiären Veränderungen gelegt werden. Um die Motivation während der Woche zu bewahren, sollte die Möglichkeit bestehen, »schwache« Tage in den folgenden Tagen auszugleichen. Die vereinbarte Konsequenz tritt somit immer erst am Ende der Woche ein.

Inhaltlich können Aspekte wie Pseudostottern, Anwendung von Pull-outs und Nachbesserungen ebenso festgelegt werden wie die Aufgabe, sprachliche oder soziale Vermeidung zu reduzieren (▶ Abschn. 8.5.7, »In-vivo-Training«).

Reduzierung der Anzahl der Wiederholungen

❯ Bei Silben- und Lautwiederholungen ist die Anwendung von Pull-outs in der Regel nicht sinnvoll.

Stattdessen versucht man bei vielen Wiederholungen die Zahl der Repetitionen schrittweise zu verringern.

Nachdem das Kind im Rahmen von »Erwischmich« (▶ Abschn. 8.5.4) seine Wahrnehmung für Wiederholungen geschult hat, wird es ermutigt, Teilwortwiederholungen als **Pseudoblocks** zu produzieren und diese zu zählen (z. B. mithilfe eines Handzählers). Schließlich wird die Zahl der Wiederholungen nach Vorgabe durch die Therapeutin (Veränderung von Zahl, Geschwindigkeit oder Lautstärke) variiert. Als weitere Anforderung wird das Kind nach **echten** Laut- und Silbenwiederholungen gestoppt und gebeten, diese mit einer geringeren Zahl an Wiederholungen erneut zu produzieren. Dieser Schritt sollte mit jüngeren Kindern nur sporadisch durchgeführt werden, um nicht unnötig Störungsbewusstsein zu erzeugen bzw. zu verstärken. Bei älteren Schulkindern und Jugendlichen kann versucht werden, die Zahl der Wiederholungen **während des Sprechens** auf ein Signal hin zu reduzieren.

Veränderung von Dehnungen

Stark ausgeprägte Dehnungen werden nach denselben Prinzipien wie die Wiederholungen reduziert. Nach Übungen zur Wahrnehmung und zum Pseudostottern wird die Dauer der Dehnung reduziert. Dell (1996, S. 58 f.) schlägt hierbei folgende Vorgehensweise vor: Zur Veranschaulichung nähert die Therapeutin während der von ihr produzierten Dehnung die Zeigefinger ihrer Hände einander an. Sobald sich die Finger treffen, beendet sie die Prolongation und spricht das Wort zu Ende. Die Dauer der Dehnungen kann nun vom Kind gesteuert werden, indem die Annäherung seiner Finger als Zeitgeber dient. Beim späteren Rollentausch steuert dann die Therapeutin die Dauer der kindlichen Dehnungen.

Die Werkzeugkiste – Ein vielseitiges Spiel zur Modifikation der Sprechweise

Die Werkzeugkiste kann keinem isolierten Übungsbereich zugeordnet werden. Sie soll dem Kind ermöglichen, spielerisch und flexibel auf verschiedene Copingstrategien zurückzugreifen und diese situativ angepasst anzuwenden. Stottern wird steuerbar, das Gefühl der Kontrolle nimmt zu (▶ Abschn. 8.4.1). Die Idee stammt von Thum und Mayer (2014), Veranstalter der intensivtherapeutischen Gruppentherapie »Stärker als Stottern« (▶ http://www.stärker-als-stottern.de). Die Kinder erhalten in der Therapie eine Werkzeugkiste, die mit den in ◻ Tab. 8.1 aufgeführten Gegenständen bestückt ist. Jedes »Tool« symbolisiert eine Technik

oder Vorgehensweise aus der Stottertherapie. Durch das Hantieren mit den realen Gegenständen bekommen die eher abstrakten Begriffe aus der Stottertherapie einen »begreifbaren« Bezug, der den Zugriff auf die Technik erleichtert.

▪ **Die Ampel**

Sie bildet die übergeordnete Struktur zur Anwendung der verschiedenen Werkzeuge (◻ Tab. 8.1) und steht für die **Flexibilität** in der Wahl der Strategien sowie für die **Autonomie**, diese Entscheidung selbst treffen zu dürfen. Das Kind soll durch intensives Ausprobieren selbst erfahren, in welchen Situationen welches Werkzeug Verwendung finden kann. Die 3 Ampelphasen Rot, Gelb, Grün stehen für spezielle Sprechmodi, die nachfolgend genauer beschrieben werden. Nachdem sich das Kind intensiv mit den unterschiedlichen Bedeutungen der Ampelfarben auseinandergesetzt hat, soll die **Veränderung der Sprechweise** auf ein Signal hin erfolgen. Dieses wird zunächst von der Therapeutin, später von den Mitspielern oder vom Kind selbst gegeben. Durch den willkürlichen Wechsel zwischen den Sprechweisen bekommt das Kind ein Gefühl von Kontrolle über sein Sprechen, sein Stottern wird steuerbar.

Rot – Desensibilisierung durch absichtliches Stottern Das Ziel der roten Ampelfarbe ist es, mittels Identifikation (▶ Abschn. 8.6) und Desensibilisierung (▶ Abschn. 8.5) zu stottern ohne Begleitsymptome oder negative Copingstrategien zu gelangen. In der roten Ampelphase darf und soll also gestottert werden, auch absichtlich und lustvoll. Wer kann am lustigsten stottern? Wer schafft den längsten (absichtlich erzeugten) »trickfreien« Block? Wo und mit wem möchte ich gerne in der roten Ampelphase sprechen? Der Stein und der Frosch unterstützen das Kind dabei, sich zu erinnern. Das Ziel sollte ein Spiel mit dem Symptom sein: Variation in Länge, Häufigkeit und Schwere bringen eine Annäherung an abgewehrtes Verhalten.

Gelb Das Ziel der Gelbphase ist das **spontane Sprechen im »Reparaturmodus«**. Auch hier ist Stottern erlaubt, jedoch gilt es, möglichst viele einzelne Symptome auszuwählen und zu modifizieren. Die Zange und die gewünschten anderen

◻ Tab. 8.1 Werkzeugkiste mit »Tools« und Zielsetzungen

Tool	Zielsetzung mit Beispiel
Stein	**Identifikation:** Der Stein ist das Symbol für das Stottern des Kindes und wird in den Übungen als Ausgangspunkt für Veränderungen eingesetzt.
Stoppschild	**Blocklöse-Technik/Pull-out:** Stoppen im Moment des Symptoms. Dies kann auf zwei Weisen geschehen: Einfrieren (der Artikulationsbewegung) – Pause – Spannung lösen bzw. sofortiges Spannunglösen ohne Einfrieren. Möglicher Einsatz: Die Kinder zeigen sich gegenseitig das Stoppschild oder das stotternde Kind gibt sich selbst das Signal zur Veränderung mit Hilfe eines der folgenden Tools.
Fell	**Weicher Stimmeinsatz:** Sanftes Anschwingen der Stimmlippen; vorsichtige Steigerung der Lautstärke.
Frosch	**Stottern modifizieren, Pseudostottern:** Harte Blocks, spannungsvolle Wiederholungen oder Dehnungen können durch lockeres hü-hü-hüpfen verändert werden. Wichtig: Die lockeren Wiederholungen finden silbenweise statt, die Frequenz der Wiederholungen variiert zwischen 2- bis 3-mal. Im Unterschied zum »Stein« sind die Wiederholungen stets locker.
Schnecke	**Verlangsamung des Sprechens:** Bei überhasteter Sprechweise oder zur Verbesserung der Propriozeption langsames Weitersprechen nach Signal.
Weicher Ball	**Blocklösetechnik:** Visualisiert das Lösen der Anspannung. Nach der Symptomwahrnehmung wird der weiche Ball mit der Hand zusammengedrückt, das Stoppschild zeigt die Veränderung an, damit öffnet bzw. löst sich die zusammengeballte Hand. Der weiche Ball bekommt seine ursprüngliche Größe, die angehaltene Atmung wird gelöst, die Einatmung fließt selbständig und locker zurück.
Zange	**Modifikation, Nachbesserung:** Zeichen zur Reparatur symptomatischer Unflüssigkeiten in der Wortwerkstatt. Es kommen die bereits beschriebenen Tools in Kombination miteinander zum Einsatz. Wird ein gestottertes Wort wahrgenommen, kann es in die Wortwerkstatt und wird mit der Zange repariert. Beispiel: »Ich möchte mir am ------KKKiosk – *Stoppschild – Auswahl Ball zum Lösen der Spannung – Zeigen der Zange als Aufforderung zur Reparatur, Auswahl Fell, Frosch oder Schnecke, in diesem Fall entscheidet sich das Kind für den Frosch – Ki-Ki-Kiosk ein Eis kaufen.«*
Kugelschreiber	**Fraktioniertes Sprechen:** Der Kugelschreiber hilft, sinnhafte Pausen zu setzen, um mögliche Stottergefühle in diesen Pausen zu lösen. Das Kind hält einen Kugelschreiber in der Hand und klickt in jede Sprechpause. Ablauf: Sprechen – kurze Pause – »Klick« – kurze Pause – weitersprechen. Es darf nicht in das Sprechen hineingeklickt werden. Beispiel: »Heute scheint die Sonne – *Pause* – »Klick« – *Pause* – und ich werde mir ein Eis kaufen – *Pause* – »Klick« – *Pause* – Ich weiß noch gar nicht – *Pause* – »Klick« – *Pause* – wer alles mitkommt.«
»Spezialwerkzeug«	**Individuelle Anpassung des Tools an das Kind:** So gibt es beispielsweise eine Trompete, um kräftiger und lauter zu sprechen, denkbar wäre auch ein Gummiband in Verbindung mit dem Fell zur Erinnerung an sachte Dehnungen mit weichen Stimmeinsätzen.

Werkzeuge werden zu unterschiedlichen Zeitpunkten eingesetzt:

- **vor** dem Symptom: Einsatz des sog. »Vorbereitung-Sets«. Einstieg in das Sprechen mit starker taktil-kinästhetischer Orientierung;
- **während** des Symptoms: Einsatz des Pull-outs;
- während/unmittelbar **nach** dem Symptom: Nachbesserung.

Das Kind übt den flexiblen Wechsel zwischen den Methoden und entscheidet selbst, wo, wann, wie oft und wie lange es diese Methode anwendet. Da der Zeitpunkt der »Reparatur« ein wichtiger Aspekt für die Auswahl der Methode ist, beschäftigt sich das Kind intensiv über Übungen mit Visualisierungshilfen zum richtigen Timing.

Grün – Flüssiges Sprechen   Das primäre Ziel ist nicht, Stottern zu vermeiden, sondern die Sprechweise vorab so zu verändern, dass sie mit Stottern weitgehend nicht kompatibel ist. Dabei distanzieren sich Thum und Mayer (2014) klar von einer dauerhaften Anwendung einer Sprechtechnik i. S. eines Fluency-Shapings. Vielmehr dient der Einsatz einer weichen Stimmführung zu Beginn einer jeden Phrasierung dem Einstieg in schwierigere Sprechersituationen, wie dies z. B. bei Referaten oder beim Vorlesen eines Textes der Fall ist.

Anwendung   Die einzelnen Werkzeuge lassen sich therapeutisch gut in viele Spiele integrieren und sie sind auch untereinander kombinierbar. Die Werkzeuge werden auf ausgewählte Bildkarten gelegt. Diese Begriffe müssen mit entsprechender Technik gesprochen werden. Auch kann im Vorfeld eines Spieles die Ampelfarbe festgelegt werden. Die zugeordnete Sprechweise sollte für die Dauer der Aufgabe eingehalten werden. Bei »Rot« wird herzhaft gestottert, bei »Gelb« werden Karten ausgesucht, die absichtlich gestottert (Stein) und repariert werden (Zange). Bei »Grün« kann man entweder nur bei den Bildkarten oder aber bei allen Wörtern die entsprechende Technik anwenden.

Abbau von Mitbewegungen

Sogenannte Parakinesen bilden sich in aller Regel mit **zunehmenden Kontrollgefühl** zurück. Besonders auffällige oder den Jugendlichen störende Mitbewegungen können meist schnell über die Schulung der Eigenwahrnehmung, Videoarbeit sowie durch das Feedback der Therapeutin oder des Umfelds (Signal bei Mitbewegungen) in den Griff bekommen werden. Bei Vorschulkindern und jungen Schulkindern sollte aufgrund des konfrontativen Vorgehens möglichst auf die direkte Arbeit an den Mitbewegungen verzichtet werden.

Bearbeitung negativer Einstellungen

Besonders bei älteren Kindern ist es mitunter notwendig, nicht nur die Sprechweise zu modifizieren, sondern auch innere Einstellungen und Haltungen zu überdenken. Dies geschieht kontinuierlich und ist methodisch nur zum Teil von den anderen Elementen der direkten Therapie zu trennen. So ist das Kind beispielsweise in nahezu jeder Reflexion gezwungen, sich mit seinen Erwartungen auseinanderzusetzen und zu überprüfen, wie realistisch diese sind (vgl. ▶ Übersicht 8.4 und ▶ Abschn. 8.6, »Eigenreflexion«). Viele Einstellungsänderungen entstehen bei älteren Kindern und Jugendlichen durch die **Veränderung des Selbstkonzepts** als Folge vielfältiger Erfahrungen in der Therapie. Auch Fragen wie »Was wäre anders, wenn du nicht stottern würdest?«, »Wie würdest du die Situation bewältigen, wenn du nicht stottern würdest?« oder aber die Aufgabe, die Sätze »Jemand, der stottert, ist … – jemand, der nicht stottert, ist …« zu Ende zu führen, ermöglichen Ansätze zu Gesprächen über innere Einstellungen.

Rolle der Eltern

Beherrscht das Kind die Pull-out-Technik in der Unterhaltung mit der Therapeutin, können die Eltern das Kind gelegentlich bei schwerem Stottern mit dem Wort »leichter« an die Anwendung der Befreiungstechnik erinnern. Spezielle Übungen mit dem Vorschulkind entfallen. Die **emotionale Unterstützung** des Kindes durch positive Wertschätzung und aktives Zuhörerverhalten (▶ Abschn. 9.5 und 9.6) spielt in dieser Altersgruppe die bedeutendere Rolle.

Bei älteren Kindern können Eltern **häusliche Übungen** nach gezielter Anleitung durch die Therapeutin sinnvoll unterstützen. Im Wesentlichen erhalten sie Aufgaben als Übungspartner, der das Kind an die Durchführung der Übungen erinnert und ihm gezieltes Feedback erteilt. Dazu müssen die Eltern mehrmals an der Therapie aktiv teilgenommen und die Übungen selbst pseudostotternd durchgeführt haben.

Da die Verquickung der Elternrolle mit therapeutischen Aufgaben nicht unproblematisch ist, sollten die in ▶ Übersicht 8.16 aufgeführten Aspekte für die Einbeziehung der Eltern in die Behandlung des Stotterns unbedingt beachtet werden.

▶ Können ein oder gar mehrere der in ▶ Übersicht 8.16 **genannten Kriterien nicht erfüllt werden, sollte auf die Beteiligung der Eltern verzichtet werden.**

Übersicht 8.16

Entscheidungskriterien für die Einbeziehung der Eltern in die therapeutische Arbeit

- Die Beziehung zwischen Eltern und Kind wird nicht von anderen größeren Schwierigkeiten überschattet.
- Das Kind ist mit der Einbeziehung der Eltern einverstanden.
- Die Eltern sind bereit, sich aktiv mit den Übungen auseinanderzusetzen.
- Die Eltern haben unter Supervision der Therapeutin gelernt, die Aufgabe korrekt umzusetzen (Einsatz von Video, Anleitung in der Arbeit mit dem Kind, Umgang mit schwierigen Situationen).
- Die Durchführung wurde konkret besprochen (z. B. Häufigkeit, Dauer, Ort) und auf bestimmte Situationen festgelegt (z. B. gemeinsam Bilderbuch ansehen, Gespräche am Mittagstisch).
- Das Vorgehen der Eltern wird eng betreut. Es finden regelmäßige Beratungsgespräche statt.

8.7.2 Modellierung – Modifikation für kleine Kinder

Die sog. Modellierung entspricht dem Prinzip des Corrective Feedbacks (Wyatt 1973; Dannenbauer 2002) und dürfte aus der Therapie von Sprachentwicklungsstörungen hinreichend bekannt sein. Durch das Sprechverhalten der Therapeutin wird das Kind zur Imitation angeregt. In der Therapie des frühen kindlichen Stotterns produziert die Sprachtherapeutin anstrengungsfreiere Blockaden als das Kind. Sie bietet ihm damit ein **alternatives Sprechmodell**, ohne es explizit auf diese andere, hilfreichere Sprechweise hinzuweisen. Das modellierende Sprechverhalten der Therapeutin ermöglicht dem Kind, seine Sprechweise in kleinen Schritten zu verändern und damit die Symptomatik zu reduzieren und bestenfalls in flüssiges Sprechen zurückzuführen.

Beispiel

Kind: »Mein Aaaaauto ist das allerschnellste!«

Therapeutin: »Ja, dein Au au auto ist ein richtiger Flitzer.«

Die Häufigkeit der Modellierung richtet sich jedoch – anders als in der Therapie von Sprachentwicklungsstörungen – ganz nach den Reaktionen des Kindes. Ein **vorsichtiger Einstieg** mit langsamer Steigerung der Häufigkeit der Modellierung desensibilisiert das Kind gegen diese Vorgehensweise. Reagiert das Kind auf die Intervention der Therapeutin mit der Imitation leichterer Blockaden, sollte es unbedingt sofort nonverbal positiv verstärkt werden.

Äußerungen des Kindes zur Sprechweise der Therapeutin können zum Anlass genommen werden, vorsichtig das Gespräch auf die Unflüssigkeiten des Kindes zu lenken.

■ **Schwierigkeiten bei der Modellierung**

Zeigt die Modellierung keine Wirkung auf das Sprechverhalten des Kindes und bringen andere indirekte Interventionen keine Verbesserung mit sich, kann über die Übung »Ups! « (Beschreibung in ▶ Abschn. 8.5.4) die Therapie langsam direkter gestaltet werden. Das Kind kann am Beispiel der Therapeutin zu einem entspannteren Umgang mit den eigenen Blockierungen finden.

■ **Unterstützung durch die Eltern**

Lennart Larson empfiehlt in seinen Fortbildungen, Eltern zum modellierenden Sprachverhalten anzuleiten und so die Therapie auf den häuslichen Bereich auszudehnen (▶ Abschn. 9.6, »Besonderheiten beim Baustein Modifikation«). Hierbei sind unbedingt die in ▶ Übersicht 8.16 vorgestellten Aspekte zu berücksichtigen. Ist eine enge und vertrauensvolle Zusammenarbeit mit den Eltern möglich, zeigen sich gerade bei jüngeren Kindern oft überraschend schnell Erfolge.

❗ Fehlt die Bereitschaft der Eltern zur Durchführung dieser Aufgabe oder bestehen Zweifel an der Eignung der Eltern für dieses Vorgehen, sollte auf das Therapieelement »Modellierung durch die Eltern« verzichtet werden.

Fazit

- Mit dem Ziel, zu entspannterem Stottern zu finden, setzen Modifikation und Modellierung an der Veränderung der kindlichen Sprechweise an.

— Wesentliche Techniken der Modifikation sind die Nachbesserung und der Pull-out, die mit Hilfe verschiedener Übungen erlernt werden können.

— Daneben können in der Phase der Modifikation die Zahl der Wiederholungen von Kloni, die Dauer von Dehnungen, Mitbewegungen und negative Einstellungen bearbeitet werden.

— Die Modellierung folgt dem Prinzip des Corrective Feedbacks und ist besonders für jüngere Kinder geeignet.

8.8   Bedeutung der Gruppentherapie und des sozialen Lernens

Nach der detaillierten Beschreibung der Bausteine der Stottertherapie mit dem Kind werden nun die Chancen und Grenzen der Gruppentherapie erläutert. Da die Gruppe immer der ihr eigenen Dynamik unterliegt, schafft sie viele neue Ansatzpunkte in der Behandlung des Stotterns. Für die Therapeutin stellt sie eine besondere Herausforderung dar.

8.8.1   Gruppe als Ort der Kommunikation

Viele problematische Kommunikationssituationen können im Rahmen der Einzeltherapie nicht erschöpfend bearbeitet werden, da hier manche Konstellationen gar nicht oder nur eingeschränkt auftreten (z. B. Konkurrenz um Sprechanteile, Gruppendruck, Sprechen vor mehreren Zuhörern oder mit Gleichaltrigen). Da Stottern aber gerade in der Kommunikation zum Tragen kommt (▶ Abschn. 1.6.3), sollte der Austausch mit anderen Personen keinesfalls unberücksichtigt bleiben. Die Gruppe bietet **auf unterschiedlichen Anforderungsniveaus vielfältige Anlässe zum sprachlichen Austausch**. Sie unterstützt die Festigung und Vertiefung von Lerninhalten und bietet wertvolle Anstöße zur Verbesserung der kommunikativen und sozialen Kompetenz (▶ Abschn. 8.6, »Eigenreflexion«).

❯ Soziale Fähigkeiten werden in der Gruppe in besonderem Maße gefordert und durch entsprechende gruppendynamische Settings gefördert.

Somit ist die Gruppentherapie eine interessante und produktive Phase im Rahmen der Einzeltherapie, sie kann diese aber nicht ersetzen.

8.8.2   Gruppe als Katalysator

Mit zunehmendem Alter wird der Einfluss Gleichaltriger größer. Andere Kinder in ähnlicher Situation schaffen Motivation und bieten neue Anreize zum Lernen. Es ist schwer, das Ausmaß der Störung einzuschätzen, wenn man das Kind nicht in seiner Interaktion mit Gleichaltrigen erlebt. Mitunter kann man zu Beginn einer Gruppentherapie große Überraschungen erleben. So zeigen sich manche in der Therapie angepasste und schüchterne Kinder bereits in den ersten Gruppenstunden als dominant und frech, friedliche Kinder werden plötzlich aggressiv und aufgeweckte Kinder zurückhaltend. Wenn sich das Verhalten dieser Kinder so stark ändern kann, ist verständlich, dass der **Transfer der erlernten Inhalte in den Alltag** manchmal so zögerlich stattfindet. Die Kinder sind oft einfach überfordert, Inhalte aus dem »Schonraum« Therapiezimmer ins »richtige Leben« mit seinen unterschiedlichsten Anforderungen zu übertragen.

❯ In der Gruppe sind die Kinder gefordert, miteinander zu kommunizieren und soziale Fähigkeiten wie Durchsetzungsvermögen und Kompromissbereitschaft, Umgang mit den eigenen Stärken und Schwächen sowie denen anderer zu erlernen bzw. weiterzuentwickeln.

8.8.3   Wann ist eine Gruppe sinnvoll?

❗ Um das Kind nicht zu überfordern, sollte es die sprachlichen und psychischen Anforderungen der jeweiligen Gruppe bewältigen können.

Gruppenfähigkeit des Kindes   Das Kind ist reif für eine Gruppe, wenn es mit der Therapeutin eine tragfähige und vertrauensvolle Beziehung und ein gewisses Maß an Selbstwertgefühl entwickelt hat und einige seiner Stärken kennt. Es sollte sich wenigstens im Ansatz abgrenzen oder sein Unbehagen zeigen können. Auch das Interesse an anderen stotternden Kindern zeigt, dass das Kind so weit ist, sich in einem größeren Kreis mit dem Stottern auseinander zu setzen.

Gruppe zur Überwindung von Stagnation in der Einzeltherapie Neben den internen Faktoren ergeben sich aus der Therapiesituation Gründe, die für die Bildung einer Gruppe sprechen:

- Verbesserungen im Rahmen der Einzeltherapie kommen häufig bei anderen sozialen Kontakten nicht zum Tragen.
- Die Übungs- und Spielmöglichkeiten der Einzeltherapie sind erschöpft, oder die Anforderungen innerhalb dieser Möglichkeiten lassen sich nicht mehr wesentlich steigern.
- Zur Motivationssteigerung bei älteren Kindern mit noch erheblichem Therapiebedarf.

Gruppen können nach der Einzeltherapie oder parallel zu dieser stattfinden. Ein Block von einigen Gruppenstunden im Rahmen der Einzeltherapie ist ebenso denkbar wie die Durchführung einer Intensivwoche (vgl. Katz-Bernstein u. Subellok 2002).

8.8.4 Auf die Mischung kommt es an – Hinweise zur Zusammenstellung einer Gruppe

Es gibt zahlreiche sinnvolle Forderungen für die Zusammenstellung einer Gruppe. Oft fehlt jedoch die Auswahl an passenden Kindern, aus denen man die besten Kombinationen bilden könnte.

> Wer eine Gruppe plant, ist dafür verantwortlich, dass das Wohl aller Kinder gewahrt wird.

Der Spagat zwischen realen Gegebenheiten und idealen Forderungen ist mitunter nur schwer zu bewältigen. Daher sollten im Vorfeld gewissenhaft mögliche Auswahlkriterien überprüft und bei Zweifeln mit Kollegen, einem Supervisor und ggf. mit den Eltern gesprochen werden.

Tipp

Oft gibt es innerhalb der eigenen Einrichtung oder in einer benachbarten Praxis Kollegen, die ebenfalls mit stotternden Kindern arbeiten und sich in derselben Situation befinden. Wenn die Rahmenbedingungen stimmen, kann es sehr bereichernd sein, gemeinsam eine Gruppe zu bilden und anzuleiten.

8.8.5 Welche Auswahlkriterien gibt es?

Alter der Kinder Grundsätzlich ist es in allen Altersgruppen möglich, eine Gruppe zu bilden. Die Mitglieder einer Gruppe sollten etwa im gleichen Entwicklungsalter sein. Gerade in der Gruppe der 4- bis 6-Jährigen, aber auch der 9- bis 12-Jährigen gibt es oft große Unterschiede innerhalb der Altersgruppe.

Gruppengröße Neben organisatorischen Kriterien (Zahl der interessierten Kinder, Größe der Räume, terminliche Einschränkungen) sollte die eigene Kompetenz das wichtigste Kriterium für die Gruppengröße darstellen. Denn je größer die Gruppe ist, desto weniger kann man auf die individuellen Bedürfnisse des Kindes eingehen, und desto schwieriger ist es, die Gruppe zu lenken. Eine Gruppengröße von 2 bis maximal 4 Kindern ermöglicht erfahrungsgemäß ein überschaubares und kindgerechtes Arbeiten.

Ausprägung der Symptomatik Bei Vorschulkindern ist der Schweregrad des Stotterns weniger relevant, da in der Regel nicht am Stottern selbst, sondern an Sprechfreude, Ausdrucksfähigkeit und sozialer Kompetenz gearbeitet wird. Bei Schulkindern und Jugendlichen sollte berücksichtigt werden, dass es bei stark heterogener Symptomatik in der Gruppe leichter zu Spannungen kommen kann, die rechtzeitig aufgefangen und thematisiert werden sollten.

Geschlecht Da es wesentlich mehr stotternde Jungen als Mädchen gibt, wird es normalerweise in den Gruppen einen Jungenüberschuss geben. Im

Vorschulalter wirken Mädchen oft ausgleichend auf die Gruppe, bereits im Grundschulalter kommt es nicht selten zu einer Polarisierung zwischen den Geschlechtern mit entsprechendem »Zündstoff«. Wenn möglich, sollte ein einzelnes Mädchen nicht in eine reine Jungengruppe gesteckt werden und umgekehrt. In der Pubertät kann es in gemischten Gruppen sehr schwierig werden, Gespräche über Schwierigkeiten und Ängste bezüglich des Stotterns zu führen.

Verhalten   Die Mitglieder einer Gruppe sollten sich im Idealfall in ihren Fähigkeiten und Defiziten ergänzen. Eine zu homogene Gruppe ermöglicht entweder wenig neue Lernimpulse oder sie eskaliert möglicherweise (z. B. bei relativ aufgeweckten Kindern). Bei Kindern mit hohem Aggressionspotenzial empfiehlt es sich daher, die Gruppengröße kleiner zu halten und mit durchsetzungsfähigen, nicht aggressiven Kindern zu mischen.

Therapiephase   Gerade bei älteren Kindern ist es wichtig, dass sich die Teilnehmer zumindest annähernd in der gleichen Therapiephase befinden, da inhaltlich intensiv am Stottern selbst gearbeitet wird. Ergänzen sich die Kinder mit ihren Stärken und Schwächen, können sie von ihren unterschiedlich ausgebildeten Fähigkeiten profitieren und sich gegenseitig im Lernprozess motivieren und unterstützen.

Die ▶ Übersicht 8.17 fasst die Kriterien zur Zusammenstellung einer Gruppe nochmals zusammen.

Übersicht 8.17

Auswahlkriterien zur Zusammenstellung einer Gruppe

- Kompetenz der Therapeutin
- Alter der Teilnehmer
- Größe der Gruppe
- Ausprägung der Symptomatik
- Geschlechterzusammensetzung innerhalb der Gruppe
- Verhaltensauffälligkeiten einzelner Teilnehmer
- Bisherige Therapieschwerpunkte der Gruppenmitglieder

Kompetenz der Therapeutin   Eine Gruppentherapie stellt mitunter erhebliche Anforderungen an die Fähigkeiten der Therapeutin. Eine in gruppendynamischen Prozessen unerfahrene Therapeutin sollte zunächst eigene Erfahrungen im Rahmen von Selbsterfahrungsgruppen o. Ä. sammeln, bevor sie beginnt, mit kleinen Gruppen zu arbeiten. Supervision begleitet den Prozess und trägt zur Qualitätssicherung bei.

8.8.6   Inhalte der Gruppentherapie

Je nach Alter der Kinder, Therapiephase und Zusammenstellung der Gruppe stehen unterschiedliche Schwerpunkte im Vordergrund. Steht bei Vorschulkindern prinzipiell der Erwerb psychosozialer und kommunikativer Fähigkeiten an erster Stelle, geht es bei älteren Kindern um die **Anwendung von Sprechtechniken** und um die **Auseinandersetzung mit dem Stottern** selbst. Viele der Übungen, die für die Einzeltherapie beschrieben werden, lassen sich ohne Weiteres auch in der Gruppe durchführen. ▶ Übersicht 8.18 bietet eine allgemeine Aufstellung möglicher Therapieinhalte.

Übersicht 8.18

Mögliche Inhalte der Gruppentherapie

- Förderung des sozialen Kontakts und Austauschs mit Gleichaltrigen
- Verbesserung sozialer Kompetenzen (▶ Abschn. 8.4)
  - Eingliederung in eine soziale Gruppe (anpassen vs. durchsetzen, »seine Rolle finden«)
  - Erprobung und ggf. Verbesserung der Konfliktfähigkeit
  - Verhandeln und Finden von gemeinsamen Lösungen und Erarbeiten von Kompromissen
  - Auseinandersetzung mit den eigenen Stärken und Schwächen und denen der anderen Gruppenmitglieder
- Anwendung von Gesprächsregeln (Turntaking, Einhalten des Blickkontaktes, aussprechen lassen) (▶ Abschn. 8.3.1)

- Förderung nonverbaler Ausdrucksfähigkeit (z. B. ▶ Abschn. 8.3.3)
- Arbeit an psychosozialen Fähigkeiten wie Umgang mit Aggressionen, Erhöhung der Frustrationstoleranz und Stärkung des Selbstwertgefühls
- Verbesserung der sprachlichen Kompetenz
- Erhöhung der Akzeptanz des Stotterns
- Desensibilisierung gegen Sprechängste und stotterauslösende Reize
- Anwendung und Transfer von Sprechtechniken sowie der Modifikation der Sprechweise in Gesprächen unter alltagsnahen Bedingungen

Gruppenspezifische Therapieinhalte Neben den nahe liegenden Inhalten der Stottertherapie müssen für die Behandlung innerhalb einer Gruppe weitere Aspekte berücksichtigt werden. In ▶ Übersicht 8.19 werden gruppenrelevante Bereiche aufgelistet.

> Übersicht 8.19
> **Spezifische Inhalte der Gruppentherapie**
> - Einführung von Regeln und Ritualen
> - Spielraum und Struktur für die Entwicklung von Gruppenprozessen

Die Gruppe formen Nachdem die Therapeutin die Kinder für die Gruppe nach oben genannten Kriterien ausgewählt hat, muss sich diese auch entwickeln können. Die Therapeutin begleitet die Kinder in diesem Prozess. Für manche Kinder ist der Wechsel von der vertrauten Dyade »ich und die Therapeutin« in eine Gruppe sehr schwierig. Sie müssen darin unterstützt werden, sich von der Therapeutin zu lösen und mit den anderen Gruppenmitgliedern über ihre Anliegen und Bedürfnisse zu kommunizieren. Daher sollte für die Entwicklung eines Gruppengefüges genügend Raum eingeplant werden.

Übungen Viele Übungen aus ▶ Abschn. 8.3 lassen sich in der Anfangsphase der Gruppe gut einbauen. Sie sollten am Ende immer in der Gruppe gemeinsam reflektiert und ausgewertet werden.

Regeln und Rituale Wiederkehrende Strukturelemente geben der Gruppe Orientierung und regulieren den Umgang miteinander (vgl. Katz-Bernstein u. Subellok 2002). Sie können von der Gruppenleitung oder von der Gruppe selbst entwickelt werden. Wichtige Strukturelemente sind Anfangs- und Abschlussrituale (Sitzkreis, bestimmte Spiele oder bei kleineren Kindern auch Lieder). Regeln für den Umgang miteinander können gut anhand von aktuellen Ereignissen in der Gruppe gemeinsam entwickelt werden.

Beispiel
Tobias (8 Jahre) wird von Michael (9 Jahre) während eines Bewegungsspiels mehrfach absichtlich angerempelt und geschubst. Tobias ist empört, da Michael noch weiter schubst, als er schon mehrmals »Lass mich!« gerufen hat. Die Therapeutin unterbricht das Spiel und bittet die Gruppe um eine Lösung des Problems. Die Kinder werden sich sehr schnell einig, dass »ein bisschen raufen« schon in Ordnung sei, jedoch nur so lange, wie es dem anderen Kind nicht zu viel wird. Sie entwickeln die Regel: »Wenn einer Stopp! ruft, muss man darauf hören!«

Kommunikationsregeln In der Gruppe wird der praktische Nutzen von Gesprächsregeln offensichtlich. Ihr Nutzen wird mit Schulkindern situativ erarbeitet und mit der Gruppe gemeinsam formuliert. Die Grenzen zwischen reinen Kommunikationsregeln und Verhaltensweisen, die die soziale Kompetenz erhöhen, sind fließend. Mögliche Kommunikationsregeln sind:

- Lasst einander aussprechen. Jeder soll seinen Gedanken zu Ende führen können.
- Wenn du sprichst, dann halte möglichst viel Blickkontakt. So siehst du auch, ob dein Gesprächspartner noch »dabei« oder mit seinen Gedanken schon ganz woanders ist.
- Sag es direkt, nicht um die Ecke. »Sprich nicht **über** andere, sondern sage, was du über jemanden sagen möchtest, diesem direkt.« (Vopel 1991, Bd. 1 S. 26)
- Wenn dich etwas stört und du es ändern möchtest, sag es. Schmollen ändert nichts.

Diese Liste ist naturgemäß unvollständig und sollte aus der tatsächlichen Gruppensituation erarbeitet und ggf. vervollständigt werden.

Lösungsansätze und Kommunikation Damit sich das Potenzial einer Gruppe entfalten kann, muss spontanen Entwicklungen genügend Raum gegeben werden. Gruppenstunden können daher nur bis zu einem gewissen Grad vorausgeplant werden.

Professionelle Problemlösungen Zur Unterstützung von gruppendynamischen Prozessen werden auftretende Probleme und Konflikte in der Gruppe gelöst. Das Problem wird – mit Hilfe der Therapeutin – in der Gruppe definiert und gemeinsam bearbeitet. Diesen Prozess kann man durch eine entsprechende Auswahl an Spielen und Übungen bewusst provozieren. Entscheidungs- und Lösungsprozesse sollten von der Therapeutin ebenso gefördert und stimuliert werden wie Lösungen für auftretende Probleme.

> ❯❯ Durch diese vielfältigen Erfahrungen mit Problemlöseverhalten erwerben die Kinder alltagsnah kommunikative und soziale Fähigkeiten.

Tipp Material

Eine wahre Fundgrube an gruppendynamischen Spielen bieten z. B. die Bände von Vopel (1991).

Fazit
- Die Gruppe schafft Motivation und neue Lernfelder, vor allem im sozialen und kommunikativen Bereich.
- Die Gruppentherapie ergänzt die Einzeltherapie in vielen Aspekten sinnvoll, kann sie jedoch nicht ersetzen.
- Die Auswahl der Gruppenmitglieder sollte mit Bedacht getroffen werden.
- Die Gruppe ermöglicht neue Impulse, mehr Realitätsnähe und fördert die Eigenverantwortlichkeit.
- Die Inhalte richten sich nach den Fähigkeiten und Defiziten der Teilnehmer.
- Die Gruppe erfordert von der Therapeutin ein erhöhtes Maß an Einfühlungsvermögen und Flexibilität.

8.9   Therapie des Polterns

Die Literatur beschäftigt sich mit der Therapie des Polterns meist nur am Rande. Dies mag zum großen Teil daran liegen, dass der Leidensdruck polternder Kinder und Erwachsener deutlich geringer ist als bei Stotternden. Auch wenn in der Praxis der Bedarf an Poltertherapien eher gering ist, sollen an dieser Stelle wegen der möglichen Kombination von Stottern und Poltern spezifische Therapieelemente für Poltern oder eine Polterkomponente vorgestellt werden.

Die Zusammenstellung der einzelnen Behandlungsschwerpunkte erfolgt wie bei der Behandlung des Stotterns nach dem Baukastenprinzip. Mögliche Therapiebausteine sind in ▶ Übersicht 8.20 aufgelistet.

- **Aspekte der Poltertherapie**
In der Konzeption der Therapie muss einigen Besonderheiten des Polterns Rechnung getragen werden. So sollte
- ein möglicherweise eingeschränktes Störungsbewusstsein,
- der oft »überschießende« Charakter des Polterns sowie
- eine Kombination mit Stottern in der Planung berücksichtigt werden.

Es ist zweckmäßig, bei reduziertem Störungsbewusstsein zu Beginn der Behandlung mit dem betroffenen Kind klare Vereinbarungen bezüglich des Therapieziels und des erwarteten Einsatzes zu treffen. Bereits mit 10-Jährigen sind derartige »**Therapieverträge**« denkbar. Sie werden gemeinsam formuliert und können schriftlich festgehalten werden. Auf diese Weise ist es möglich, bereits im Vorfeld die Bereitschaft des Kindes zur Mitarbeit zu erfassen bzw. bei mangelnder Motivation den Therapiebeginn in Absprache mit Eltern und Kind zurückzustellen. Indem das Kind an der Gestaltung des Therapieziels beteiligt ist, entsteht **Mitverantwortung** für das Gelingen der Therapie.

Tipp

Bei der Ausarbeitung eines Therapievertrags sollte stets darauf geachtet werden, dass die getroffenen Vereinbarungen von beiden Vertragspartnern akzeptiert und der erwartete Arbeitsaufwand vom Kind bewältigt werden können. Die Ziele sollten eindeutig, konkret und positiv formuliert werden.

Eine klare äußere Struktur wird der mitunter überschießenden Symptomatik des Polterns und den begleitenden Auffälligkeiten gegenübergestellt. Besonders bei Konzentrationsschwächen, auffälligem Kommunikationsverhalten oder deutlichen Problemen, die eigenen Gedanken zu ordnen und geeignet zu vermitteln, sind eindeutige Vorgaben und klare Grenzen sinnvoll.

> **Übersicht 8.20**
> **Elemente der Poltertherapie**
> - Übungen zur Sinnpausensetzung
> - Erhöhung der auditiven Aufmerksamkeit
> - Verbesserung der Eigenwahrnehmung bezüglich des Sprechtempos, richtiger und falscher Artikulationsabläufe sowie des Kommunikationsverhaltens
> - Förderung der oralen Koordination
> - Arbeit an Artikulation und artikulatorischen Abläufen
> - Übungen zu Prosodie und Sprechrhythmus
> - Verbesserung pragmatischer Fähigkeiten wie Blickkontakt, Turn-taking und auf den Empfänger bezogenes Sprechen
> - Förderung von Ausdrucksfähigkeit und Wortfindung
> - Verbesserung der Konzentrations- und Merkfähigkeit

Katz-Bernstein (1986, S 416) fordert:

» Wenn beim Stottern eine gewährende, eine auf Erweiterung der Grenzen und auf Aus-sich-heraus-Kommen abzielende Haltung erwünscht ist, so wäre diese Haltung beim polternden Kind ungenügend oder auch unerwünscht. Denn Wagemut, Spontaneität, Explosivität sind Eigenschaften, die beim

Polterer eher gedämpft und zunächst weniger ausgebildet werden müssen.

❯ Tritt Poltern in Kombination mit Stottern auf, wird zunächst die vorherrschende Komponente behandelt.

❯ Bei jüngeren Kindern mit überwiegenden Stotteranteilen sollte sorgfältig abgewogen werden, ob die intensive Arbeit an der Symptomwahrnehmung wegen der Gefahr der Verschlechterung der Stotterkomponente sinnvoll ist.

▪ **Prognose**
Wenngleich Poltern theoretisch über Eigenkontrolle gut steuerbar ist, steht und fällt der Therapieerfolg mit der **Motivation des Kindes**, seine Sprechweise dauerhaft kontrollieren und verändern zu wollen. Erschwerend wirken Einschränkungen der Aufmerksamkeit oder eine Kombination mit Stottern. Als prognostisch günstig hingegen sind
- ein vorhandenes Störungsbewusstsein,
- gutes Konzentrationsvermögen und
- isoliertes Poltern

zu bewerten.

▪ **Übungen zur Verbesserung der Artikulationsschärfe und Reduzierung der Artikulationsrate**
Durch das Bemühen um deutlichere Artikulation kommt es in der Regel zu einer Verlangsamung des Sprechtempos. Die verbesserte Artikulationsschärfe erhöht die allgemeine Verständlichkeit und trägt damit zu günstigeren Rahmenbedingungen der Kommunikation bei. Übungen zur Sinnpausensetzung, die Verbindung von Bewegung und Sprechen sowie die Verbesserung der auditiven und taktil-kinästhetischen Eigenwahrnehmung können das Sprechtempo weiterhin regulieren.

▪▪ **Feedback der Therapeutin**
Zur Reduzierung des Sprechtempos sollte ein Zeichen vereinbart werden, das dem Kind während des Sprechens gegeben wird. Die Nichtbeachtung des Zeichens sollte Konsequenzen für das Kind haben (z. B. Entzug eines Tokens; »Auszeit«: Das Kind

muss 5 Sekunden warten, bevor es weitersprechen darf; der folgende Satz muss in Zeitlupe gesprochen werden). St. Louis und Myers (1998, S. 2) schlagen bei jüngeren Kindern die Analogie des erhöhten Tempos im Straßenverkehr vor. Die Therapeutin quittiert Überschreitungen des Tempolimits mit der Verteilung von »Strafzetteln«. Entsprechend sollte die Einhaltung des »Tempolimits« positiv verstärkt werden (Zuwendung, Lob, Token, Wahl eines Spiels nach der Übungsphase etc.).

■■ Übungen zur Sinnpausensetzung
Über Übungen zur syntaktischen Strukturierung gelingt es, das Sprechtempo zu senken und Sprechpausen einzufügen und außerdem mehr Zeit zur motorischen und gedanklichen Planung der Äußerung zu gewinnen (vgl. Sick /, S. 16). Der Jugendliche erhält zunächst die Aufgabe, einen kurzen Text laut vorzulesen. Mit Hilfe einer dabei angefertigten Audioaufnahme werden im Anschluss hörbare Sinnpausen im Text markiert und weitere zweckmäßige Pausen gemeinsam erarbeitet und gekennzeichnet. Unter Einhaltung der vorgegebenen Pausen wird der Text abschließend laut vorgelesen und aufgenommen. Die beiden Aufnahmen können verglichen und unterschiedliche Effekte diskutiert werden. Diese Aufgabe kann auf den verschiedenen Sprechleistungsstufen durchgeführt werden.

■■ Einsatz von Bewegung als strukturierendes Element
Die Verbindung von Gestik und motorischen Elementen mit der Sprache kann das Bewusstsein für den Sprechrhythmus erhöhen. Denkbar sind z. B. Metronomsprechen, Fingertippen, leichtes Armschwenken während des Sprechens oder der Einsatz von Atemschriftzeichen.

■■ Verkürzung der Äußerungslänge
Anhand eines Spontansprachprotokolls ermitteln Therapeutin und Kind die mittlere Äußerungslänge und die vorherrschenden Satzmuster (z. B. Hauptsatz mit mehreren untergeordneten Nebensätzen, Satzabbrüche). Anschließend werden die Äußerungen gemeinsam zu einfachen Sätzen gekürzt. Die spontane Bildung kurzer Sätze wird dann anhand von Nacherzählungen geübt. Dabei

ist es notwendig, vor der Durchführung der Übung Kriterien für kurze und lange Sätze, evtl. anhand des angefertigten Spontansprachprotokolls, festzulegen. Zunächst beurteilt das Kind Sätze der Therapeutin hinsichtlich ihrer Länge. Ist es in der Lage, die Äußerungen zuzuordnen, findet ein Rollentausch statt. Schließlich versucht das Kind in der Unterhaltung über ein vorgegebenes Thema kurze Sätze zu bilden. Die Verstärkung mit Token sowie ihr Entzug bei einem Abweichen von der Aufgabenstellung ist je nach Alter, Leistungsstand und Frustrationstoleranz denkbar.

■■ Förderung der oralen Koordination
Bei Elisionen oder Substitutionen von Lauten und Silben aufgrund eines erhöhten Sprechtempos sowie bei undeutlicher Artikulation kann durch mundmotorische Übungen, durch Training der taktil-kinästhetischen Wahrnehmung (► Abschn. 8.3.4, Übung »Spürendes Sprechen«) oder über das Sprechen sog. Zungenbrecher eine Verbesserung der oralen Kontrolle und Koordination erreicht werden.

Weitere Übungen zur Reduzierung des Sprechtempos sind in ► Abschn. 8.3.4 beschrieben.

■■ Behandlung begleitender Auffälligkeiten
Um einer negativen Beeinflussung des Redeflusses durch mögliche Begleitstörungen entgegenzuwirken (► Abschn. 1.3.3), sollten bei Bedarf Übungen zur Förderung sprachlicher Fähigkeiten, der Wortfindung oder der auditiven Aufmerksamkeit und Differenzierungsfähigkeit durchgeführt werden.

Fazit
— Die Therapie des Polterns oder einer Polterkomponente erfolgt nach dem Bausteinprinzip.
— Polternde Kinder benötigen einen klaren äußeren Rahmen, eindeutige Übungsstrukturen und deutliches Feedback durch die Therapeutin.
— Die Aufnahme der Therapie sollte von der Motivation des Kindes abhängig gemacht werden.
— Bei der Behandlung von Mischbildern muss beiden Aspekten Rechnung getragen werden.

Literatur

Albrecht-Schaffer A, Rohlfs K (2012) Theaterwerkstatt für Kinder; 100 und eine Idee rund ums Theaterspielen. Don Bosco, München

Axline V (1990) Kinder-Spieltherapie im nicht-direktiven Verfahren, 7. Aufl. Reinhardt, München

Benecken J (2004) Zur Psychopathologie des Stotterns. Prax Kinderpsychol Kinderpsychiatr 53: 623–636

Bernstein DA, Borkovec TD (1992) Entspannungs-Training. Handbuch der progressiven Muskelentspannung. 6. stark erw. Neuausg. Pfeiffer, München

Brügge W, Mohs K (1994) Therapie funktioneller Stimmstörungen. Übungssammlung zu Körper, Atem, Stimme. Reinhardt, München

Cave K (1994) Irgendwie Anders. Mit Bildern von Chris Riddell. Oetinger, Hamburg

Dannenbauer F M (2002) Grammatik. In: Baumgartner S: Sprachtherapie mit Kindern; Grundlagen und Verfahren. Reinhardt, München

Dell C (1994) Therapie für das stotternde Schulkind. Bundesvereinigung Stotterer-Selbsthilfe e.V., Köln

Dell CW (1996) Treating the school age stutterer. A guide for clinicians. Publication No. 14, 7th edn. Stuttering Foundation of America, Memphis, Tennessee

Erikson EH (1988) Der vollständige Lebenszyklus, Suhrkamp, Frankfurt am Main

Fiedler P, Standop R (1994) Stottern: Ätiologie – Diagnose – Behandlung, 4. Aufl. Beltz, Psychologie Verlags Union, Weinheim

Fliegel S, Groeger W, Künzel R, Schulte D, Sorgatz H (1998) Verhaltenstherapeutische Standardmethoden. Ein Übungsbuch, 4. Aufl. Beltz, Psychologie Verlags Union, Weinheim

Geisler D (2012) Wohin mit meiner Wut? Loewe, Bindlach

Geuenich M (2013) Theater! Theater!; Acht kurze Stücke für die Grundschule. Auer, Donauwörth

Heap R (Hrsg) (2005) Meine Worte hüpfen wie ein Vogel. Kinder malen ihr Stottern. Demosthenes, Köln

Holzwarth W, Erlbruch W (1996) Vom kleinen Maulwurf, der wissen wollte, wer ihm auf den Kopf gemacht hat. 17. Aufl. Hammer, Wuppertal

Huwyler M, Obrist J (2010) Das Zebra ist das Zebra. Atlantis, Zntis

Iven C, Hansen B (2014) Palin Parent Child Interaction Therapy (Palin PCI); Ein Konzept für stotternde Kinder und ihre Eltern. Forum Logop Log 28: 1828: 1

Jüntgen M (2009) L-l-lissi will d-d-dazugehören. Demosthenes, Köln

Katz-Bernstein N (1986) Poltern – Therapieansatz für Kinder. VHN 55(4): 413–426

Katz-Bernstein N (1984) Eine kombinierte Spieltherapie und logopädische Übungstherapie für stotternde Kinder zwischen 7 und 12 Jahren. Logopädisches Zentrum des Schulamtes der Stadt Zürich

Katz-Bernstein N (1990) Aufbau der Sprach- und Kommunikationsfähigkeit bei redeflussgestörten Kindern. Ein sprachtherapeutisches Übungskonzept, 4. Aufl. Edition SZH/SPC, Luzern

Katz-Bernstein N, Subellok K (2002) (Hrsg) Gruppentherapie mit stotternden Kindern und Jugendlichen. Konzepte für die sprachtherapeutische Praxis, Reinhardt, München

Kelman E, Nicholas A (2008) Practical intervention for early childhood stammering. Speechmark, London

Kuckenberg S, Zückner H (2006) Intensiv-Modifikation Stottern für Kinder. Natke, Neuss

Lankton CH, Lankton SR (2008) Geschichten mit Zauberkraft; Die Arbeit mit Metaphern in der Psychotherapie. Klett-Cotta, Stuttgart

Langen A, Sangen A (2000) Die kleine Motzkuh oder: wie man die schlechte Laune verjagen kann. Coppenrath, Münster

Lindemann H, Rosenbohm C (2012) Die Metaphernschatzkiste; Systemisch Arbeiten mit Sprachbildern. Vandenhoeck & Ruprecht, Göttingen

Lobe M (1992) Das kleine Ich bin ich. Jungbrunnen-Verlag, Wien

McKee D (1989) Elmar. Thienemann, Stuttgart

Mitchell D (2007) Der dreizehnte Monat. Rowohlt, Reinbek

Moost N, Kunstreich P (2007) Wenn die Ziege schwimmen lernt. Beltz, Weinheim

Niederhöfer J (1993) Szenisches Spielen mit sprachbehinderten Schülern. In: Lotzmann G (Hrsg) Körpersprache. Diagnostik und Therapie von Sprach-, Sprech- und Stimmstörungen (Sprache und Sprechen 27). Reinhardt, München

Oaklander V (1993) Gestalttherapie mit Kindern und Jugendlichen, 8. Aufl. Klett-Cotta, Stuttgart

Richter R (2012) Kontrollverlust bei schwerem Stottern. Vortrag auf der Stotterkonferenz der ivs e.V.; Stottern und Emotionen, 12.5.12, Mainz

van Riper C (1986) Die Behandlung des Stotterns, Bundesvereinigung Stotterer-Selbsthilfe, Solingen

Sandrieser P, Schneider P (2008) Stottern im Kindesalter,3. Aufl. Thieme, Stuttgart

Scheffler A, Donaldson J (2012) Der Grüffelo. Beltz & Gelberg, Weinheim

Scheller I (2007) Szenisches Spiel; Handbuch für die pädagogische Praxis. Cornelsen-Scriptor, Berlin

Schneider P, Schartmann G (2007) Was ist ein U-U-Uhu? Natke, Neuss

Schulte H (2003) Komm, wir spielen Märchen. Handbuch für die pädagogische Praxis. Cornelsen-Scriptor, Berlin

Schümann G (1991) Die Atemschriftzeichen. Noetzel, Heinrichshofen Bücher, Wilhelmshaven

Sendak M (1967) Wo die wilden Kerle wohnen. Aus dem Amerikanischen übersetzt von Claudia Schmölders. Diogenes Zürich

Sick U (2000) Spontansprache bei Poltern. Forum Logopädie 14(4): 7–16

Sisskin V (2002) Therapy Planning for School-Age Children Who Stutter. Sem Speech Language 23(3): 173–180

St. Louis KO, Myers FL (1998) A synposis of cluttering and
its treatment. ► http://www.mnsu.edu/comdis/isad/
papers/stlouis.html, Zugegriffen: 30. Juni 2014

Thum G, Mayer I (2014) Stottertherapie bei Kindern und
Jugendlichen. Ein methodenkombinierter Ansatz
(Praxis der Sprachtherapie und Sprachheilpädagogik
12). Reinhardt, München

Trenkle B (2012) Dazu fällt mir eine Geschichte ein; Direkt-
indirekte Botschaften für Therapie, Beratung und über
den Gartenzaun. Auer, Heidelberg

Vopel K (1991) Interaktionsspiele. Bd. 1–3. Iskopress, Hamburg

Wendlandt W (1980) Verhaltenstherapie des Stotterns.
Denkansätze, Zielsetzungen, Behandlungsmethoden,
Beltz, Weinheim

Wendlandt W (2003) Veränderungstraining im Alltag: Eine
Anleitung zur In-vivo-Arbeit in Therapie, Beratung und
Selbsthilfe. Thieme, Stuttgart

Winterberg P, Hesse L (2011) Ein Brief aus der Arche. aracari,
Baar

Wolpe J (1958) Psychotherapy by Reciprocal inhibition.
Stanford, University Press

Wyatt GL (1973) Entwicklungsstörungen der Sprachbildung
und ihre Behandlung. Hippokrates, Stuttgart

Zullinger H (1990) Heilende Kräfte im kindlichen Spiel.
Fischer, Frankfurt am Main

Therapiebausteine für die Arbeit mit den Bezugspersonen: Beratung – Information – Training

C. Ochsenkühn, M. M. Thiel, C. Frauer

C. Ochsenkühn et al., *Stottern bei Kindern und Jugendlichen*, Praxiswissen Logopädie,
DOI 10.1007/978-3-662-43650-9_9, © Springer-Verlag Berlin Heidelberg 2015

9.1   Die Bausteine im Überblick

In der Arbeit mit den Bezugspersonen lassen sich formal 3 Ebenen unterscheiden: Beratung – Information – Training. Beratende Elemente kommen zum Tragen, wenn es beispielsweise um die Entlastung von Schuldgefühlen, die Akzeptanz des Stotterns und die Einstellung gegenüber dem Kind geht. Konkrete Informationen zum Stottern und den beeinflussenden Faktoren ergänzen die Beratung. Die dritte Ebene der Arbeit mit den Eltern bildet ein pragmatisches Training zum praktischen Umgang mit dem Stottern, zur allgemeinen Entspannung der Alltagskommunikation und Förderung des flüssigen Sprechens. In der Praxis greifen die 3 formalen Ebenen Beratung, Information und Training in der Regel ineinander. Mögliche Schwerpunktthemen und ihre inhaltliche Ausgestaltung werden in den folgenden 8 Bausteinen beschrieben. Abgerundet wird das Kapitel durch das Thema Stottern und Schule.

◨ Abb. 9.1 gibt einen Überblick über die einzelnen Bausteine. Die Schwerpunkte unterscheiden sich individuell voneinander und variieren je nach Auswahl der Bausteine in der Therapie mit dem Kind (▶ Kap. 8). Auch der Grad, mit dem die Bezugspersonen in die Therapie mit einbezogen werden, wird sich von Fall zu Fall, z. B. in Abhängigkeit vom Alter und Umfeld des Kindes, unterscheiden. Die Wabenform veranschaulicht, dass die Bausteine in beliebiger Reihenfolge und Kombination zusammengestellt werden können. Für die Therapeutin ergeben sich Anforderungen an die eigene Ausbildung, die deutlich über Fachwissen und die Anwendung von Techniken hinausgehen (▶ Abschn. 7.2).

Fazit
- Die Arbeit mit den Bezugspersonen umfasst die 3 Ebenen Beratung, Information und Training.
- Die einzelnen Bausteine sollten von Therapeutin und Eltern gemeinsam ausgewählt und fortlaufend aktualisiert werden.
- Die Therapeutin sollte ihre therapeutischen Kompetenzen im Bereich der Gesprächsführung fortlaufend weiterentwickeln.

9.2   Information zum Stottern und zu beeinflussenden Faktoren

Sinnvoll ist in den meisten Fällen die Vermittlung einiger basaler Kriterien zur Unterscheidung von Entwicklungsunflüssigkeiten und Stottern. Die Bezugspersonen des Kindes interessiert neben der Prognose vor allem die Frage nach den Ursachen des Stotterns. Die Informationen werden in der Beratung mit einer konkreten Perspektive für das weitere Vorgehen verknüpft.

9.2.1   Auseinandersetzung mit Diagnose und Prognose

Die Prognose hängt von vielen individuellen Faktoren ab (▶ Abschn. 2.4). Die Therapeutin macht sich auf der Grundlage des Befundes und im Verlauf der ersten Therapiestunden hierzu ein genaueres Bild und äußert sich danach zu **individuell wirksamen Prognosefaktoren, wenn dies von den Eltern gewünscht wird**. Da die prognostische Relevanz der meisten Faktoren kontrovers diskutiert wird, ist es in der Elternberatung schwierig, eine abschließende und eindeutige Aussage darüber zu treffen, wie sich das Kind in den nächsten Monaten und Jahren entwickeln wird.

> **Tipp**
>
> Die Diskussion individueller Prognosefaktoren sollte deshalb, schon allein wegen der daraus häufig resultierenden weiteren Verunsicherung der Eltern, möglichst kurz gehalten und der Fokus auf Handlungsmöglichkeiten gelegt werden.

Zur **Veranschaulichung der Zusammenhänge** beim Stottern kann auf **Metaphern und Analogien** zurückgegriffen werden, die es Eltern erleichtern können zu verstehen, was sich beim Stottern abspielt (vgl. das Stolpern des Tausendfüßlers in ▶ Abb. 2.5), wie sich das für das Kind anfühlt und was in der Therapie vom Kind erlernt werden soll. Sie sollten immer passend zur Erfahrungswelt der Familien ausgewählt werden. Conture (2000,

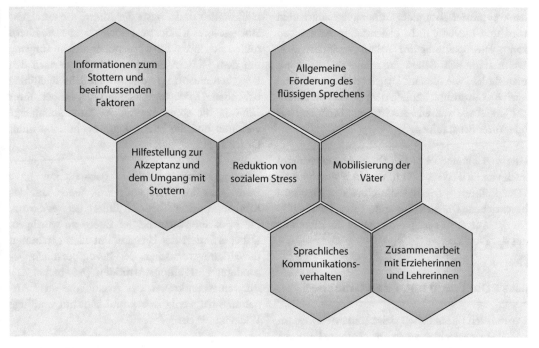

Informationen zum Stottern und beeinflussenden Faktoren

Allgemeine Förderung des flüssigen Sprechens

Hilfestellung zur Akzeptanz und dem Umgang mit Stottern

Reduktion von sozialem Stress

Mobilisierung der Väter

Sprachliches Kommunikationsverhalten

Zusammenarbeit mit Erzieherinnen und Lehrerinnen

◘ **Abb. 9.1** Therapiebausteine für die Arbeit mit den Eltern. Mit unterschiedlichen Schwerpunkten beinhalten die Bausteine beratende Elemente und Informationsaustausch oder haben eher Trainingscharakter.

S. 189 ff.) beschreibt zahlreiche Metaphern und Analogien, die hier auszugsweise und in verkürzter Form wiedergegeben werden:

»Aus den Augen, aus dem Sinn« Ähnlich wie der Herzschlag funktioniert der Sprechablauf unbewusst. Die meisten Menschen beschäftigen sich weder mit der Struktur und Funktion des Herzens noch des Sprechtrakts. Das stotternde Kind muss aber im Verlauf der Therapie ein ansatzweises Verstehen von Struktur und Funktionsweise des Vokaltrakts erwerben, um diese hin zu einem effektiveren Sprechen verändern zu lernen.

»Die heiße Herdplatte« Sie beschreibt eine körperliche Reaktion auf unerwartete Umstände: Ein Mensch berührt die Herdplatte und fühlt unvorhergesehen eine heiße Platte. Er reagiert, indem er seine Hand zurückzieht, und vielleicht keucht er, atmet plötzlich ein und spannt die Muskeln in Hand, Arm und dem übrigen Körper an. Ähnlich kann jemand, der unerwartet einen Laut, eine Silbe

etc. nicht herausbekommt, mit dem Zurückziehen der Zunge, des Kiefers, Kopfes, Halses oder der Schultern und gleichzeitigem Keuchen oder Einatmen reagieren.

»Gartenschlauch« Die Teile eines Gartenschlauches lassen sich mit dem Vokaltrakt vergleichen: Der Hahn entspricht dem Kehlkopf, der Schlauch der Luftröhre, und die Düse entspricht den Lippen. Diese Analogie eignet sich nicht nur für Eltern, sie hilft z. B. auch kleinen Kindern, die Funktion jedes Teils des Sprechtrakts zu begreifen, und unterstützt sie so, das Sprechen zu kontrollieren. Die verschiedenen Orte für Blockaden können hiermit leicht lokalisiert werden: »Wasser fließt«, »Enge oder Knick im Schlauch behindert das Fließen«, »Düse blockiert das Strömen« oder »Hahn verhindert das Strömen«.

»Aufgeblasener Ballon« Diese Analogie eignet sich für Eltern und Kinder. Man kann bei einem echten aufgeblasenen Ballon mit den Fingern fühlen, was passiert, wenn die Öffnung fest zugehalten wird und die Luft nicht gleichmäßig entweichen kann: Die Spannung im Ballon verändert sich. Wenn man den Ballon zusammendrückt, kann man fühlen, wie die Luft Druck an die Seiten und nach hinten ausübt, ähnlich dem Druck, den manche Stotternde während des Stotterns in ihrem Hals oder ihrer Brust fühlen.

»Die sich öffnende Faust« Diese Metapher wird auch von Dell (1996, S. 71 f.) und in ▶ Abschn. 8.7.1, »Der Pull-out – Die Befreiung aus der Klemme« beschrieben. Die sich öffnende Faust ist ein Bild für das Aufgeben der Spannung und die Befreiung aus der Blockade.

9.2.2 Die Frage nach den Ursachen

Die meisten Eltern haben sich bereits viele Gedanken dazu gemacht, woher das Stottern kommen könnte. In der Regel fragen sie schon beim ersten Kontakt nach den Ursachen des Stotterns. Mögliche Vermutungen der Eltern sind im Folgenden exemplarisch aufgeführt:

Beispiel
— »Tommi ist gegen den Gartenzaun geradelt, danach fing er an zu stottern.«
— »Als er drei war, stürzte Jakob einmal die Treppe hinunter. An dem Tag fing er auch an zu stottern.«
— »Mein Mann sagt ja immer, das habe alles damit angefangen, dass ich wieder arbeitete und Lisa in den Kindergarten kam. Dort gibt es ein anderes Kind in der Gruppe, das stottert. Sehr bald fing Lisa auch an zu stottern.«
— »Luis stottert vor allem, wenn er etwas nicht kriegt, was er möchte. Wir glauben, er macht das dann absichtlich, um Aufmerksamkeit oder seinen Willen zu bekommen.«

In dem Bedürfnis, eine Erklärung zu finden, suchen Eltern nach konkreten Anhaltspunkten. Alle oben genannten Bemerkungen sind Ausdruck der Hilflosigkeit und Ängste der Eltern, die durch das Stottern ihres Kindes ausgelöst werden. Die Eltern fühlen sich ihrem Kind gegenüber und im Umgang mit dem Stottern **unsicher**. Ihre Frage nach den Ursachen entspringt bestehenden Schuldgefühlen bzw. dem Erklärungsnotstand gegenüber ihrer Umwelt, die sofort psychische Zusammenhänge vermutet und die Eltern damit oft indirekt unter Druck setzt.

■ **Umgang mit den Erklärungsversuchen**
Bevor sich die Therapeutin mit neuen, auf das Kind angepassten Theorien äußert, geht es darum, die Erklärungsversuche der Eltern zu würdigen. Dabei erfordert der Umgang mit allen genannten Bewältigungsversuchen der Bezugspersonen besonderes **Einfühlungsvermögen** (▶ Abschn. 7.2). Ein reines Entkräften der Argumente oder Annahmen hat wenig Zweck und baut nur unnötige Widerstände auf.

❯ Die Therapeutin muss den Eltern nicht »beweisen«, dass ihre Annahmen unbegründet sind. Vielmehr ist es hilfreich, genau hinzuhören und die Ängste und Motivation hinter den geäußerten Vermutungen zu verstehen, um dann adäquat darauf einzugehen.

■ **Umgang mit möglichen Schuldgefühlen der Eltern**
Die Therapeutin sollte klarstellen, dass es nicht darum geht, Schuldige zu bestimmen. Bei einem lösungsorientierten Vorgehen (▶ Abschn. 7.2.1) ist das Ziel vielmehr, die **Faktoren zu optimieren**, die für das stotternde Kind jetzt **geeignetere Umstände schaffen**. Ausgehend von der aktuellen Situation wird die Blickrichtung der Eltern dementsprechend auf die **veränderbaren Einflussfaktoren** gelenkt (▶ Abschn. 4.2).

In diesem Zusammenhang muss noch einmal betont werden: Auch wenn die Eltern möglicherweise durch ihr Verhalten etwas zur Aufrechterhaltung des Stotterns beigetragen haben sollten, haben sie das Stottern ihres Kindes nicht verursacht.

- Die Frage nach anderen, besonders erfolgreichen Therapieformen

Die Frage oder Suche nach der geeigneten (Wunder-)Therapieform wird oft von Sensationsberichten in den Medien geschürt und weist auf die **Angst** hin, etwas Entscheidendes für das Kind zu versäumen. Die Verunsicherung der Eltern ist nachvollziehbar und sollte wertschätzend besprochen werden. Die Bereitschaft der Therapeutin, auch über andere Therapieansätze neutral zu informieren, damit sich die Eltern ein eigenes Bild schaffen können, wird letztlich das Vertrauen stärken.

9.2.3 Aufzeigen einer Perspektive

Die Hilflosigkeit und Schuldgefühle der Eltern nehmen schrittweise in dem Maße ab, wie diese mehr über Stottern und die Zusammenhänge erfahren und verstehen lernen.

Es bietet sich an, mit dem Anforderungs- und Kapazitäten-Modell (▶ Abschn. 2.2.2, ▶ Serviceteil, Abschn. A7 sowie dem »Anforderungs- und Kapazitäten-Modell nach Starkweather« zur individuellen Anpassung in den ▶ Online-Materialien unter http://extras.springer.com) zu arbeiten. Es veranschaulicht sehr plastisch, wie Fähigkeiten und Schwächen des Kindes mit internen und externen Anforderungen interagieren. Das Zusammentreffen einer kritischen Konstellation kann zum Auftreten von Stottern führen. Das Modell eignet sich zudem hervorragend zur Entlastung der Eltern von Schuldgefühlen: Es wird deutlich, wie komplex die Zusammenhänge sind, und dass es nicht **den einen** verursachenden Faktor gibt, der für das Stottern verantwortlich gemacht werden kann. Zur Veranschaulichung des individuellen Bedingungsgefüges steht eine Kopiervorlage in den ▶ Online-Materialien unter http://extras.springer.com zur Verfügung, in die die Eltern die von ihnen für ihr Kind vermuteten Faktoren selbst eintragen können. Stottern wird so als Entwicklungskrise vermittelt, die eine vermehrte Aufmerksamkeit für das Kind erfordert.

In diesem Sinne wird das Modell durch das Aufzeigen konkreter Aktivitäten und Veränderungen ergänzt, welche die Eltern im Alltag umsetzen können, um ihr Kind und das flüssige Sprechen zu fördern (▶ Abschn. 9.4 bis 9.6). Das **Übernehmen von Aufgaben** hilft den Eltern, sich aus der Hilflosigkeit und der häufig empfundenen Lähmung zu befreien.

> **Tipp Literatur**
>
> Begleitende Lektüre für Eltern in verständlicher Sprache: Helten B (Hrsg) (2010) Mein Kind stottert – was nun? Ratgeber für Eltern. Demosthenes, Köln

Fazit
- Basiswissen zu Stottersymptomen und den Modellen zum komplexen Ursachengefüge entlastet die Bezugspersonen und gibt ihnen mehr Sicherheit im Umgang mit dem Stottern.
- Das Wissen über Therapieinhalte sowie konkrete Transfer- und Beobachtungsaufgaben ermöglichen den Eltern, etwas aktiv für ihr Kind zu tun.

9.3 Hilfestellung zur Akzeptanz und zum Umgang mit dem Stottern

Für manche Eltern ist es sehr schwer, das Stottern des Kindes anzunehmen. Die Akzeptanz des Stotterns durch alle Beteiligten ist ein Prozess, den die Therapeutin mit Offenheit und Wertschätzung in oftmals vielen Gesprächen begleitet und fördert. Die Therapeutin übernimmt für die Eltern die Modellfunktion für den offenen, entspannten und ressourcenorientierten Umgang mit dem Stottern.

9.3.1 Darüber sprechen – akzeptieren lernen

Zu akzeptieren, dass das eigene Kind möglicherweise einen schwierigeren Lebensweg vor sich hat, als man es sich erwartet hat, ist für alle Eltern problematisch. Manche Eltern fürchten, zu akzeptieren, bedeute aufgeben. Es ist die Aufgabe der Therapeutin, eine vertrauensvolle Basis zu schaffen, auf der alle Ängste der Eltern besprochen werden können. Sich seinen **Zukunftsängsten** zu stellen und möglicherweise auch enttäuschte Pläne einzugestehen, ist ein großer Schritt in Richtung Akzeptanz.

Bis die Bezugspersonen ein unbefangeneres Verhältnis zum Stottern entwickeln, kann im Einzelfall viel Zeit vergehen. Das Tempo dieses Prozesses kann von der Therapeutin nur bedingt beeinflusst werden. Dennoch ist der Auseinandersetzungsprozess hin zur annähernden Akzeptanz des Stotterns erforderlich, um einen **tragfähigen und dauerhaften Therapieerfolg** mit dem Kind zu erzielen.

Fragen wie: Welche Fähigkeiten erwirbt Ihr Kind, weil es stottert?, Welche Stärken der Familie werden dadurch deutlich?, Welche Vorteile hat Ihr Kind möglicherweise durch sein Stottern?, Was ist das Gute am Schlechten? führen oft zum Nachdenken und zu einer differenzierteren Auseinandersetzung mit dem Stottern (▶ Abschn. 7.2).

Darüber hinaus sollte der **Blick auf die Ressourcen** des Kindes nicht verloren gehen. Was gelingt gut? Welche Bereiche seines Lebens sind unbelastet? Worin liegen die Stärken des Kindes und wo gestalten sich Beziehungen zufriedenstellend?

Gespräche über das Stottern können auch im Rahmen von **Elterngruppen** sehr entlastend sein. Da eine sinnvolle Gruppengröße aus mindestens 4 teilnehmenden Eltern(paaren) besteht und ein Elterntraining besonders zu Beginn der Behandlung sinnvoll ist, ist es im Praxisalltag jedoch oft kaum möglich, eine geeignete Gruppe zusammen zu stellen. Die Bundesvereinigung Stotterer-Selbsthilfe e. V. sowie einige regionale Selbsthilfegruppen weisen auf ihren Seiten auf aktuelle Kurse hin, die bei Bedarf weiter empfohlen werden können.

> ❯ Je gelassener und akzeptierender die Therapeutin mit den Einstellungen und Sorgen der Eltern umgeht, desto leichter wird es diesen selbst fallen, eine gewisse Gelassenheit gegenüber dem Stottern zu erreichen.

9.3.2   Gelassener Umgang mit dem Stottern

Für das stotternde Kind ist es wesentlich, dass sein Stottern nicht negativ kommentiert wird. Das heißt auch, dass die Eltern mehr auf das achten, **was** das Kind sagt, als darauf, **wie** ihm das Sprechen gelingt.

Natürlich werden die Bezugspersonen registrieren, wie das Kind etwas sagt. Wenn das Kind hängen bleibt, werden sie vielleicht innerlich aufgeregt, ungeduldig und nervös oder gereizt oder das Kind wird ihnen leidtun. Eine **Fülle verschiedener Gefühle** kann hochkommen, und es lässt sich gar nicht vermeiden, dass die Eltern diese verbal oder nonverbal ausdrücken. Reaktionen wie Stirnrunzeln, Augenaufreißen, Wegsehen, Anspannung etc. werden mit Sicherheit vom Kind registriert, was wiederum neue Schuldgefühle bei den Eltern auslöst.

> ❯ Wichtigste Basis für das Thematisieren der emotionalen, nonverbalen und verbalen Reaktionen auf das Stottern ist: Es geht nicht um die Bewertung dessen, wie die Eltern sich verhalten.

Vielmehr ist es Ziel der gemeinsamen Arbeit, für dieses Kind in seiner besonderen Situation **günstigere Alternativen** zu entwickeln. Ansatzpunkt ist zunächst, den Status zu ermitteln: Was tun die Bezugspersonen konkret, wenn das Kind stottert? Welche nonverbalen und verbalen Signale senden sie? Sind diese stimmig, oder widersprechen sie sich? Wie fühlen sich die Eltern dabei? Wie – vermuten sie – wirken diese Signale auf das Kind?

In jedem Fall wird der Status nicht dem optimalen Verhalten entsprechen, welches flüssiges Sprechen fördert. Natürlich nicht! Schließlich kämpfen die Eltern mit ihren eigenen Sorgen, Ängsten und Schuldgefühlen. Eine **Bewertung** des elterlichen Verhaltens ist unangebracht und führt nur dazu, dass die Eltern nicht ehrlich Auskunft geben. Das Palin Parent-Child-Interaction-Programm (▶ Abschn. 6.3) bietet eine hervorragende Möglichkeit, mit den Eltern in diesem Bereich wertschätzend und effektiv zu arbeiten.

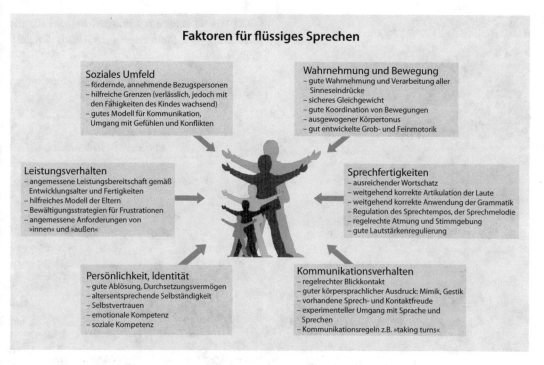

Faktoren für flüssiges Sprechen

Soziales Umfeld
– fördernde, annehmende Bezugspersonen
– hilfreiche Grenzen (verlässlich, jedoch mit den Fähigkeiten des Kindes wachsend)
– gutes Modell für Kommunikation, Umgang mit Gefühlen und Konflikten

Wahrnehmung und Bewegung
– gute Wahrnehmung und Verarbeitung aller Sinneseindrücke
– sicheres Gleichgewicht
– gute Koordination von Bewegungen
– ausgewogener Körpertonus
– gut entwickelte Grob- und Feinmotorik

Leistungsverhalten
– angemessene Leistungsbereitschaft gemäß Entwicklungsalter und Fertigkeiten
– hilfreiches Modell der Eltern
– Bewältigungsstrategien für Frustrationen
– angemessene Anforderungen von »innen« und »außen«

Sprechfertigkeiten
– ausreichender Wortschatz
– weitgehend korrekte Artikulation der Laute
– weitgehend korrekte Anwendung der Grammatik
– Regulation des Sprechtempos, der Sprechmelodie
– regelrechte Atmung und Stimmgebung
– gute Lautstärkenregulierung

Persönlichkeit, Identität
– gute Ablösung, Durchsetzungsvermögen
– altersentsprechende Selbständigkeit
– Selbstvertrauen
– emotionale Kompetenz
– soziale Kompetenz

Kommunikationsverhalten
– regelrechter Blickkontakt
– guter körpersprachlicher Ausdruck: Mimik, Gestik
– vorhandene Sprech- und Kontaktfreude
– experimenteller Umgang mit Sprache und Sprechen
– Kommunikationsregeln z.B. »taking turns«

Abb. 9.2 »Faktoren für flüssiges Sprechen« von Roswitha Maria Früchtl, iPerform, Forchheim.

Fazit

— Die Akzeptanz des Stotterns ist oftmals ein längerer Prozess, der durch Gespräche mit der Therapeutin begleitet werden muss.

— Der Therapieerfolg wird maßgeblich davon beeinflusst, ob es den Bezugspersonen schrittweise gelingt, gelassener mit dem Stottern umzugehen und unbefangen über das Thema zu sprechen.

9.4 Allgemeine Förderung des flüssigen Sprechens

Die bisher genannten Bausteine betonen die Akzeptanz des Stotterns und die Entlastung der Eltern von eigenen Schuldgefühlen und tendieren naturgemäß mehr in den Bereich Beratung bzw. Information. Es folgen nun Bausteine, die den Bezugspersonen konkrete Einflussmöglichkeiten und Handlungsalternativen aufzeigen und somit dem Bereich »Training« zuzuordnen sind. Als Einstieg dazu eignen sich die »Faktoren für flüssiges Sprechen«, da sie viele Ansatzpunkte zur Förderung im Alltag bieten.

Einen Überblick über die Faktoren, die flüssiges Sprechen unterstützen, bietet die Grafik von Gschwandtner (Abb. 9.2). Sie eignet sich wegen ihrer Anschaulichkeit gut zur eigenen Strukturierung für die Arbeit mit Bezugspersonen. Zudem zeigt sie auf, dass ganz unterschiedliche Bereiche auf den Redefluss einwirken.

Das Stottertagebuch

Zur Erfassung der Faktoren, die flüssiges Sprechen fördern oder hemmen, kann das Stottertagebuch eingeführt werden. Die Eltern werden mit bestimmten Beobachtungsaufgaben in alltäglichen Situationen betraut und sollen ihre Beobachtungen und Einschätzungen notieren. Die Beobachtungsaufgaben beziehen sich auf Alltagssituationen, in denen das Kind gestottert oder besonders flüssig gesprochen hat. Das Führen des Stottertagebuchs verlangt von den Eltern, sich täglich mit dem Stottern ihres Kindes auseinanderzusetzen und ist vor allem zu Beginn der Beratung sehr hilfreich. Dies hat mehrere günstige Auswirkungen:

◻ Tab. 9.1 Stottertagebuch

Beobach-tungspunkte	Notizen
Situation	Mutter und Vater unterhalten sich.
Was hat das Kind getan?	Es unterbricht, möchte die Aufmerksamkeit des Vaters.
Sprechen	Silbenwiederholungen und Lautwiederholungen mit Anspannung.
Störungsbe-wusstsein des Kindes	Aufgeregt, aber sich der Sprech-probleme nicht bewusst.
Grund für Unflüssigkeit	Das Kind möchte sofortige Auf-merksamkeit, kann nicht warten.
Wie haben die Eltern reagiert?	Vater sagt: »Ich höre dir zu, sobald wir fertig sind mit dem Reden« und hat das getan.
Reaktion des Kindes	Das Kind zögert und akzeptiert den Aufschub, erzählt später.

- Die Eltern widmen ihrem Kind mehr Aufmerksamkeit.
- Sie lernen das Stottern ihres Kindes näher und differenzierter kennen.
- Sie beobachten gezielt, wann das Kind flüssiger bzw. unflüssiger spricht. Dadurch werden ihnen flüssige Phasen wieder mehr bewusst, und die Einschätzung des Stotterns (Häufigkeit, Art und Schweregrad der Symptomatik) wird realistischer. Zugleich lernen sie zu erkennen, welche Situationen es ihrem Kind erleichtern, flüssig zu sprechen. Diese Faktoren können vermehrt hergestellt werden (▶ Abschn. 9.5 und ▶ Abschn. 9.6).
- Gelingt es, für das Kind relevante Stressoren (▶ Übersicht 9.1) zu entdecken, können diese gemeinsam mit den Eltern bearbeitet werden.
- Die Bezugspersonen erleben, dass sie etwas Konkretes zur Therapie beitragen können: Hinsichtlich des Sprechverhaltens ihres Kindes im Alltag sind sie die Experten. Es tut den Eltern gut zu merken, dass die Therapeutin in diesem Punkt auf ihre Beobachtungen und Einschätzungen angewiesen ist.

◻ Tab. 9.1 zeigt ein konkretes Beispiel für die Gestaltung des Stottertagebuchs (nach Gregory 1999, S. 40).

> **Tipp**
>
> Weniger ist mehr: Niemals zu viele Beobachtungsaufgaben auf einmal stellen!

Übersicht 9.1

Mögliche Beobachtungsaufgaben

Wie verändert sich das Sprechen in Abhängigkeit von:

- der Tageszeit
- wechselnden Anforderungen im Wochenverlauf
- genügend/zu wenig Schlaf
- Medienkonsum
- Besuch
- Freizeitverhalten und Freizeitangebot
- Veränderungen in der Tagesstruktur
- Gesundheit
- Stimmung innerhalb der Familie (Geschwister untereinander, Eltern etc.)
- Wissensinput
- Zeitstress
- Bewegung/Sport
- Vorfreude (Besuch, Geburtstage, Urlaub, Weihnachten, etc.)

Aus den Beobachtungen ergeben sich die weiteren Beratungsinhalte. Die ▶ Übersicht 9.2 listet Beratungsinhalte auf.

Übersicht 9.2

Möglichkeiten zur indirekten Förderung flüssigen Sprechens

- Nonverbal eindeutige Zuwendung der Aufmerksamkeit (▶ Abschn. 9.6)
- Schaffen von Sprechmöglichkeiten an eher guten Tagen
- Reduzierung der Sprechanlässe an eher unflüssigen Tagen (▶ Abschn. 7.3.3)

- Reduktion von sozialem Stress
  (► Abschn. 9.5)
- Reduzieren von Input wie Medien, Freizeitgestaltung (► Abschn. 9.5.2)
- Rituale zur Strukturierung des Alltags nutzen (► Abschn. 9.5.2)

■ **Flüssiges Sprechen fördert flüssiges Sprechen**

Neben Veränderungen von Umweltfaktoren können die Eltern auch positiv gestaltend auf Sprechsituationen einwirken. Das Vorgehen unterscheidet sich grundsätzlich danach, ob das Kind einen **flüssigen oder einen unflüssigen Tag** hat. An flüssigen Tagen geht es darum, dem Kind viele Sprechanlässe zu bieten, damit es die Erfahrung des anstrengungsfreien Sprechens möglichst ausgedehnt machen kann. An unflüssigen Tagen werden eher Aktivitäten gewählt, bei denen die sprachliche Kommunikation nicht so im Vordergrund steht. Die Eltern versuchen vermehrt entspannte Situationen herzustellen, die nicht zwingend mit Kommunikation verbunden sind. Damit diese Maßnahme nicht zu vermehrtem Medienkonsum führt, ist es dringend erforderlich, konkrete Beispiele zu nennen. Diese wären z. B.: gemeinsam basteln, gemeinsam ein Buch ansehen, sportliche Betätigung, ermutigen zum »Zuhause-Spielen«: die Ritterburg oder das Raumschiff wieder zusammenbauen, einen Zoo errichten mit besonderen Materialien etc.

Fazit
- Flüssiges Sprechen kann auf vielen verschiedenen Ebenen unterstützt werden.
- Die Förderung im Bereich Sprache und Sprechen im engeren Sinne ist eingebettet in die Förderung der sozialen, emotionalen und motorischen Kompetenz und der Wahrnehmungsentwicklung des Kindes.

9.5 Reduktion von sozialem Stress und Zeitstress

Soziale Anforderungen können im Sinne des Anforderungs- und Kapazitäten-Modells zur Überforderung des Kindes beitragen, wenn das Kind ihnen noch nicht gewachsen ist. Es wird auf verschiedene beeinflussbare Stressoren im Alltag eingegangen, deren Reduktion das flüssige Sprechen fördern kann. Analog zu ► Kap. 2 werden emotionaler, zeitlicher und kommunikativer Stress unterschieden.

Es handelt sich um **Stressoren**, die sich auf jede Kommunikation erschwerend auswirken. In diesem Sinne sind sie primär nicht mit dem Stottern verknüpft und werden von vielen Kindern kompensiert. Sie können jedoch sehr wohl, wenn sie für das Kind eine andauernde Überforderung darstellen, dazu führen, dass die Unflüssigkeiten der Rede deutlich zunehmen (► Abschn. 2.3.5).

Ziel dieses Bausteins ist es, nach dem Ermitteln der individuell wirksamen Stressoren gemeinsam mit den Bezugspersonen konkrete Möglichkeiten zur Reduzierung von sozialem Stress zu erarbeiten.

9.5.1 Emotionale Verunsicherung

■ **Förderung des Selbstvertrauens**

Das Kind kann aus verschiedenen Gründen emotional verunsichert werden. Gemeint sind lang anhaltende Störungen im Umfeld des Kindes, die sich verunsichernd und destabilisierend auf das Kind auswirken. In diesen Fällen ist es wesentlich, dass das **Selbstvertrauen** des Kindes gestärkt wird und ihm Hilfen angeboten werden, wie es wieder zu seinem **inneren Gleichgewicht** finden kann. Selbstvertrauen wächst durch die erfolgreiche Bewältigung von Anforderungen und dem Erkennen der eigenen Selbstwirksamkeit. Loben allein schafft kein Selbstvertrauen, vielmehr muss das Kind auch aus sich selbst heraus Lobenswertes an sich entdecken. Dies lässt sich durch die Reflexion erzielter Erfolge in allen Lebensbereichen stimulieren. Die **Qualität des ausgesprochenen Lobes** ist zudem entscheidend. Übermäßiges, der Situation nicht angepasstes Lob kann bei Kindern mit eher geringem Selbstvertrauen das Gegenteil bewirken. Anstatt sich ermutigt zu fühlen, gerät es unter großen Leistungsdruck, da es sich eine Wiederholung dieser guten Leistung nicht zutraut (Brummelman et al. 2014). Daher ist es gerade bei Kindern mit geringerem Selbstvertrauen wichtig, echte und angemessene Anforderungen zu schaffen, die Bewältigung mit aufrichtigem und differenziertem Lob

(Zentall u. Morris 2010) anzuerkennen und damit die Belastbarkeit gegenüber negativen Reaktionen zu erhöhen (Craig et al. 2011). Die ▶ Übersicht 9.3 bietet einige konkrete Möglichkeiten, wie das Selbstvertrauen im Alltag gestärkt werden kann.

Übersicht 9.3
Förderung des Selbstvertrauens im Alltag
- Dem Kind die eigene Zuneigung offen zeigen (Anlächeln, in den Arm nehmen, wenn das Kind das möchte, Eingehen auf kindliche Äußerungen, Wünsche und Abwehrreaktionen, Positives bemerken, Aktivitäten planen, die dem Kind Spaß machen etc.).
- Aufgaben an das Kind stellen, die es bewältigen kann, und dafür maßvolles positives Feedback geben.
- Aufgaben an das Kind stellen, von denen man weiß, dass sie schwieriger zu bewältigen sind; das Kind dabei emotional und in der Durchführung begleiten und anschließend entsprechend loben.
- Lob immer in realistischem Bezug verwenden, da es sonst inflationär gebraucht und vom Kind nicht mehr wertgeschätzt wird.
- Dem Kind Entwicklungsschritte aufzeigen (»Schau mal, letzte Woche bist du beim Schlittschuhlaufen noch ganz oft gestürzt, jetzt kannst du es schon viel besser!«).
- Mit dem Kind über dessen Stärken sprechen und diese betonen.
- Offen mit eigenen Schwächen und denen anderer umgehen. Dazu gehört auch der eigene wertschätzende Umgang mit Andersartigkeit in der Öffentlichkeit.
- Möglichkeiten außerhalb des Sprechens anbieten und schaffen, bei denen das Kind seine Grenzen erproben und ausloten kann (positive Bewegungserfahrungen, Überwindung von Widrigkeiten und Lösung von Problemen).
- Ermutigung zu einem Hobby.
- Partnerschaftlicher Umgang mit dem Kind: Aufgreifen von Ideen des Kindes (von Freizeitgestaltung über Essensplan, Lösung

---

von Alltagsproblemen) und Einbeziehung bei der Lösung von Schwierigkeiten (»Wir müssen heute noch dies und das erledigen. Hast du eine Idee, wie und womit wir anfangen sollen?«).

■ **Veränderungen, Aufregung und kritische Lebensereignisse**

Ein Kind, das aufgeregt ist, stottert mehr. Dazu tragen evtl. Angst, Unsicherheit und Anspannung bei (Ntourou et al. 2013). Viele stotternde Kinder tun sich schwer mit der Einstellung auf **neue, unvorhergesehene oder emotional bedeutungsvolle Situationen**. Die Sprechflüssigkeit kann durch Situationen wie beispielsweise

- Urlaubsvorbereitungen,
- Vorfreude auf Feste wie Weihnachten oder Geburtstag
- länger andauernde Besuche der Familie,
- Schuleintritt,
- Schulwechsel,
- Umzug,
- Trennung der Eltern,
- Gründen einer Patchwork-Familie,
- Geburt eines Geschwisterkindes,
- schwere Krankheit und Tod eines Angehörigen

direkt beeinträchtigt werden. Soweit möglich, ist für diese Kinder eine gute Vorbereitung auf entsprechende Situationen von Bedeutung. Können sie sich darauf einstellen, nimmt der soziale Stress enorm ab, und die Auswirkungen der neuen Situation auf die Sprechflüssigkeit sind in vielen Fällen vergleichsweise eher gering. Für Kinder getrennt lebender Eltern ist es oftmals hilfreich, wenn es den Eltern gemeinsam gelingt, die Übergänge zu den »Vater- und Mutterzeiten« berechenbar zu gestalten und allzu viele Änderungen in Abläufen, Ritualen oder Regeln zu vermeiden.

❯ Die Therapeutin sollte bedenken, dass dies oft aufgrund der familiären Situation eine sehr anspruchsvolle Aufgabe für alle Beteiligten ist und auch kleine Fortschritte schon große Beachtung finden sollten.

Manche der genannten Belastungen können nicht vermieden werden, andere sind vorhersehbar. Es hat sich bewährt, die Bezugspersonen auf den voraussichtlichen Anstieg der Unflüssigkeit z. B. in der **Vorweihnachtszeit** vorzubereiten. So kann frühzeitig gemeinsam überlegt werden, wie dem begegnet und entgegengewirkt werden kann. Vor Urlauben, Geburtstagen und anderen Festen können Abläufe gezielt entzerrt werden. Gelingt es, die Zeit für das Kind ruhiger zu gestalten, also die Ruhe von außen herzustellen, wird das dem Kind gut tun und das flüssige Sprechen fördern. ▶ Abschn. 9.6 nimmt direkten Bezug auf die Gestaltung von Sprechanlässen.

▪ **Ruhe als zusätzliche Leistung unter Stress**
Manche Eltern fordern ihr Kind direkt auf, doch ruhiger zu werden. Bereits diese Aufforderung stellt meist eine Überforderung dar. Ein aufgeregtes Kind ist dazu nicht in der Lage. Es benötigt vielmehr den **Schutz und die Geborgenheit von außen**, um sich zu entspannen und ruhiger zu werden. Eine Atmosphäre der Ruhe kann – vor allem gegenüber jüngeren Kindern – nur vom Erwachsenen hergestellt werden. Diesen Aspekt verlieren Eltern, wenn sie selbst unter Druck sind, manchmal aus den Augen.

▪ **Geschwisterkonstellationen**
Starker und anhaltender Konkurrenzdruck zwischen den Geschwistern um die Aufmerksamkeit und Zuwendung der Eltern bedeutet einen erheblichen Stressfaktor. Es kann auch vorkommen, dass ein Geschwisterkind besonders redegewandt ist und das stotternde Kind dauernd darum kämpfen muss, zu Wort zu kommen. Eventuell hat es nach unzähligen Versuchen, sich Gehör zu verschaffen, sogar aufgegeben und sich zurückgezogen. In manchen Familien haben sich **klare und konsequent eingehaltene Gesprächsregeln**, bewährt (▶ Abschn. 9.6). Manchmal ist viel Fantasie nötig, bis eine tragfähige Lösung gefunden wird, oder es gibt keine allgemeinen, nur situativ unterschiedliche Lösungen. Es ist nicht immer einfach für die Eltern herauszufinden, ob das stotternde Kind in einem Moment wirklich vermehrte Aufmerksamkeit braucht, ob das Eingreifen überbehütend wäre oder ob das kindliche Bedürfnis einen Aufschub verkraftet. Hier gilt es, sensibel und flexibel zu bleiben (vgl. Stuttering Foundation of America 1998 und ▶ Abschn. 9.6).

Aller Erfahrung nach sind besonders **ältere Geschwister**, die sich sehr um die Rolle des »Großen« bemühen, für stotternde Kinder eine besondere Herausforderung. In ihrem Bestreben zu helfen, wirken sie häufig eher **überbehütend** und lähmen damit die Entwicklung des Jüngeren. So erhöhen sie nicht nur ungewollt den Sprechdruck (indem sie z. B. für das »schwache« Geschwisterkind sprechen), sie vermitteln dem jüngeren Kind mit diesem Verhalten zugleich auch, dass es in vielen verschiedenen Bereichen ungenügend ist. Meist wird jedoch innerhalb der Familie gerade dieser vordergründige Aspekt der Hilfsbereitschaft sehr unterstützt und entsprechend positiv hervorgehoben. Hier sollte versucht werden, bei den Eltern ein Bewusstsein für die Problematik der Situation zu schaffen und dem älteren Kind die positive Verstärkung dieses Verhaltens zu entziehen und ihm andere Bereiche zu eröffnen, wo es sich das Lob und die Zuwendung der Eltern sichern kann.

Aber auch sehr gut entwickelte **jüngere Geschwisterkinder** können beim Heranwachsen durch ihr Verhalten und ihre zunehmende Kommunikationsfähigkeit zur Konkurrenz heranreifen und das ältere Kind mit seiner Rolle als Vorreiter ungewollt unter Druck setzen. Die Aufgabe der Therapeutin ist es, ein Bewusstsein für die Herausforderungen, die sich aus dieser Situation ergeben, zu schaffen und die Eltern auf der Suche nach individuellen Lösungen zu unterstützen.

▪ **Leistungsdruck**
Sozialer Leistungsdruck und unrealistische Anforderungen können sich auf viele Bereiche beziehen. Sie können sich z. B. auf das Sprechen beschränken oder bestimmte Fähigkeiten bzw. Schwächen des Kindes aufgreifen. In jedem Fall ist übertriebener Leistungsdruck als **Stress** anzusehen und führt zu **Versagenserfahrungen**. Im Sinne einer Förderung des flüssigen Sprechens geht es um die Absenkung der Anforderungen und um die Erhöhung der Frustrationstoleranz des Kindes.

Hier sind das Modell der Bezugspersonen und deren eigener Umgang mit Leistung und Frustration mindestens genauso relevant wie die Anpassung des Leistungsniveaus auf die Fähigkeiten des Kindes.

> **Tipp**
>
> Mit den Eltern kann das Thema Leistungsdruck unter anderem in Form konkreter Fragen angebahnt werden, z. B.: Welche Anforderungen stellen Sie an sich? Wie sehr nehmen Sie sich eigene Fehler zu Herzen? Was sagen Sie zu sich, wenn Sie einen Fehler gemacht haben? Was bedeutet es für Sie, dass Ihr Kind nicht flüssig sprechen kann? Was glauben Sie, denkt Ihr Umfeld darüber?

■ **Konflikte bezüglich Grenzen und Regeln**

In keiner Familie ist es möglich, immerzu einheitliche Regeln einzuhalten. **Ausnahmen und Abweichungen** von bestehenden Regeln wird es immer geben. Besonders schwierig ist dies für voneinander getrennt lebende Eltern. Hilfreich ist es, wenn die Ausnahmen dem Kind als solche erklärt werden können. Damit bestätigen sie den verbindlichen Charakter der ansonsten geltenden Regel.

Gravierend voneinander abweichende Erziehungsstile, z. B. in Bezug auf Grenzen und Konsequenz, verunsichern das Kind dagegen und stellen einen Stressfaktor dar. Ähnlich verwirrend für das Kind sind »Double-bind-Botschaften«, d. h., wenn die verbale Botschaft dem körpersprachlichen oder stimmlichen Signal widerspricht. Wünschenswert ist, dass **Botschaften so klar wie möglich** sind (◘ Abb. 9.3).

■ **Medienkonsum**

Kindertrickfilme, Hörspiele, PC-Spiele und Co. sind nicht nur spannend und beliebt; sie stellen nicht selten eine emotionale Überforderung dar. Viele stotternde Kinder zeigen **in Zeiten vermehrten Medienkonsums** mehr Unflüssigkeiten. Hier sollten die Bezugspersonen das Kind und seine Belastungsgrenze aufmerksam beobachten, ggf. die Zeiten des gesamten Medienkonsums einschränken und die Inhalte der Spiele mitbestimmen. Sinnvollerweise sollten Eltern nicht nur über den Medienkonsum ihrer Kinder in Bezug auf Zeitpunkt,

Dauer und Inhalt informiert sein, sie sollten ihnen auch die Möglichkeit bieten, ihre Medienerfahrungen im Gespräch zu verarbeiten. Da eine Einschränkung des Medienangebots durch die Eltern oftmals auch daran scheitert, dass die Eltern diese Zeit nutzen, um selbst etwas zur Ruhe zu kommen, genügt es bei diesem Thema selten, die Eltern über mögliche Auswirkungen von Medien auf den Redefluss zu informieren. Vielmehr geht es darum, auch bei den Eltern Alternativen zur Selbstregulation anzuregen, die Bedeutung von Qualitätszeit (► Abschn. 6.3) mit dem Kind hervorzuheben und gemeinsam nach Möglichkeiten zu suchen, wie die Eltern nach einem langen und anstrengenden Arbeitstag zur Ruhe kommen können.

■ **Verhaltensauffälligkeiten**

Zeigt das Kind Verhaltensauffälligkeiten, wie z. B. offene oder latente Aggression, extremes Rückzugsverhalten, Einnässen (Enuresis), Einkoten (Enkopresis) oder depressive Verhaltensweisen, sollte die **Konsultation einer Psychologin** angeregt werden.

9.5.2 Zeitlicher Stress

Es lassen sich 2 Formen von zeitlichem Stress unterscheiden: Stress durch die Art der Kommunikation und Stress durch die Art der Lebensführung. Auf Kommunikationsdruck geht ► Abschn. 9.6 näher ein. Im Folgenden geht es um Zeitdruck, der aus dem Lebensstil resultiert.

■ **Aufmerksamkeit für entstehenden Zeitdruck**

Zeitlicher Stress kann beispielsweise entstehen, wenn das Kind nach einem rigiden Zeitplan, der keine Abweichungen zulässt, »funktionieren« soll. Solche Situationen werden heute teilweise durch die Lebenssituation der Bezugspersonen fast schon diktiert. Müssen beide Eltern früh zur Arbeit, muss das Kind entsprechend früh geweckt werden, um z. B. pünktlich im Kindergarten abgegeben werden zu können. Der Rhythmus der modernen Arbeitswelt bestimmt so bereits die Lebenswelt des Kindes.

Solche und ähnliche Situationen ließen sich viele aufzählen; sie werden sich nicht immer vermeiden lassen, und Aufforderungen wie »Beeil dich«, »Mach zu«, »Los jetzt«, »Jetzt komm« kennt

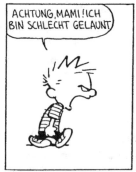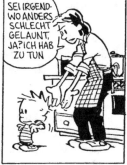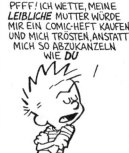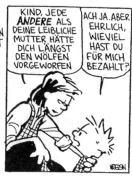

Abb. 9.3 Eindeutige Botschaften. (Aus: Watterson 1992; CALVIN & HOBBES © Watterson. Reprinted with permission of

jeder. Es ist schon viel gewonnen, wenn die Bezugspersonen bewusster wahrnehmen, wo regelmäßig Zeitdruck für das Kind entsteht. Sie können dann überlegen, wo darauf verzichtet werden kann bzw. wie die entsprechenden Situationen evtl. ruhiger und kindgerechter gestaltet werden können.

■ **Regelmäßigkeit und Rituale**
Kinder mögen regelmäßige Abläufe und Rituale, da diese ihnen Sicherheit bieten und ihnen helfen, Situationen selber zu kontrollieren, statt sich ausgeliefert zu fühlen. Hektik und Chaos verunsichern sie genauso wie plötzliche Überrumpelungen. Ein vorhersehbarer Tagesablauf mit wiederkehrenden, für das Kind einschätzbaren Abläufen wie z. B. das gemeinsame Abendessen oder die Gute-Nacht-Geschichte bietet dem Kind Sicherheit. Daher sollten die Eltern zum Einführen oder zum weiteren Ausbau von Ritualen ermutigt werden.

■ **Zeit für gemeinsames Spiel oder Gespräch**
Eine kurze Spielzeit am Tag, in der das Kind Inhalt und Verlauf bestimmt, wird von Kindern gerne angenommen. Wie eine solche Spielstunde zu Hause aussehen kann, können die Eltern bei einer Hospitation anschauen. Bei älteren Kindern ist statt einer Spielsituation genauso eine gemeinsame, ruhige und stressfreie Zeit, in der keinerlei Sprechdruck ausgeübt wird, denkbar. Das Kind entscheidet, ob und was es spielen bzw. erzählen möchte (zum Sprachmodell in solchen Spielsituationen ▶ Abschn. 9.7; ▶ Abschn. 6.3, Exkurs »Special-Times, Spieltraining und Qualitätszeit«).

Fazit
— Die Bezugspersonen lernen verschiedene Arten von sozialem und zeitlichem Stress bewusster wahrzunehmen und beobachten, welche Faktoren das flüssige Sprechen ihres Kindes am meisten unterstützen.
— Sie entscheiden dann, welche Stressfaktoren sie reduzieren möchten.

9.6 Sprachliches Kommunikationsverhalten

Im Folgenden werden kommunikative Stressoren und Aspekte des Sprachmodells behandelt, die auf das Stottern einwirken. Es wird deutlich, wie die Bezugspersonen durch die Art ihrer sprachlichen Kommunikation das flüssige Sprechen ihres Kindes fördern und dem Kind Druck nehmen können. Durch Senken der Anforderungen werden so indirekt die Fähigkeiten des Kindes im Sinne des Anforderungs- und Kapazitäten-Modells (▶ Abschn. 2.2.2) gestärkt.

> **Tipp**
>
> Als Methode zur Erarbeitung der hier genannten Aspekte bietet sich die Arbeit mit Videoaufnahmen und gemeinsamer Auswertung an. Dabei ist ein besonders einfühlsames und wertschätzendes Vorgehen nötig (▶ Abschn. 7.2 ▶ Abschn. 8.3.1, »Videoarbeit

mit älteren Kindern«). Genauso können die Themen im Gespräch mit entsprechenden Beobachtungs- oder Verhaltensaufgaben für zu Hause behandelt werden. Der »Palin-Parent-Child-Interaction Approach« (▶ Abschn. 6.3) ist zur Bearbeitung des elterlichen Kommunikationsverhaltens hilfreich und kann an dieser Stelle als Baustein sehr gut integriert werden.

- **Reduzieren des Sprachniveaus und der sprachlichen Komplexität**

Das Niveau des eigenen Sprachangebots der Eltern entspricht nicht immer dem des Kindes. Genauso können die Anforderungen an das kindliche Sprachniveau und Sprechausmaß über dem liegen, was vom Kind leistbar ist. Generell, vor allem aber an solchen Tagen, an denen das Kind mehr Unflüssigkeiten zeigt, können die Eltern dem Kind das Sprechen erleichtern, indem sie ihr Sprachniveau absenken und die Komplexität ihrer Äußerungen reduzieren. Günstig ist ein langsames, einfaches und natürliches Sprachangebot, das genügend Pausen für einen möglichen Sprecherwechsel berücksichtigt. Auf den Zusammenhang zwischen der jeweils aktuellen Verfassung des Kindes und dem Anbieten von Sprechanlässen wurde in ▶ Abschn. 7.3.3 eingegangen.

Weiterhin unterstützt es, wenn die Eltern eher ihre eigenen **Handlungen** und die des Kindes **versprachlichen** (Selbsttalking, Paralleltalking), statt sprachliche Äußerungen vom Kind zu erwarten oder einzufordern. Gerade an unflüssigen Tagen hilft es dem Kind, wenn vorzugsweise solche Aktivitäten gewählt werden, die wenig sprachliche Anforderungen beinhalten.

- **Verzicht auf Sprechaufforderungen**

Wenigen Eltern ist klar, wie schwierig das Sprechen für Kinder ist, wenn ihnen z. B. gesagt wird: »Jetzt erzähl Tante Karin, was du im Zoo gesehen hast!«, »Jetzt sag mir die Wahrheit!«. Sprechen bringt das Innere des Kindes zum Ausdruck. Wird das Kind dazu gezwungen, verlangt das etwas von ihm, **was spontan und natürlich kommen sollte**. Dieser zwingende Aspekt führt dazu, dass das Kind

sich nicht traut oder zurückzieht. Wenn dagegen Sprechen vom Kind nicht gefordert wird, begünstigt dies die flüssige Rede (vgl. Starkweather 1997, S. 56). Das Kind wird später noch lernen, auf Aufforderung hin zu sprechen.

- **Sprechdruck**
  - Hohes Sprechtempo,
  - schnelle Gesprächsabläufe,
  - die Angewohnheit, sofort anzufangen zu sprechen, wenn das Kind eine Pause macht oder zu sprechen aufhört, und
  - ins Wort fallen bei Blockierungen

erzeugen Sprechdruck. Für eine gelungene sprachliche Kommunikation sind **Pausen wichtig** (vgl. z. B. Gregory 1999, Kelman u. Nicholas 2008). Die Rolle der Eltern als Modell für Gesprächs- und Sprechverhalten ist nicht zu unterschätzen (vgl. Starkweather 1997).

- **Zwischen gewollter Aufmerksamkeit und Sprechdruck**

Kommunikativer Druck kann besonders von jüngeren Kindern nur schwer abgefedert werden. Die vorhandenen sprachlichen und emotionalen Kapazitäten sind in diesem Alter oft noch nicht so gut ausgebildet, dass sie größeren Sprechanforderungen standhalten könnten. Besonders hohe Anforderungen hält das **Sprechen in oder vor Gruppen** bereit. Schon das Turn-taking in Gruppen ist anspruchsvoller als in einer 1:1-Situation. In größerer Runde soll oder will das Kind zeigen, was es kann und gerät unwillkürlich in dem Augenblick unter großen Druck, wenn möglicherweise plötzlich alle verstummen, um zuzuhören, was es zu sagen hat.

Mögliche **Strategien** für den Umgang mit kommunikativem Stress in größeren Gruppen wären beispielsweise:

- Informieren des Umfelds über die besonderen Bedürfnisse des Kindes im Vorfeld (kein Sprechen auf Verlangen, kein Sprechen vor vielen Zuhörern provozieren, ggf. Ermöglichen kurzer Antworten)
- Keine Diskussion über die Besonderheiten in Anwesenheit des betroffenen Kindes oder seiner Geschwister

– Aktiver Themenwechsel bzw. Ablenken durch die Eltern, wenn das jüngere stotternde Kind in Sprechdrucksituationen gerät
– Schaffen von Auszeiten, die für das Kind nicht bestrafend sein dürfen (Spazierengehen zu einem schönen Spielplatz, Rückzug in ein Spielzimmer),
– Verkürzen der Anwesenheit durch späteres Kommen und/oder früheres Gehen

Alle genannten Strategien sind als Möglichkeiten zu betrachten, die nicht für alle Konstellationen hilfreich sind. Oftmals finden Familien aber auf dieser Grundlage eigene Lösungen.

■ **Rückzug älterer Kinder**
Ältere Kinder ziehen sich aus Situationen, die kommunikativen Stress enthalten, oft vollständig zurück. Häufig verstecken sie sich dann hinter einer abweisenden Fassade und großem Interesse für ihr Handy. Während von Erwachsenen dieses Verhalten häufig kommentiert und nicht toleriert wird und so offensichtlicher sozialer Druck entsteht, finden sie unter Gleichaltrigen immer weniger Anschluss und werden zunehmend sozial isoliert. Um den Kreislauf aus Ausgrenzung und verschlossenem Verhalten zu durchbrechen, brauchen ältere Kinder nicht nur eine Entlastung der Drucksituation, wie sie z. B. durch Absprachen mit Lehrern (▶ Abschn. 9.8) bezüglich schulischer Anforderungen bewirkt werden kann. Sie benötigen darüber hinaus auch Hilfestellungen zur Modifikation ihres Verhaltens und strukturierte Übungen zur Desensibilisierung gegen soziale Ängste (▶ Abschn. 8.5.3–8.5.6).

■ **Fragen**
Nicht jede Art des Fragens erzeugt Sprechdruck. Es gibt sogar viele Fragen, die **Interesse und aufmerksames Zuhören** signalisieren und die Sprachentwicklung fördern. Diese Fragen sind in der Regel unbedenklich. Lediglich ein Überhäufen mit vielen Fragen ist ungünstig und vor allem unangebracht, wenn es dabei um Themen geht, die dem Kind unangenehm sind. Diese Art der Fragen ist daher im Sinne des Senkens der Anforderungen eher zu vermeiden.

■ **Gut gemeinte Ratschläge**
Hierzu zählen z. B. Aufforderungen wie »Sprich langsam«, »Hol tief Luft«, »Denk erst darüber nach, was du sagen willst«. Es mag zwar gut gemeint sein, das Kind aufzufordern, das Wort so lange zu sagen, bis es flüssig kommt. Tatsächlich ist das aber **kritisch** zu bewerten. All diese Tipps lenken die Aufmerksamkeit des Kindes noch mehr auf sein Stottern und setzen es eher stärker unter Druck.

■ **Kultur des Zuhörens**
Eine Atmosphäre von Ruhe und Geborgenheit fördert nicht nur in emotional aufgeladenen Situationen das flüssige Sprechen des Kindes. **Aufmerksamkeit**, auch im Sinne von belohnendem Verhalten (Innerhofer 1977, 1990) und einer Kultur des Zuhörens geben dem Kind Sicherheit. Zeit und Aufmerksamkeit der Eltern stehen im Alltag vieler Familien nicht mehr selbstverständlich zur Verfügung. Es ist sinnvoll, zunächst den Rahmen zu erfragen, in dem entspannte Gespräche möglich sind. Sollten die Eltern verblüfft feststellen, dass dieser in ihrem Alltag mit dem Kind nicht berechenbar vorhanden ist, kann es attraktiv sein, diesen bewusst wieder zu schaffen. Gut integriert werden können diese Inhalte in feste Spielzeiten (▶ Abschn. 6.3, Exkurs »Special Times – Spieltraining und Qualitätszeit«).

Als Sprachmodell eignet sich das aktive Zuhören mit Reformulieren (nach Gordon 1996) bzw. **erweiterndes Wiederholen**. Wie immer ist es auch hier günstig, in erster Linie darauf zu reagieren, **was** das Kind sagt, und nicht darauf, **wie** es das sagt. Das Kind profitiert davon, wenn die Eltern beim Sprechen und Zuhören **Blickkontakt** zu ihm halten, und wenn das Kind stottert, geduldig und möglichst entspannt warten, bis es ausgesprochen hat.

Schwieriger ist die Situation, wenn es Geschwisterkinder gibt, da in diesem Fall häufig um Sprechanteile konkurriert wird und schnell Sprechdruck entsteht. Hier gilt es, die Familien in ihrer individuellen Lösungsfindung zu unterstützen und zu akzeptieren, dass es für Kinder ein langer Lernprozess ist, bis sie Gesprächsregeln auch einhalten können (▶ Abschn. 8.3.1 »Das Mikrophon-Spiel«).

> **Tipp**
>
> Ein schöner Stein wird zum »Sprechstein«, der bei allen Essenssituationen der Familie auf dem Tisch steht. Es spricht nur der, der den Stein hat. Selbstverständlich gilt diese Regel für alle Beteiligten, also auch für das stotternde Kind.

■ **Besonderheit beim Baustein Modifikation**

Generell ist ein Kommentieren der Sprechweise des Kindes, vor allem negative Kommentare zum Stottern, nicht förderlich. Wird an der Modifikation des Stotterns gearbeitet, ist eine **gelegentliche Kommentierung** des Stotterns durch die Eltern u. U. wünschenswert, allerdings in **positiv verstärkendem Ton**. So können die Eltern die Modifikation im Alltag unterstützen, indem sie z. B. das Kind mit Aufforderungen wie »leichter« zum Einsatz des Pull-outs anregen (▶ Abschn. 8.7.1, »Rolle der Eltern« und ▶ Abschn. 8.7.2).

■ **Modellierung durch die Eltern**

Das in ▶ Abschn. 8.7.2 beschriebene Vorgehen der Modellierung kann auch von den Eltern durchgeführt werden. Die modellierende Sprechweise bietet ein Sprechvorbild mit langsamerem Sprechtempo, weichen Stimmeinsätzen und lockeren Silbenwiederholungen. Daher ist es zweckmäßig, möglichst viele Situationen zu schaffen, in denen das Kind diese **alternative Sprechweise** hören kann. Während weiche Stimmeinsätze und die Reduzierung des Sprechtempos von den Eltern schneller angenommen werden, bedarf es zur Übernahme von Pseudostottern bisweilen intensiver Vorarbeit. Letztlich ist es jedoch auch schon ein Gewinn, wenn es gelingt, die Eltern zu einem entschleunigten Sprechen mit weicher Stimmführung zu lenken.

Damit sich die Eltern im Umgang mit der modellierenden Sprechweise sicher fühlen, wird es an einem eigenen Termin zunächst auf Wort- und Satzebene, dann im Rollenspiel mit der Therapeutin geübt. In der Folgestunde wenden die Eltern die Technik in Anwesenheit der Therapeutin an und erhalten ggf. von ihr eine Rückmeldung bezüglich ihres Sprechens. Zur sicheren Umsetzung muss auch geklärt werden, wann, in welchen Situationen und wie oft die modellierende Sprechweise angenommen wird.

❗ Alle Personen, die Modellierungen anwenden, müssen auch mit der Therapeutin üben. Nur so kann sichergestellt werden, dass dem Kind nicht versehentlich Dehnungen, starke Behauchungen oder spannungsreiche Wiederholungen angeboten werden.

■ **Fluency-Shaping durch die Eltern**

Als Baustein in einer mehrdimensionalen Therapie kann das Fluency-Shaping gewinnbringend eingesetzt werden. Das zentrale Thema von Ansätzen wie z. B. dem Lidcombe-Programm ist die **positive Verstärkung flüssiger Sprechanteile** (▶ Abschn. 6.5.5). Dies geschieht entweder durch das Erlernen einer üblicherweise weichen, leicht gedehnten und etwas verlangsamten Sprechweise wie z. B. im Fran-Ka-Konzept (▶ Abschn. 6.5.6) oder aber, wie beim Lidcombe-Programm (▶ Abschn. 6.5.5) durch die alleinige positive Verstärkung spontanen flüssigen Sprechens sowie einer i. S. der Verhaltenstherapie wohl dosierten milden Bestrafung des Stotterns durch die Aufforderung zur Korrektur.

In jedem Fall verändern Eltern ihr Kommunikationsverhalten, um damit indirekt das Sprechverhalten ihres Kindes zu verändern. Gerade weil die Struktur dieses oder vergleichbarer Programme zunächst eher starr wirkt, sollte die **Individualisierung** von Shapings unbedingt berücksichtigt werden. Im Folgenden wird auf mögliche kritische Punkte bei der Durchführung eingegangen und die Umsetzung mit den Eltern genauer beschrieben.

»Problemfeld« Kinder mit großer Sprechfreude Während in allen Sprachtherapien Sprechfreude ein übergeordnetes Ziel ist, stellen beim Fluency-Shaping sprechfreudige Kinder für Therapierende und Eltern eine besondere Herausforderung dar, da die Wahrscheinlichkeit zu stottern bei längeren Äußerungen größer ist als bei kurzen. Durch das klar begrenzende Setting (▶ Übersicht 6.10) während der sog. Sprechspiele ist der Redeschwall jedoch gut regulierbar. Eine Entschleunigung der Kommunikationssituation gelingt auch durch Spiegeln und Zusammenfassen der kindlichen Aussagen und durch Spiele, die ein klares Turn-taking einfordern.

❯ Bei Kindern mit großer Sprechfreude sollten in der Übungssituation der Sprechfluss stark gelenkt und allzu spontane Äußerungen verhindert werden.

»Problemfeld« Motivation Obwohl das kontinuierliche Lob ein starker Antrieb für das Kind ist, kann es durch die fest vorgegebene Stundenstruktur zu einem Absinken der Motivation des Kindes kommen. Auch besteht im Einzelfall die Möglichkeit, dass das verbale Lob an Wirksamkeit verliert. Daher sollte das Vorgehen immer an die Interessen des Kindes und an die Möglichkeiten der Familie angepasst werden. So kann z. B. die Form des Lobes variiert oder die Anwendung der Sprechspiele verändert werden. Auch besteht die Gefahr, dass das Prinzip der milden Bestrafung von Sprechunflüssigkeit z. B. durch den Hinweis auf das gestotterte Wort und die Aufforderung zur Korrektur (▶ Abschn. 6.5.5) von den Eltern nicht im vorgegebenen Verhältnis oder ohne positive Wertschätzung des Kindes angewandt wird und somit die Bestrafung überwiegt.

❗ Falls nicht sicher gewährleistet werden kann, dass sich die Eltern an diese Vorgaben halten, sollte auf Korrekturen unbedingt verzichtet werden.

Einige weitere Möglichkeiten zur Individualisierung des Lidcombe-Programms sind in ▶ Übersicht 9.4 zusammengestellt.

Übersicht 9.4
Individualisierung von Fluency-Shapings –
Variation des Lobes
- ▬ Vermehrter Einsatz nonverbalen Lobes (Lächeln, Körperkontakt)
  - – Besprechung mit dem Kind, wie es weiter gelobt werden möchte; z. B. mit Signalwörtern wie »Top!« o. ä. (ausschließliche Verwendung dieser Wörter für flüssiges Sprechen)
  - – Phasenweiser Einsatz von Token (Teile eines hinterher zu spielenden Spiels, Stempel, Gewinnpunkte)

  - – Einsatz von visuellen oder auditiven Signalen (Knackfrosch, Aufleuchten einer kleinen Taschenlampe in Tierform etc.)
- ▬ Variation der Spiele
  - – Anpassung der Anforderung je nach Grad der Sprechflüssigkeit auf die entsprechende Sprechleistungsstufe
  - – Anpassung der Spielauswahl an die Interessen des Kindes und an die Möglichkeiten im häuslichen Umfeld
  - – Erarbeiten von Alltagssituationen, in denen ein ähnliches Setting wie in den Spielen erzeugt werden kann (z. B. gemeinsam kochen, Haustier füttern etc.)
- ▬ Bearbeitung von Widerständen und Schwierigkeiten bei der Durchführung im Rahmen der Elternarbeit
- ▬ Bearbeitung emotionaler Komponenten bei sauberer inhaltlicher und ggf. zeitlicher Trennung durch Kombination mit anderen Bausteinen, so z. B. aus ▶ Abschn. 8.4 oder 8.5

- ▪ Was tun wenn …?
- ▬ … **sich die gewonnene Sprechflüssigkeit** über einen längeren Zeitraum auf einem höheren Niveau einpendelt und die Entwicklung zu stagnieren scheint?
  - ▬ Intensivierung und Variation von Lob
  - ▬ Kritische Überprüfung der Durchführung häuslicher Sprechspiele:
    - – Werden versehentlich diskrete Stotterereignisse belohnt?
    - – Finden Korrekturen ohne positive Wertschätzung statt?
    - – Ist die Übungsstufe nicht den aktuellen Fähigkeiten des Kindes angepasst?
  - ▬ Intensivierung der Beratungsarbeit mit den Eltern sowie Bearbeitung von Stressoren; Einstellung der Familie zum Loben; Betrachtung von Stottern aufrechterhaltender Faktoren
  - ▬ Erst wenn auch nach diesen Maßnahmen keine weitere Veränderung mehr stattfindet, ggf. Wechsel zu einem modifizierenden Verfahren

- **… das Kind** im Verlauf der Therapie stärkere Sprechängste oder Vermeideverhalten zeigt, als zunächst vermutet wurde?
  - Vorrangige Bearbeitung der Ängste und des Vermeideverhaltens (▶ Abschn. 8.4 sowie 8.5)
  - Evtl. spätere Rückkehr zu Fluency-Shaping-Programm
- **… die Eltern** die Severity-Rate-Messungen des Lidcombe-Programms oder die Sprechspiele nicht oder nur sehr lückenhaft durchführen?
  - Klären, ob den Eltern die Bedeutung Ihres Anteils an der Therapie bewusst ist.
  - Widerstände erkunden und besprechen.
  - Weiteres Üben der Einschätzung des Schweregrades anhand von Videosequenzen eigener oder anderer stotternder Kinder.
  - Rahmenbedingungen der Übungen konkret festlegen: Wann führt wer an welchem Ort welches Sprechspiel mit dem Kind durch?
  - Ggf. Wechsel zu einem anderen Verfahren, bei dem die Mitarbeit der Eltern nicht ganz so tragend ist.

Fazit
- Eine entspannte sprachliche Kommunikation kann dazu beitragen, das flüssige Sprechen des Kindes zu fördern.
- Das Kommunikationsverhalten der Eltern kann unter Einsatz des Palin Parent-Child-Interaction (PPCI) Videotrainings verbessert werden.
- Wesentliche Elemente der Bearbeitung des Kommunikationsverhaltens sind der Abbau von Sprechdruck und eine Kultur des Zuhörens und des Gesprächs.
- Fluency-Shaping-Programme mit dem Aspekt der konstanten positiven Verstärkung flüssiger Sprechanteile setzen ebenfalls am Kommunikationsverhalten der Eltern an und verändern es bei intensivem Training nachhaltig positiv.

9.7   Mobilisierung der Väter

Es ist ohne Frage wünschenswert, möglichst viele der engen Bezugspersonen zu erreichen und ggf. einzubeziehen. Allerdings haben die Väter eine besondere Rolle. Auf die Chancen, die darin auch für die Therapie liegen, wird im Folgenden eingegangen.

9.7.1   Besondere Rolle der Väter

Auch wenn die Väter in den Therapien immer präsenter werden, tragen weiterhin überwiegend die Mütter die Verantwortung für Veränderungen und die Umsetzung der Beratungsinhalte.

In den meisten Fällen liegt die vorrangige Zuständigkeit für die Entwicklung und Erziehung des Kindes bei der Mutter. Entstanden ist diese Aufgabenverteilung in der Regel **bereits im 1. Lebensjahr:** Die Mutter-Kind-Beziehung ist noch sehr eng, und der Vater spielt oft eine eher untergeordnete Rolle. Daraus entwickeln sich bestimmte Rollenverteilungen, die nach dem 1. Lebensjahr beibehalten werden.

Mit zunehmendem Entwicklungsalter nimmt die Konzentration des Kindes auf die Mutter ab und das Autonomiestreben zu. Das Kind wendet sich verstärkt anderen Personen und damit auch dem Vater zu. Dieser gewinnt für die Entwicklung des Kindes zunehmend an Bedeutung, vor allem für

- dessen Autonomieentwicklung,
- den Ablösungsprozess von der Mutter und damit die Identitätsfindung.

Diese Veränderung kann für die Mutter unangenehme Gefühle mit sich bringen und schwierig sein. Für Kind und Mutter ist in dieser Übergangsphase die stabile Paarbeziehung der Eltern besonders hilfreich.

Eine besondere Dynamik erhält daher das System, wenn es zur Trennung der Eltern kommt. Plötzlich ist der Vater an »seinen« Tagen für alles zuständig, an »Mutter-Tagen« fehlt er völlig. Eine Situation, in die alle Beteiligten erst hineinwachsen müssen.

Auch nach einer Trennung bleibt die **männliche Bezugsperson wichtig.** Gibt es keine männliche Bezugsperson, fällt damit auch ein alternatives Modell und »Konzept« zur Mutter weg.

> Wegen seiner besonderen Rolle für die (Autonomie-)Entwicklung des Kindes sollte der Vater bzw. die betreffende männliche Bezugsperson nach Möglichkeit in die Therapie einbezogen werden.

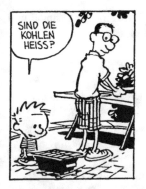
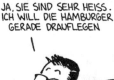
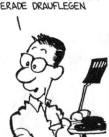
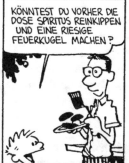
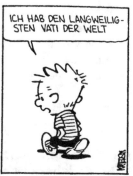

Abb. 9.4 Väterspiele. (Aus: Watterson 1989; CALVIN & HOBBES ©Watterson. reprinted with permission of UNIVERSAL PRESS SYNDICATE. All rights reserved)

9.7.2 Was machen Väter anders?

Väter spielen oft andere Spiele mit den Kindern, als Mütter das tun. Viele »**Vaterspiele**« bieten beispielsweise die Möglichkeit, Gefühle körperlich auszuagieren, und betonen damit die Fähigkeit, sich gegen die Wünsche anderer vehement abzugrenzen und zu wehren (Toben, Bolzen, Brüllen). Auf diese Weise wird dem Kind ein **alternativer Umgang mit Aggression und Konfliktaustragung** vermittelt.

Väter reagieren **in Gefahrensituationen häufig entspannter** als die Mütter und unterstützen so indirekt das Autonomiestreben und den Explorationsdrang des Kindes (Abb. 9.4). Sie sind es häufig auch, die **Ausnahmen von geltenden Familienregeln** zulassen. Spielzeit mit dem Vater ist etwas »Besonderes«. Durch das zeitweise Aufheben bestehender Regeln wird sie tendenziell unbelasteter von den alltäglichen Machtkämpfen und dadurch vom Kind noch mehr genossen. (Dies ist keineswegs immer nur günstig, vor allem wenn damit bestehende Absprachen mit der Mutter unterlaufen werden.) Hinzu kommt, dass die Mehrzahl der stotternden Kinder Jungen sind, die von einem attraktiven männlichen Rollenvorbild profitieren.

Aus den oben genannten Gründen und vielleicht gerade, **weil** die Väter in der Regel nicht so oft zur Verfügung stehen, wird väterliche Zuwendung vom Kind in der Regel wesentlich höher bewertet. Spielt der Vater mit dem Kind, vermittelt er ihm darüber positive Wertschätzung, was für die

Entwicklung des kindlichen Selbstvertrauens ohne Frage wichtig ist. Diese bedeutsame Rolle des Vaters für das Kind kann und sollte für die Therapie unterstützend genutzt werden.

9.7.3 Chancen durch Einbeziehen der Väter

Väter sind in der Beratung oft erstaunt, wenn sie hören, dass sie allein durch ihre **Anerkennung** ihrem Kind in seiner gesamten Entwicklung sehr helfen können. Tatsächlich schafft gerade die emotionale Ablehnung des Stotterns durch den Vater für die Kinder oft große Probleme. Speziell die kleinen Jungen, um die es ja meistens geht, trifft es besonders hart.

In der Therapie kann man konkret mit dem Vater zusammen überlegen, welche Aktivitäten **mit dem Kind ihm Spaß machen** und wie sie in den Familienalltag eingebaut werden kann. Viele Väter sind erleichtert, wenn sie merken, dass ihnen diese Aktionen Spaß machen dürfen, und es nicht darum geht, »Hausaufgaben« durchzuführen, die ihnen nicht liegen. Gelingt es der Therapeutin, das Interesse des Vaters zu wecken und ihn mehr in die Verantwortung zu nehmen, wirkt sich das meist günstig auf die familiäre Situation und damit auf den Therapieerfolg aus. Schrittweise können je nach individueller Bedürfnislage andere Elemente der Bausteine aus ▶ Kap. 9 mit in die Aktivitäten des Vaters mit seinem Kind einfließen.

Fazit
- Väter leisten mit ihrem alternativen Modell einen wesentlichen Beitrag zur Identitäts- und Autonomieentwicklung des Kindes.
- Gelingt es, den Vater in die Therapie einzubinden, hat das viele Vorteile und beeinflusst den Therapieerfolg günstig.

9.8 Zusammenarbeit mit Erzieherinnen und Lehrerinnen

Erzieherinnen und Lehrerinnen kommt eine bedeutende Rolle in der Prävention des kindlichen Stotterns zu. Sie sind neben den Eltern oft die einzigen Personen, die über einen längeren Zeitraum mit sprachlich auffälligen Kindern zu tun haben und durch ihr Verhalten den weiteren Verlauf der Störung beeinflussen können. Für die Eltern sind sie meist erste einflussreiche Ratgeber in schwierigen Situationen. Der folgende Baustein wurde sowohl zur individuellen Beratung als auch für Gruppen von Erzieherinnen und Lehrerinnen entwickelt. Er soll diese Berufsgruppen in die Lage versetzen, mit stotternden Kindern adäquat umzugehen und die Eltern im Rahmen ihrer Möglichkeiten korrekt zu beraten.

Das Kind bewegt sich in Schule und Kindergarten in einem sozialen Kontext, in dem **andere Eigenschaften** hervortreten und **andere Fähigkeiten** erwartet werden als in einem therapeutischen Setting. Es lohnt sich daher, möglicherweise unterschiedliche Sichtweisen mit den Pädagogen zu diskutieren und ggf. in ein treffenderes Gesamtbild zu integrieren.

Der Baustein für die »Zusammenarbeit mit Erzieherinnen und Lehrerinnen« enthält flexibel einsetzbare Elemente (▶ Übersicht 9.5 und 9.6), die bei Bedarf zur individuellen Beratung oder zur Schulung von Gruppen verwendet werden können. Im ▶ Serviceteil, Abschn. A13–A16 sowie in den ▶ Online-Materialien unter http://extras.springer.com sind zu den jeweiligen Elementen **Merkblätter** zur Weitergabe an die betreffenden Berufsgruppen enthalten. Da die Inhalte der einzelnen Beratungsbereiche bereits in den vorangegangenen Kapiteln genauer erläutert wurden, sei an dieser Stelle nur noch auf die entsprechenden Kapitel und Abschnitte im Buch verwiesen.

> **Übersicht 9.5**
> **Elemente des Beratungskonzepts für Erzieherinnen und Lehrerinnen**
> - Aufklärung über die »Natur« des Stotterns (▶ Kap. 1, ▶ Kap. 2, ▶ Serviceteil, Abschn. A14)
> - Spezifische Inhalte der Beratung von Erzieherinnen (▶ Serviceteil, Abschn. A15, A16)
> - Beratung zur individuellen Problematik des Kindes anhand des Anforderungs- und Kapazitäten-Modells (vgl. ▶ Abb. 2.2–2.4 bzw. ▶ Serviceteil, Abschn. A7 oder in den ▶ Online-Materialien unter http://extras.springer.com)

> **Übersicht 9.6**
> **Inhalte des Informationsabends**
> - Begrüßung
> - Darstellung möglicher Ursachen des Stotterns (▶ Abschn. 2.2)
> - Information über mögliche begleitende Probleme (▶ Abschn. 1.3.4)
> - Beschreibung der Eigenschaften des Stotterns (▶ Abschn. 1.6)
> - Umgang mit stotternden Kindern im persönlichen Kontakt und in der Gruppe (▶ Serviceteil, Abschn. A14, ▶ Online-Material unter http://extras.springer.com)
> - Warnsignale bei kindlichem Stottern (vgl. ▶ Übersicht 1.5, ▶ Serviceteil, Abschn. A8, ▶ Online-Material unter http://extras.springer.com)
> - Pädagogische Beratung der Eltern
> - Gespräch/Diskussion

■ **Besondere Inhalte bei der Beratung von Lehrern**

Für viele Stotternde verdichten sich die Probleme in der Schule. Nicht nur soziale Beziehungen und Kommunikationsfähigkeit entscheiden über das Ankommen in der Schule. Auch der Umgang mit sprachlichem Leistungsdruck erschwert gerade für viele ältere Schüler den Alltag erheblich. Was viele Schüler und auch Lehrer nicht wissen: Stottern ist eine **anerkannte Sprechbehinderung** (BSHG § 47V), und als solche kann dafür grundsätzlich ein Nachteilsausgleich in der Schule beantragt werden. Die Details sind in jedem Bundesland etwas anders geregelt. Eine sehr gute Übersicht zum Nachteilsausgleich (Thum 2011) liefert die Internetpräsenz der Bundesvereinigung Stottern und Selbsthilfe e.V. unter dem Link: ▶ http://www.bvss.de.

Der **Nachteilsausgleich** kann in Form von Sonderregelungen bezüglich der Erbringung mündlicher Leistungen oder auch zur Verfügung stehender Zeit für mündliche Beiträge stattfinden. Viele Lehrer wissen einfach nicht, dass es diese Möglichkeit gibt und versuchen stattdessen, mündliche Leistungen vergleichbar zu machen, die aufgrund der Behinderung nicht vergleichbar sind.

Der **Kontakt zum Lehrer** (oder in weiterführenden Schulen auch mehreren Lehrern) ist wichtig und sollte immer initiiert werden. Dabei ist es natürlich grundsätzlich wichtig, die Situation des Lehrers nachzuvollziehen und ihn nicht als Gegner, sondern als **Mitgestalter in einem Entwicklungsprozess** zu gewinnen. Neben der Beratung über die Besonderheiten des Stotterns könnte besonders bei etwas älteren Schülern im Vordergrund stehen, in welcher Weise der Schüler verstärkt in den Unterricht eingebunden werden kann, ohne ihn sprachlich unter Druck zu setzen (▶ Abschn. 9.5). Möglichkeiten, wie mündliche Beiträge gestaltet werden können, sollten mit ihm und dem Schüler gemeinsam erörtert werden (▶ Übersicht 9.7). Das offene Gespräch bringt in diesem Fall meist die besten Lösungen. Für den Schüler ergibt sich eine weitere Chance: über sein Stottern zu sprechen ist ein wichtiger Schritt weg von der Vermeidung hin zu selbstbewusstem Sprechen.

> **Übersicht 9.7**
> **Möglichkeiten zur Erbringung mündlicher Leistungen im Unterricht**
> - Aufrufen nur bei Meldung
> - Referate als Videobeitrag

- Ersetzen mündlicher Abfragen durch häusliche Rechercheaufgaben etc.
- Mündliche Abfragen in der Pause oder im persönlichen Gespräch vor Stundenbeginn
- Regelmäßiger Abgleich von Erwartungen des Lehrers an den Schüler und den Möglichkeiten des Schülers
- Mehr Zeit für mündliche Beiträge und Prüfungen

> ❯ Das Ziel aller Vereinbarungen zwischen Lehrer und Schüler sollte immer eine größtmögliche Integration in den schulischen Alltag sein.

Es geht nicht darum, dem Stotternden eine Sonderrolle zu verschaffen oder es ihm besonders bequem zu machen. Wenn er mehr kann, ist es auch an der Zeit, mehr auszuprobieren, sich mehr am Unterricht zu beteiligen und seine Möglichkeiten auszuschöpfen.

Thum (2011) liefert sehr viele hilfreiche Möglichkeiten zum Umgang mit Stottern in der Schule. Besonders eindringlich weist er auf die Bedeutung frühzeitiger Interventionen bei **Mobbing**attacken in der Schule hin und stellt verschiedene Anti-Mobbingprogramme vor, die bei Bedarf weiterempfohlen werden können. In jedem Fall sollte der Kontakt zum Lehrer auch dazu genutzt werden, ihn in seiner **Vorbildfunktion im Umgang mit dem »Anders-Sein«** zu bekräftigen: denn Akzeptanz, Wertschätzung und Empathie gegenüber anderen müssen von Kindern und Jugendlichen erst gelernt und intensiv geübt werden.

> **Tipp Literatur**
>
> Hilfreiches Info-Material zum Thema »Stottern in der Schule« bietet die Bundesvereinigung Stottern und Selbsthilfe (BVSS) an (▶ http://www.bvss.de):
> - »Umgang mit Stottern in der Schule«: als PDF-Datei zum Herunterladen ▶ http://www.bvss.de/images/stories/pdf/Umgang_mit_Stottern_in_der_Schule.pdf

- Flyer »Meine Rechte als stotternder Schüler« sowie »Stottern und
  Arbeit« zum Bestellen ▶ http://www.
  bvss.de/index.php?option=com_
  content&view=article&id=255&Itemid=118
- Thum (2011) »Stottern in der Schule – Ein
  Ratgeber für Lehrerinnen und Lehrer«
- De Geus (2011) »Manchmal stotter' ich
  eben« für stotternde Kinder von 7 bis
  12 Jahren
- Weikert (2011) »Ich glaub' es hakt! Infos
  rund ums Thema Stottern« für Jugendliche

Fazit

- Erzieherinnen und Lehrerinnen sollten im Laufe
  der Therapie immer kontaktiert werden, um
  den Eindruck über die Situation des Kindes zu
  vervollständigen.
- Der Therapieeffekt kann durch ihre Einbeziehung verstärkt werden.

Literatur

Bundessozialhilfegesetze: ▶ http://www.gesetze-im-inter-
net.de/bshg_47v/BJNR003390964.html

Bundesvereinigung Stottern und Selbsthilfe e.V.: »Umgang
mit Stottern in der Schule«. ▶ http://www.bvss.de/
images/stories/pdf/Umgang_mit_Stottern_in_der_
Schule.pdf. Zugegriffen: 02. Juli 2014

Büttner C, Quindel R (2013) Gesprächsführung und Beratung;
Sicherheit und Kompetenz im Therapiegespräch.
Springer

Conture EG (2000) Stuttering: Its nature, diagnosis, and
Treatment. Allyn & Bacon, Boston

Craig A, Blumgart E, Tran Y (2011) Resilience and stuttering:
Factors that protect people from the adversity of
chronic stuttering. J Speech Language Hearing Res
54:1485–1496

Brummelman E, Thomaes S, Orobio de Castro B, Overbeek
G, Bushman BJ (2014) »That's not just beautiful – that's
incredibly beautiful!«: The adverse impact of inflated
praise on children with low self-esteem. Psychological
Science. doi: 10.1177/0956797613514251

Dell CW (1996) Treating the school age stutterer. A guide
for clinicians. Publication No. 14, 7th edn. Stuttering
Foundation of America, Memphis, Tn

de Geus E (2011) Manchmal stotter' ich eben. Ein Buch für
stotternde Kinder von 7 bis 12 Jahren. Demosthenes,
Köln

Gregory HH (1999) What is involved in therapy? In: Stuttering
Foundation of America (ed) Stuttering and your child:
Questions and answers. Stuttering Foundation of Ame-
rica, Memphis, Tn

Gordon T (1996) Die neue Familienkonferenz. Kinder erziehen ohne zu strafen. 4. Aufl. Heyne, München

Helten B (Hrsg) (2010) Mein Kind stottert – was nun? Ratgeber für Eltern. Demosthenes, Köln

Innerhofer P (1977) Das Münchner Trainingsmodell. Beobachtung, Interaktionsanalyse, Verhaltensänderung.
Springer, Berlin

Innerhofer P (1990) Kleine Psychologie für Eltern, 3. Aufl.
Moderne Verlagsgesellschaft, München

Kelman E, Nicholas A (2008) Practical intervention for early
childhood stammering. Speechmark, London

Ntourou K, Conture EG, Walden TA (2013) Emotional reactivity and regulation in preschool-age children who stutter.
J Fluency Disord 38: 260–274

Starkweather CW (1997) Talking with the parents of young
stutterers. In: Stuttering Foundation of America (ed)
counseling stutterers, Publication No. 18, 7th printing.
Stuttering Foundation of America, Memphis, Tn

Stuttering Foundation of America (Ed) (1998) If your child
stutters: A guide for parents. Publication No. 11, 4th edn.
Stuttering Foundation of America, Memphis, Tn

Thum G (2011) Stottern in der Schule: Ein Ratgeber für
Lehrerinnen und Lehrer. Bundesvereinigung Stottern &
Selbsthilfe/Demosthenes, Köln

Watterson B (1989) Calvin und Hobbes. Bloß nicht ärgern.,
Frankfurt am Main

Weikert K (2011) Ich glaub' es hakt!: Infos rund ums Thema
Stottern. Bundesvereinigung Stottern & Selbsthilfe, Köln

Zentall SR, Morris BJ (2010) »Good job, you're so smart«:
The effects of inconsistency of praise type on young
children's motivation. J Experiment Child Psychol 107:
155–163. doi::10.1016/j.jecp.2010.04.015.

Wegweiser für die Bausteinkombination

C. Ochsenkühn, C. Frauer

C. Ochsenkühn et al., *Stottern bei Kindern und Jugendlichen*, Praxiswissen Logopädie,
DOI 10.1007/978-3-662-43650-9_10, © Springer-Verlag Berlin Heidelberg 2015

In diesem Kapitel werden Bausteinkombinationen vorgestellt. Anhand von drei **Fallbeispielen** aus unterschiedlichen Altersgruppen verbinden sich Theorie und Praxis zu einem Ganzen.

10.1 Grundlegendes zur Bausteinkombination

Nahezu alle Bausteine lassen sich sinnvoll miteinander kombinieren. Einige Aspekte müssen dabei berücksichtigt werden.

■ **Bausteinkombination bedeutet nicht Beliebigkeit**

Bausteine aus bestehenden Konzepten zu isolieren und neu zusammenzusetzen ermöglicht eine sehr individualisierte Vorgehensweise. Allerdings ist dies **kein »Freibrief«** für planloses Kombinieren unterschiedlichster Methoden und Bausteine. Den **roten Faden** hierfür bietet ein sorgfältiger therapeutischer Entscheidungs- und Begründungsprozess (▶ Kap. 12, Abschn. »**Clinical Reasoning«**) mit besonderem Gewicht auf den Ergebnissen der Eingangs- und Verlaufsdiagnostik (▶ Abschn. 5.4 und 5.6), welches eine **Qualitätssicherung** (▶ Kap. 12) in ihrem besten Sinne ermöglicht. Eingesetzte Methoden werden in direktem Bezug zum Befund begründet und mittels qualitativer und quantitativer Verlaufsdiagnostik auf ihre Wirksamkeit überprüft. Aus diesem Grund ist es sehr wichtig, Therapieblöcke mit Schwerpunktthemen zu planen, denn nur so können Effekte zugeordnet und tatsächlich messbar gemacht werden (◘ Abb. 10.1).

> Kann keine Veränderung beschrieben werden, muss sorgfältig überprüft werden, ob es an der Auswahl des Bausteins, an der Art der Umsetzung, an der unzureichenden Motivation des Kindes oder des Umfelds oder auch am Zeitpunkt der Durchführung liegt.

■ **Bausteine in der Behandlung jüngerer Kinder**

Je jünger die Kinder sind, desto herausragender ist die **Elternarbeit**. Die Eltern nehmen Einfluss auf Stressoren (▶ Kap. 9) und sollen Maßnahmen unterschiedlichster Art umsetzen. Sie sind daher zunächst die Schlüsselfiguren. So erfordert beispielsweise die Anwendung des **Lidcombe-Programms** (▶ Abschn. 6.5.5) oder des **Palin PCI-Trainings** (▶ Abschn. 6.3) eine enge Zusammenarbeit mit den Eltern, die nur gelingen kann, wenn sich die Therapeutin und Eltern als ein **Team in einem Entwicklungsprozess** wahrnehmen können.

Sollen die Eltern eine **modellierende Sprechweise** bei ihrem Kind anwenden (▶ Abschn. 8.7.2), ist sicherzustellen, dass sie mit dem Umgang der Technik genügend vertraut sind. Besteht in der dafür notwendigen Übungsphase nicht genügend Vertrauen zwischen Therapeutin und Eltern, werden die Eltern aus Angst vor Kritik wenig ausprobieren und sehr angespannt agieren.

■ **Bausteine in der Behandlung von Schulkindern und Jugendlichen**

Bei Jugendlichen nimmt der Stellenwert der Elternarbeit eher ab und mitunter ist diplomatisches Geschick gefragt. Das Vertrauen jugendlicher Patienten kann durch unbedachte Äußerungen gegenüber den Eltern schnell erschüttert werden. Andererseits wollen viele Eltern wissen, was in der Therapie gemacht wird und wie die Therapeutin die Situation beurteilt. Ein Jugendlicher, der diesen Gesprächen skeptisch gegenübersteht, sollte stets zu den Gesprächen eingeladen werden. Lehnt er dies ab, sollte vorher genau geklärt werden, was mit den Eltern besprochen wird. Die Therapeutin hat die **Aufgabe, beiden Seiten gerecht zu werden.** Dies bedeutet auch, allen Beteiligten unvoreingenommen und neutral gegenüberzutreten.

In dieser Altersgruppe bilden die Therapiebereiche **Motivation** (▶ Abschn. 7.2.4), **Eigenwahrnehmung** und **Fremdwahrnehmung** (▶ Abschn. 8.6) stets die Grundlage für nachfolgende Bausteine, die an der **Veränderung der Sprechweise** und der **emotionalen Situation** (▶ Abschn. 8.4, ▶ Abschn. 8.5) ansetzen. Andere Bausteine beeinflussen sich gegenseitig und sollten daher gut miteinander vernetzt werden. So ist die Anwendung einer Sprechtechnik im Rahmen eines Fluency-Shapings (▶ Abschn. 6.5) oder eines modifizierenden Verfahrens (▶ Abschn. 6.7, ▶ Abschn. 8.7) stets auch an das Ausmaß bestehender Ängste und Vermeidestrategien (▶ Abschn. 8.5) gebunden. Der Baustein Desensibilisierung zieht sich daher mit

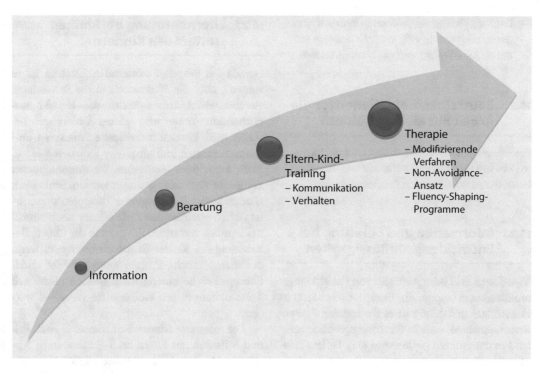

Eltern-Kind-
Training
– Kommunikation
– Verhalten

Therapie
– Modifizierende
 Verfahren
– Non-Avoidance-
 Ansatz
– Fluency-Shaping-
 Programme

Beratung

Information

☐ **Abb. 10.1** Abgestufte Interventionen

unterschiedlicher Ausprägung durch den gesamten Therapieverlauf. Auch kürzere Gespräche über Symptome, Gedanken und Gefühle in bestimmten Situationen bereiten z. B. die eventuell erst sehr viel spätere Durchführung einer Exposition im Sinne eines In-vivo-Trainings vor.

> Es ist die Aufgabe der Therapeutin, den Therapiefluss aufmerksam zu verfolgen und Gelegenheiten zur Wahrnehmung, Desensibilisierung und Anwendung flexibel zu nutzen.

- **Die Kombination von Fluency-Shaping-Programmen und Non-Avoidance-Ansätzen**

Diese Kombination wurde lange Zeit aufgrund der einander widersprechenden Ziele abgelehnt. Das Therapieziel eines Fluency-Shaping-Programms (FSP) ist flüssiges Sprechen, das Therapieziel eines Non-Avoidance-Ansatzes jedoch flüssiges Stottern. Tatsächlich zeigt sich in der Praxis, dass ein FSP gerade an dieser Zielsetzung oft scheitert. Denn jede auftretende Blockierung kann schnell als persönliches Versagen interpretiert werden: Hätte der

Stotternde die Technik sorgfältig angewandt, hätte er auch nicht gestottert. Diese Verbindung muss von der Therapeutin gar nicht impliziert werden. Sie ist scheinbar für viele Stotternde offenkundig. Gerade aus diesem Grund macht es durchaus Sinn, vor dem Start eines FSP viele Gespräche über die Einstellung zur eigenen Sprechweise, über Vermeidung und Ängste zu führen (▶ Abschn. 6.5.4 und ▶ Abschn. 8.5.4). Denn solange das individuelle Ziel des Stotternden ist, nicht zu stottern, wird er mit einem an sich sehr hilfreichen FSP unnötigerweise unzufrieden, im schlimmsten Fall sogar so frustriert sein, dass er die Verbesserung seines Redeflusses nicht wahrnehmen kann.

Zur Auseinandersetzung mit der eigenen Sprechweise ist es daher auch bei einem FSP wichtig, Übungen zur Desensibilisierung aus ▶ Abschn. 8.5 zu integrieren.

Fazit

– Die Auswahl der Bausteine richtet sich nach dem Alter und der Stottersymptomatik des Kindes und den familiären Gegebenheiten.

- Der Therapiefahrplan sollte unter Einbeziehung der Beteiligten sorgfältig ermittelt und regelmäßig auf seine Wirksamkeit hin überprüft werden.

10.2 Bausteinkombinationen für die Arbeit mit kleinen Kindern

Die Bausteinkombination für die Arbeit mit kleineren Kindern umfasst die Elternarbeit und -beratung sowie indirekte und direkte Therapieelemente.

10.2.1 Information und Beratung bei Entwicklungsunflüssigkeiten

Viele Eltern sind beim Auftreten von Entwicklungsunflüssigkeiten besorgt. Aus therapeutischer Sicht ist es wichtig – und häufig ist es die **zentrale Präventionsmaßnahme** – sie in diesem Augenblick beratend zu unterstützen (▶ Übersicht 10.1). Da laut Heilmittelrichtlinien (Gemeinsamer Bundesausschuss 2011) in diesem Fall kein Behandlungsbedarf besteht, muss die Beratung im Rahmen der Diagnostik und des Befundgesprächs erfolgen (▶ Abschn. 7.1.1).

Übersicht 10.1

Beratungsinhalte bei physiologischen Unflüssigkeiten

- Information zu Unterscheidungskriterien zwischen Entwicklungsunflüssigkeiten und beginnendem Stottern (▶ Tab. 1.1)
- Information zu allgemeinen Kommunikationsfaktoren, die flüssiges Sprechen fördern oder hemmen können
- Information zu allgemein sprachförderndem Verhalten
- Beratung zur allgemeinen Sprachförderung des Kindes
- Besprechung von möglichen Warnsignalen anhand ▶ Tab. 1.1
- Angebot der »offenen Tür«: Kontaktaufnahme und erneute Vorstellung ist jederzeit möglich
- Ggf. Vereinbarung eines Wiedervorstellungstermins in 3–6 Monaten

---

10.2.2 Elternberatung bei kleinen stotternden Kindern

Gerade bei jüngeren stotternden Kindern ist es sinnvoll, über die Elternarbeit in die Behandlung einzusteigen. Indem zunächst das Umfeld ausreichend **informiert** und ggf. bei Änderungen begleitet wird, können **individuelle Stressoren** umfassend ermittelt und sukzessive reduziert werden. Auch kann dem inzwischen oft dominierenden **Zeitfaktor** Rechnung getragen werden: Schließlich werden sprachtherapeutische Therapien ungeachtet der zu erreichenden Ziele oft nur noch einmal wöchentlich verordnet. Ein Start in die direkte Behandlung des Kindes ist jedoch erschwert, wenn der therapeutische Prozess immer wieder durch Elterngespräche unterbrochen werden muss, weil 2 Behandlungen pro Woche nicht verordnet werden.

Die **intensive Elternarbeit** nimmt je nach Fall und Mitarbeit der Eltern **ca. 5–8 Stunden** in Anspruch. Da dazwischen immer wieder Kontrollsitzungen mit dem Kind stattfinden, gelingt es gewöhnlich innerhalb der ersten 10 Stunden, gemeinsam mit den Eltern Stressoren zu reduzieren und wichtige Impulse zur Stabilisierung zu setzen. Mitunter sind gerade bei jüngeren Kindern nach dieser Intervention bereits erste positive Veränderungen im Redefluss zu erkennen, und es kann gemeinsam entschieden werden, ob die weitere Entwicklung zunächst in größeren Abständen beobachtet werden soll oder ob ein Einstieg in die direkte Arbeit mit dem Kind angezeigt ist.

Um den Effekt der Elternarbeit auf den Redefluss zu **dokumentieren**, sollten im Rahmen der Qualitätssicherung (▶ Kap. 12, ▶ Abschn. 5.6) während dieses Behandlungsblocks folgende Punkte beachtet werden:

- Tägliche Einschätzung der Stotterrate durch die Eltern (▶ Abschn. 6.4).
- Einschätzung der emotionalen Situation des Kindes mit Hilfe des Fragebogens »Stolperstein-E« (▶ Abschn. 5.4.5 sowie ▶ Serviceteil, A11) vor Beginn und nach der intensiven Beratungsphase.
- Kontrolltermine mit Eltern und Kind z. B. nach der 3. und 7. Beratungsstunde. Dabei werden die Stotterrate des Kindes erhoben

und ggf. Änderungen des elterlichen Kommunikationsverhaltens in einer Spielsituation beobachtet und ausgewertet (▶ Abschn. 6.3, ▶ Abschn. 8.7.2 und ▶ Abschn. 9.6, »Besonderheiten beim Baustein Modifikation«).

Die gewonnenen Daten dokumentieren die quantitativen und qualitativen Auswirkungen der gewählten Maßnahmen auf den Redefluss und das Lebensumfeld des Kindes.

10.2.3 Entscheidung über das weitere Vorgehen nach dem ersten Behandlungsblock

Besteht nach dem Block intensiver Elternarbeit die Stottersymptomatik im Wesentlichen fort, sollte die Arbeit mit dem Kind aufgenommen werden. Die Elternberatung und -arbeit bleibt auch nach Beginn der Therapie mit dem Kind ein tragendes Element. Eingeleitete Veränderungen müssen weitergeführt und der Wechsel der Vorgehensweise von den Eltern mitgetragen werden. Die Vorarbeit der intensiven Elternarbeit zahlt sich nun aus, da die wichtigsten Fragen geklärt und grundlegende Veränderungen bereits in die Wege geleitet wurden. Wurde im Rahmen der Elternarbeit versucht, Anforderungen, die aus dem Lebensumfeld des Kindes entstehen, zu modifizieren und die allgemeinen Kapazitäten des Kindes zu stärken, geht es nun darum zu entscheiden, ob zunächst gezielt die **sprachlichen und emotionalen Kapazitäten** des Kindes gestärkt oder **direkt in die Behandlung** des Stotterns eingestiegen werden soll.

■ Entscheidungskriterien

Kinder brauchen unterschiedlich viel Zeit, sich an die Therapiesituation zu gewöhnen. Die Förderung von **Sprechfreude**, der Aufbau eines **guten Kontakts** und die Beachtung **emotionaler Aspekte** hat für alle stotternde Kinder oberste Priorität (▶ Abschn. 8.4).

Bei kleinen stotternden Kindern können die Eltern zur **Modellierung** angeleitet werden (▶ Abschn. 8.7.2). Kann das Kind spontan das Sprachvorbild übernehmen, zeigen **sich erste Effekte bereits innerhalb der ersten 5–10 Stunden.**

Ist dies nicht der Fall, erweist sich erfahrungsgemäß auch eine längere Stimulation nicht mehr als Erfolg versprechend – hier sollte der Ansatz besser gewechselt werden.

Vor allem bei Kindern mit **phonologischen Auffälligkeiten**, deren Stottersymptomatik nicht sehr ausgeprägt ist, deren Störung **noch nicht wesentlich länger als 6–12 Monate** besteht und deren Eltern noch nicht stark beunruhigt sind, ist es sinnvoll, zunächst die **sprachlichen Kapazitäten** zu stärken. Folgende Bausteine können in diesem Fall schwerpunktmäßig kombiniert werden:

- allgemeine Förderung der Ausdrucksfähigkeit und der Sprechfreude (▶ Abschn. 8.5),
- ggf. Förderung des Selbstvertrauens des Kindes (▶ Abschn. 8.4, ▶ Abschn. 8.5.1),
- evtl. zunächst Therapie von zugleich bestehenden Syntax- oder Semantikstörungen,
- bei Bedarf Start einer phonologischen Therapie, mit zunächst starkem rezeptivem Anteil und unter sorgfältiger Beachtung der Entwicklung der Stotterrate.

❗ Es kommt vor, dass sich die Stottersymptomatik unter einer Artikulationstherapie verstärkt. Die genauen Gründe dafür sind nicht bekannt. Vieles spricht für eine Überlastung im Bereich der Anforderungen. In diesem Fall ist die Artikulationstherapie zu beenden bzw. zu unterbrechen und sich im Schwerpunkt der Behandlung der Stottersymptomatik zu widmen.

Für Kinder, deren Stottern bereits **6–12 Monate** besteht und deren Eltern nun aktiv etwas für das Sprechen unternehmen möchten, steht mit dem **Lidcombe-Programm** (▶ Abschn. 6.5.5) eine hervorragende Interventionsmöglichkeit dar. Dies kann auch gestartet werden, wenn begleitend sprachliche Auffälligkeiten bestehen. In diesem Fall ist allerdings ein Setzen von Prioritäten notwendig. Ist das Lidcombe- Programm erfolgreich initiiert, kommen die Eltern gut mit dem Konzept zurecht und konnte die Severity-Rate bereits über einige Wochen deutlich abgesenkt werden, ist ein **Wechsel des Therapieschwerpunkts zur Sprachtherapie** denkbar. Solange das Lidcombe-Programm jedoch nicht abgeschlossen ist, müssen die Eltern notwendigerweise auch weiterhin bei der Durchführung betreut und motiviert sowie der Verlauf des Trainings überwacht werden.

Fazit
- Die Zusammenarbeit mit den Eltern, abgestimmt auf das Alter des stotternden Kindes, ist ein wichtiger Bestandteil der Behandlung und sollte in allen Altersgruppen über die alleinige Vermittlung von Sachinformationen hinausgehen.
- Die Behandlung kleinerer stotternder Kinder zielt in aller Regel darauf ab, die Kommunikationsstruktur der Familie der Redeflussstörung des Kindes anzupassen und die flüssigen Redeanteile des Kindes zu fördern.

10.3   Bausteinkombinationen für Kinder im Vorschul- und frühen Schulalter

Die Auswahl der Bausteine in dieser Altersgruppe richtet sich nach Dauer und Schwere der Störung, Leidensdruck und Reife des Kindes.

Nach den Bausteinen **Diagnostik** und **Elternberatung** bzw. **Elterntraining** besteht in dieser Altersgruppe neben der Durchführung des **Lidcombe-Programms** auch die Option, in die Behandlung mit dem **Modifikationsansatz** einzusteigen.

Je nach individueller Reife sind folgende Bausteine relevant:
- Schulung der Fremdwahrnehmung (▶ Abschn. 8.6)
- Schulung der Eigenwahrnehmung (▶ Abschn. 8.6)
- Förderung der Sprechfreude (▶ Abschn. 8.5.1)
- Abbau von Sprechängsten (▶ Abschn. 8.5)
- Modifikation des Stotterns (▶ Abschn. 8.7)
- Beratung des Umfelds (Großeltern, Kita etc.) (▶ Abschn. 9.8)

Fazit
- Diese Altersgruppe stellt das Bindeglied zwischen der Behandlung kleiner Kinder und Schulkinder dar.
- Die Auswahl der Methoden orientiert sich demgemäß allein am Entwicklungsstand und den individuellen Gegebenheiten des Kindes.

10.4   Bausteinkombinationen für Schulkinder und Jugendliche

Die Vorgehensweise wird in dieser Altersgruppe immer direkter. Angepasst an die kognitive und emotionale Reife werden neben der Förderung des Redeflusses die Beachtung von Ängsten und anderen negativen Emotionen sowie die Integration in die Gruppe der Gleichaltrigen (Peergroup) immer bedeutsamer.

- **Große Bandbreite**
  In dieser bewusst so breit gefassten Altersgruppe ist es vor allem wichtig, den **individuellen Entwicklungsstand** sorgfältig zu erfassen, um dem Kind oder Jugendlichen nicht nur auf seiner **kognitiven**, sondern auch auf der **emotional**en Ebene angemessen zu begegnen. So ist es für manche Grundschulkinder durchaus noch Erfolg versprechend, im Rahmen des **Lidcombe**-Programms positive Rückmeldungen über ihre flüssige Sprechweise zu erhalten. Andere gleichaltrige Kinder profitieren aufgrund ihrer Interessen und bereits gewonnenen Selbstständigkeit mehr von einer direkten Arbeit am Stottern. Ob hierbei ein **Fluency-Shaping**-Programm oder ein **modifizierendes Verfahren** gewählt wird, hängt von verschiedenen strukturellen (▶ Tab. 6.1) und persönlichen Kriterien ab:
  - **Stärke des Stotterns**: bei eher leichtem Stottern ist der Einsatz modifizierender Verfahren stark motivationsabhängig.
  - Ausmaß an **Selbststeuerung**: Kindern mit schwachen Ressourcen fällt die konsequente Anwendung einer Sprechtechnik, wie sie üblicherweise in einem Fluency-Shaping-Programm erlernt wird, oft sehr schwer. Allerdings ist auch die konsequente Anwendung von Modifikationstechniken wie der Pull-out oder die Nachbesserung für diese Kinder schwierig. Das Vorliegen eines AD(H)S erschwert jede Behandlung, die auf Selbststeuerung, Einhalten von Strukturen und Kontrolle angelegt ist (▶ Abschn. 2.3.2, »Aufmerksamkeitsstörungen«).
  - Größere **emotionale Beteiligung**: Sie erfordert in jedem Fall die Bausteine Desensibilisierung und Abbau von Sprechängsten (▶ Abschn. 8.4 und 8.5). Diese können ggf. auch einem Flu-

ency-Shaping ergänzend zur Seite gestellt werden.

Bei der **Behandlung Jugendlicher** muss immer auch berücksichtig werden, dass sie sich in einer sozial-emotional oftmals **schwierigen Lebensphase** befinden, die sich zusätzlich negativ auf das Stottern, aber auch auf den Therapieerfolg auswirken kann. Daher ist es in dieser Altersgruppe besonders wichtig, den Blick auf die **Peergroup** zu richten und wann immer möglich Gruppensettings einzuführen (▶ Abschn. 8.8) und die Bausteine Desensibilisierung, In-vivo-Training, Abbau von Sprechängsten, aber auch Körpersprache, besonders zu beachten (▶ Abschn. 8.3.5).

Zur Unterstützung der Therapiemotivation sind Zieldefinitionen (▶ Abschn. 7.2.4), die wiederholte Überprüfung der Fortschritte sowie die verbindliche Vereinbarung von Aufgaben auf dem Weg zu den vereinbarten Teilzielen besonders hilfreich.

■ **Kontakt zur Schule**

Aufgrund des Alters ändert sich auch der **Unterrichtsstil**. Es wird, nicht nur in den weiterführenden Schulen, verstärkt Wert auf mündliche Unterrichtsbeiträge und Referate gelegt. Teilweise werden in Fremdsprachen Prüfungen mündlich abgehalten. Dies bedeutet einen erheblichen **Sprechdruck** für stotternde Jugendliche (▶ Abschn. 9.8). Die Sprachtherapeutin kann hier moderierend eingreifen und gemeinsam mit Lehrern und Schüler nach einer Lösung suchen, wie mündliche Leistungen erhoben werden können (▶ Übersicht 9.5, »Möglichkeiten zur Erbringung mündlicher Leistungen im Unterricht«).

Informationen zu den **Besonderheiten des Stotterns** (▶ Abschn. 1.6, 1.3.4 und 2.2), zum **Nachteilsausgleich** sowie der Hinweis auf Aspekte des **Mobbing**s (beide ▶ Abschn. 9.8) vervollständigen die Elemente der Beratung von Lehrern.

Fazit

Die Einbeziehung des Lebensumfelds außerhalb der Familie wird immer bedeutsamer. Mit zunehmendem Alter sind die Jugendlichen die Hauptansprechpartner und entscheiden selbst aktiv über das Vorgehen in der Therapie mit.

10.5 Fallbeispiele

Die nachfolgenden Beispiele zeigen exemplarisch eine mögliche Bausteinkombination für kleinere Kinder, Vorschulkinder sowie für ältere Schulkinder. Elemente aus Anamnese und Befunderhebung werden nur genannt, wenn sie hinsichtlich der Auswahl der Bausteine relevant sind.

10.5.1 Fallbeispiel Katharina, 4;3 Jahre alt

■ **Befund**

Leichtes bis mittelgradiges Stottern mit vielen Silben- und Lautwiederholungen. Anstieg von Tonhöhe und Lautstärke bei längerer Wiederholung. Stotterrate: 10%. Störungsbewusstsein und Leidensdruck unklar. Es liegen viele phonologische Prozesse vor, die Verständlichkeit der Spontansprache oft auch für die Mutter erschweren.

■ **Anamnestische Daten**

■■ **Familienmitglieder**

Katharina lebt mit ihren beiden jüngeren Brüdern (6 Monate; 2 Jahre) gemeinsam mit ihrer Mutter und deren neuem Lebenspartner in einem Haushalt. Der Kontakt zum leiblichen Vater findet verlässlich 14-tägig gemeinsam mit dem mittleren Bruder statt. Der jüngste Bruder ist das Kind der neuen Beziehung.

■■ **Disposition**

Der Onkel des leiblichen Vaters habe als Kind gestottert.

■■ **Entwicklung und Verlauf**

Ein direkter Beginn der Störung sei nicht wirklich zu benennen. Vielmehr sei Katharina im Laufe der Zeit immer unflüssiger geworden. Die Mutter habe lange vermutet, dass es sich um ein »normales Kinderstottern« handle. Eine Zunahme der Spannung sei der Mutter in den letzten 8 Monaten aufgefallen, die ihr nun langsam doch Sorge bereite. Eine Therapie sei bisher noch nicht erfolgt.

■■ **Umweltreaktionen auf das Stottern**

Die Mutter wisse, dass sie Katharina nicht auf ihr Sprechen anreden dürfe. Sie versuche neutral zu bleiben, allerdings habe sie generell ein Problem mit Katharinas Langsamkeit und Trägheit. Sie selbst sei eher quirlig und es sei schon oft genug schwierig, ihre unterschiedlichen Temperamente unter einen Hut zu bekommen. Durch das Stottern werde Katharina noch langsamer. Dies auszuhalten sei für sie das größte Problem. Im Kindergarten komme sie laut Erzieherin gut zurecht. Sie spiele gerne in der Puppenecke oder puzzle und male. Die Freundschaften im Kindergarten seien noch sehr wechselhaft. Sie bleibe dort bis nach dem Mittagessen, was ihr allerdings nicht gefalle, weil sie lieber zu Hause »mit den anderen« essen wolle.

▪▪ Familiäre und soziale Beziehungen

Katharina und ihr 2-jähriger Bruder Raphael verstünden sich sehr gut. Katharina bemuttere beide Geschwister voller Hingabe. Der mit der Familie lebende neue Lebensgefährte kümmere sich um alle 3 Kinder sehr liebevoll. Er komme mit Katharinas Tempo sehr gut zurecht, allerdings verstehe er sie oft aufgrund der phonologischen Störung schlecht. Er frage dann nach oder übe mit ihr schwierigere Wörter über Nachsprechen. Der leibliche Vater lebe ebenfalls in einer neuen Beziehung und verwöhne seine beiden Kinder viel zu sehr. Sie erhielten dort nach Ansicht der Mutter viel zu wenig Grenzen. Die Kommunikation zwischen den beiden Eltern sei zwar immer noch angespannt, aber möglich. Nach diesen Wochenenden stottere Katharina meist mehr.

▪▪ Therapiemotivation der Eltern

Die Mutter fühle sich von der Sprachstörung ihrer Tochter zunehmend überfordert. Sie möchte nicht nur, dass sie wieder aufhöre zu stottern, sondern auch, dass sie endlich besser rede. Der Stiefvater teile ihre Zielsetzung. Der leibliche Vater sei vor allem durch das Stottern beunruhigt. Alle Beteiligten seien sich einig, dass eine Therapie nötig sei.

▪ Auswahl der Bausteine

▪▪ Eingangshypothese

Das vorhandene Patchwork-System beinhaltet viele unterschiedliche Erziehungsstile, Weltbilder und Wertesysteme. Diese fließen alle in den Umgang mit Katharina ein. Die unterschiedlichen Tempe-

ramente von Katharina und ihrer Mutter schaffen Reibungsfläche und erzeugen möglicherweise auf beiden Seiten immer wieder das Gefühl, unzulänglich zu sein. Die Geschwister sind alle noch relativ klein und noch sehr auf die Zuwendung durch ihre Eltern angewiesen. Somit entsteht auch eine gewisse Konkurrenz um Aufmerksamkeit. Die Kindergartensituation ist für Katharina vermutlich nicht befriedigend. Möglicherweise ist sie dort sehr oft alleine und wählt deshalb Spiele, die sie alleine spielen kann. Der Aufenthalt im Kindergarten bis nach dem Mittagessen als einziges der 3 Geschwisterkinder wird von ihr möglicherweise negativ interpretiert. Die vorhandene ausgeprägte phonologische Störung ist ein beständiger Stressor im Kontakt zu anderen, da Katharina oft nicht verstanden wird.

▪▪ Beratung

- Vereinbarung, wie mit dem Informationsfluss zwischen allen Beteiligten umgegangen werden soll: Die Mutter berichtet dem Stiefvater und dem leiblichen Vater, der leibliche Vater wird von Zeit zu Zeit zu den Gesprächen dazu kommen; er kann jederzeit mit der Therapeutin Kontakt aufnehmen.
- Erarbeitung des multifaktoriellen Bedingungsgefüges und der möglicherweise wirksamen Stressoren (▶ Abschn. 9.5).
- Klären offener Fragen: Die Mutter fragt nach der Prognose und äußert Schuldgefühle, weil sie so ungeduldig sei und weil die Ehe mit Katharinas Vater gescheitert sei (▶ Abschn. 9.2.2).
- Entlastung der Mutter.
- »Verschwörung des Schweigens« thematisieren: Stottern muss nicht verschwiegen werden (▶ Abschn. 5.2.2, ▶ Abschn. 9.3.4).
- Besprechung der Kindergartensituation mit der Vereinbarung, dass die Therapeutin nochmals den Kontakt zur Erzieherin sucht, um sich ein Bild vom Grad der Integration ins Gruppengeschehen zu machen. Darüber hinaus wird besprochen, wie man mit Katharinas Haltung zum Mittagessen im Kindergarten umgehen könne. Die Mutter entscheidet sich spontan für die Abmeldung vom Mittagessen, das eigentlich zur Entlastung der Mutter gedacht war. Da sie aber inzwischen mittags ohnehin ein Essen zube-

reite, gäbe es eigentlich auch keinen Grund, dass Katharina im Kindergarten essen müsse (▶ Abschn. 9.8).

- Einladung zum Elterngespräch mit beiden leiblichen Eltern: Besprechen der besonderen Herausforderungen einer Patchwork-Familie mit Anerkennung ihrer gefundenen Lösungen; Hervorheben der Wichtigkeit, eine gemeinsame Linie im Umgang mit der Sprachstörung zu finden.
- Besprechung der Themen: Umgang mit »flüssigen und unflüssigen Tagen« (▶ Abschn. 7.3.3), Umgang mit Grenzen (▶ Abschn. 9.5.1), erklären und kurzes Üben des Corrective Feedbacks bezüglich der phonologischen Störung.
- Mehrere Gespräche mit der Mutter über die Akzeptanz des unterschiedlichen Temperaments ihrer Tochter, Finden positiver Aspekte ihrer Beziehung (▶ Abschn. 9.3.3).

- **Therapieverlauf**

■■ **10. Stunde**

Symptomatik unverändert. Allerdings wurde Katharina allgemein deutlich gesprächiger und interessierter. Katharina wird vor dem Mittagessen von der Mutter und den beiden Brüdern aus dem Kindergarten abgeholt. In einem Telefonat zwischen Erzieherin und Therapeutin wird klar, dass Katharina sich aktiv aus dem Geschehen zurückzieht. Die Erzieherin intensiviert ihre Bestrebungen, Katharina bewusst mit anderen gleichaltrigen Kindern zusammenzubringen. Durch Vermittlung der Erzieherin lädt Katharina ein Mädchen zu sich nach Hause zum Spielen ein, der Kontakt zu dem Kind im Kindergarten verbessert sich dadurch. Der leibliche Vater übernimmt für die gemeinsamen Wochenenden die Rahmenbedingungen, die seine Kinder von ihrem Leben mit der Mutter kennen: Essens- und Schlafenszeiten, Fernsehzeiten auf maximal 20 Minuten reduziert, Umgang mit Süßigkeiten.

Alle Erwachsenen setzen das Corrective Feedback vermehrt ein und lassen Katharina nicht mehr nachsprechen. Die beiden leiblichen Eltern zeigen im Verlauf eine gewisse Unzufriedenheit mit der Therapie. Schließlich haben sie nun viel verändert und es zeigen sich für sie so gut wie keine Fortschritte. Das gemeinschaftliche elterliche En-

gagement wird erneut gewürdigt und die kleinen Fortschritte aufgezeigt. Sie können für eine Therapiepause von 8 Wochen gewonnen werden, in der sie ihr neues Verhalten weiterführen. Danach soll entschieden werden, ob das Lidcombe-Programm oder eine phonologisch orientierte Artikulationstherapie begonnen werden soll.

Nach der Pause kann eine Reduzierung der Stotterrate auf 8% gemessen werden. Die Eltern berichten von einer allgemeinen leichten Verbesserung der Stottersymptomatik. Da die Strukturierungsmaßnahmen greifen und die phonologische Störung sehr dominant ist, können die Eltern für die phonologische Therapie gewonnen werden. Es wird vereinbart, diese zu beenden, sollte sie negative Auswirkungen auf den Redefluss haben.

■■ **20. Stunde**

Überwiegendes Auftreten von Silbenwiederholungen, vereinzelt Lautwiederholungen. Anstieg von Tonhöhe und Lautstärke während der Wiederholung reduziert. Rückbildung der Stotterrate auf 6%.

Es wurde überwiegend rezeptiv gearbeitet. Parallel dazu wurden folgende Bereiche gefördert: Sprechfreude, Luftstromlenkung, Spiele zur Förderung von Autonomie und Initiative. Begleitend ein weiteres Elterngespräch mit der Mutter, in dem die positiven Veränderungen festgehalten werden.

■■ **30. Stunde**

Lockere Silbenwiederholungen, keine Lautwiederholungen mehr. Stotterrate bei ca. 4%. Zunahme der Verständlichkeit. Arbeit an der Lautbildung. Begleitende Elternarbeit.

Die Behandlung der phonologischen Störung nahm weitere 30 Stunden in Anspruch. Es kam zu einem kleinen Rückfall, der mit dem Zeitpunkt der Geburt des 3. Kindes ihres leiblichen Vaters zusammenfiel. Katharina stabilisierte sich aber schnell wieder. Bis zum Abschluss der Behandlung trat das Stottern nicht mehr auf.

10.5.2 Fallbeispiel Maxi; 6 Jahre alt

- **Befund**

Mittelgradiges Stottern, mit einigen lockeren klonischen Silbenwiederholungen und vielen spannungsreichen, oft stummen Dehnungen. Anstieg von Tonhöhe und Lautstärke im Block. Stotterrate: 16%. Störungsbewusstsein und Leidensdruck vorhanden.

Erkennbare Copingstrategie: Maxi baut vor Vokalanlauten ein /r/ ein, um eine Blockierung zu umgehen. Maxi ist ein offener und freundlicher Junge. Er verhält sich im Kontakt zurückhaltend, jedoch sehr interessiert.

- **Anamnestische Daten**

■■ **Familienmitglieder**
Maxi lebt mit seinen beiden Eltern und seiner 2 Jahre jüngeren Schwester in einem Haushalt. Die Mutter ist derzeit nicht berufstätig, der Vater ist angestellt tätig.

■■ **Entwicklung und Verlauf**
Beginn der Störung vor 2;6 Jahren im Alter von etwa 3;6 Jahren während der zweiten Schwangerschaft der Mutter. Sie musste viel liegen und war in Sorge um das ungeborene Kind. Zu dieser Zeit startete Maxi auch in den Vorkindergarten, der 2-mal wöchentlich für 3 Stunden stattfand. Er zeigte starke Trennungsängste und wollte lieber bei der Mutter bleiben. In dieser Zeit traten auch die ersten Wiederholungen von Silben auf, die schnell in Menge und Länge zunahmen. Der Wechsel in den Kindergarten gelang im Alter von 5 Jahren gut, er hatte keine Anpassungsprobleme. Die Stottersymptomatik blieb unverändert. Maxi habe vor einem Jahr bereits 20 Stunden logopädische Therapie erhalten. Dort habe er »leichte Dehnungen« für Vokale erlernt, die er jedoch nur teilweise in seine Spontansprache übernommen hätte.

■■ **Disposition**
Ein Onkel des Kindes stottere auch.

■■ **Emotionaler Stress und Besonderheiten im kindlichen Verhalten**
Maxi habe sehr hohe Ansprüche an sich selbst, er sei sehr sensibel. Es falle ihm schwer zu verlieren. Auch mache er vor anderen nur Neues, wenn er sicher wisse, dass er es auch könne. Er bewege sich gerne und viel, sei dabei aber sehr vorsichtig und vorausschauend. Der relativ späte Eintritt in den Kindergarten sei durch Maxis eher ängstlichen und vorsichtigen Typ begründet.

■■ **Aktivität und Teilhabe**
Er sei ein sehr fröhliches und aufgewecktes Kind und durchaus sprechfreudig. Im Kindergarten komme er gut zurecht. Er habe dort Freunde und soweit die Mutter es wisse, sei er auch noch nie wegen seines Sprechens geärgert worden. Mit seiner Schwester komme er weitgehend gut zurecht, allerdings konkurriere er mit ihr um die Aufmerksamkeit der Eltern.

■■ **Therapiemotivation der Eltern**
Ziel sei es, dass Maxi möglichst entspannt sprechen könne. Das Stottern selbst sei für beide Eltern nicht besonders störend, bei Maxi aber beobachteten sie zunehmendes Ankämpfverhalten gegen Blockierungen.

- **Auswahl der Bausteine**

■■ **Eingangshypothese**
Maxi scheint ein sehr sensibles und intelligentes Kind zu sein. Er scheint Stimmungslagen seines Umfeldes schnell zu erfassen und sich möglicherweise sehr viele Gedanken darüber zu machen. Er ist ein kognitiv recht weit entwickeltes Kind. Möglicherweise kommt es hier zu einer großen Diskrepanz zwischen dem, was er versteht und wahrnimmt, und dem, was er emotional verarbeiten kann. Die Mutter reagiert sehr einfühlsam auf Maxi und verstärkt möglicherweise ungewollt sein übervorsichtiges Verhalten, indem sie ihn in Situationen ermutigt, die er auch selbstständig schaffen könnte, und indem zu wenige Herausforderungen gemeinsam bewältigt werden. Vermutete Stressoren zum Beginn der Störung: komplizierte Schwangerschaft der Mutter mit der damit verbundenen Anspannung der Eltern, Ankunft eines Geschwisterchens und zugleich einem aktiven Loslösungsprozess durch den Eintritt in den Vorkindergarten. Die in der vorangegangenen Therapie erlernten »leichten Dehnungen« waren vermutlich weiche Stimmeinsätze. Diese sollen in der nun folgenden Therapie wieder aufgenommen werden.

■■ Beratungsinhalte

- Bewusstmachung des multifaktoriellen Bedingungsgefüges,
- Gespräche und Unterstützung des Loslöseprozesses von der Mutter unter Stärkung der Rolle des Vaters (▶ Abschn. 9.7) in der Beziehung zu Maxi,
- Schaffen von Herausforderungen für Maxi zur Stärkung der Erfahrung der Selbstwirksamkeit und des Selbstwertgefühls (▶ Abschn. 9.5.1),
- Bewusstmachung der hohen Sensitivität des Kindes und der damit verbundenen Gefahr, dass er Stimmungslagen erfasst, die er noch nicht richtig deuten kann,
- Verhindern von Fehldeutungen: Besprechen von Ereignissen, die ihn möglicherweise beschäftigen (▶ Abschn. 9.3.4),
- Einbindung der Mutter in die direkte Arbeit mit Maxi.

■■ Therapieinhalte

Da Maxi nicht nur sehr feinfühlig, sondern auch kognitiv sehr stark ist, sollen beide Bereiche genutzt werden. Vorerfahrungen aus der vorausgegangenen Therapie werden ebenfalls erfragt (was hat dir bisher gut geholfen?) und integriert (▶ Abschn. 8.6). Es sollen möglichst viele Situationen genutzt werden, in denen Maxi sich als kompetent, aber auch als leistungsfähig wahrnehmen kann. Deshalb werden Anforderungen gezielt eingesetzt: Einstieg jeweils mit leichteren Anforderungen und deutliche Steigerung des Schwierigkeitsgrades im Stundenverlauf. Am Ende der Stunde konsequente Reflexion: Was hast Du heute alles gemacht? Hast Du erwartet, dass Du das schaffst? War alles gleich leicht? Wie findest Du das, was du geschafft hast? Feedback durch die Therapeutin. Als Einstieg in die Behandlung wird zunächst besprochen, was er schon alles kann. Dazu gehören die bereits durchgeführte Therapie und seine Strategie, ein /r/ vor einem Vokalanlaut zu stellen.

Die in der vorangegangenen Therapie erlernten »leichten Dehnungen« waren vermutlich weiche Stimmeinsätze. Diese sollten in der nun folgenden Therapie wieder aufgenommen werden. Da Maxi viele tonische Blockierungen bildet, soll mit ihm auch der Pull-Out erlernt werden (▶ Abschn. 8.7).

Beispiel
Gespräch über die gewählte Copingstrategie

Therapeutin: Das ist an sich eine tolle Idee, etwas zu versuchen, dass es weicher wird. Wird es denn dann leichter?

Maxi: Nnnaja. Mannnn-mann-mannnchmal schon. Aber mannnnnnnnchmal bleibe ich dann beim r hängen.

Therapeutin: Was hältst du davon, wenn wir mal nach anderen Ideen forschen, die dich viel sicherer durch das Wort bringen?

Maxi: Gibt's so was?

Therapeutin: Mhm. Da haben schlaue Leute lange experimentiert und haben dann einige Dinge herausgefunden.

Maxi: D----es will ich!

Eingesetzte Therapiebausteine:

- Übungen zur Fremd- und Eigenwahrnehmung: »Erwisch-mich«,»Ups!« »Die 3 Arten ein Wort zu sagen«, »Stifte ziehen« (alle Übungen mit Rollentausch),
- absichtliches Produzieren von Blockierungen zur Verbesserung der Körperwahrnehmung: Was geschieht, wenn du hängen bleibst?, Passiert auch etwas davor oder danach?,
- Anbahnung des Pull-Out,
- Spielen mit weichen Stimmeinsätzen beim Vokalanlaut,
- kurze, eher beiläufige Gespräche über Stottern,
- Steigerung der Anforderung über Sprechleistungsstufen, Störung (Lärm, Unterbrechung, unaufmerksamer Zuhörer etc.),
- intensive Reflexion der Übungen unter Beachtung der kognitiven und emotionalen Grenzen des Kindes.

■ Therapieverlauf

■■ 10. Stunde

Schwere der Stottersymptomatik im Wesentlichen unverändert. Allerdings nimmt die Zahl weicher Stimmeinsätze deutlich zu, die Stotterrate wurde mit 14% etwas reduziert. Der Vater unternimmt nun mehr sportliche Aktivitäten mit Maxi. Beiden scheint es sehr zu gefallen, »Männerabenteuer« zu erleben. Die Mutter berichtet, dass sie bewusst angefangen habe, »erst zu denken, dann zu glucken«.

Es falle ihr zwar schwer, aber sie erkenne, dass Maxi jede vorsichtige Äußerung von ihr sofort übernehme.

■■ **20. Stunde**

Reduktion der Stotterrate von 14% auf 10%, leichte Reduzierung der Schwere der Symptomatik, weiterhin kommt es überwiegend zu Dehnungen und stummen Blockierungen, deren Tonus jedoch abgenommen hat. Maxi integriert zunehmend weiche Stimmeinsätze in seine Spontansprache. Starke Blocks beginnt er spontan mit Pull-outs abzufangen. In den folgenden Stunden Fortsetzung der bisherigen Inhalte, Einbeziehung und Anleitung der Mutter zur Sicherung des Transfers. Erstellen von Hausaufgaben: tägliches Sprechen mit Pull-out und weichen Vokaleinsätzen, Steigerung der Übungsdauer von 1-mal 2 Minuten auf 3-mal 5 Minuten.

■■ **30. Stunde**

Leichtes Stottern mit überwiegend lockeren Silbenwiederholungen und vereinzelten kurzen Blockierungen, Stotterrate 5%. Vorläufiger Abschluss nach der 30. Stunde, da Mutter und Kind hervorragend mit den Inhalten und Übungen zurechtkommen. Fortsetzung des häuslichen Trainings: Maxi darf einen Übungsplan ausfüllen. Nach 20 Übungen bekommt er eine kleine, vorher mit der Mutter vereinbarte Belohnung. Wiedervorstellung nach 3 Monaten, jeweils zum Ende des Monats kurze Rückmeldung durch die Mutter per Mail bzw. telefonischer Kontakt bei Bedarf.

Die Mutter schickt sehr zuverlässig die Feedbackmails. Darin berichtet sie kurz über ihre Übungen, die sich, da sie immer zum gleichen Anlass üben, schnell automatisieren. Dadurch würden sie aber oft den Eintrag in den Übungsplan vergessen. Sie habe Maxi gegenüber ein schlechtes Gewissen, weil sie ihn dadurch ja um seine Belohnung bringe. Da die Pläne ja nur ein Hilfsmittel zum Transfer darstellen, wird der Mutter zunächst der große Fortschritt in der Behandlung verdeutlicht, den sie mit Maxi besprechen und feiern sollte. Sie entscheidet sich spontan dafür, mit ihm alleine zum Pizzaessen zu gehen. Ab sofort soll sie im Alltag öfter loben, wenn sie hört, wie Maxi einen Pull-out oder weiche Stimmeinsätze verwendet.

Bei der erneuten Vorstellung nach 3 Monaten zeigt Maxi eine Stotterrate von ca. 3%. Er hat einen Schwimmkurs begonnen und erzählt stolz von seinen Erlebnissen.

Da in diesem Fall sichergestellt war, dass die Mutter eine problematische Entwicklung des Redeflusses schnell erkennen und den Kontakt wieder aufnehmen würde, wird der Abschluss der Behandlung vereinbart.

Sie meldet sich nach ca. 2 Jahren wieder, um nun ihre Tochter zur Artikulationstherapie anzumelden. Maxi geht mittlerweile in 3. Klasse, kommt dort sehr gut zurecht und zeigt nur noch bei Aufregung Silbenwiederholungen.

10.5.3 Fallbeispiel Nathalie; 15 Jahre alt

■ **Befund**

Mittelgradiges, überwiegend tonisches Stottern mit ausschließlich stummen Blockaden, Dauer <1 Sek. Stotterrate 14%. Vielfältige sprachliche, situative und soziale Vermeidestrategien. Stark reduzierter Blickkontakt, leise Sprechstimme, erhöhtes Sprechtempo. Sehr großer Leidensdruck mit großer Therapiemotivation.

■ **Anamnestische Daten**

Nathalie meldete sich selbstständig zur Therapie an. Die Eltern hatten zu keiner Zeit Kontakt zur Therapeutin.

■■ **Familienkonstellation**

Nathalie lebe mit beiden Eltern und ihrer 5-jährigen Schwester in einem Haushalt. Die Familie sei vor 10 Jahren aus Weißrussland ausgewandert. In der Familie werde Russisch und Deutsch gesprochen. Ihre Hauptsprache sei Deutsch. Ihre Eltern wüssten, dass sie die Therapie machen wolle und fänden es in Ordnung. Die Eltern störe ihr Sprechen nicht.

■■ **Disposition**

Unbekannt.

■■ **Verlauf**

Nathalie könne sich nicht genau erinnern, aber seit sie in Deutschland sei, stottere sie sicher.

■■ Aktivität und Teilhabe

Sie sei eigentlich ein sehr gesprächiger Typ, aber das wisse außerhalb ihrer Familie niemand. Selbst ihre beiden engsten Freundinnen denken, sie sei eher schweigsam. Sie melde sich nicht im Unterricht, nehme zu niemandem von sich aus Kontakt auf und müsse daher warten, bis sie jemand zu einer Aktivität auffordere. Dabei sei sie eigentlich »total unternehmungslustig«. Die Lehrer wüssten ihre guten Leistungen sehr zu schätzen, allerdings sei sie schon öfter auf ihre mangelnde Mitarbeit angesprochen worden. Vermutlich wüssten sie gar nicht, dass sie stottere. Sie befinde sich in der 9. Klasse und bewerbe sich derzeit um einen Ausbildungsplatz zur Bankkauffrau, ihrem Traumberuf. Sie habe bereits 3 Gespräche absolviert, nach denen sie jeweils umgehend eine Absage erhielt.

■■ Therapiemotivation

Sie möchte endlich sprechen und keine Angst mehr vor dem Stottern haben. Außerdem ärgere es sie sehr, dass sie sehr gute schulische Leistungen erziele, aber alle Bewerbungsgespräche schief laufen, weil sie stottere.

■ Auswahl der Bausteine

■■ Eingangshypothese

— Nathalies ausgeprägtes Vermeideverhalten führt zu einer sehr schlechten sozialen Integration. Ihre Teilhabe an Bildung ist durch ihr Stottern, besonders durch die Begleitsymptomatik stark gefährdet.
— Nach der Reduzierung des Vermeideverhaltens kann an der Kernsymptomatik gearbeitet werden.

■■ Therapiebausteine

— Es werden Bausteine aus dem Non-Avoidance-Ansatz, mit dem Schwerpunkt der Desensibilisierung gewählt.
— Gespräche über das Stottern: Wie denke ich über das Stottern? Wie denken die anderen über mich? Welche Beobachtungen unterstützen diese Einschätzung? Wie wäre ich, wenn ich nicht stottern würde? Kann ich das auch mit Stottern errei-

chen? Was brauche ich auf dem Weg dahin?(▶ Abschn. 8.5; ▶ Abschn. 7.3.2).
— Förderung der Fremd- und Eigenwahrnehmung: Erforschung von Kern- und Begleitsymptomatik in unterschiedlichen Situationen und bei unterschiedlichen Personen (▶ Abschn. 8.6).
— Wahrnehmung und Interpretation eigener und fremder nonverbaler Reaktionen.
— Bewusstmachung negativer Einstellungen und Emotionen.
— Selbstbewusst stottern: sich trauen zu sprechen, bewusst Sprechsituationen aufsuchen und durchführen.
— Gespräche mit Freunden und Lehrern über ihr Stottern.
— Zielvereinbarungen über durchzuführende In-vivo-Situationen (▶ Abschn. 7.2.4).
— Übungen zur Verbesserung des Blickkontakts, zur Erhöhung der Sprechlautstärke und zur Reduzierung des Sprechtempos (▶ Abschn. 8.3).
— Erlernen der Sprechtechnik weiches, leichtes und lockeres Sprechen (▶ Abschn. 6.6).

■ Therapieverlauf

■■ 10. Stunde

Stottersymptomatik unverändert. Nathalie beschäftigt sich intensiv mit der Überprüfung ihrer bisherigen Annahmen über ihr Stottern und die Reaktionen ihres Umfelds auf ihr Sprechen. Als sie feststellt, dass ihre Freundinnen scheinbar doch bemerkt haben, dass sie stottert, ist sie sehr irritiert, weil sie nicht weiß, wie sie damit umgehen soll. Sie arbeitet sehr ernsthaft am Erlernen der Sprechtechnik. Eine gute Woche war für sie, wenn »fast niemand bemerkt hat, dass ich stottere«.

■■ 20. Stunde

Stottersymptomatik unverändert. Da die Gefahr bestand, dass Nathalie mit Hilfe der Sprechtechnik nur ihre Vermeidestrategien ausbaut, wurde diese zurückgestellt. Nathalie zeigt deutlichen Widerstand, indem sie Termine vergisst oder verschiebt. Nach einem Gespräch über gemeinsame Ziele und dem Weg dorthin erscheint sie wieder regelmäßig und ist sehr zuverlässig. Sie beginnt zu akzeptieren, dass sie mit Vermeidung immer Ängsten und Einschränkungen unterliegen wird. Parallel beginnt sie, mit ihren engsten Freundinnen ein längeres Gespräch über das Stottern zu führen. Sie sucht die Klassenlehrerin auf und bespricht mit ihr, dass sie stottere und ab sofort versuchen werde, sich im Unterricht zu melden. Die Lehrerin reagiert sofort sehr verständnisvoll und offen. Sie lobt Nathalie für ihren Mut und ihre Stärke und verspricht ihr, sie aufzurufen, sobald sie sich meldet.

▪▪ 30. Stunde

Nathalie berichtet von einer Reduzierung der Stottersymptomatik. Quantitativ ist der Befund weiterhin unverändert. Allerdings ist eine deutliche Zunahme der Sprechfreude und des Kontaktverhaltens bemerkbar. In der Therapie wurde an der Lautstärke und am nonverbalen Kommunikationsverhalten gearbeitet. Sie muss eine Gruppenarbeit vor der Klasse vorstellen, »weil sich die anderen nicht getraut haben«. Die Lehrerin, die die Therapieinhalte nicht kennt, lobt Nathalie für ihre Sprechlautstärke und dass sie »kein Stottern« gehört habe. Es finden weitere Gespräche zur Akzeptanz des Stotterns statt.

▪▪ 40. Stunde

Mittelgradig bis leichtes überwiegend tonisches Stottern mit stummen Blockaden Dauer <0,5 Sek. und vereinzelten Wortwiederholungen, Stotterrate 8%. Vermeideverhalten deutlich reduziert, aber immer noch vorhanden. Vor jeder neuen Situation muss sie sich erneut ermutigen und sich gezielt vornehmen, nicht zu vermeiden. Nathalie ist mittlerweile in der 10. Klasse. Sie setzt sich zum Ziel, die neuen Mitschüler anzusprechen und den Kontakt zu ihnen zu suchen. Innerhalb eines halben Jahres hat sie sich eine wichtige Position in der Klasse erarbeitet. Sie macht Vorschläge zur Abschlussfahrt, die von allen für gut befunden werden. Sie übernimmt den Kontakt zum Reisebüro, holt dort die nötigen Informationen ein und verhandelt Reisebedingungen. Ihre Bewerbungen hat sie eingestellt. Sie wird zunächst ihr Fachabitur machen und dann weitersehen.

▪▪ Nach der 50. Stunde

Leichtes Stottern mit überwiegend sehr kurzen, stummen Blockaden. Die Stotterrate schwankt zwischen 5 und 8% im Verlauf. Blickkontakt vereinzelt im Block noch reduziert, Lautstärke angemessen. Weitere Arbeit am »selbstbewussten Stottern«: In der Therapiestunde werden Erfahrungen der vergangenen Woche ausgewertet und neue Aktivitäten geplant. Die Sprechtechnik weiches, leichtes und lockeres Sprechen wird wieder aufgegriffen und auf verschiedenen Sprechleistungsstufen geübt. Die Therapieabstände werden zur Vorbereitung einer Therapiepause vergrößert. In der Therapiepause soll Nathalie 14-tägig Mails schicken, in denen sie eine kurze Zusammenfassung ihrer Aktivitäten schickt und ggf. neue Aufgaben erhält. Danach ist eine Wiedervorstellung geplant. Sollte die Therapie dann fortgesetzt werden, werden die Stunden vermutlich im 2- bis 3-wöchigen Rhythmus stattfinden.

Fazit

– Die Auswahl geeigneter Bausteine ermöglicht eine individuelle Anpassung des Therapiekonzepts an die Bedürfnisse des Stotternden. Die Verlaufsdiagnostik unterstützt eine zielorientierte Auswahl der Mittel und überprüft die eingangs gestellten Arbeitshypothesen.

– Verschiedene familiäre Konstellationen, Altersgruppen und Symptome erfordern angepasste Therapiekonzeptionen.

– Das Bausteinkonzept ermöglicht die flexible Anpassung an die individuellen Gegebenheiten des Kindes.

Literatur

Gemeinsamer Bundesausschuss (2011) Heilmittel-Richtlinie. ► https://www.g-ba.de/informationen/richtlinien/12/. Zugegriffen: 11. Juni 2014

Wann ist die Therapie beendet?

C. Ochsenkühn, M. M. Thiel, C. Frauer

C. Ochsenkühn et al., *Stottern bei Kindern und Jugendlichen*, Praxiswissen Logopädie,
DOI 10.1007/978-3-662-43650-9_11, © Springer-Verlag Berlin Heidelberg 2015

11.1 Gute Gründe, eine Therapie zu beenden

Der Abschluss der Therapie stellt immer auch das Ende einer persönlichen Beziehung dar. So intensiv die Beschäftigung mit der Kontaktaufnahme stattfindet, so stiefmütterlich wird häufig die Beendigung der therapeutischen Beziehung behandelt. Damit Kind und Eltern die Therapie innerlich abschließen können, sollten einige Aspekte genauer bedacht werden.

Der eigene Perfektionismus und die Angst der Eltern, in Zukunft mit auftauchenden Problemen wieder allein zu sein, macht eine **rechtzeitige Ablösung** oft schwer. Vor allem, wenn das Kind nicht als »geheilt«, sondern mit weiter bestehender Symptomatik entlassen werden soll, fällt damit für viele Eltern – und manchmal auch für das Kind – das endgültige Urteil, lebenslang zu stottern. Hier zeigt sich die Qualität der vorangegangenen Elternarbeit.

❯ Das Ende der therapeutischen Beziehung muss frühzeitig eingeleitet werden.

Gespräche über realistische Therapieziele, die gemeinsame Entwicklung von Perspektiven für das Kind und die Stärkung der Eigenverantwortlichkeit der Familie können allen Beteiligten helfen, beizeiten loszulassen. Das Wissen, dass die »Nabelschnur« zwar gekappt, der Weg zur Therapeutin jedoch weiterhin offen steht, erleichtert diesen Prozess. Aus diesem Grunde ist das **langsame Ausklingen** der Therapie für Eltern und Kind gleichermaßen wichtig (▶ Abschn. 11.2).

11.1.1 Die rechtzeitige Vorbereitung auf das Ende der Therapie mit dem Kind

Jüngere Kinder haben nur eine geringe Vorstellung von zeitlichen Dimensionen und sollten daher nicht zu früh auf das Ende der Therapie vorbereitet werden.

> **Tipp**
>
> **Vorschulkinder** können ca. 3–5 Stunden vorher auf das Ende der Behandlung hingewiesen werden, **Schulkinder** nicht länger als 8–10 Stunden vorher. Zur Veranschaulichung der verbleibenden Zeit können visuelle Hilfen hinzugezogen werden (z. B. eine Leiter, deren Zahl an Sprossen die verbleibenden Stunden symbolisiert. Jede Stunde wird ein Männchen o. Ä. eine Stufe weiter gerückt). Gespräche darüber, welche Schwierigkeiten das Kind nun bewältigt, was es mit der anstehenden freien Zeit tun wird und dass es jederzeit wiederkommen kann, wenn es Unterstützung braucht, bereiten das Therapieende vor.

■ Rückfallverschreibung

Auch die sog. Rückfallverschreibung, eine Form der paradoxen Intervention (Watzlawick 2011; von Schlippe u. Schweitzer 2013), ist in der direkten Therapie ein wichtiges Instrument zur Vorbereitung auf die Zeit danach. Rückfälle werden dabei nicht als Rückschlag, sondern als Herausforderung an die Fähigkeiten des Kindes interpretiert.

Das Ende der Behandlung wird frühzeitig thematisiert, Verschlechterungen werden als vorhersehbare und sicher eintreffende Ereignisse beschrieben. Es ist die gedankliche Beschäftigung mit dem »Ernstfall« und den dann zur Verfügung stehenden Gegenmaßnahmen, die das Kind oder den Jugendlichen stärken und handlungsfähig machen sollen.

❯ Rückfälle dienen damit alleine dem Zweck, erlernte Fähigkeiten anzuwenden und zu üben.

Durch diese Definition verlieren sie ihre lähmende Wirkung und aktivieren die Eigenverantwortlichkeit der Jugendlichen und ihrer Eltern.

❯❯ Aber ein Rückfall (…) führt nie zurück auf die gleiche Stufe wie früher, auch wenn das Stottern in gleicher Stärke wieder auftritt: Niemals können die positiven Erfahrungen verloren gehen, die mit den bereits erzielten Veränderungen einhergegangen waren.

Immer bleibt ein Wissen von den bereits er-
arbeiteten Veränderungsmöglichkeiten gegen-
wärtig. Wendlandt (1994, S. 52)

■ **Den Absprung nicht verpassen**
Wurde der richtige Zeitpunkt zur Beendigung
der Behandlung verpasst, hat die Therapie oft an
Bedeutung für Kind und Familie verloren, die Motivation für Veränderungen geht gegen null. Termine
werden häufiger abgesagt, häusliche Übungen nicht
oder nur oberflächlich erledigt. Eine längere Pause
oder das Ende der Behandlung schützt Kind und Familie vor nachhaltiger Therapiemüdigkeit, die dem
Jugendlichen oder jungen Erwachsenen über lange
Jahre hinweg eine erneute Therapie verbauen kann.

11.1.2 Die Chancen einer »endlichen« Therapie für Jugendliche

In der Arbeit mit Jugendlichen hat es sich als sehr
hilfreich erwiesen, die Therapiedauer von **vornherein zeitlich genau zu begrenzen**. Dauer und
Inhalte der Therapie werden gemeinsam mit Eltern
und Kind festgelegt. Eine wesentliche Abweichung
von dieser zeitlichen und inhaltlichen Therapieplanung ist nicht vorgesehen. Dieses Vorgehen stärkt
die Eigenverantwortlichkeit des Jugendlichen und
bedeutet, ihn in seinem Prozess des Erwachsenwer-
dens ernst zu nehmen. Die enge zeitliche Begren-
zung schafft Motivation und mobilisiert Energien
aller Beteiligten.

Fazit
— Das Ende der Therapie weckt häufig Ängste auf
Seiten der Eltern und Kinder.
— Auch eigene Ansprüche verhindern oft den
rechtzeitigen Therapieabschluss.
— Eine zeitlich überschaubare Therapiedauer hilft
Jugendlichen, Verantwortung für den therapeu-
tischen Prozess zu übernehmen.

11.2 Nachsorge

Zur Sicherung der erlernten Inhalte ist es sinnvoll,
die Therapie nicht abrupt zu beenden, sondern
langsam ausklingen zu lassen.

Gemeinsam mit den Eltern und dem Kind wird der
letzte Abschnitt der Therapie, die Nachsorgephase, vorbereitet. Im Gespräch sollte abschließend
geklärt werden, wie zufrieden alle Beteiligten mit
dem Therapieverlauf sind, welche Lernschritte gut
bewältigt wurden, welche noch etwas unsicher sind
und welche vielleicht nach einer längeren Therapiepause noch in Angriff genommen werden sollten.

Vereinbarungen über Inhalte und Frequenz
der noch folgenden Treffen werden soweit möglich
geschlossen und somit eine Struktur für die nächsten Wochen und Monate vorgegeben. Die Abstände
der weiteren Treffen orientieren sich an der Stabilität der Symptomatik in der Nachsorgephase.

Bei diesen Terminen werden bereits erlernte
Inhalte aufgefrischt, aktuelle Erfahrungen
bearbeitet und die Aufgaben zur Eigenarbeit bis
zum nächsten Treffen besprochen. Die aktive
Nachsorgephase sollte etwa auf 6 Monate ausgedehnt werden. Ziel ist es, sich in den letzten Monaten der Therapie zunehmend aus der Behandlung
zurückzuziehen und immer mehr im Sinne eines
Coachs zu agieren.

Ein abschließendes Telefonat ca. 6 Monate nach
Ende der Therapie ermöglicht der Therapeutin einen
Überblick über den weiteren Verlauf der Entwick-
lung und dient der Qualitätssicherung (▶ Kap. 12).

Fazit
— Nachsorgetreffen und Telefonate führen die
Betreuung der Familien über das Ende der
Therapie hinaus fort.
— Sie ermöglichen eine Beobachtung der
weiteren Entwicklung des Kindes und dienen
der Qualitätssicherung.

Literatur

von Schlippe A, Schweitzer J (2013) Lehrbuch der systemi-
schen Therapie und Beratung I: Das Grundlagenwissen.
Vandenhoeck & Ruprecht, Göttingen
Watzlawick P, Beavin JH, Jackson DD (2011) Menschliche
Kommunikation: Formen, Störungen, Paradoxien.
Huber, Bern
Wendlandt W (1994) Stottern ins Rollen bringen. Die Kiesel
des Demosthenes, Bundesvereinigung der Stotterer-
selbsthilfe e.V., Köln

Qualitätssicherung in der Stottertherapie

C. Frauer, C. Ochsenkühn

C. Ochsenkühn et al., *Stottern bei Kindern und Jugendlichen*, Praxiswissen Logopädie,
DOI 10.1007/978-3-662-43650-9_12, © Springer-Verlag Berlin Heidelberg 2015

Durch Maßnahmen der Qualitätssicherung soll erreicht werden, dass die Behandlungsqualität zuverlässig hoch bleibt und wenn nötig verbessert wird (vgl. Bundeskommission für Qualitätsmanagement dbl 2001). Wichtig ist die optimale Versorgung des Patienten unter qualitativen Gesichtspunkten. Im Folgenden werden Aspekte erläutert, die in der Stottertherapie mit Kindern und Jugendlichen einen Beitrag zur Qualitätssicherung leisten können.

Jede Therapeutin steht in der Verantwortung, ihre Arbeit qualitativ hochwertig auszuüben. Was eine therapeutische Selbstverständlichkeit sein sollte, ist zudem eine gesetzliche Pflicht. Im Sozialgesetzbuch wird verlangt, dass Maßnahmen zur Qualitätssicherung durchgeführt werden (vgl. §§ 135 ff SGB V, § 20 SGB IX). Auch die Kostenträger im Gesundheitswesen verlangen immer häufiger Nachweise für die Qualität und Wirksamkeit der Therapie.

> Qualitätssicherung bedeutet, dass sich die Therapeutin stetig bemüht, ihre Therapie bezüglich der Qualität zu reflektieren und zu optimieren.

12.1   Therapeutische Kompetenzen

- Fachkompetenz

Grundlage für eine qualitativ hochwertige Therapie ist das fundierte Fachwissen der Therapeutin. Es ist Voraussetzung für kompetente (Eltern-)Beratung und für fachlich solide untermauerte Diagnostik, Therapie und Nachsorge. Auch die interdisziplinäre Kommunikation profitiert von fachlich kompetenten Therapeuten. Möglichkeiten, Fachwissen zu erwerben und zu erweitern, sollten durch verpflichtende externe Strukturen (z. B. Berufsausbildung) vorgegeben sowie in Eigeninitiative der Therapeutin (z. B. kontinuierliche Fort- und Weiterbildung, Lektüre von Fachliteratur) wahrgenommen werden.

- Sozial- und Selbstkompetenz

Diese personenbezogenen Kompetenzen sind Grundlage für eine adäquate Einstellung und Haltung der Therapeutin, für eine positive therapeutische Beziehung zum Kind, sowie für die wichtigen Fähigkeiten der kritischen Selbstreflexion und der

Flexibilität im Denken und Handeln. Möglichkeiten zur Optimierung dieser Kompetenzen bieten auch hier Fort- und Weiterbildungsmaßnahmen sowie jegliche Form der Selbsterfahrung. Zusätzlich ist es ratsam, an Intervision und Supervision teilzunehmen.

12.2   ICF-Orientierung

Ein Arbeiten im Sinne des ICF-Modells (▶ Kap. 3) sichert in verschiedener Hinsicht die Qualität: Zum einen wird durch den hohen Stellenwert von Aktivität, Teilhabe und Umweltfaktoren automatisch das **Umfeld miteinbezogen** (z. B. durch Elternarbeit, ▶ Kap. 9, In-vivo-Training ▶ Abschn. 8.5.7 etc.). Das ist für eine langfristige, auch den Alltag umfassende Effektivität der Therapie von zentraler Bedeutung. Zudem erfordert die ganzheitliche Betrachtung der ICF das Anstreben des übergreifenden Ziels der **Verbesserung der funktionalen Gesundheit**, also nicht nur der Absenkung der Stotterrate. Das sollte durch entsprechende Maßnahmen kontrolliert und reflektiert werden. **Verlaufskontrollen**, die auch die Aktivität, Teilhabe und Kontextfaktoren des Patienten berücksichtigen (z. B. durch den Einsatz von Fragebögen, ▶ Abschn. 5.4.5 und 5.6) eignen sich hierfür. Auch das **Abgleichen von Zielen** in Elterngesprächen sowie die Überprüfung, ob diese Ziele erreicht wurden, sind hilfreiche Maßnahmen (▶ Abschn. 7.2.3, 7.2.4 und ▶ Abschn. 11.2). Gleichzeitig bietet die ICF einen guten Rahmen für eine differenzierte **Dokumentation** (▶ Abschn. 3.3.2). Sie ist ein wichtiger Bestandteil der Qualitätssicherung. Gewissenhafte und systematische Dokumentation vor (▶ Abschn. 4.2), während und nach der Therapie (▶ Abschn. 5.6) unterstützt unter anderem die Reflexion und Evaluation (▶ Übersicht 12.1). Auch werden Therapieprozesse und -ergebnisse darstellbar, was eine höhere **Transparenz** ermöglicht.

12.3   Evidenzbasiertes Arbeiten und (Selbst-)Evaluation

Das Verwenden von Therapieansätzen, deren Effektivität in systematischer Forschung nachgewiesen werden konnte (Evidenz), kann zur Qualitätssiche-

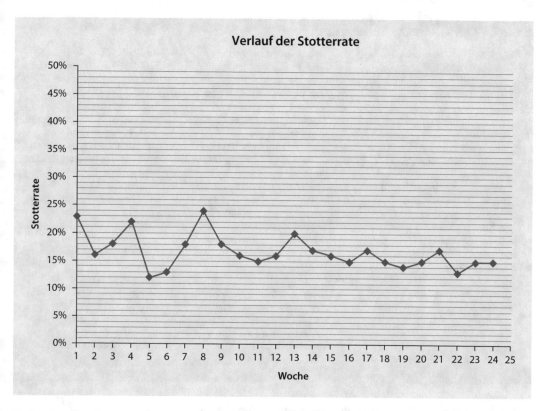

Abb. 12.1 Beispiel für die Entwicklung der Stotterrate eines Kindes im Laufe von 6 Monaten

rung beitragen. Bisher gibt es jedoch in Deutschland noch wenige Studien, welche die Wirksamkeit der diversen Therapieansätze auf den Prüfstand stellen. Beispiele für bereits evaluierte Konzepte der Stotterbehandlung sind das Lidcombe-Programm (Latterman 2006, ► Abschn. 6.5.5) oder die Kasseler Stottertherapie (Wolff v. Gudenberg 2006; Bitsch 2007, ► Abschn. 6.5.6).

Der ► Exkurs »Evaluation von Therapieansätzen« stellt dar, was bei einem guten Evaluationsverfahren im Stotterbereich zu beachten ist.

In der Regel haben Stottertherapierende nicht die Möglichkeit, eine wissenschaftlich fundierte Evaluation ihrer Therapien durchzuführen. Eine Methode, die aber von jedem zur Qualitätssicherung genutzt werden kann und sollte, ist die Selbstevaluation. Im Zuge einer **Selbstevaluation** können durch eine saubere Trennung der einzelnen Bausteine mittels der Verlaufsdiagnostik Effekte erkannt und beschrieben werden (► Abschn. 5.6). Dies sollte auch in der Kommunikation mit dem verordnenden Arzt

z. B. durch den Einsatz von Verlaufstabellen genutzt werden. Anschließend ist es wichtig, die Therapie entsprechend der Evaluationsergebnisse anzupassen.

Ein Beispiel für die Entwicklung der Stotterrate eines Kindes im Laufe von 6 Monaten zeigt ▣ Abb. 12.1. Diese Tabelle steht in den ► Online-Materialien unter http://extras.springer.com zur Verfügung. Dabei ist die Vorlage am PC ausfüllbar.

> Im Sinne einer optimalen Qualität und deren Nachweis sollte jede Therapeutin ihre Stottertherapien eigenverantwortlich evaluieren. Dazu eignet sich besonders eine sorgfältige Verlaufs- und Ergebnisdokumentation.

12.4 Clinical Reasoning

Welches Vorgehen eine Therapeutin in der Therapie wählt, ist Resultat verschiedener komplexer Denk- und Entscheidungsprozesse. In diese fließen alle

Evaluation von Therapieansätzen
Da die Sprechflüssigkeit je nach Situation sehr variieren kann, sollte ein Evaluationsverfahren die Besonderheiten des Stotterns berücksichtigen. So sollten Fortschritte durch die Behandlung auf unterschiedlichen Sprechleistungsstufen ermittelt werden. Auch sollten Nachuntersuchungen stattfinden, um Langzeiteffekte der zu evaluierenden Methode zu überprüfen. Bloodstein und Ratner (2008) beschreiben zur Beurteilung einer erfolgreichen Therapie 12 Kriterien, die unten (zusammengefasst und übersetzt von den Autorinnen) aufgelistet sind. Nicht alle Kriterien müssen notwendigerweise erfüllt werden. Je mehr Aspekte erfüllt sind, desto aussagekräftiger ist die Methode zu bewerten.
- Die Wirksamkeit der Methoden muss anhand von ausreichend großen und repräsentativen Gruppen Stotternder nachgewiesen werden.
- Das Sprechverhalten sollte vor, während und nach der Behandlung durch Dritte objektiv gemessen werden.
- Ergebnisse sollten sich auf wiederholte Messungen stützen, die unter variierenden Bedingungen durchgeführt wurden.
- Verbesserungen des Sprechverhaltens sollten auch außerhalb des Therapiesettings bestehen.
- Langzeituntersuchungen sollten die Stabilität der Ergebnisse bestätigen.
- Untersuchungen an Kontrollgruppen und unter Kontrollbedingungen sollten ergeben, dass die Verbesserungen tatsächlich auf die Behandlung zurückzuführen sind.
- Das Sprechen soll im Ergebnis natürlich und spontan klingen.
- Die Sprechweise sollte automatisiert sein, eine ständige Selbstkontrolle nicht mehr notwendig.
- Die Behandlung sollte nicht nur das Stottern, sondern auch psychische Begleiterscheinungen reduzieren.
- Die Therapiewirkung sollte nicht besser dargestellt werden als sie ist, indem Personen, welche die Therapie vorzeitig abgebrochen haben, in der Auswertung unberücksichtigt bleiben.
- Die Methode sollte sich bei jedem qualifizierten Therapeuten als effektiv erweisen.
- Auch wenn die Therapiemethode nicht mehr neu ist, sollte sie weiterhin wirksam bleiben.

---

bisher genannten qualitätssichernden Kompetenzen und Maßnahmen mit ein. Ziel sollte sein, diese mentalen Prozesse so zusammenzuführen, dass qualitativ hochwertiges sprachtherapeutisches Handeln gewährleistet ist. Eine Auseinandersetzung mit dem sog. Clinical Reasoning (therapeutische Denkvorgänge und Entscheidungsfindungen) erscheint dementsprechend sinnvoll. Um die Qualität der Therapie durch Clinical Reasoning zu sichern bzw. sogar zu steigern, sollte es von Grund auf gelernt werden, weshalb eine ausführlichere Lektüre entsprechender Fachliteratur sowie bestenfalls bereits die Integration dieses Themas in die therapeutische Ausbildung empfehlenswert ist. An dieser Stelle soll in dieses Thema eingeführt werden.

- Beushausen u. Walther (2009) Clinical Reasoning in der Sprachtherapie. Therapeutische Entscheidungen bewusst treffen und fundiert begründen. Forum Logopädie 4(24): 30–37
- Klemme u. Siegmann (2006) Clinical Reasoning. Therapeutische Denkprozesse lernen. Thieme
- Walther (2011) Clinical Reasoning – Eine Einführung in die Begrifflichkeit und Bedeutung für die Logopädieausbildung. BDSL aktuell 3: 34–40

■ **Qualitativ hochwertiges Clinical Reasoning**
Jede therapeutische Entscheidung basiert auf unterschiedlichen Denkprozessen und Problemlösestrategien, die nicht unbedingt bewusst ablaufen müssen. Diese mentalen Prozesse von klinisch tätigen Personen – das Clinical Reasoning – sind ein elementarer Bestandteil klinischen Handelns. Die Qualität der getroffenen Entscheidungen bezüglich einmaliger therapeutischer Maßnahmen oder prozesshaft bezüglich des gesamten Therapieverlaufs kann von Therapeut zu Therapeut sehr variieren. So erfordert fundiertes Clinical Reasoning vielerlei Kompetenzen – es geht dabei um kognitive Fähigkeiten (Wahrnehmung, Informationsverarbeitung,

Speicherung), um (disziplinspezifisches) Wissen und um die Reflexionsfähigkeit des eigenen Denkens und Entscheidens (Metakognition). Sind die therapeutischen Fähigkeiten diesbezüglich gut ausgeprägt, können die klinischen Probleme in all ihren Facetten (Zusammenhänge, Hintergründe etc.) von der Therapeutin in Zusammenarbeit mit dem jeweiligen Patienten bestmöglich erkannt und verstanden werden. Der Therapeutin ist es möglich, schlüssige Hypothesen zu bilden, ihre Entscheidungen zu begründen und diese auch im Nachhinein kritisch zu reflektieren. Der bewusste Einsatz von Clinical-Reasoning-Strategien kann so zu einer kontinuierlichen Anpassung und Optimierung der individuellen Therapiemaßnahmen führen (Klemme u. Siegmann 2006) und den Behandlungserfolg dadurch begünstigen.

■ **Formen des Clinical Reasonings**

Nachdem das Clinical Reasoning alle Denkabläufe der Therapeutin in einer klinischen Situation umfasst und dabei – wie bei einer ICF-orientierten Vorgehensweise – den gesamten Menschen betrachtet (nicht nur die pathologischen Symptome), handelt es sich dabei um einen außerordentlich komplexen Prozess. Daher gibt es in der Literatur viele verschiedene Ansätze, Kategorien bzw. Formen des Clinical Reasonings zu differenzieren (einen tabellarischen Überblick liefern hierzu Klemme und Siegmann 2006, S. 32 f.). Für den sprachtherapeutischen Kontext haben sich die im Folgenden dargestellten und anhand des Fallbeispiels Maxi (▶ Kap. 11) veranschaulichten 7 Formen als sinnvoll herausgestellt (vgl. Beushausen u. Walther 2010; Walther 2011):

Prozedurales Reasoning Anwendung von (Fach-) Wissen, Studien, Leitlinien etc. zur Diagnose und weiteren Planung geeigneter Maßnahmen.

Beispiel
Kenntnis des multifaktoriellen Bedingungsgefüges zur Entstehung und Aufrechterhaltung des Stotterns. Identifikation möglicher Faktoren anhand der gezeigten Symptomatik, anamnestischer Daten und Beobachtungen.

Interaktives Reasoning Das therapeutische Denken wird hier durch Beobachtungen und Wahrnehmungen aus der verbalen und nonverbalen direkten Interaktion mit dem Patienten/den Angehörigen bestimmt.

Beispiel
Therapeutin nimmt die hohe Sensibilität und von Sorge um den Sohn geprägten Gefühle der Mutter sowohl im Gespräch als auch durch die Beobachtung des Umgangs zwischen Mutter und Sohn wahr. Sie entscheidet sich dafür, den Loslöseprozess Mutter – Sohn zu unterstützen und die Rolle des Vaters zu stärken.

Prognostisches Reasoning Gedanken sind auf die Zukunft, auf zu erwartende Behandlungsergebnisse und auf Möglichkeiten, wie diese erreicht werden können, gerichtet.

Beispiel
Die Therapeutin entscheidet sich, das Selbstwertgefühl und die Erfahrung der Selbstwirksamkeit zu unterstützen, da dies für den Umgang und die Erfahrungen mit dem Stottern in der Zukunft eine wichtige Stütze und ausschlaggebend für das selbstbewusste Auftreten mit Stottern im Alltag ist.

Ethisches Reasoning In den Denk- und Entscheidungsprozess fließen hierbei (interkulturelle) Werte, Einstellungen, Haltungen und Überzeugungen des Patienten, der Angehörigen und des Therapeuten ein.

Beispiel
Die Therapeutin ist fest davon überzeugt, dass Kinder mit ihrem Stottern und dabei entstehenden Gefühlen nicht allein gelassen werden dürfen und Maxi bereits ein deutliches Bewusstsein für sein Sprechen hat. Sie ist sicher, dass Gespräche darüber Entlastung bringen. Dementsprechend wird das Stottern immer wieder beiläufig thematisiert.

Pragmatisches Reasoning Berücksichtigung von Einflussfaktoren außerhalb der direkten Therapeuten-Patienten-Beziehung, sog. Kontextfaktoren/Rahmenbedingungen (Räumlichkeiten, Ausstattung, Zeitrahmen, institutioneller Rahmen, etc.).

Beispiel

Die Verordnung von Maxi sieht eine Behandlungsfrequenz von einmal pro Woche vor. Obwohl die Therapeutin sowohl mit der Elternberatung als auch mit der direkten Arbeit mit Maxi gerne sofort starten würde, muss sie sich für eine Alternative entscheiden und den Behandlungsplan dementsprechend gestalten.

Narratives Reasoning Denkprozesse sind bestimmt durch Erzählungen/Geschichten des Patienten/der Angehörigen oder anderer Therapeuten. Diese fördern vor allem das Erfassen der Bedeutung der Erkrankung für die Betroffenen.

Beispiel

Die Mutter erzählt von den hohen Ansprüchen Maxis an sich selbst und seinen Schwierigkeiten, verlieren zu können. Sie berichtet, dass er sich immer sehr sicher sein muss, bevor er sich etwas traut. Die Therapeutin schließt daraus, dass Maxi unter dem »Nichtfunktionieren« des Sprechens mit hoher Wahrscheinlichkeit leidet und es ihn unter Druck setzt.

Didaktisches Reasoning Überlegungen über das Lernen und Lehren sind hier ausschlaggebend für therapeutische Entscheidungen.

Beispiel

Die Therapeutin macht sich ein Bild von dem Mutter-Sohn-Verhältnis und kommt zu dem Schluss, dass es in dieser Konstellation möglich und gut ist, die Mutter als Co-Therapeutin in das Therapiegeschehen mit einzubeziehen. So kann die Mutter am Vorbild der Therapeutin lernen, die Therapeutin kann Feedback auf das Kommunikationsverhalten in der Familie geben, etc.

In ▶ Übersicht 12.1 sind die wichtigsten Maßnahmen zur Qualitätssicherung zusammengefasst.

Übersicht 12.1

Qualitätssichernde Maßnahmen
- Fachkompetenz erhalten und erweitern
- Selbst- und Sozialkompetenz erhalten und erweitern
- ICF-orientierte Arbeitsweise
- Einbeziehung des Umfelds
- Strukturierte Nachsorge
- Verlaufskontrollen mit Überprüfung von Stotterrate und Lebensqualität
- Berücksichtigung des Themas »Ziele« in Beratungsgesprächen mit Eltern
- Systematische Dokumentation
- Evidenzbasiertes Arbeiten
- (Selbst-)Evaluation und Reflexion
- Treffen von therapeutischen Entscheidungen auf Grundlage eines sorgfältigen Clinical Reasonings

Fazit
- Maßnahmen zur Qualitätssicherung sollten in den professionellen Therapiealltag eingebunden sein.
- Ziel ist, dem Patienten dauerhaft eine qualitativ hochwertige Versorgung zu gewährleisten.
- Fundiertes Fachwissen sowie personenbezogene Kompetenzen bilden die Grundlage für qualitätsvolle Stottertherapie.
- Das Umfeld mit in die Therapie einzubeziehen, die Verbesserung der Lebensqualität als übergreifendes Ziel zu verfolgen und die systematische Dokumentation entsprechen einer ICF-orientierten Herangehensweise und sichern die Transparenz und den nachhaltigen Therapieerfolg.
- Soweit möglich sollten evidenzbasierte Verfahren zum Einsatz kommen.
- Selbstevaluation mit Verlaufs- und Ergebniskontrollen ist eine qualitätssichernde Maßnahme mit hohem Stellenwert.
- Sorgfältiges Clinical Reasoning kann die Qualität von therapeutischen Entscheidungen sichern und steigern.

Literatur

Beushausen U, Walther W (2009) Clinical Reasoning in der Sprachtherapie. Therapeutische Entscheidungen bewusst treffen und fundiert begründen. Forum Logopädie 4(24): 30–37

Bitsch K (2007) Stottern im Kindesalter: Die Kasseler Stottertherapie - Evaluation einer computergestützten

Biofeedbackmethode. Wissenschaftliche Arbeit zur Erlangung des akademischen Grades einer Magistra Artium (M.A.) an der Philosophischen Fakultät III der Julius-Maximilians-Universität Würzburg, Würzburg

Bloodstein O, Ratner NB (2008) A handbook on stuttering. Thomson Delmar Learning, Clifton Park, NY

Bundeskommission für Qualitätsmanagement dbl (2001) Qualitätsleitlinien des Deutschen Bundesverbandes für Logopädie e.V. (verabschiedet von der Mitgliederversammlung am 15.06.2001). Deutscher Bundesverband für Logopädie e.V., Frechen. ▶ https://www.dbl-ev.de/service/shop/dbl-publikationen/publikationen-einzelansicht.html?productId=9. Zugegriffen: 22. Juli 2014

Klemme B, Siegmann G (2006) Clinical Reasoning: Therapeutische Denkprozesse lernen. Thieme, Stuttgart

Lattermann C (2003) Das Lidcombe-Programm – ein Therapieverfahren zur Behandlung frühkindlichen Stotterns. Forum Logopädie 2(17): 20–25

Walther W (2011) Clinical Reasoning – Eine Einführung in die Begrifflichkeit und Bedeutung für die Logopädieausbildung. BDSL aktuell 3: 34–40

Wolff von Gudenberg A (2006) Die Kasseler Stottertherapie: Evaluation einer computergestützten Intensivtherapie. Forum Logopädie 3(20): 6–11

Serviceteil

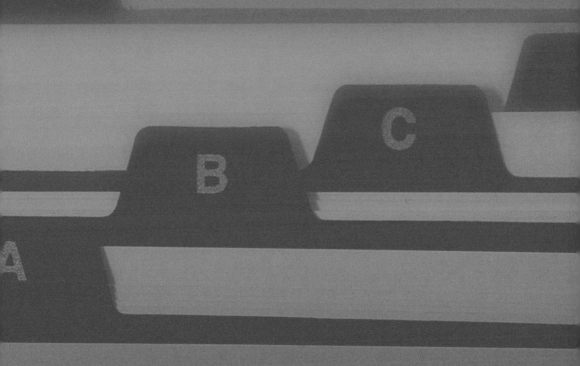

C. Ochsenkühn et al., *Stottern bei Kindern und Jugendlichen*, Praxiswissen Logopädie,
DOI 10.1007/978-3-662-43650-9, © Springer-Verlag Berlin Heidelberg 2015

A   Kopiervorlagen für die Praxis

Die hier abgedruckten Anamnese-, Befund-, Pro-
tokoll- und Info-Bögen zum Ausdrucken sowie das
interaktive Messinstrument CountBasic zur Er-
mittlung/Auswertung der Stotterrate und umfangreiches Therapiematerial (◘ Abb. A.1, ◘ Abb. A.2,
◘ Abb. A.3, ◘ Abb. A.4, ◘ Abb. A.5, ◘ Abb. A.6,
◘ Abb. A.7, ◘ Abb. A.8, ◘ Abb. A.9, ◘ Abb. A.10,
◘ Abb. A.11, ◘ Abb. A.12, ◘ Abb. A.13, ◘ Abb. A.14,
◘ Abb. A.15, ◘ Abb. A.16) finden Sie auch im Internet unter ▶ http://extras.springer.com unter Eingabe
der ISBN 978-3-662-43649-3.

A1   Anamnesefragebogen für Stottern bei Kindern und Jugendlichen

Materialien aus Ochsenkühn, Frauer, Thiel (2014) Stottern bei Kindern und Jugendlichen		
A1	Anamnesefragebogen für Stottern bei Kindern und Jugendlichen	Seite 1

Anamnesefragebogen für Stottern bei Kindern und Jugendlichen

Name: geb: Datum der Untersuchung: Therapeutin:

Grund der Vorstellung

Beschreibung des Problems

Entwicklung und Verlauf

Beginn der Unflüssigkeiten

Schwankungen im Verlauf

Vermutete Zusammenhänge
(Umzug, Trennung, Geburt eines
Geschwisterkindes,
Wachstumsschub, Krankheit etc.)

Bisherige Therapien

Familienanamnese

Familienkonstellation/ Mitglieder

Kontakt zu beiden Elternteilen
(Qualität der Beziehung und
Bindung, Regelmäßigkeit etc.)

Disposition (Familienmitglieder,
die stottern/ gestottert haben/
Sprachentwicklungsauffälligkeiten
haben bzw. hatten; auch
Großeltern/ Onkel etc.)

◘ **Abb. A.1**   Anamnesefragebogen für Stottern bei Kindern und Jugendlichen

Materialien aus Ochsenkühn, Frauer, Thiel (2014) Stottern bei Kindern und Jugendlichen		
A1	Anamnesefragebogen für Stottern bei Kindern und Jugendlichen	Seite 2

Familienanamnese

| **Erziehungsstile der Eltern** (Gemeinsamkeiten/ Unterschiede beim Setzen von Grenzen, Umgang mit Gefühlen und Konflikten) | |

Beschreibung der Symptomatik

Beschreibung/ Demonstration	
Auftreten und Häufigkeit	
Abhängigkeit der Symptomatik (ICF: Kontextfaktoren) (von Personen/ Situationen/ Medienkonsum/ körperl. Verfassung etc.)	
Einschätzung des Schwergrades anhand einer Skala von 1-10	

Störungsbewusstsein, Leidensdruck und Copingstrategien

| **Umgang des Kindes mit dem Stottern?** (Reaktionen/ sprachl. und nichtsprachl. Strategien/ Rückzugsverhalten) | |

Umweltreaktionen auf das Stottern (ICF: Umweltfaktoren)

| **Einstellung und Gefühle der Bezugspersonen zum Stottern des Kindes** | |

Abb. A.1 Fortsetzung

Materialien aus Ochsenkühn, Frauer, Thiel (2014) Stottern bei Kindern und Jugendlichen		
A1	Anamnesefragebogen für Stottern bei Kindern und Jugendlichen	Seite 3

Umweltreaktionen auf das Stottern (ICF:Umweltfaktoren)

Reaktion der Bezugspersonen auf das Stottern? (Hilfestellungen/ Ratschläge/ Ignorieren/ sprachliches Verhalten wie Sprechtempo, Pausen, Stellen von Fragen)	
Reaktionen von Kindern/ Betreuern/ Lehrern auf das Sprechen des Kindes?	

Emotionaler Stress und Besonderheiten im kindlichen Verhalten (ICF: personenbezogene Kontextfaktoren)

Selbstsicherheit	
Essverhalten	
Schlafverhalten	
Sauberkeit	
Sicherheit und Ängste bei: Situationen / Personen etc.	
Allgemeine Frustrationstoleranz	
Umgang mit Neuem (z. B. Situationen, Orte, Abläufe, Erfahrungen)	
Habits (Daumenlutschen, Nägelbeißen, etc.)	
Besonderheiten im Verhalten (z. B. Temperament, Tics, autoaggressives Verhalten etc.)	
Stärken des Kindes	

▫ **Abb. A.1** Fortsetzung

Materialien aus Ochsenkühn, Frauer, Thiel (2014) Stottern bei Kindern und Jugendlichen		
A1	**Anamnesefragebogen für Stottern bei Kindern und Jugendlichen**	**Seite 4**

ICF: Aktivität und Teilhabe	
Kommunikation (Sprechfreude/ eigene Meinung äußern/ diskutieren/ einkaufen/ bestellen)	
Auswirkungen des Stotterns auf familiäre und soziale Beziehungen	
Kontakte, Beziehungsqualität, soziale Integration (Geschwister, Altersgenossen, Erwachsene)	
Freizeitgestaltung des Kindes/ Hobbys (was macht es gerne, wo fühlt es sich unwohl)	
Gleichberechtigung (Gibt es Situationen, in denen das Kind wegen seines Stotterns anders behandelt wird?)	

Allgemeinentwicklung	
Frühe Entwicklung: Schwangerschaft Geburt	
Sprachentwicklung Verlauf Entwicklung der Phonologie Einschätzung von Wortabruf und allg. sprachlichen Fähigkeiten Mehrsprachigkeit	
Krankheiten und kritische Ereignisse	

Abb. A.1 Fortsetzung

Materialien aus Ochsenkühn, Frauer, Thiel (2014) Stottern bei Kindern und Jugendlichen		
A1	**Anamnesefragebogen für Stottern bei Kindern und Jugendlichen**	**Seite 5**

Therapiemotivation der Eltern	
Wichtigkeit des Stotterns (vorhandene Kapazitäten zur Durchführung der Therapie)	
Persönliches Therapieziel (wann ist die Therapie erfolgreich?)	

Therapiemotivation des Kindes	
Weißt Du, warum Du hier bist?	
Wie findest Du Dein Sprechen? (bei jüngeren Kindern Hinzuziehen von Smileys)	
Wie gehen die anderen damit um? (Familie, Erzieher/ Lehrer, Freunde) Wie findest Du das?	
Was möchtest Du tun, damit es mit Deinem Sprechen besser wird? (Zeitaufwand, Bereitschaft, etwas Neues auszuprobieren)	

Eigenwahrnehmung des Kindes	
Was machst du, wenn du hängen bleibst?	
Was machst du, damit du nicht hängen bleibst? (Strategien / Vermeiden)	
Was hilft Dir beim Sprechen?	
Wie gehen die anderen mit deinem Stottern um? Wie findest du das?	
Was wäre anders, wenn du nicht stottern würdest?	

■ **Abb. A.1** Fortsetzung

A2   Befundbogen für Stottern bei Klein- und Vorschulkindern

Materialien aus Ochsenkühn, Frauer, Thiel (2014) Stottern bei Kindern und Jugendlichen		
A2	Befundbogen für Stottern bei Klein- und Vorschulkindern	Seite 1

Befundbogen für Stottern bei Klein- und Vorschulkindern

Name: geb: Datum der Untersuchung: Therapeutin:

1. Beschreibung der Symptomatik

Kernsymptomatik	
Wiederholungen Häufigkeit Qualität	von Lauten/ Silben/ Wörtern/ Satzteilen schnell/ spannungsreich/ locker
Dehnungen/ stumme Blockaden Häufigkeit Dauer der längsten Blockade/ Dehnung Durchschnittliche Dauer der Blockaden ermittelte Stotterrate	geschätzt/ gemessen mit CountBasic:: geschätzt/ gemessen mit CountBasic::
Zielform des leichten Stotterns bereits vorhanden?	

Begleitsymptomatik	
Sprachliche Ebene	Embolophonien Embolophrasien: Verbales Vermeiden: Stop-and-Go/ Propulsionen: Schwa-Laut: Satzabbruch mit/ ohne Neustrukturierung: Elisionen/ Substitutionen/ Additionen von: Starter: Auffälliges Sprechverhalten (wenig/ »zwanghaft« viel sprechen, Verzögerungen etc.):
Nichtsprachliche Ebene	Mitbewegungen: Tremor: Mimik: Körperhaltung: Blickkontakt: Vegetative Reaktionen:

▣ **Abb. A.2**   Befundbogen für Stottern bei Klein- und Vorschulkindern

Materialien aus Ochsenkühn, Frauer, Thiel (2014) Stottern bei Kindern und Jugendlichen		
A2	**Befundbogen für Stottern bei Klein- und Vorschulkindern**	**Seite 2**

Atmung, Stimme, Prosodie (Mittlere Sprechstimmlage, …Sprechtempo, Anstieg v. …Lautstärke/ Tonhöhe, …Atemvorschub, …inspiratorisches Sprechen, …Sprechen auf Restluft etc.)	
Bildung oraler Geräusche	
Erkennbare Strategien (Copingstrategien) im Umgang mit dem Stottern	

Psychische Ebene	
Störungsbewusstsein Ausprägung	
Frustrationstoleranz	
Hinweise auf das Selbstkonzept	
Eigenwahrnehmung	
Erkennbare Therapiemotivation	
Ängste (Laut/ Wortfurcht, Vermeidung, irrationale Ängste)	
Beobachtbare Stärken des Kindes	

Symptomatik auf den unterschiedlichen Sprechleistungsstufen	
Nachsprechen	Symptomatik nimmt ab/ zu
Reihensprechen	Symptomatik nimmt ab/ zu
Lesen 1. Durchgang	Symptomatik nimmt ab/ zu
2. Durchgang	Symptomatik nimmt ab/ zu

◻ **Abb. A.2**   Fortsetzung

Materialien aus Ochsenkühn, Frauer, Thiel (2014) Stottern bei Kindern und Jugendlichen		
A2	**Befundbogen für Stottern bei Klein- und Vorschulkindern**	**Seite 3**

Symptomatik auf den unterschiedlichen Sprechleistungsstufen	

Spontansprache
  Mit den Eltern:
  Mit der Therapeutin:
	Symptomatik nimmt ab/ zu
	Symptomatik nimmt ab/ zu

Reaktion auf Sprechdruck
  (vermehrte Fragen, Zeitdruck,
  Verlust des Zuhörers etc.)	

2. Verhaltensbeobachtungen

Interaktion mit Eltern	
Interaktion mit Therapeutin	
Spielverhalten	
Umgang mit Anforderungen	
Hinweise auf sekundäre Störungen im Kontakt erkennbar	Nein/ Ja:

◻ **Abb. A.2**   Fortsetzung

Materialien aus Ochsenkühn, Frauer, Thiel (2014) Stottern bei Kindern und Jugendlichen		
A2	**Befundbogen für Stottern bei Klein- und Vorschulkindern**	**Seite 4**

3. Kommunikationsverhalten der Eltern

Sprachniveau	angepasst	nicht angepasst bei: Wortwahl/ Satzlänge/ Informationsmenge
Sprechtempo	allgemein:	im Kontakt zum Kind:
Fragen	angepasst	zu viele/ deutlich zu viele
Zuhörerverhalten/ Turn-taking/ Pausen		
Reaktionen auf Unflüssigkeiten		

4. Ergebnisse des Elternfragebogens »Stolperstein –E« zu den Auswirkungen des Stotterns

z. B. vermutete Auswirkungen auf Sprechfreude, zwischenmenschliche Beziehungen und Freizeitaktivitäten, mit dem Stottern einhergehende Gefühle bei Kind und Eltern etc.; Hinweise auf Copingstrategien (bewusste Bewältigungsstrategien)

5. Sprachentwicklung – Überblick

Bereich	Entwicklung altersgemäß	auffällig	Weitere Testung erforderlich Nein	Ja
Wortschatz				
Wortabruf				
Sprachverständnis				
Grammatik				
Artikulation				
Lautdifferenzierung				
Auditive Merkspanne				

Abb. A.2 Fortsetzung

Materialien aus Ochsenkühn, Frauer, Thiel (2014) Stottern bei Kindern und Jugendlichen		
A2	**Befundbogen für Stottern bei Klein- und Vorschulkindern**	**Seite 5**

6. Motorik und Koordination

Mundmotorik	
Orofazialer Tonus/ Mundschluss	
Salivation	
Myofunktionelle Störung	
Koordination von Atmung und Stimme	bis 5 Jahre: 10x pa/pata/taka: ab 5 Jahre: 10x pataka: »nudeln«:

Feinmotorik	
Handgeschicklichkeit	

Grobmotorik	
Tonus / Haltung	
Geschicklichkeit/ Koordination/ Kraftdosierung	

7. Zusammenfassung

Bereich	sehr gut	unauffällig	auffällig	Behandlungsbedarf/ weitere Diagnostik erforderlich
Redefluss				
Störungsbewusstsein/ Leidensdruck				
Frustrationstoleranz				
Kommunikationsverhalten d. Kindes				
Kommunikationsverhalten d. Eltern				
Eltern-Kind-Interaktion				
Eigenwahrnehmung				
Verhalten				
Selbstkonzept				

◻ **Abb. A.2** Fortsetzung

Materialien aus Ochsenkühn, Frauer, Thiel (2014) Stottern bei Kindern und Jugendlichen		
A2	**Befundbogen für Stottern bei Klein- und Vorschulkindern**	**Seite 6**

Sprachentwicklung						
Grobmotorik						
Feinmotorik						
Mundmotorik						
Koordination						

8. Zusammenfassender Befund unter Berücksichtigung der Aspekte Aktivität und Teilhabe (ICF basiert):

◘ **Abb. A.2**   Fortsetzung

A3   Befundbogen für Stottern bei Kindern und Jugendlichen

Materialien aus Ochsenkühn, Frauer, Thiel (2014) Stottern bei Kindern und Jugendlichen		
A3	Befundbogen für Stottern bei Schulkindern und Jugendlichen	Seite 1

Befundbogen für Stottern bei Schulkindern und Jugendlichen

Name: geb: Datum der Untersuchung: Therapeutin:

1. Beschreibung der Symptomatik

Kernsymptomatik	
Wiederholungen Häufigkeit Qualität	von Lauten/ Silben/ Wörtern/ Satzteilen schnell/ spannungsreich/ locker
Dehnungen/ stumme Blockaden Häufigkeit Dauer der längsten Blockade/ Dehnung Durchschnittliche Dauer der Blockaden	 geschätzt/ gemessen mit CountBasic: geschätzt/ gemessen mit CountBasic:
Zielform des leichten Stotterns bereits vorhanden?	

Begleitsymptomatik	
Sprachliche Ebene	Embolophonien Embolophrasien: Verbales Vermeiden: Stop-and-Go/ Propulsionen: Schwa-Laut: Satzabbruch mit/ ohne Neustrukturierung: Elisionen/ Substitutionen/ Additionen von: Starter: Auffälliges Sprechverhalten (wenig/ »zwanghaft« viel sprechen, Verzögerungen etc.):
Nichtsprachliche Ebene	Mitbewegungen: Tremor: Mimik: Körperhaltung: Blickkontakt: Vegetative Reaktionen:

◻ **Abb. A.3**   Befundbogen für Stottern bei Kindern und Jugendlichen

Materialien aus Ochsenkühn, Frauer, Thiel (2014) Stottern bei Kindern und Jugendlichen		
A3	**Befundbogen für Stottern bei Schulkindern und Jugendlichen**	**Seite 2**

Atmung, Stimme, Prosodie (Mittlere Sprechstimmlage, Sprechtempo, Anstieg v. Lautstärke/ Tonhöhe, …Atemvorschub, …inspiratorisches Sprechen, …Sprechen auf Restluft etc.)	
Bildung oraler Geräusche	
Erkennbare Strategien (Copingstrategien) im Umgang mit dem Stottern	

Psychische Ebene	
Störungsbewusstsein Ausprägung	
Frustrationstoleranz	
Hinweise auf das Selbstkonzept	
Eigenwahrnehmung	
Erkennbare Therapiemotivation	
Ängste (Laut/ Wortfurcht, Vermeidung, irrationale Ängste)	
Beobachtbare Stärken des Kindes	

Symptomatik auf den unterschiedlichen Sprechleistungsstufen	
Nachsprechen	Symptomatik nimmt ab/ zu
Reihensprechen	Symptomatik nimmt ab/ zu

Lesen
   1. Durchgang
   2. Durchgang
	
	Symptomatik nimmt ab/ zu
	Symptomatik nimmt ab/ zu

Spontansprache Mit den Eltern: Mit der Therapeutin:	 Symptomatik nimmt ab/ zu Symptomatik nimmt ab/ zu

◘ **Abb. A.3**   Fortsetzung

Materialien aus Ochsenkühn, Frauer, Thiel (2014) Stottern bei Kindern und Jugendlichen		
A3	**Befundbogen für Stottern bei Schulkindern und Jugendlichen**	**Seite 3**

Symptomatik auf den unterschiedlichen Sprechleistungsstufen	
Reaktion auf Sprechdruck (vermehrte Fragen, Zeitdruck, Verlust des Zuhörers etc.)	
2. Verhaltensbeobachtungen	
Interaktion mit Eltern	
Interaktion mit Therapeutin	
Spielverhalten	
Umgang mit Anforderungen	
Hinweise auf sekundäre Störungen im Kontakt erkennbar	Nein/ Ja:
3. Sprachliche Performanz	
Keine Auffälligkeiten / Auffälligkeiten bei: Wortfindung/ Wortschatz Artikulation/ Grammatik Sprachverständnis/ Ausdrucksfähigkeit	
4. Kommunikationsverhalten	
Sprechtempo	
Zuhörerverhalten/ Turn-taking	
Interaktion mit den Eltern/ mit der Therapeutin	
Reaktionen auf eigene Unflüssigkeiten	

◨ **Abb. A.3** Fortsetzung

Materialien aus Ochsenkühn, Frauer, Thiel (2014) Stottern bei Kindern und Jugendlichen		
A3	**Befundbogen für Stottern bei Schulkindern und Jugendlichen**	**Seite 4**

5. Ergebnisse des Fragebogens »Stolperstein« zu den Auswirkungen des Stotterns

z. B. Auswirkungen auf Sprechfreude, zwischenmenschliche Beziehungen und Freizeitaktivitäten, mit dem Stottern einhergehende Gefühle etc.

6. Motorik und Koordination

Mundmotorik	
Orofazialer Tonus/ Mundschluss	
Salivation	
Myofunktionelle Störung	
Koordination von Artikulation und Stimme	10-mal pataka: »nudeln«:

Feinmotorik	
Schriftbild/ Stifthaltung	

Grobmotorik	
Tonus/ Haltung	
Geschicklichkeit/ Koordination Kraftdosierung	

7. Überblick

Bereich	sehr gut	unauffällig	auffällig	Behandlungsbedarf/ weitere Diagnostik erforderlich
Redefluss				
Akzeptanz des Stotterns				
Frustrationstoleranz				
Kommunikationsverhalten d. Kindes				
Kommunikationsverhalten d. Eltern				

◻ **Abb. A.3** Fortsetzung

Materialien aus Ochsenkühn, Frauer, Thiel (2014) Stottern bei Kindern und Jugendlichen		
A3	Befundbogen für Stottern bei Schulkindern und Jugendlichen	Seite 5

Eltern-Kind-Interaktion				
Eigenwahrnehmung				
Verhalten				
Selbstkonzept				
Sprachstatus				
Mundmotorik				
Feinmotorik				
Grobmotorik/ Koordination				

8. Zusammenfassender Befund unter Berücksichtigung der Aspekte Aktivität und Teilhabe (ICF basiert)

☐ **Abb. A.3**   Fortsetzung

A4   Protokoll zur Verlaufsdiagnostik

Materialien aus Ochsenkühn, Frauer, Thiel (2014) Stottern bei Kindern und Jugendlichen		
A4	Protokoll zu Verlaufsdiagnostik	Seite 1

Protokoll zur Verlaufsdiagnostik

Name: Datum der Untersuchung: Protokollnr.:
Geb.:   Untersucher:
Letzte Verlaufskontrolle am: vor   Stunden
Berichten die Eltern von Veränderungen? nein/ja:
Berichtet das Kind von Veränderungen? nein/ja:

Qualitative Auswertung

Situation:
Stressoren: Reaktionen darauf:
Unterbrechungen:
Fragen:
    geschlossene:
    offene:
Metasprachliche Kommunikation: (Abbruch des Blickkontakts, Tonfall, Körpersprache)

Zeitdruck:
Sonstige:

Quantitative Auswertung

Sprechprobe im freien Spiel/Beschreibung der Situation:

Stotterrate: Veränderungen im Vgl. zum Vorbefund? nein/ja:
Sprechprobe einer erkennbaren Stresssituation/Beschreibung der Situation:

Stotterrate: Veränderungen im Vgl. zum Vorbefund? nein/ja:
Dauer des gesamten Sprechzeit/100 Wörter:

Auswertung des Fragebogens

Gibt es Veränderungen im Vgl. zum ersten/vorangegangenen Fragebogen (z. B. Auswirkungen auf Sprechfreude, zwischenmenschliche Beziehungen und Freizeitaktivitäten, mit dem Stottern einhergehende Gefühle etc.? ja/nein

Aktueller Befund unter Berücksichtigung der Aspekte Aktivität und Teilhabe (ICF-basiert)

Traten neue, bisher nicht berücksichtigte Aspekte auf? nein/ja:
Weitere Therapieplanung/Schwerpunkte der nächsten Stunden:

◻ **Abb. A.4**   Protokoll zur Verlaufsdiagnostik

A5   Grafik zur Veranschaulichung der ermittelten Stotterraten verschiedener Sprechleistungsstufen

Materialien aus Ochsenkühn, Frauer; Thiel (2014) Stottern bei Kindern und Jugendlichen		
A5	Grafik zur Veranschaulichung der ermittelten Stotterraten verschiedener Sprechleistungsstufen	Seite 1

Grafik zur Veranschaulichung der ermittelten Stotterraten verschiedener Sprechleistungsstufen

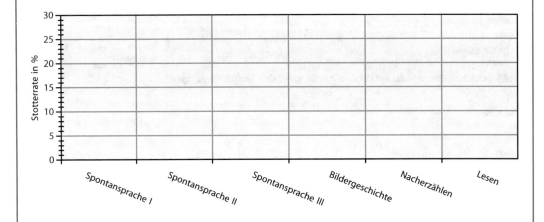

▫ **Abb. A.5**   Grafik zur Veranschaulichung der ermittelten Stotterraten verschiedener Sprechleistungsstufen

A6   Leergrafik zur Darstellung der Stotterrate im Therapieverlauf zum Ausfüllen per Hand

A6	Leergrafik zur Darstellung der Stotterrate im Therapieverlauf zum Ausfüllen per Hand	Seite 1

Leergrafik zur Darstellung der Stotterrate im Therapieverlauf zum Ausfüllen per Hand

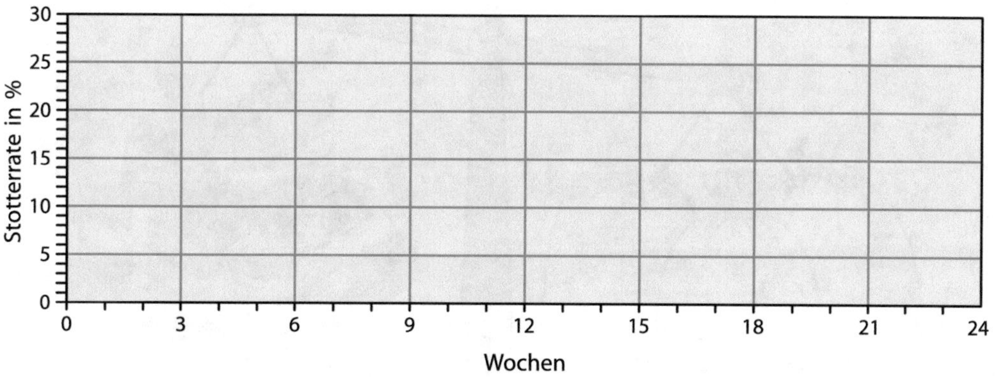

■ **Abb. A.6**   Leergrafik zur Darstellung der Stotterrate im Therapieverlauf zum Ausfüllen per Hand

A7   Anforderungs- und Kapazitäten-Modell zur individuellen Anpassung

A7	Das Anforderungs- und Kapazitäten-Modell zur individuellen Anpassung	Seite 1

Das Anforderungs- und Kapazitäten-Modell zur individuellen Anpassung

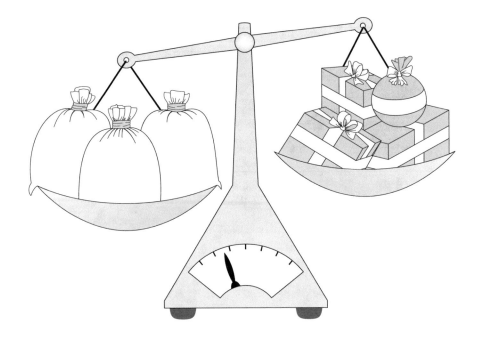

◻ Abb. A.7   Anforderungs- und Kapazitäten-Modell zur individuellen Anpassung. Grafik von Sabine S. Hammer, Bad Vilbel

A8   Tabelle Differenzialdiagnostik Stottern

Materialien aus Ochsenkühn, Frauer, Thiel (2014) Stottern bei Kindern und Jugendlichen		
A8	**Tabelle Differenzialdiagnostik Stottern**	**Seite 1**

Tabelle Differenzialdiagnostik Stottern
Gegenüberstellung von altersgemäßen Unflüssigkeiten und beginnendem Stottern

Symptomatik	Physiologische Unflüssigkeiten	Beginnendes Stottern
Wort- und Silbenwiederholungen	Ja	Ja
Lautwiederholungen	–	Ja
Stumme Blockaden	–	Ja
Dehnungen	Kurz und spannungsfrei	Spannung bemerkbar; Dauer länger als 1 Sek.
Zahl der Unflüssigkeiten/ 100 Wörter	Symptomatische Unflüssigkeiten: max. 3 und funktionelle Unflüssigkeiten: max. 6	Über 3 symptomatische Unflüssigkeiten
Pausen	Ja, zur linguistischen Planung	Ja, zur linguistischen Planung und als Folge von Blockierungen der Atmung und Artikulation
Atmung	Unauffällig; Schnappatmung bei engagiertem Erzählen	Atemauffälligkeiten vor oder im Wort
Schwa-Laut	–	Ja
Phonationsabbruch	–	Ja
Veränderung des Sprechtempos	–	Ja
Veränderung des Sprechrhythmus	–	Ja
Störungsbewusstsein	–	Unklar
Begleitsymptomatik	–	–

◻ **Abb. A.8** Tabelle Differenzialdiagnostik Stottern

A9   Stolperstein – Fragebogen zu den Auswirkungen des Stotterns auf Schüler

Materialien aus Ochsenkühn, Frauer, Thiel (2014) Stottern bei Kindern und Jugendlichen		
A9	Stolplerstein – Fragebogen zu den Auswirkungen des Stotterns für Schüler	Seite 1

Stolperstein
Fragebogen zu den Auswirkungen des Stotterns für Schüler

Name: Datum:

Dieser Fragebogen soll Dir helfen, Deine Schwierigkeiten mit dem Sprechen genauer zu beschreiben. Die Fragen beziehen sich darauf, wie es Dir **jetzt** geht. Es geht dabei nicht um früher. Am Schluss geht es auch darum, welche Ziele Du noch für Deine Therapie hast. Lies Dir bitte die Fragen vollständig und in Ruhe durch und kreuze die Zahl (nur immer eine Zahl je Aussage!) an, die für Dich am besten zutrifft. Wenn Du eine Frage gar nicht beantworten kannst, weil sie mit Deinen Problemen nichts zu tun hat, darfst Du sie auch ausstreichen.

	stimmt überhaupt nicht			stimmt voll und ganz
1. Aus Angst zu stottern, sage ich oft nicht, was ich denke:				
bei meiner Familie.	1	2	3	4
am Telefon.	1	2	3	4
in Situationen mit mehreren Menschen.	1	2	3	4
bei meinen Lehrern.	1	2	3	4
bei meinen Freunden.	1	2	3	4
in der Klasse/Schule.	1	2	3	4
bei Fremden.	1	2	3	4
2. Mir fällt es in der Schule schwer, …				
vor wenigen Kindern zu sprechen.	1	2	3	4
vor vielen Kindern zu sprechen.	1	2	3	4
mit meinem Lehrer/meinen Lehrern alleine zu sprechen.	1	2	3	4
eine Frage zu stellen, wenn die ganze Klasse zuhört.	1	2	3	4
vor der Klasse zu stehen und zu sprechen (z. B. beim Abfragen oder beim Referat).	1	2	3	4
laut vorzulesen.	1	2	3	4
außerhalb des Klassenzimmers zu sprechen (in der Pause, in der Cafeteria).	1	2	3	4

◘ **Abb. A.9**   Stolperstein – Fragebogen zu den Auswirkungen des Stotterns auf Schüler

Materialien aus Ochsenkühn, Frauer, Thiel (2014) Stottern bei Kindern und Jugendlichen

A9	Stolperstein – Fragebogen zu den Auswirkungen des Stotterns für Schüler	Seite 2

	stimmt überhaupt nicht		stimmt voll und ganz

3. Bei Freizeitaktivitäten fällt es mir schwer, ...

mit Menschen zu sprechen, die ich gut kenne (z. B. Freunde, Verwandte).	1	2	3	4
mit Menschen zu sprechen, die ich gerade zum 1. Mal treffe.	1	2	3	4
in einer Gruppe mit mehreren Personen zu sprechen.	1	2	3	4
eine Unterhaltung zu beginnen.	1	2	3	4
einen Witz oder ein Erlebnis zu erzählen.	1	2	3	4
eine Essensbestellung aufzugeben (z. B. im Restaurant oder am Kiosk).	1	2	3	4

4. Es fällt mir normalerweise schwer, ...

unter Zeitdruck zu sprechen.	1	2	3	4
mit Erwachsenen zu sprechen (im Gegensatz zu Gleichaltrigen oder Jüngeren).	1	2	3	4
bei Aufregung zu sprechen.	1	2	3	4
mit Jungs zu sprechen.	1	2	3	4
mit Mädchen zu sprechen.	1	2	3	4

◻ **Abb. A.9**   Fortsetzung

Materialien aus Ochsenkühn, Frauer, Thiel (2014) Stottern bei Kindern und Jugendlichen				
A9	**Stoplperstein – Fragebogen zu den Auswirkungen des Stotterns für Schüler**			**Seite 3**

	stimmt überhaupt nicht			stimmt voll und ganz
5. Wenn ich denke, dass ich stottern könnte, setze ich »Tricks« ein.				
Ich sehe meinen Gesprächspartner nicht an.	1	2	3	4
Ich spreche wenig oder gar nicht.	1	2	3	4
Ich vermeide es, bestimmte Dinge zu tun (z. B. auf Partys gehen, größere Gruppen treffen, neue Leute kennen lernen).	1	2	3	4
Ich lasse andere für mich zu Ende sprechen.	1	2	3	4
Ich versuche, mich in möglichst kurzen Sätzen zu äußern oder setze auch mal Bewegungen (z. B. von Händen oder Kopf; Schaukeln des Oberkörpers) statt Worte ein.	1	2	3	4
Ich spreche sehr leise.	1	2	3	4
Ich versuche, mich »unsichtbar« zu machen, damit niemand mich anspricht.	1	2	3	4
Ich versuche langsamer zu sprechen.	1	2	3	4
Ich versuche betonter zu sprechen.	1	2	3	4
Ich mache mehr Pausen.	1	2	3	4
Ich setze eine in der Therapie erlernte Sprechtechnik ein.	1	2	3	4
6. Wenn ich über mein Stottern nachdenke, dann fühle ich mich ...				
hilflos.	1	2	3	4
wütend.	1	2	3	4
beschämt. Es ist mir peinlich.	1	2	3	4
allein/verlassen.	1	2	3	4
ängstlich/besorgt.	1	2	3	4
traurig.	1	2	3	4
schuldig.	1	2	3	4
frustriert.	1	2	3	4

◻ **Abb. A.9**   Fortsetzung

Materialien aus Ochsenkühn, Frauer, Thiel (2014) Stottern bei Kindern und Jugendlichen			
A9	**Stoplperstein – Fragebogen zu den Auswirkungen des Stotterns für Schüler**		**Seite 4**

	stimmt überhaupt nicht			stimmt voll und ganz

7. Was wäre anders, wenn Du nicht stottern würdest?

Ich hätte bessere Noten.	1	2	3	4
Ich hätte mehr Freunde.	1	2	3	4
Ich hätte andere Freunde.	1	2	3	4
Ich würde nicht so oft gehänselt werden.	1	2	3	4
Ich würde mehr unternehmen.	1	2	3	4
Ich würde mehr neue Leute kennen lernen.	1	2	3	4
Ich hätte mehr Spaß.	1	2	3	4
Ich käme mit meiner Familie besser zurecht.	1	2	3	4
Ich käme mit meinen Freunden besser zurecht.	1	2	3	4
Ich würde mich später wahrscheinlich für einen anderen Beruf entscheiden.	1	2	3	4
Ich würde mehr sprechen.	1	2	3	4

◘ **Abb. A.9**   Fortsetzung

A10 Stolperstein – Auswertung des Fragebogens zu den Auswirkungen des Stotterns für Schüler

Materialien aus Ochsenkühn, Frauer, Thiel (2014) Stottern bei Kindern und Jugendlichen		
A10 Stolperstein – Auswertung		**Seite 1**

Stolperstein
Auswertung des Fragebogens zu den Auswirkungen des Stotterns für Schüler

Name:

Datum 1. Erhebung:
Datum 2. Erhebung:
Datum 3. Erhebung:

	stimmt überhaupt nicht			stimmt voll und ganz
1. Aus Angst zu stottern, sage ich oft nicht, was ich denke:				
bei meiner Familie.				
1. Erhebung	1	2	3	4
2. Erhebung	1	2	3	4
3. Erhebung	1	2	3	4
am Telefon.				
1. Erhebung	1	2	3	4
2. Erhebung	1	2	3	4
3. Erhebung	1	2	3	4
in Situationen mit mehreren Menschen.				
1. Erhebung	1	2	3	4
2. Erhebung	1	2	3	4
3. Erhebung	1	2	3	4
bei meinen Lehrern.				
1. Erhebung	1	2	3	4
2. Erhebung	1	2	3	4
3. Erhebung	1	2	3	4
bei meinen Freunden.				
1. Erhebung	1	2	3	4
2. Erhebung	1	2	3	4
3. Erhebung	1	2	3	4
in der Klasse/Schule.				
1. Erhebung	1	2	3	4
2. Erhebung	1	2	3	4
3. Erhebung	1	2	3	4
bei Fremden.				
1. Erhebung	1	2	3	4
2. Erhebung	1	2	3	4
3. Erhebung	1	2	3	4

◘ **Abb. A.10** Stolperstein – Auswertung des Fragebogens zu den Auswirkungen des Stotterns für Schüler

Materialien aus Ochsenkühn, Frauer, Thiel (2014) Stottern bei Kindern und Jugendlichen				
A10	**Stolperstein – Auswertung**			**Seite 2**

	stimmt überhaupt nicht			stimmt voll und ganz
2. Mir fällt es in der Schule schwer, …				
vor wenigen Kindern zu sprechen.				
1. Erhebung	1	2	3	4
2. Erhebung	1	2	3	4
3. Erhebung	1	2	3	4
vor vielen Kindern zu sprechen.				
1. Erhebung	1	2	3	4
2. Erhebung	1	2	3	4
3. Erhebung	1	2	3	4
mit meinem Lehrer/meinen Lehrern alleine zu sprechen.				
1. Erhebung	1	2	3	4
2. Erhebung	1	2	3	4
3. Erhebung	1	2	3	4
eine Frage zu stellen, wenn die ganze Klasse zuhört.				
1. Erhebung	1	2	3	4
2. Erhebung	1	2	3	4
3. Erhebung	1	2	3	4
vor der Klasse zu stehen und zu sprechen (z. B. beim Abfragen oder beim Referat).				
1. Erhebung	1	2	3	4
2. Erhebung	1	2	3	4
3. Erhebung	1	2	3	4
laut vorzulesen.				
1. Erhebung	1	2	3	4
2. Erhebung	1	2	3	4
3. Erhebung	1	2	3	4
außerhalb des Klassenzimmers zu sprechen (in der Pause, in der Cafeteria).				
1. Erhebung	1	2	3	4
2. Erhebung	1	2	3	4
3. Erhebung	1	2	3	4

▫ **Abb. A.10**   Fortsetzung

Materialien aus Ochsenkühn, Frauer, Thiel (2014) Stottern bei Kindern und Jugendlichen				
A10	**Stolperstein – Auswertung**			**Seite 3**

	stimmt überhaupt nicht			stimmt voll und ganz

3. Bei Freizeitaktivitäten fällt es mir schwer, …

mit Menschen zu sprechen, die ich gut kenne (z. B. Freunde, Verwandte).

1. Erhebung	1	2	3	4
2. Erhebung	1	2	3	4
3. Erhebung	1	2	3	4

mit Menschen zu sprechen, die ich gerade zum 1. Mal treffe.

1. Erhebung	1	2	3	4
2. Erhebung	1	2	3	4
3. Erhebung	1	2	3	4

in einer Gruppe mit mehreren Personen zu sprechen.

1. Erhebung	1	2	3	4
2. Erhebung	1	2	3	4
3. Erhebung	1	2	3	4

eine Unterhaltung zu beginnen.

1. Erhebung	1	2	3	4
2. Erhebung	1	2	3	4
3. Erhebung	1	2	3	4

einen Witz oder ein Erlebnis zu erzählen.

1. Erhebung	1	2	3	4
2. Erhebung	1	2	3	4
3. Erhebung	1	2	3	4

eine Essensbestellung aufgeben (z. B. im Restaurant oder am Kiosk).

1. Erhebung	1	2	3	4
2. Erhebung	1	2	3	4
3. Erhebung	1	2	3	4

◼ **Abb. A.10**   Fortsetzung

Materialien aus Ochsenkühn, Frauer, Thiel (2014) Stottern bei Kindern und Jugendlichen		
A10	**Stolperstein – Auswertung**	**Seite 4**

	stimmt überhaupt nicht			stimmt voll und ganz

4. Es fällt mir normalerweise schwer, ...

unter Zeitdruck zu sprechen.

1. Erhebung	1	2	3	4
2. Erhebung	1	2	3	4
3. Erhebung	1	2	3	4

mit Erwachsenen zu sprechen (im Gegensatz zu Gleichaltrigen oder Jüngeren).

1. Erhebung	1	2	3	4
2. Erhebung	1	2	3	4
3. Erhebung	1	2	3	4

bei Aufregung zu sprechen.

1. Erhebung	1	2	3	4
2. Erhebung	1	2	3	4
3. Erhebung	1	2	3	4

mit Jungs zu sprechen

1. Erhebung	1	2	3	4
2. Erhebung	1	2	3	4
3. Erhebung	1	2	3	4

mit Mädchen zu sprechen.

1. Erhebung	1	2	3	4
2. Erhebung	1	2	3	4
3. Erhebung	1	2	3	4

■ **Abb. A.10**   Fortsetzung

Materialien aus Ochsenkühn, Frauer, Thiel (2014) Stottern bei Kindern und Jugendlichen						
A10	**Stolperstein – Auswertung**					**Seite 5**

	stimmt überhaupt nicht			stimmt voll und ganz
5. Wenn ich denke, dass ich stottern könnte, setze ich »Tricks« ein.				
Ich sehe meinen Gesprächspartner nicht an.				
1. Erhebung	1	2	3	4
2. Erhebung	1	2	3	4
3. Erhebung	1	2	3	4
Ich spreche wenig oder gar nicht.				
1. Erhebung	1	2	3	4
2. Erhebung	1	2	3	4
3. Erhebung	1	2	3	4
Ich vermeide es, bestimmte Dinge zu tun (z. B. auf Partys gehen, größere Gruppen treffen, neue Leute kennen lernen).				
1. Erhebung	1	2	3	4
2. Erhebung	1	2	3	4
3. Erhebung	1	2	3	4
Ich lasse andere für mich zu Ende sprechen.				
1. Erhebung	1	2	3	4
2. Erhebung	1	2	3	4
3. Erhebung	1	2	3	4
Ich versuche, mich in möglichst kurzen Sätzen zu äußern oder setze auch mal Bewegungen (z. B. von Händen oder Kopf; Schaukeln des Oberkörpers) statt Worte ein.				
1. Erhebung	1	2	3	4
2. Erhebung	1	2	3	4
3. Erhebung	1	2	3	4

◘ **Abb. A.10**   Fortsetzung

Materialien aus Ochsenkühn, Frauer, Thiel (2014) Stottern bei Kindern und Jugendlichen				
A10	Stolperstein – Auswertung			Seite 6

	stimmt überhaupt nicht			stimmt voll und ganz
Ich spreche sehr leise.				
1. Erhebung	1	2	3	4
2. Erhebung	1	2	3	4
3. Erhebung	1	2	3	4
Ich versuche, mich »unsichtbar« zu machen, damit niemand mich anspricht.				
1. Erhebung	1	2	3	4
2. Erhebung	1	2	3	4
3. Erhebung	1	2	3	4
Ich versuche langsamer zu sprechen.				
1. Erhebung	1	2	3	4
2. Erhebung	1	2	3	4
3. Erhebung	1	2	3	4
Ich versuche betonter zu sprechen.				
1. Erhebung	1	2	3	4
2. Erhebung	1	2	3	4
3. Erhebung	1	2	3	4
Ich mache mehr Pausen.				
1. Erhebung	1	2	3	4
2. Erhebung	1	2	3	4
3. Erhebung	1	2	3	4

◻ **Abb. A.10** Fortsetzung

Materialien aus Ochsenkühn, Frauer, Thiel (2014) Stottern bei Kindern und Jugendlichen				
A10	**Stolperstein – Auswertung**			**Seite 7**

	stimmt überhaupt nicht			stimmt voll und ganz
Ich setze eine in der Therapie erlernte Sprechtechnik ein.				
1. Erhebung	1	2	3	4
2. Erhebung	1	2	3	4
3. Erhebung	1	2	3	4

6. Wenn ich über mein Stottern nachdenke, dann fühle ich mich …

hilflos.

1. Erhebung	1	2	3	4
2. Erhebung	1	2	3	4
3. Erhebung	1	2	3	4

wütend.

1. Erhebung	1	2	3	4
2. Erhebung	1	2	3	4
3. Erhebung	1	2	3	4

beschämt. Es ist mir peinlich.

1. Erhebung	1	2	3	4
2. Erhebung	1	2	3	4
3. Erhebung	1	2	3	4

allein/verlassen.

1. Erhebung	1	2	3	4
2. Erhebung	1	2	3	4
3. Erhebung	1	2	3	4

◼ **Abb. A.10**   Fortsetzung

Materialien aus Ochsenkühn, Frauer, Thiel (2014) Stottern bei Kindern und Jugendlichen				
A10	**Stolperstein – Auswertung**			**Seite 8**

	stimmt überhaupt nicht			stimmt voll und ganz
ängstlich/besorgt.				
1. Erhebung	1	2	3	4
2. Erhebung	1	2	3	4
3. Erhebung	1	2	3	4
traurig.				
1. Erhebung	1	2	3	4
2. Erhebung	1	2	3	4
3. Erhebung	1	2	3	4
schuldig.				
1. Erhebung	1	2	3	4
2. Erhebung	1	2	3	4
3. Erhebung	1	2	3	4
frustriert.				
1. Erhebung	1	2	3	4
2. Erhebung	1	2	3	4
3. Erhebung	1	2	3	4

◘ **Abb. A.10**   Fortsetzung

Materialien aus Ochsenkühn, Frauer, Thiel (2014) Stottern bei Kindern und Jugendlichen				
A10	**Stolperstein – Auswertung**			**Seite 9**
		stimmt überhaupt nicht		stimmt voll und ganz
7. Was wäre anders, wenn Du nicht stottern würdest?				
Ich hätte bessere Noten.				
1. Erhebung		1	2	3	4
2. Erhebung		1	2	3	4
3. Erhebung		1	2	3	4
Ich hätte mehr Freunde.				
1. Erhebung		1	2	3	4
2. Erhebung		1	2	3	4
3. Erhebung		1	2	3	4
Ich hätte andere Freunde.				
1. Erhebung		1	2	3	4
2. Erhebung		1	2	3	4
3. Erhebung		1	2	3	4
Ich würde nicht so oft gehänselt werden.				
1. Erhebung		1	2	3	4
2. Erhebung		1	2	3	4
3. Erhebung		1	2	3	4
Ich würde mehr unternehmen.				
1. Erhebung		1	2	3	4
2. Erhebung		1	2	3	4
3. Erhebung		1	2	3	4
Ich würde mehr neue Leute kennen lernen.				
1. Erhebung		1	2	3	4
2. Erhebung		1	2	3	4
3. Erhebung		1	2	3	4

🔲 **Abb. A.10**   Fortsetzung

Materialien aus Ochsenkühn, Frauer, Thiel (2014) Stottern bei Kindern und Jugendlichen				
A10	**Stolperstein – Auswertung**			**Seite 10**

	stimmt überhaupt nicht			stimmt voll und ganz
Ich hätte mehr Spaß.				
1. Erhebung	1	2	3	4
2. Erhebung	1	2	3	4
3. Erhebung	1	2	3	4
Ich käme mit meiner Familie besser zurecht.				
1. Erhebung	1	2	3	4
2. Erhebung	1	2	3	4
3. Erhebung	1	2	3	4
Ich käme mit meinen Freunden besser zurecht.				
1. Erhebung	1	2	3	4
2. Erhebung	1	2	3	4
3. Erhebung	1	2	3	4
Ich würde mich später wahrscheinlich für einen anderen Beruf entscheiden.				
1. Erhebung	1	2	3	4
2. Erhebung	1	2	3	4
3. Erhebung	1	2	3	4
Ich würde mehr sprechen.				
1. Erhebung	1	2	3	4
2. Erhebung	1	2	3	4
3. Erhebung	1	2	3	4

◘ **Abb. A.10** Fortsetzung

A11   Stolperstein-E – Fragebogen zu den Auswirkungen des Stotterns für Eltern jüngerer Kinder

Materialien aus Ochsenkühn, Frauer, Thiel (2014) Stottern bei Kindern und Jugendlichen		
A11	Stolperstein-E: Fragebogen zu den Auswirkungen des Stotterns für Eltern jüngerer Kinder	Seite 1

Stolperstein-E
Fragebogen zu den Auswirkungen des Stotterns für Eltern jüngerer Kinder

Name: Datum:

Dieser Fragebogen soll Ihnen helfen, die Schwierigkeiten Ihres Kindes mit dem Sprechen genauer zu beschreiben. Die Fragen beziehen sich darauf, wie Sie die Situation **im Augenblick** wahrnehmen. Es geht dabei nicht um früher. Zusätzlich geht es um Auswirkungen, die das Stottern Ihres Kindes auf **Sie** hat. Lesen Sie sich bitte die Fragen vollständig und in Ruhe durch und kreuzen Sie die Zahl (nur immer eine Zahl je Aussage!) an, die Ihrer Meinung nach am besten zutrifft. Sollten Sie eine Frage wirklich gar nicht beantworten können, so streichen Sie bitte die betreffende Frage.

	stimmt überhaupt nicht			stimmt voll und ganz
1. Ich denke, dass mein Kind sich, aus Angst zu stottern, sprachlich oft zurückhält:				
innerhalb der Familie.	1	2	3	4
am Telefon.	1	2	3	4
in Situationen mit mehreren Menschen.	1	2	3	4
bei seinen Freunden.	1	2	3	4
bei Fremden.	1	2	3	4
2. Bei Freizeitaktivitäten fällt es ihm nach meiner Beobachtung schwer,				
mit Menschen zu sprechen, die es gut kennt (z. B. Freunde, Verwandte).	1	2	3	4
mit Menschen zu sprechen, die es gerade zum 1. Mal trifft.	1	2	3	4
in einer Gruppe mit mehreren Personen zu sprechen.	1	2	3	4
einen Witz oder ein Erlebnis zu erzählen.	1	2	3	4
3. Es fällt ihm nach meiner Beobachtung normalerweise schwer, …				
unter Zeitdruck zu sprechen.	1	2	3	4
mit Erwachsenen zu sprechen (im Gegensatz zu Gleichaltrigen oder Jüngeren).	1	2	3	4
bei Aufregung zu sprechen.	1	2	3	4

🔲 **Abb. A.11**   Stolperstein-E – Fragebogen zu den Auswirkungen des Stotterns für Eltern jüngerer Kinder

Materialien aus Ochsenkühn, Frauer, Thiel (2014) Stottern bei Kindern und Jugendlichen

A11	Stolperstein-E: Fragebogen zu den Auswirkungen des Stotterns für Eltern jüngerer Kinder	Seite 2

4. Ich beobachte, dass mein Kind mit bestimmten »Tricks« versucht, mit auftretenden Unflüssigkeiten besser zurechtzukommen.

Es sieht seinen Gesprächspartner möglichst nicht an.	1	2	3	4
Es spricht wenig oder gar nicht mehr.	1	2	3	4
Es vermeidet bestimmte Dinge zu tun (z. B. auf Kindergeburtstage zu gehen, sich in neue Situationen zu begeben.)	1	2	3	4
Es bildet viele Halbsätze, damit sich der Zuhörer den Rest selbst erschließt oder den Satz zu Ende spricht.	1	2	3	4
Es bildet (zunehmend) kürzere Sätze oder setzt auch mal Bewegungen (z. B. von Händen oder Kopf; Schaukeln des Oberkörpers), Geräusche (»Comicsprache«) oder Grimassen statt Worte ein.	1	2	3	4
Es spricht sehr leise.	1	2	3	4
Es versucht, Erwachsene für sich sprechen zu lassen.	1	2	3	4
Es versucht, langsamer zu sprechen.	1	2	3	4
Es versucht, betonter zu sprechen.	1	2	3	4
Es macht mehr Pausen.	1	2	3	4
Es setzt eine in der Therapie erlernte Sprechtechnik ein.	1	2	3	4

5. Wenn ich über das Stottern meines Kindes nachdenke, dann fühle ich mich ...

hilflos.	1	2	3	4
wütend.	1	2	3	4
beschämt. Es ist mir peinlich.	1	2	3	4
allein/verlassen.	1	2	3	4
ängstlich/besorgt.	1	2	3	4
traurig.	1	2	3	4
schuldig.	1	2	3	4
frustriert.	1	2	3	4

◘ **Abb. A.11**   Fortsetzung

Materialien aus Ochsenkühn, Frauer, Thiel (2014) Stottern bei Kindern und Jugendlichen		
A11	Stolperstein-E: Fragebogen zu den Auswirkungen des Stotterns für Eltern jüngerer Kinder	Seite 3

6. Was wäre anders, wenn Ihr Kind nicht stottern würde?

Es hätte mehr Freunde.	1	2	3	4
Es hätte andere Freunde.	1	2	3	4
Es würde nicht so oft gehänselt werden.	1	2	3	4
Es würde mehr unternehmen.	1	2	3	4
Es hätte mehr Spaß.	1	2	3	4
Wir kämen innerhalb der Familie besser miteinander zurecht.	1	2	3	4
Es käme mit seinen Freunden besser zurecht.	1	2	3	4
Es würde mehr sprechen.	1	2	3	4
Ich wäre entspannter.	1	2	3	4
Ich müsste mich seltener für mein Kind rechtfertigen oder Erklärungen abgeben.	1	2	3	4
Ich würde in meinem Umfeld besser behandelt werden.	1	2	3	4

☐ **Abb. A.11**   Fortsetzung

A12 Stolperstein-E – Auswertung des Fragebogens zu den Auswirkungen des Stotterns für Eltern jüngerer Kinder

Materialien aus Ochsenkühn, Frauer, Thiel (2014) Stottern bei Kindern und Jugendlichen		
A12	Stoplperstein-E - Auswertung	Seite 1

Stolperstein-E
Auswertung des Fragebogens zu den Auswirkungen des Stotterns für Eltern jüngerer Kinder

Name: Datum 1. Erhebung:
Datum 2. Erhebung
Datum 3. Erhebung

	stimmt überhaupt nicht			stimmt voll und ganz

1. Ich denke, dass mein Kind sich, aus Angst zu stottern, sprachlich oft zurückhält:

innerhalb der Familie.

	stimmt überhaupt nicht			stimmt voll und ganz
1. Erhebung	1	2	3	4
2. Erhebung	1	2	3	4
3. Erhebung	1	2	3	4

am Telefon.

1. Erhebung	1	2	3	4
2. Erhebung	1	2	3	4
3. Erhebung	1	2	3	4

in Situationen mit mehreren Menschen.

1. Erhebung	1	2	3	4
2. Erhebung	1	2	3	4
3. Erhebung	1	2	3	4

bei seinen Freunden.

1. Erhebung	1	2	3	4
2. Erhebung	1	2	3	4
3. Erhebung	1	2	3	4

☐ **Abb. A.12** Stolperstein-E – Auswertung des Fragebogens zu den Auswirkungen des Stotterns für Eltern jüngerer Kinder

Materialien aus Ochsenkühn, Frauer, Thiel (2014) Stottern bei Kindern und Jugendlichen				
A12	**Stolperstein-E – Auswertung**			**Seite 2**

	stimmt überhaupt nicht			stimmt voll und ganz
bei Fremden.				
1. Erhebung	1	2	3	4
2. Erhebung	1	2	3	4
3. Erhebung	1	2	3	4
2. Bei Freizeitaktivitäten fällt es ihm nach meiner Beobachtung schwer, …				
mit Menschen zu sprechen, die es gut kennt (z. B. Freunde, Verwandte).				
1. Erhebung	1	2	3	4
2. Erhebung	1	2	3	4
3. Erhebung	1	2	3	4
mit Menschen zu sprechen, die es gerade zum 1. Mal trifft.				
1. Erhebung	1	2	3	4
2. Erhebung	1	2	3	4
3. Erhebung	1	2	3	4
in einer Gruppe mit mehreren Personen zu sprechen.				
1. Erhebung	1	2	3	4
2. Erhebung	1	2	3	4
3. Erhebung	1	2	3	4
einen Witz oder ein Erlebnis zu erzählen.				
1. Erhebung	1	2	3	4
2. Erhebung	1	2	3	4
3. Erhebung	1	2	3	4

◾ **Abb. A.12**   Fortsetzung

Materialien aus Ochsenkühn, Frauer, Thiel (2014) Stottern bei Kindern und Jugendlichen				
A12	Stolperstein-E - Auswertung			Seite 3

	stimmt überhaupt nicht			stimmt voll und ganz

3. Es fällt ihm nach meiner Beobachtung normalerweise schwer, ...

unter Zeitdruck zu sprechen.

1. Erhebung	1	2	3	4
2. Erhebung	1	2	3	4
3. Erhebung	1	2	3	4

mit Erwachsenen zu sprechen (im Gegensatz zu Gleichaltrigen oder Jüngeren).

1. Erhebung	1	2	3	4
2. Erhebung	1	2	3	4
3. Erhebung	1	2	3	4

bei Aufregung zu sprechen.

1. Erhebung	1	2	3	4
2. Erhebung	1	2	3	4
3. Erhebung	1	2	3	4

◘ **Abb. A.12**   Fortsetzung

Materialien aus Ochsenkühn, Frauer, Thiel (2014) Stottern bei Kindern und Jugendlichen				
A12	**Stolperstein-E - Auswertung**			**Seite 4**

	stimmt überhaupt nicht		stimmt voll und ganz	
4. Ich beobachte, dass mein Kind mit bestimmten »Tricks« versucht, mit auftretenden Unflüssigkeiten besser zurechtzukommen.				
Es sieht seinen Gesprächspartner möglichst nicht an.				
1. Erhebung	1	2	3	4
2. Erhebung	1	2	3	4
3. Erhebung	1	2	3	4
Es spricht wenig oder gar nicht mehr.				
1. Erhebung	1	2	3	4
2. Erhebung	1	2	3	4
3. Erhebung	1	2	3	4
Es vermeidet bestimmte Dinge zu tun (z. B. auf Kindergeburtstage zu gehen, sich in neue Situationen zu begeben.)				
1. Erhebung	1	2	3	4
2. Erhebung	1	2	3	4
3. Erhebung	1	2	3	4
Es bildet viele Halbsätze, damit sich der Zuhörer den Rest selbst erschließt oder den Satz zu Ende spricht.				
1. Erhebung	1	2	3	4
2. Erhebung	1	2	3	4
3. Erhebung	1	2	3	4
Es bildet (zunehmend) kürzere Sätze oder setzt auch mal Bewegungen (z. B. von Händen oder Kopf; Schaukeln des Oberkörpers), Geräusche (»Comicsprache«) oder Grimassen statt Worte ein.				
1. Erhebung	1	2	3	4
2. Erhebung	1	2	3	4
3. Erhebung	1	2	3	4
Es spricht sehr leise.				
1. Erhebung	1	2	3	4
2. Erhebung	1	2	3	4
3. Erhebung	1	2	3	4

◘ **Abb. A.12**   Fortsetzung

Materialien aus Ochsenkühn, Frauer, Thiel (2014) Stottern bei Kindern und Jugendlichen				
A12	**Stoplperstein-E - Auswertung**			**Seite 5**

	stimmt überhaupt nicht			stimmt voll und ganz
Es versucht, Erwachsene für sich sprechen zu lassen.				
1. Erhebung	1	2	3	4
2. Erhebung	1	2	3	4
3. Erhebung	1	2	3	4
Es versucht, langsamer zu sprechen.				
1. Erhebung	1	2	3	4
2. Erhebung	1	2	3	4
3. Erhebung	1	2	3	4
Es versucht, betonter zu sprechen.				
1. Erhebung	1	2	3	4
2. Erhebung	1	2	3	4
3. Erhebung	1	2	3	4
Es macht mehr Pausen.				
1. Erhebung	1	2	3	4
2. Erhebung	1	2	3	4
3. Erhebung	1	2	3	4
Es setzt eine in der Therapie erlernte Sprechtechnik ein.				
1. Erhebung	1	2	3	4
2. Erhebung	1	2	3	4
3. Erhebung	1	2	3	4

◘ Abb. A.12   Fortsetzung

Materialien aus Ochsenkühn, Frauer, Thiel (2014) Stottern bei Kindern und Jugendlichen		
A12	**Stoplperstein-E - Auswertung**	**Seite 6**

	stimmt überhaupt nicht			stimmt voll und ganz

5. Wenn ich über das Stottern meines Kindes nachdenke, dann fühle ich mich ...

hilflos.

1. Erhebung	1	2	3	4
2. Erhebung	1	2	3	4
3. Erhebung	1	2	3	4

wütend.

1. Erhebung	1	2	3	4
2. Erhebung	1	2	3	4
3. Erhebung	1	2	3	4

beschämt. Es ist mir peinlich.

1. Erhebung	1	2	3	4
2. Erhebung	1	2	3	4
3. Erhebung	1	2	3	4

allein/verlassen.

1. Erhebung	1	2	3	4
2. Erhebung	1	2	3	4
3. Erhebung	1	2	3	4

ängstlich/besorgt.

1. Erhebung	1	2	3	4
2. Erhebung	1	2	3	4
3. Erhebung	1	2	3	4

▪ **Abb. A.12**   Fortsetzung

Materialien aus Ochsenkühn, Frauer, Thiel (2014) Stottern bei Kindern und Jugendlichen				
A12	Stoplperstein-E - Auswertung			Seite 7

	stimmt überhaupt nicht			stimmt voll und ganz
traurig.				
1. Erhebung	1	2	3	4
2. Erhebung	1	2	3	4
3. Erhebung	1	2	3	4
schuldig.				
1. Erhebung	1	2	3	4
2. Erhebung	1	2	3	4
3. Erhebung	1	2	3	4
frustriert.				
1. Erhebung	1	2	3	4
2. Erhebung	1	2	3	4
3. Erhebung	1	2	3	4

6. Was wäre anders, wenn Ihr Kind nicht stottern würde?

Es hätte mehr Freunde.

1. Erhebung	1	2	3	4
2. Erhebung	1	2	3	4
3. Erhebung	1	2	3	4

Es hätte andere Freunde.

1. Erhebung	1	2	3	4
2. Erhebung	1	2	3	4
3. Erhebung	1	2	3	4

◘ **Abb. A.12**   Fortsetzung

Materialien aus Ochsenkühn, Frauer, Thiel (2014) Stottern bei Kindern und Jugendlichen					
A12	**Stolperstein-E – Auswertung**				**Seite 8**

	stimmt überhaupt nicht			stimmt voll und ganz
Es würde nicht so oft gehänselt werden.				
1. Erhebung	1	2	3	4
2. Erhebung	1	2	3	4
3. Erhebung	1	2	3	4
Es würde mehr unternehmen.				
1. Erhebung	1	2	3	4
2. Erhebung	1	2	3	4
3. Erhebung	1	2	3	4
Es hätte mehr Spaß.				
1. Erhebung	1	2	3	4
2. Erhebung	1	2	3	4
3. Erhebung	1	2	3	4
Wir kämen innerhalb der Familie besser miteinander zurecht.				
1. Erhebung	1	2	3	4
2. Erhebung	1	2	3	4
3. Erhebung	1	2	3	4
Es käme mit seinen Freunden besser zurecht.				
1. Erhebung	1	2	3	4
2. Erhebung	1	2	3	4
3. Erhebung	1	2	3	4

◘ **Abb. A.12**   Fortsetzung

Materialien aus Ochsenkühn, Frauer, Thiel (2014) Stottern bei Kindern und Jugendlichen

A12	Stoplperstein-E - Auswertung	Seite 9

	stimmt überhaupt nicht			stimmt voll und ganz

Es würde mehr sprechen.

1. Erhebung	1	2	3	4
2. Erhebung	1	2	3	4
3. Erhebung	1	2	3	4

Ich wäre entspannter.

1. Erhebung	1	2	3	4
2. Erhebung	1	2	3	4
3. Erhebung	1	2	3	4

Ich müsste mich seltener für mein Kind rechtfertigen oder Erklärungen abgeben.

1. Erhebung	1	2	3	4
2. Erhebung	1	2	3	4
3. Erhebung	1	2	3	4

Ich würde in meinem Umfeld besser behandelt werden.

1. Erhebung	1	2	3	4
2. Erhebung	1	2	3	4
3. Erhebung	1	2	3	4

◘ **Abb. A.12**   Fortsetzung

A13   Merkblatt für Eltern

A13	Merkblatt für Eltern	Seite 1

Merkblatt für Eltern
Was Sie über Stottern bei Kindern wissen sollten

(In Anlehnung an Wendlandt 2006: Sprachstörungen im Kindesalter: Materialien zur Früherkennung und Beratung, 5. Aufl. Thieme, Stuttgart)

- **Woher kommt Stottern?**

Wenn es zum Stottern kommt, kam es aller Wahrscheinlichkeit nach zu einen Aufeinandertreffen einer Disposition und stotterauslösenden Faktoren. Das Kind bringt vermutlich eine Veranlagung zum Stottern mit. Hinzu kommt schließlich, dass das Kind bestimmten Formen von Stress ausgesetzt war oder ist, der nicht unbedingt sofort offensichtlich sein muss. Kinder reagieren auf äußere Ereignisse oft viel empfindsamer als Erwachsene. Es lohnt sich daher, die Ereignisse der letzten Zeit einmal mit dem Blickwinkel des Kindes zu betrachten.

- **Stottern ist sehr individuell**

Die Redefähigkeit stotternder Kinder wird von vielen individuell unterschiedlich wirksamen Faktoren beeinflusst. So können sich z. B. Zahl, Art und Verhalten der Zuhörer, Zeitdruck oder aber die Redeabsicht ganz entscheidend auf den Redefluss auswirken. Welche Faktoren in welchem Ausmaß zum Tragen kommen, kann von Kind zu Kind sehr verschieden sein.

- **Stottern ist *keine* schlechte Angewohnheit**

Stottern ist für Kinder nicht willentlich beeinflussbar. Wenn sich ein stotterndes Kind anstrengt, »besser« zu sprechen, verschlechtert sich in aller Regel die Symptomatik.

- ❯ Gut gemeinte Hinweise bringen also im besten Falle nichts, im schlimmsten Fall eine Verschlechterung der Symptomatik.

- **Stottern ist *nicht* ansteckend!**

Manchmal ahmen Freunde des stotternden Kindes die Unflüssigkeiten nach. Hintergrund ist die Lust am Nachmachen und am »Gemeinsam-Machen«. Wenn der Reiz des Neuen vorbei ist, wird das Interesse daran von alleine wieder verschwinden.

- ❯ Deshalb: Schenken Sie dem gespielten Stottern keine Beachtung – denn dies würde das Kind in seinem Handeln eher bestärken.

- **Stotternde Kinder sind *genauso klug* wie andere Kinder**

Stotternde Kinder sind in jeder Hinsicht wie andere Kinder. Auch andere Kinder haben mitunter in einzelnen Bereichen Schwierigkeiten. Stottern ist auf keinen Fall ein Zeichen mangelnder Intelligenz. Im Gegenteil: Häufig haben stotternde Kinder besondere »Antennen« für Zwischenmenschliches.

Manche stotternde Kinder beginnen leider bei länger bestehender Symptomatik Verhaltensauffälligkeiten wie Aggressionen oder Kontaktscheu zu entwickeln. Dem gilt es, durch frühzeitige Beratung und Therapie unbedingt entgegenzuwirken.

🔲 **Abb. A.13**   Merkblatt für Eltern

Materialien aus Ochsenkühn, Frauer, Thiel (2014) Stottern bei Kindern und Jugendlichen		
A13	Merkblatt für Eltern	Seite 2

- **Es gibt keine Unterschiede zwischen Eltern stotternder und flüssig sprechender Kinder**

Eltern stotternder Kinder sind wie alle anderen Eltern auch. Sie haben – wie alle Eltern – ihre guten Tage und manchmal auch ihre schlechten. Sie haben das Stottern des Kindes nicht verursacht. Sie als Eltern können dennoch durch bestimmte Verhaltensweisen sehr viel dazu beitragen, dass es dem Kind leichter fällt, flüssig zu sprechen. Welche das im individuellen Einzelfall sind, wird die Therapeutin mit Ihnen erarbeiten.

◻ **Abb. A.13**   Fortsetzung

A14　Merkblatt für Lehrerinnen und Lehrer

Materialien aus Ochsenkühn, Frauer, Thiel (2014) Stottern bei Kindern und Jugendlichen		
A14	**Merkblatt für Lehrerinnen und Lehrer**	**Seite 1**

Merkblatt für Lehrerinnen und Lehrer
Stottern – ein »alltägliches« Problem braucht Ihre Unterstützung

Stottern hat viele Facetten und kann sich bei jedem Kind sehr unterschiedlich äußern. Es betrifft meist nicht nur den Redefluss selbst, sondern auch Mimik und Gestik sowie das Kommunikations- und Sozialverhalten.

> ❯ Sie als Lehrer oder Lehrerin des Kindes können einiges zum Erhalt der Kommunikationsfähigkeit sowie zur Förderung eines angemessenen Sozialverhaltens beitragen.

Stottern ist oft stark abhängig von der Sprechsituation als Ganzes: Fühlt sich das Kind unter zeitlichem, sozialem oder emotionalem Druck, so ist die Wahrscheinlichkeit zu stottern wesentlich höher als in entspannter und wohlwollender Atmosphäre. Gerät das Kind unter Sprechdruck, versucht es häufig auf unterschiedliche Arten der unangenehmen Situation zu entgehen.

Übersicht

Mögliche Strategien und ihre Wirkung im Umgang mit Sprechdruck

- Vermeiden von Sprechsituationen (z. B. von mündlichen Unterrichtsbeiträgen) – möglicherweise wirkt der Schüler unbeteiligt oder desinteressiert.
- Produzieren von kurzen oder unvollständigen Sätzen – oft sind die schriftlichen sprachlichen Leistungen deutlich besser als die mündlichen.
- Ersetzen »schwieriger« Wörter durch leichter sprechbare Wörter – manche Stotternde wirken unkonzentriert oder unstrukturiert.
- Ablenkungsmanöver (z. B. Kaspern, scheinbares Nichtverstehen, demonstrative »Coolness« etc.)

> ❯ Sprechdruck kann sich auch in motorischer Unruhe, Erröten oder deutlicher Zunahme der Stottersymptomatik äußern.

- **Was wirkt sich negativ auf den Redefluss aus?**
- **Aufregung verstärkt Unflüssigkeiten und Stottern.** Hektik, Streit, Niederlagen oder die Vorfreude auf bestimmte
  Ereignisse können Stottern erheblich beeinträchtigen.
- **Wegschauen und Ignorieren belastet das Kind mehr, als ihm zu helfen.** Das Kind wird den unterbrochenen Blickkontakt eher als Verlust des Interesses oder als negative Bewertung seiner Sprechweise interpretieren und entsprechend Anstrengungen unternehmen, um die Aufmerksamkeit und die Wertschätzung des Zuhörers wiederzuerlangen.
- **Gute Ratschläge zum Sprechen erhöhen den Druck, »schön« zu sprechen.**
- **Sprechen vor vielen Zuhörern kann für Stotternde stark belastend sein und Unflüssigkeiten oder Stottern auslösen.**

◻ **Abb. A.14**　Merkblatt für Lehrerinnen und Lehrer

A14	Merkblatt für Lehrerinnen und Lehrer	Seite 2

- **Was können *Sie* für ein stotterndes Kind tun?**
- **Bleiben Sie ruhig, wenn das Kind sehr unflüssig wird oder stottert.** Damit signalisieren Sie ihm Ihre Bereitschaft, zuzuhören.
- **Es ist nicht wichtig,** wie **das Kind spricht, sondern was es zu sagen hat.** Indem Sie dem Kind für den Inhalt, nicht jedoch für die Form Rückmeldung geben, können Sie helfen, Frustrationen zu vermindern.
- **Halten Sie normalen Blickkontakt.** Wegschauen ist für das Kind ebenso frustrierend wie Anstarren. Versuchen Sie daher, den Blickkontakt so natürlich wie möglich zu gestalten.
- **Lassen Sie das Kind aussprechen.** Die Verlockung ist groß, für das Kind den Satz zu beenden, um im Unterrichtsgeschehen weiterzukommen oder schweres Stottern zu beenden. Für die meisten Kinder ist dieses Erlebnis jedoch in höchstem Maße frustrierend, zumal nicht immer gewährleistet ist, dass der Zuhörer die Redeabsicht genau errät. Möglicherweise wird das Kind das nächste Mal versuchen, möglichst schnell fertig zu werden. Dabei erhöht sich jedoch die innere Anspannung, und die Gefahr neuerlichen Stotterns steigt. Im schlimmsten Fall versucht das Kind, mündliche Beiträge zunehmend zu vermeiden und zieht sich zurück. Aus demselben Grund sollten Sie auch Mitschüler daran hindern, für das Kind zu sprechen oder ihm ins Wort zu fallen.
- **Treiben Sie das Kind beim Sprechen nicht zur Eile an, sondern helfen Sie ihm, seine Gedanken** in seinem Tempo **zu Ende zu bringen.**
- **Geben Sie ihm bitte** keine Tipps, **wie es flüssiger sprechen könnte.** Ausnahme: Das Kind befindet sich in sprachtherapeutischer Behandlung, und die Art der Hilfestellungen wurde mit dem Kind und der Therapeutin genau abgesprochen.
- **Fördern Sie in Ihrer Klasse die Einhaltung von Gesprächsregeln besonders.** Zum Beispiel: Wir fallen uns nicht gegenseitig ins Wort. Wir lassen einander aussprechen, selbst wenn wir zu wissen glauben, was der Sprecher sagen möchte. Jeder sollte etwas sagen dürfen, daher halten wir keine Monologe usw.
- **Sprechen Sie das Thema »Anderssein« in Ihrer Klasse an und/oder widmen Sie eine bzw. mehrere Schulstunden dem Thema Stottern.** Die Stotterer-Selbsthilfe hat für Lehrer das Lehr- und Lernmaterial »Stottern und Schule – Unterricht zum Thema Anderssein/Behindertsein am Beispiel Stottern« zusammengestellt. Es ist kostenfrei im Internet zu bestellen (http://www.demosthenes-verlag.de) und enthält viele Ideen zur Gestaltung entsprechender Unterrichtseinheiten.
- **Stimmen Sie nach Möglichkeit die Interventionen mit den Kollegen, die ebenfalls in Ihrer Klasse unterrichten, ab.** So ist gewährleistet, dass alle am selben Strang ziehen.
- **Sprechen Sie Ihren Schüler in einer ruhigen Situation auf sein Stottern an und überlegen Sie gemeinsam, welche Maßnahmen ihm helfen können, sich aktiver am Unterricht zu beteiligen.** Bedenken Sie bei diesem Gespräch, dass Ihrem Schüler die Situation möglicherweise sehr unangenehm oder peinlich sein könnte. Sie können ihn entlasten, indem Sie unbefangen und offen über dieses Thema sprechen.

- **Wie geht man mit aversiven Reaktionen gegen das stotternde Kind in der Gruppe um?**

Bei wiederholten Hänseleien wegen des Stotterns sollte ein persönliches Gespräch mit den beteiligten Kindern gesucht werden. Eine Diskussion von Schwächen einzelner in großer Runde (z. B. Stuhlkreis, Klasse) sollte aus nahe liegenden Gründen möglichst vermieden werden. Nehmen Sie negative Reaktionen der anderen Kinder auf das Sprechen des Stotternden ernst. Wertschätzung und Akzeptanz gegenüber jeder Art des »Anders-Seins« müssen Kinder erst lernen. Dafür brauchen sie starke Vorbilder.

- **Wie erhalte ich mündliche Leistungen?**

Treffen Sie mit stark stotternden Kindern persönliche Absprachen. Nur so lässt sich herausfinden, womit das Kind zurechtkommt und welche Situationen kritisch sind.

☐ **Abb. A.14** Fortsetzung

Materialien aus Ochsenkühn, Frauer, Thiel (2014) Stottern bei Kindern und Jugendlichen

A14	Merkblatt für Lehrerinnen und Lehrer	Seite 3

Übersicht

Vorschläge zum Umgang mit mündlichen Leistungen

- Mündliche Beiträge im Unterricht werden nur eingefordert, wenn der Schüler sich meldet.
- Vorlesen findet nicht der Reihe nach statt, sondern nach Meldung.
- Der Schüler wird nicht vor der Klasse abgefragt (Schüler darf an seinem Platz sitzen bleiben; Abfragen in der Pause bzw. vor/nach dem Unterricht).
- Fehlende mündliche Beiträge werden im persönlichen Gespräch angemahnt, dabei wird gemeinsam nach Lösungen gesucht.
- Referate werden in der Pause alleine vor der Lehrperson gehalten.
- Referate müssen nur schriftlich ausgearbeitet werden.
- Referate dürfen vom Tonband oder als Videobeitrag im Unterricht abgespielt werden.
- Manchen stotternden Schülern hilft bereits das Ablesen des Referats vom Blatt.

> Um jedoch den betroffenen Schüler mittelfristig nicht zu unterfordern oder gar neue Vermeidestrategien zu unterstützen, ist es sinnvoll, derartige Sonderabsprachen nur über einen begrenzten Zeitraum zu treffen und diese danach in einem gemeinsamen Gespräch mit dem Schüler und ggf. der Therapeutin den aktuellen Gegebenheiten anzupassen.

Nachteilsausgleich

Stottern ist eine **anerkannte Sprechbehinderung** (BSHG § 47V), und als solche kann dafür grundsätzlich ein Nachteilsausgleich in der Schule beantragt werden. Die Details sind in jedem Bundesland etwas anders geregelt. Eine sehr gute Übersicht liefert hierzu die Internetpräsenz der Bundesvereinigung Stottern und Selbsthilfe e. V. unter dem Link: http://www.bvss.de/index.php?option=com_content&view=article&id=225&Itemid=322 (zugegriffen: 21. Januar 2014)

Der **Nachteilsausgleich** kann in Form von Sonderregelungen bezüglich der Erbringung mündlicher Leistungen oder auch zur Verfügung stehender Zeit für mündliche Beiträge stattfinden. Noch immer wissen viele einfach nicht, dass es diese Möglichkeit gibt und versuchen stattdessen, mündliche Leistungen vergleichbar zu machen, die aufgrund der Behinderung nicht vergleichbar sind.

Tipp Literatur

- Thum G (2012) Stottern in der Schule: Ein Ratgeber für Lehrerinnen und Lehrer. Demosthenes/Bv Stottern & Selbsthilfe
- Bundesvereinigung Stottern und Selbsthilfe: Umgang mit Stottern in der Schule. http://www.bvss.de/images/stories/pdf/Umgang_mit_Stottern_in_der_Schule.pdf. (Zugegriffen: 02. Februar 2014)
- Bundesvereinigung Stottern und Selbsthilfe: Nachteilsausgleich. http://www.bvss.de/index.php?option=com_content&view=article&id=14:nachteilsausgleich&catid=2&Itemid=34. (Zugegriffen: 24. Februar 2014)

Abb. A.14   Fortsetzung

A15   Merkblatt für Erzieherinnen und Erzieher

Materialien aus Ochsenkühn, Frauer, Thiel (2014) Stottern bei Kindern und Jugendlichen		
A15	Merkblatt für Erziehrinnen und Erzieher	Seite 1

Merkblatt für Erzieherinnen und Erzieher

■   **Das Wichtigste zuerst: Stottert das Kind überhaupt?**

Im Vorschulalter kommt es im Rahmen der regulären Sprachentwicklung häufig zu sogenannten physiologischen Unflüssigkeiten, d. h., das Kind ist ganz normal unflüssig. So wie ein kleines Kind zuerst einige Schritte versucht, bevor es richtig laufen lernt, und dabei immer wieder mal stürzt, genauso »stolpern« viele Kinder im Rahmen ihrer normalen Sprachentwicklung beim Sprechen.

❯ Solange das Kind beim Sprechen locker und unbefangen wirkt und lediglich längere Einheiten (Wörter, Sätze, selten Silben) wiederholt, *besteht kein Anlass zur Sorge.*

Häufige **Warnsignale** hingegen sind:

❶ — Wiederholung von kleineren Einheiten wie Silben und Lauten; das Wort wird »zertrümmert«.
— Laute werden hervorgepresst oder gedehnt (T......Tomate; mmmmmeine…).
— Tonhöhe und Lautstärke steigen beim Sprechen an.
— Anstrengung und Anspannung werden sicht- und hörbar (z. B. Stimme wird kratzig, heiser; Lippen wirken verkrampft; Körper wird starr).
— Das Kind wird durch die Unflüssigkeiten beunruhigt und/oder zieht sich zunehmend zurück (es spricht wenig oder nur noch mit bestimmten Personen; es lässt andere für sich sprechen).
— Das Kind bricht immer öfter mitten im Satz ab, z. T. fängt es wieder von vorne an.
— Die Eltern sind durch die Unflüssigkeiten des Kindes beunruhigt.

■   **Wie gehe ich mit dem unflüssig sprechenden Kind um?**

■■ **Ruhe bewahren!**

Sie haben Beobachtungen bezüglich des Sprechens gemacht, die Ihnen Sorgen bereiten. Sie sollten wissen: *Manchmal ist es sogar für Fachleute sehr schwierig, auf Anhieb zu entscheiden, ob ein Kind stottert oder nicht.*

Suchen Sie das Gespräch mit den Eltern des Kindes, teilen Sie ihnen Ihre Bedenken mit und klären Sie sie über mögliche weitere Schritte auf.

Versuchen Sie mit dem Kind so natürlich und gelassen wie möglich umzugehen.

■■ **Kommunikationsverhalten optimieren**

Nicht jedes Hängenbleiben ist gleich ein Stottern. Dennoch sollten Sie stark unflüssigen Kindern und Kindern, bei denen ein oder mehrere Warnzeichen zu beobachten sind, besondere Aufmerksamkeit widmen.

■■ **Negative Wirkung auf das Stottern**

— Aufregung verstärkt Unflüssigkeiten und Stottern (Hektik, Streit, Vorfreude (!), Niederlagen).
— Wegschauen und Ignorieren belastet das Kind eher, als dass es ihm hilft.
— Sprachliche Anforderungen bedeuten für stark unflüssige Kinder Druck und erhöhen damit die Wahrscheinlichkeit zu stottern.
— Gute Ratschläge zum Sprechen erhöhen den Druck, »schön« zu sprechen.
— Sprechen vor vielen Zuhörern kann schwierig sein und Unflüssigkeiten oder Stottern auslösen.

◻ **Abb. A.15**   Merkblatt für Erzieherinnen und Erzieher

Materialien aus Ochsenkühn, Frauer, Thiel (2014) Stottern bei Kindern und Jugendlichen

| A15 | Merkblatt für Erziehrinnen und Erzieher | Seite 2 |

■■ Positive Wirkung auf den Redefluss

— Bleiben Sie ruhig, wenn das Kind sehr unflüssig wird oder stottert.
— Denken Sie daran: Es ist nicht wichtig, *wie* das Kind spricht, sondern *was es mitteilen will.*
— Passen Sie Ihr Sprachniveau den Fähigkeiten des Kindes an.
— Reduzieren Sie Ihr Sprechtempo, wenn Sie mit dem Kind sprechen.
— Halten Sie normalen Blickkontakt.
— Lassen Sie das Kind aussprechen. Treiben Sie es beim Sprechen nicht zur Eile an, sondern helfen Sie ihm, seine Gedanken *in seinem Tempo* zu Ende zu bringen.
— Geben Sie ihm bitte **keine Tipps,** wie es flüssiger sprechen könnte.
— Zeigen Sie dem Kind, dass Sie ihm zugehört haben, indem Sie ihm mit Ihren eigenen Worten das wiedergeben, was Sie gerade verstanden haben.
— Erlauben Sie dem Kind nichts, nur weil es stottert oder stark unflüssig ist. Schließlich muss dieses Kind die gleichen sozialen Regeln lernen wie seine Altersgenossen.

■■ Sprechdruck des Kindes in der Gruppe reduzieren

— Halten Sie Gesprächsregeln in der Gruppe konsequent ein (z. B.: Wenn einer spricht, hören die anderen zu).
— Vermeiden Sie kritische Sprechsituationen in der Gruppe (z. B. reihum sprechen, etwas vorsagen oder aufsagen müssen, »Schlaumeier« bremsen, wenn das stotternde Kind spricht).
— Versuchen Sie, an schlechten Tagen Sprechsituationen des Kindes vor der Gruppe zu reduzieren oder kurz zu gestalten.
— Geben Sie dem Kind an guten Tagen viele Gelegenheiten zum Sprechen.
— Versuchen Sie, dem Kind in der Gruppe die Gelegenheit zu geben, auch mal mit seinen Stärken aufzufallen.

◻ **Abb. A.15**   Fortsetzung

A16   Informationsabend in Kindergärten und Schulen

Materialien aus Ochsenkühn, Frauer, Thiel (2014) Stottern bei Kindern und Jugendlichen		
A16	Informationsabend in Kindergärten und Schulen	**Seite 1**

Informationsabend in Kindergärten und Schulen

- **Begrüßung mit Darstellung der Zielsetzung des Abends**

Die Teilnehmenden sollen befähigt werden, stotternde oder vom Stottern bedrohte Kinder zu erkennen und ggf. fachliche Betreuung anzuregen. Sie sollen die Möglichkeit erhalten, ihre Kompetenzen im Umgang mit stotternden oder stark unflüssigen Kindern sowie in der Beratung betroffener Eltern zu erweitern. Bei Bedarf erhalten die Teilnehmenden eine individuelle Beratung am Ende der Veranstaltung.

Zur engen Anpassung der Inhalte an die Bedürfnisse der Teilnehmenden werden geplante Inhalte kurz vorgestellt und mit dem tatsächlichen Informationsbedarf abgestimmt.

- **Brainstorming zum Thema Stottern**

Um sich in das Thema einzustimmen und eine gemeinsame Ausgangsbasis zu schaffen, werden die folgenden Fragen kurz diskutiert:
  - »Welche gängigen Meinungen kennen Sie, wie man stotternden Kindern helfen kann?«
  - »Welche gängigen Entstehungstheorien über Stottern kennen Sie?«

Die Art der Formulierung soll verhindern, dass sich bei der späteren Auswertung einzelne Teilnehmende wegen sachlich unrichtiger Aussagen bloßgestellt fühlen.

Die Antworten der Teilnehmenden werden auf Overheadfolie, Tafel oder Flipchart notiert, Widersprüchliches wird nebeneinander notiert. Da es sich um eine Art Stoffsammlung handelt, bezieht die Therapeutin keine Position. Sie agiert als Moderatorin und strukturiert die Beiträge der Teilnehmenden.

- **Typisch Stottern – typisch Stotternder?**

Erst nach dem Brainstorming werden die einzelnen Beiträge ausgewertet und mit gängigen Entstehungskonzepten, wie z. B. dem Anforderungs- und Kapazitäten-Modell (▶ Abschn. 2.2.2, »Das Anforderungs- und Kapazitäten-Modell« und als Kopiervorlage im ▶ Serviceteil, Abschn. A7 bzw. in den ▶ Online-Materialien unter http://extras.springer-.com), ergänzt oder korrigiert. Im Rahmen des Gesprächs sollten folgende Punkte behandelt werden:
  - Ursachen und Eigenschaften des Stotterns,
  - Information über mögliche begleitende Probleme,
  - Intelligenz und Beschulung stotternder Kinder.

❯ Bei der Gesprächsführung ist darauf zu achten, dass Teilnehmende, die im Rahmen des Brainstormings möglicherweise fachlich falsche Aussagen getroffen haben, nicht bloßgestellt werden.

Mit dem Handout »Merkblatt für Eltern« (Kopiervorlage im ▶ Serviceteil, Abschn. A13 bzw. in den ▶ Online-Materialien unter http://extras.springer.com) erhalten die Teilnehmenden abschließend eine knappe Zusammenfassung besprochener Inhalte

- **Besprechung von Warnsignalen bei kindlichem Stottern**

Sollen Erzieherinnen auf Kinder mit nicht mehr altersgemäßen Unflüssigkeiten rechtzeitig aufmerksam werden, müssen sie die wichtigsten Anzeichen für Stottern kennen. Kompetentere Erzieherinnen sind zudem eher in der Lage, stark unflüssige Kinder zu stützen und unnötige Stressoren zu begrenzen.

Lehrer können stotternde Schüler besser entlasten, wenn ihnen die Anzeichen für erhöhen Sprechdruck bekannt sind.

☐ **Abb. A.16**   Informationsabend in Kindergärten und Schulen

Materialien aus Ochsenkühn, Frauer, Thiel (2014) Stottern bei Kindern und Jugendlichen		
A16	Informationsabend in Kindergärten und Schulen	Seite 2

Zur Wahrnehmungsschulung werden zunächst verschiedene Audio- oder Videoaufnahmen vorgestellt. Die Teilnehmenden sollen Symptome herausfinden, die ihrer Meinung nach für ein Stottern sprechen. Hierbei hat sich folgende Zusammenstellung bewährt:
- stark entwicklungsunflüssiges Kind,
- stotternde Kinder verschiedener Altersgruppen mit unterschiedlicher Ausprägung der Symptomatik,
- Kind mit Wortfindungsstörungen
- stotterndes Kind mit Sprachentwicklungsstörung.

Nach jeder Aufnahme werden gemeinsam die beobachteten Symptome zusammengetragen und von der Kursleiterin notiert. Nachdem alle Aufnahmen untersucht wurden, arbeitet die Kursleiterin nochmals die wichtigsten Unterschiede zwischen den verschiedenen Kindern heraus und nennt dazu die jeweilige logopädische Diagnose.

Dabei sollte bei **Erzieherinnen** der Schwerpunkt auf der Unterscheidung zwischen physiologischen Unflüssigkeiten und beginnendem Stottern/Stottern liegen. Eine Auflistung der Warnsignale erhalten die Teilnehmenden mit dem Infoblatt »Merkblatt für Erzieherinnen« (Kopiervorlage im ▶ Serviceteil, Abschn. A15 bzw. in den ▶ Online-Materialien unter http://extras.springer.com).

Mit **Lehrern** können schwerpunktmäßig Signale besprochen werden, die auf eine Erhöhung des Sprechdrucks hinweisen (vgl. »Merkblatt für Lehrerinnen und Lehrer«, im ▶ Serviceteil, Abschn. A14 bzw. in den ▶ Online-Materialien unter http://extras.springer.com).

■ **Der Umgang mit stotternden Kindern im persönlichen Kontakt und in der Gruppe**

Nachdem auf die besondere Situation von Erzieherinnen und Lehrern eingegangen wurde, wird mit der Frage »Welche Möglichkeiten im Umgang mit stotternden oder anderen ‚auffälligen' Kindern nutzen Sie bereits?« erneut die Diskussion der Teilnehmenden untereinander angeregt.

Die Therapeutin agiert zunächst überwiegend moderierend und strukturierend und ergänzt oder erweitert abschließend die genannten Möglichkeiten.

■ **Beratung der Eltern**

Sowohl im Kindergarten als auch in der Schule müssen weit reichende Entscheidungen für die Zukunft des Kindes getroffen werden. Nur gut informierte Berater können die Eltern adäquat unterstützen. Daher sollen die Teilnehmenden zu einigen Kindern der vorangegangenen Aufnahmen Beratungsaspekte zu folgenden Fragen entwickeln:
- Stottert dieses Kind?
- Sollte dieses Kind einer Therapeutin vorgestellt werden?
- Gibt es Faktoren, die im Umgang mit dem Kind berücksichtigt werden sollten?
- Kann dieses Kind in eine Regelschule eingeschult werden?
- Was können die Eltern in der Kommunikation mit dem Kind beachten?

■ **Diskussion**

Zum Abschluss des Abends haben die Teilnehmenden die Möglichkeit, zu kurz gekommene Aspekte zu vertiefen oder sich bei Bedarf individuell beraten zu lassen.

■ **Material für den Informationsabend**

- Overheadprojektor/Flipchart/Tafel
- Informationsblätter aus ▶ Serviceteil, Abschn. A13, A14 und A15 bzw. in den ▶ Online-Materialien unter http://extras.springer.com in genügender Anzahl zur Weitergabe an die Teilnehmenden
- Audio- und/oder Videoaufnahmen stotternder und stark entwicklungsunflüssiger Kinder. Bei eigenen Aufnahmen muss unbedingt der Datenschutz berücksichtigt werden.

🔲 **Abb. A.16** Fortsetzung

A17   Internetadressen

- **Weblinks**
- Interdisziplinäre Vereinigung der Stotterthera-peuten e.V. (ivs): ► http://ivs-online.de
- Bundesvereinigung der Stotterselbsthilfe: ► www.bvss.de
- Stottern – und jetzt? Die Website für stottern-de Jugendliche: ► http://jugend-infoseite-stot-tern.de
- The Stuttering Homepage: ► www.stuttering-homepage.com
- Stuttering Center of Western Pennsylvania: ► www.stutteringcenter.org
- Australian Stuttering Research Centre: ► http://sydney.edu.au/health-sciences/asrc/index.shtml
- The Stuttering Foundation of America: ► www.stutteringhelp.org/Default.aspx?tabis=4
- Deutsches Institut für Medizinische Do-kumentation und Information (DIMDI): ► www.dimdi.de
- ICF Research Branch: ► http://www.icf-rese-arch-branch.org/
- Der Heilmittelkatalog: ► http://www.heilmittel-katalog.de/
- PARLO Institut (Institut für Forschung und Lehre in der Sprachtherapie): ► www.parlo-online.de

- **Downloads**
- Fragebogen für Kinder und Jugendliche (engl.) ACES [PDF]: ► http://arslpedconsultant.com/documents/Handouts%20ABCs%20of%20Stutte-ring/ACES%20Draft%209-27-06.pdf
- Informationsmappe PEVOS (inkl. Funktiona-ler Fragebogen für Schülerinnen und Schüler, FF-SS [Oertle 1999]) [PDF]: ► http://www.bvss.de/demosthenes-institut/pevos/
- Manual für das Lidcombe-Programm zur Be-handlung von Stottern im Vorschulalter. Kurz-fassung der Therapieanweisung, zur Verfügung gestellt vom Australian Stuttering Research Center in Sydney. [PDF]: ► http://sydney.edu.au/health-sciences/asrc/docs/lp_brochure_ger-man.pdf

- ICF Endfassung Stand Oktober 2005 [PDF]: ► www.dimdi.de/dynamic/de/klassi/downloadcenter/icf/endfassung/icf_endfas-sung-2005-10-01.pdf
- Checklisten aus der ICF-CY [xlsx]: ► http://www.fruehfoerderung-viff.de/aktuelles/bundes-vereinigung/detail/checklisten-aus-der-icf-cy/

- **Homepages verschiedener Therapieangebote**
- Stotterintensivtherapie für Kinder und Jugend-liche (Georg Thum und Ingeborg Mayer) nach einem methodenkombinierten Ansatz: staer-ker-als-stottern.de
- Kasseler Stottertherapie: ► www.kasselerstot-tertherapie.de
- Deutsche Seiten zum Lidcombe-Programm: ► www.lattermann.net
- Deutsche Gesellschaft für Biofeedback: ► www.dgbfb.de/index.php?page=ho-me&f=1&i=home
- Hypnotherapie: ► www.dgh-hypnose.de; ► www.meghypnose.de

- **Homepages für Therapiematerial und -literatur**
- Fachverlag der Stotterer-Selbsthilfe: Demos-thenes-Verlag: ► http://www.demosthenes-verlag.de
- ► http://www.trialogo.net.de
- ► http://www.prolog-shop.de

(Stand: Juli 2014)

A18   Online-Material (▶ http://extras. springer.com)

- **Anamnese und Befunderhebung**
1. Anamnesefragebogen für Stottern bei Kindern und Jugendlichen (▶ Abschn. A1)
2. Befundbogen für Stottern bei Klein- und Vorschulkindern (▶ Abschn. A2)
3. Befundbogen für Stottern bei Schulkindern und Jugendlichen (▶ Abschn. A3)
4. Smileys zur Selbsteinschätzung (Anlage zum Befundbogen)
5. Beispielbefund und -codierung mit der ICF
6. CountBasic
7. Anleitung CountBasic
8. Darstellung der Stotterrate im Therapieverlauf zum Ausfüllen am PC
9. Anleitung zum Ausfüllen der Tabelle »Darstellung bei der Stotterrate im Therapieverlauf zum Ausfüllen am PC«
10. Grafik zur Veranschaulichung der ermittelten Stotterraten verschiedener Sprechleistungsstufen(▶ Abschn. A5)
11. Leergrafik zur Darstellung der Stotterrate im Therapieverlauf zum Ausfüllen per Hand (▶ Abschn. A6)
12. Protokoll zur Verlaufsdiagnostik (▶ Abschn. A4)
13. Stolperstein – Fragebogen zu den Auswirkungen des Stotterns auf Schüler (▶ Abschn. A9)
14. Stolperstein – Auswertung des Fragebogens zu den Auswirkungen des Stotterns auf Schüler (▶ Abschn. A10)
15. Stolperstein-E – Fragebogen zu den Auswirkungen des Stotterns für Eltern jüngerer Kinder (▶ Abschn. A11)
16. Stolperstein-E – Auswertung des Fragebogens zu den Auswirkungen des Stotterns für Eltern jüngerer Kinder (▶ Abschn. A12)
17. Text zur Überprüfung des Lesens
18. Text zur Überprüfung der Sprechleistung Nachsprechen

- **Beratung**
19. Anforderungs- und Kapazitäten-Modell zur individuellen Anpassung (▶ Abschn. A7)
20. Anforderungs- und Kapazitäten-Modell (nach Starkweather)

21. Tabelle Differenzialdiagnostik Stottern: Gegenüberstellung von altersgemäßen Sprechunflüssigkeiten und beginnendem Stottern (▶ Abschn. A8)
22. Zielscheibe zur Visualisierung von Zielvereinbarungen
23. Merkblatt für Eltern (▶ Abschn. A13)
24. Merkblatt für Lehrerinnen und Lehrer (▶ Abschn. A14)
25. Merkblatt für Erzieherinnen und Erzieher (▶ Abschn. 15)
26. Informationsabend in Kindergärten und Schulen (▶ Abschn. A16)
27. Therapiebausteine mit dem Kind in Übersicht
28. Therapiebausteine für die Arbeit mit den Bezugspersonen: Beratung – Information – Training

- **Therapiematerial**
29. Forschungsbericht – Eigenwahrnehmung
30. Kartensatz: Lippenlesen
31. Lippenlesen – Anleitung für den Kartensatz
32. Kartensatz: Vorgangsbeschreibung
33. Vorgangsbeschreibungen – Anleitung für den Kartensatz
34. Kartensatz: Rollenspiele – Situationen
35. Rollenspiele mit »Situationen« – Anleitung für den Kartensatz
36. Kartensatz: Prolongationen
37. Prolongationen – Anleitung für den Kartensatz
38. Kartensatz: Aufgaben zum In-vivo-Training
39. In-vivo-Training – Anleitung für den Kartensatz

- **Web-Tipps**
40. Internetadressen (▶ Abschn. A17)

Stichwortverzeichnis

Printed in the United States
By Bookmasters